Andreas Beck

Die Blechschachtel

ERZÄHLUNGEN

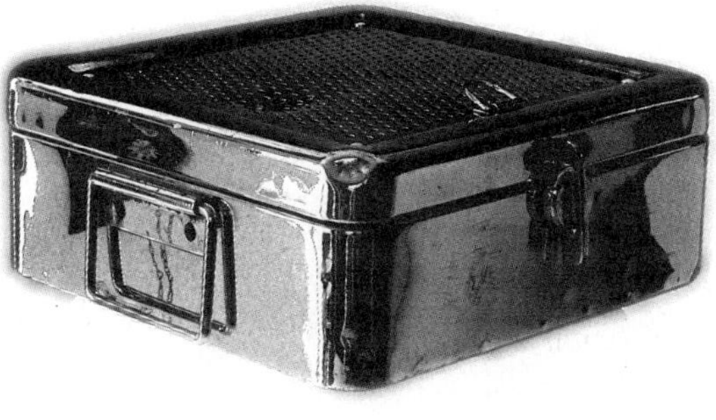

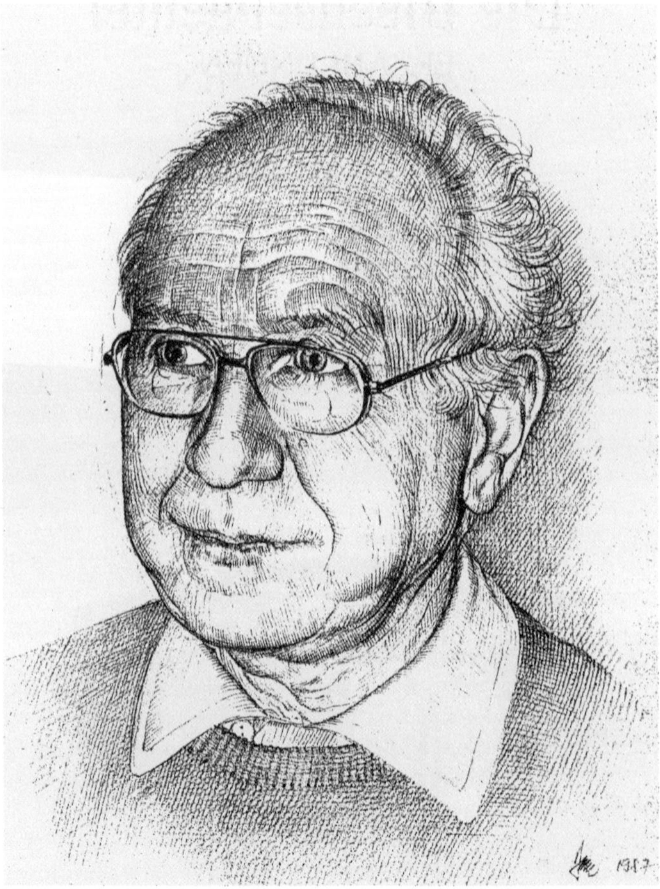

Der alte Schwarzwälder Doktor, Chirurg, Geburtshelfer, Humanist, Menschenfreund, 80jährig, nach einem ganzen OP-Tag …
Aus dem Gedächtnis gezeichnet. Bleistiftzeichnung 1987

Andreas Beck

Die Blechschachtel

ERZÄHLUNGEN

mit
Zeichnungen des Autors

Clio Verlag Konstanz

ISBN 3-00-006452-4, 1. Auflage 9/2000

Gestaltung und Herstellung:
Baur-Offset GmbH, D - 78056 Villingen-Schwenningen
Lichtensteinstraße 76

Inhaltsangabe **Seite**

Seite

Vorwort

"Wie Du noch Zeit dafür haben kannst, nach einem anstrengenden Tag abends Dich hinzusetzen, um etwas zusammenzuschreiben?"
"Ich bin meistens abends so kaputt von der Arbeit, daß ich mich nur noch mühsam auf den Beinen halte und Du fängst an, Verschen zu schreiben und Bildchen zu malen. Hast Du etwa nicht genug geschafft?"
"Ich möchte wissen, was an dieser elenden Schufterei in der Landpraxis so poetisch sein kann, daß Du Dich stundenlang hinsetzest, um es zu beschreiben."
Das waren Originalsätze aus dem Munde meiner befreundeten Kollegen, die in weit verzweigten Schwarzwälder Weilern und Dörfern niedergelassen waren und sich ebenso wie ich der alltäglichen kleinen und großen Medizin widmeten.
Es war schon etliche Jahre her, als ich meine Tätigkeit in einem Mannheimer Pfarrhaus aufgeben mußte, weil ein hoher Freiburger Geistlicher es gar nicht gerne sah, daß eines seiner schutzbefohlenen Schäfchen in einer fremden Wissenschaft ohne höhere Erlaubnis herumlaborierte. Und als dieser theologiebegeisterte Medizinstudent auch noch eine Doktorarbeit in Theologie über ein Fach ablieferte, das mit schwarzen Flecken auf der weißen Weste der Kirchengeschichte verbunden war, da war keine Freude mehr, wenn mein Name in irgendeiner Ordinariatratssitzung auftauchte. Kurz und gut, der Theologe war plötzlich vor der Kirchentür und hat sich langsam selbständig gemacht, notgedrungen.
Was fällt leichter, als von medizinischen Zeiten zu erzählen, die sich gleich an die des reglementierten Theologen anschlossen: Eine Erlösung aus einer Welt, die nicht manchmal Freude und Geborgenheit vermittelte, wie es eigentlich in ihrem Namen steht, dem Evangelium als gute Botschaft, sondern vieles der Angst unterordnete, welche die Menschen von jeher plagt.
Und so hatte ich mir eigentlich nur eines vorgenommen, Abschied von der Angst zu nehmen und meinen anvertrauten Patienten sie zu nehmen, die Angst vor dem Leben und die Angst vor dem Tod und vor allen Dingen die Angst vor dem Sterben, die der stärkste Motor aller theologischen Tätigkeit zuvor war. Ich wußte wohl, daß ich mit meiner jetzt viel bescheideneren und weniger anspruchsvollen

Tätigkeit nur im kleinen und vielleicht einzelnen etwas ausrichten konnte, aber dieser Schritt war mir jetzt wichtiger als die Beherrschung einer ganzen dasitzenden und nickenden braven Kirchengemeinde.

Ich möchte erzählen von der Begeisterung über ein wieder aufgenommenes Studium, über das Selbstverständnis meiner Mitstudenten, vorgetragen in meiner geliebten Freiburger Medizinischen Fakultät, die im besten Sinn des Wortes uns zu Heilkundigen machen wollte.

Aufgewachsen bin ich in einem Elternhaus, das nur aus Medizin bestand: Schon die ersten Erinnerungen, zu denen ich fähig bin, bestanden in Patienten, die zu jeder Tages- und Nachtzeit, - wie verhext - besonders aber mitten an den höchsten Feiertagen, meistens am Heiligen Abend oder in der Osternacht und am Pfingstsonntagmorgen mit blutigen Köpfen, aufgetriebenen Bäuchen, nach Luft ringend oder mit stärksten Schmerzen in der Wohnung standen und auf Heilung oder Linderung ihrer Beschwerden hofften - und keiner ging weg, ohne zumindestens von Vater und Mutter medizinisch behandelt oder getröstet worden zu sein.

Und da gab es dann plötzlich einen Schatten im festgefügten Gebilde der Medizin: Eines Tages tauchte ein alter Kollege auf, der dem Vater die Praxis wieder wegnehmen wollte, eine Tätigkeit, die er schon lange Jahre mit großer Freude ausgeführt hatte. Daß dieser Mediziner an lebendigen Versuchspersonen im Konzentrationslager Dachau Versuche ausgeführt hatte und sie dann auch noch auf Filmen dokumentierte, erschien mir als eine schier undenkbare Tatsache: Die Medizin hatte fortan einen Riß bekommen, eine Fraktur zwischen dem heimischen Dauereinsatz für Schmerzbekämpfung und Heilung und etwas Neuem, das etwas ganz anderes zum Gegenstand hatte als einen kranken Patienten, nämlich die Selbstsucht, die Ichbezogenheit oder gar die schiere Kriminalität. Ganz verheilt ist dieser Riß nie, aber er half zu verstehen, als einige Jahrzehnte später der Dünndarmtumor des größten medizinischen Massenmörders aller Zeiten, Doktor Josef Mengele, in der Hand meines damaligen Chefs lag. Zwei banale Mediziner mittelmäßiger Qualität hatte ich da vor mir gehabt, deren herausragendes Merkmal aber die Bösartigkeit war.

Was Wunder, daß nach einem langen theologischen Studium, nach kirchlichen Verboten und Suspendierungen dann die Freude dafür aufkam, an der anderen Seite des theologischen Vorgehens, ursprünglich meinte ich sogar genau gegenüber, zu arbeiten und Sinnvolles zu leisten, nicht wissend, daß nach wenigen Monaten aus der Landmedizin eine etwas spezialisiertere Theologie mit anderen Mitteln wurde. Voll Dankbarkeit der Freiburger Fakultät gegenüber konnte ich aus dem Gelehrten und Gelernten schöpfen - bis heute und es war weniger die Vermittlung von Fertigkeiten, technischen Durchführbarkeiten oder reinem Funktionswissen, sondern die Hinleitung zur Heil-Kunst oder vielleicht auch nur zum Heil-Kundigen. Es gibt wohl nicht eines der Freiburger medizinischen Fakultätsmitglieder, das nicht ein positives, tiefgreifendes, bleibendes Engramm in die noch junge, unberührte Tabula rasa medicinae gegraben hatte. Aus dem kleinen Landtheologen wurde ein noch kleinerer Landmediziner und es war wie im Fach der Theologie: Wer etwas Großes machen oder werden wollte, mußte ganz klein unten bei den ärmsten der Patienten Gutes tun lernen.
So prägte mich neben der Medizinischen Fakultät ganz besonders die Tätigkeit als Landarzt im kleinen Städtchen Hornberg, ein kleiner Flecken tief drunten im Schwarzwaldtal, umgeben von riesigen Wäldern, durchschnitten durch eine belebte Straße und eine pfeifende Eisenbahn, die vom Rhein hinauf sich durch unzählige Kehren, Engen, Tunnels und Schluchten nach Konstanz hinaufwand - vergleichbar mit meinem Tun in diesem kleinen Städtchen. Als kontinuierlicher Tagebuchschreiber waren viele Begebenheiten der Universität oder der landärztlichen Tätigkeit leicht wieder zu rekonstruieren, wenn sie auch nur stichpunktartig aufgeschrieben waren. Die Zeichnungen, meist auf Rezeptblöcke oder Ringbücher mit Bleistift oder Filzschreiber beim manchmal endlos scheinenden Zuhören entstanden, erleichtern mir die Erinnerung. Über einige paradigmatische Begebenheiten der Kindheit, des Studiums oder der ärztlichen Tätigkeit möchte ich berichten, getrieben vom Wunsch, zum einen meinen früheren Kollegen der geisteswissenschaftlichen Fakultät sagen zu können, daß es ein Leben vor dem Tode gibt, ein wirkliches, echtes, ebenfalls mit dem Anspruch der geistigen Unvergänglichkeit, aber auch den

Kollegen meiner heutigen Fakultät zu berichten, daß es ein Leben nach dem Tod gibt, freilich ganz anders, als es in den Allerweltsdiskussionen zum Thema steht: Meine Patienten leben in mir weiter fort, wenn ich sie auch nur noch manchmal bei meinen Spaziergängen durch die verwaisten Schwarzwaldhöfe wieder aufleben lassen kann, ganz besonders lebendig werden sie bei einem Gang über den alten Friedhof, auf dem ich viele von ihnen noch sinnend, unkrautjätend, blümchenpflanzend oder einfach dasitzend in Erinnerung habe.

"Ceciderunt in profundum
summus Aristoteles
Plato et Euripides ..."

Und wenn sie schon bei mir so lebendig sind, wie sie vielleicht in ihrem Leben gar nicht in Erscheinung traten, wo steht es dann geschrieben, daß sie nicht noch an anderen Stellen weiterleben, nicht nur im Gedächtnis oder, wie die Alten uns beigebracht haben, "in unseren Herzen"? Können wir sie doch aus einer anderen Welt wieder lebendig werden lassen, durchs Er-Zählen, durch das Nach-Denken, Schicht für Schicht durch Ge-Schichten. Stand auf einer Tür am Eingang der Pathologie der Satz: "Mortui vivos docent - die Toten lehren die Lebendigen", so lehrten mich die Patienten, sie selbst, die Summe ihrer Krankheiten, seien sie nun eingebildet, schwer oder auch nur chronisch leicht, die Gesunden besser zu verstehen. So wurde aus unseren großen medizinischen Lehrern der Freiburger Fakultät durch ihre Patho-Demonstrationen, Anatomie-Seminare, Physiologie-Vorlesungen, Biochemie-Lesungen entscheidend Lebendiges und Brauchbares für eine ganze Generation der praktischen Medizin und bald werden unsere Krankengeschichten, Laborkonstellationen, Histologien, immunchemischen Resultate unsere Nachwelt weiter lehren. Und wenn das letzte Genom entschlüsselt ist, wird die medizinische Arbeit nicht aufhören, die theologische erst recht nicht.

Was dann bleibt, ist das, was mir ein sterbender junger Patient hoffnungsfroh mitgegeben hat: "Lieber Doktor, ich habe Lust auf Ewigkeit ..."

Danken möchte ich meinen alten Freunden aus der Medizinischen

Fakultät, bei denen ich das eine oder andere nachfragen mußte, unserer alten Praxisassistentin Anna, die heute noch mit 80 Jahren täglich ihrem Beruf nachgeht, um Patienten zu trösten, herzlich möchte ich auch Frau Schmitt danken, meiner unermüdlich schaffenden Sekretärin, die neben der vielen alltäglichen Arbeit auch noch Zeit findet, Wissenschaftliches wie Belletristisches ihres Chefs mit Geduld zu Papier zu bringen und Korrektur zu lesen.
Danken möchte ich meinen vielen Patienten aus meinem kleinen Heimatstädtchen, die ein Teil meines Lebens geworden sind, obwohl ich, unruhig wie eine Schwarzwalduhr, mich bereits wieder anderen medizinischen Fachdisziplinen widme, nicht ohne sie aber in besten Händen meiner Nachfolgerin zu wissen.

Konstanz, im September 2000

Kapitel I
Die Blechschachtel

Die im folgenden erzählte Geschichte hat sich in den frühen Fünfzigerjahren so zugetragen und konnte erst jetzt an die Öffentlichkeit kommen, weil der Hauptbetroffene zwischenzeitlich gestorben ist. Die Namen der Beteiligten sind geändert worden, um den noch Lebenden die Gelegenheit zu geben, sich auf der einen Seite wiederzuerkennen und auf der anderen Seite abzutauchen in die Anonymität ihres Berufes und ihrer Familien. Erzählt wird die Geschichte deshalb, weil es fast unglaublich erscheint, daß Menschen auch hohen geistig-moralischen Standes in eine derartig tiefe Verfehlung fallen können, aus der sie sich selbst ein Leben lang nie mehr richtig erholt hatten.
Was von dieser Geschichte bleibt, jetzt nachdem viele der Beteiligten gestorben sind und ihr Geheimnis scheinbar mit ins Jenseits genommen haben, ist die Angst, daß so etwas wieder passieren könnte, vielleicht unter veränderten Umständen und nach Gesichtspunkten, daß wir wieder zu spät die Barbarei erkennen. Ich habe die Geschichte wieder ausgegraben, weil sie mir von meiner frühen Kindheit her präsent gewesen ist und mich ein gutes Stück meines Lebens verfolgt hat, obwohl ich anfänglich gar nicht recht wußte, worum es eigentlich geht. Aber langsam glaube ich, daß sie erzählt werden muß.

Der Zug hielt schnaufend vor dem kleinen, einstöckigen Bahnhofsgebäude an der kleinen Bahnstrecke mitten im Schwarzwald. Es war ein wolkiger Tag im Jahre 1953, es ging schon gegen den September zu und die Luft draußen roch nach den ersten Kartoffelfeuern, die in großen, blauen Schwaden durch das enge Tal zogen.
Der Zug war eben eingefahren, die schwarzglänzende, rußige und

fauchende Lokomotive stand zischend auf den blinkenden Gleisen und hinter ihr glänzten vier Wagen mit teils matter, teils verkratzter, silbriger Oberfläche, durch deren Fenster man drinnen die plastiküberzogenen, weinroten Sitze erkennen konnte. Der Zug war nicht sehr besetzt und wir spielenden Kinder interessierten uns am Bahnhof eigentlich immer mehr für die große Lokomotive, die den Schwarzwald heraufkam, als für das, was sich hinten bei den Passagieren abspielte. Der Bahnhofsvorstand rief mit markanter Stimme und rotem Kopf, der sich nur wenig von der noch röteren Schildmütze abhob, den Stationsnamen aus und zwei Türen wurden von innen geöffnet. Aus dem vorderen Wagen stieg ein sehr schmaler, großer, etwa 40jähriger Mann aus, gefolgt von einer Frau in einem hellen Sommerkostüm und einem Hut, der sicher für diese kleine Gemeinde etwas zu auffallend war. Der Mann hatte ein selbstsicheres Auftreten, er blickte gewandt um sich und steuerte sogleich den Stationsvorstand an:
"Wann fährt der nächste Zug wieder in Richtung Karlsruhe?" kam's mit herrischer Stimme aus dem gut rasierten Gesicht heraus, wobei das fahle, blasse Kolorit seiner Haut sich sehr scharf von den dunklen Augenbrauen und den stechenden Augen abhob. Die Zigarette in seinem Mund war fast vollständig abgebrannt, aber sie hielt noch aus mir unerfindlichen Gründen an der Unterlippe im Mundwinkel fest. Sein Anzug war etwas weit geworden und die Knickerbockerhosen schlossen unterhalb des Knies breit in Falten, gehalten von einer silberfarbenen Außenschnalle. Seine Füße steckten in hellen Strümpfen und die in altmodischen Zugstiefeln, die jedoch fleckenrein waren. Seine Begleiterin, die deutlich jünger war als er, stand etwas unschlüssig auf dem Bahnsteig und nestelte nervös an ihrer kleinen, abgeschabten Krokodilledertasche herum.
"Der nächste Zug nach Karlsruhe? Da gibt es heute noch zwei, in einer halben Stunde und in drei Stunden, vom anderen Bahngleis, wissen Sie, wir haben ja nur zwei Bahngleise, wie Sie sehen!" kam's leutselig vom uniformierten und goldbetreßten Bahnbeamten zurück, der wohl an diesem Tag zum ersten Mal nach einem Zug oder seiner Abfahrt gefragt worden war. Wahrscheinlich war es sogar das erste Mal in dieser Woche, daß man ihn um etwas gefragt hatte, fuhren doch die wenigen Züge auf der zweigleisigen

Strecke nach oben in den Schwarzwald hinauf oder nach unten in die Rheinebene hinunter und nur wenige hielten in diesem kleinen Städtchen.
Der Mann mit den stechenden schwarzen Augen wandte sich nur kurz zu seiner Begleiterin um und nickte mit dem Kopf, dann gingen beide zielsicher durch die scheppernden Türen des Haupteingangs hinaus auf den kleinen Bahnhofsvorplatz, von dem man einen schönen Blick über das kleine Städtchen hatte, das am Fuße des Bahnhofes lag, angefangen von der schiefergrauen Kirche über das neugotische Rathaus und das Konvolut der Häuser, die sich um den alten Burgberg herum drängten. Manche hatten noch ein altes Dach, wenige waren erneuert und an manchen Stellen an der unten liegenden Hauptstraße waren noch häßliche Narben des großen Bombenangriffs aus dem Jahre 1944 sichtbar. Leere Fensterhöhlen und nicht reparierte Dächer waren hie und da zu sehen. Der Verkehr unten auf der Hauptstraße war noch sehr dünn und die alten Autos rasselten auf dem Kopfsteinpflaster über die Brücke der Kinzig hinweg. Die anderen Fahrgäste aus dem Zug hatten sich längst in alle Winde zerstreut und nur diese beiden erregten meine Aufmerksamkeit, gingen sie doch zielstrebig vom Bahnhofsplatz hinunter über die vielen Granittreppen direkt auf unser kleines Haus, das in der Hauptstraße lag, zu.
Ich dachte mir, daß es vielleicht verspätete Sommergäste waren, die einen Platz in den beiden Gasthäusern suchen wollten, aber dahin waren sie offensichtlich nicht unterwegs, denn dafür hätte man eine andere Treppe wählen müssen, die vom Bahnhofsvorplatz hinunter in das Städtchen führte.
Wohin wollten die beiden? Es war offensichtlich, daß sie hier nicht zum ersten Mal waren.
Ich konnte meine Neugier nur wenig im Zaum halten und verließ meine beiden Spielkameraden auf dem Bahngleis, die mich weiter gar nicht bemerkten, da sie voll und ganz damit beschäftigt waren, zu sehen, wie die 01-Lokomotive wieder unter Dampf gesetzt wurde, der kleine Personenzug sich schnaufend in Bewegung setzte und dabei mächtige graue Rauchwolken aus dem Schornstein rhythmisch in die klare Schwarzwaldluft blies. Ich ging hinter den beiden her und bemerkte zu meiner großen Verwunderung, daß sie geradewegs in mein Elternhaus gingen, und zwar nicht von vorne,

dort wo Patienten und Besucher normalerweise eintreten, sondern durch die Hintertür, die eigentlich nur uns Kindern oder den Angestellten unseres Hauses offenstand. Der schmale Mann machte die äußere Gartentür auf, wie wenn er selbstverständlich zu diesem Haus gehören würde und trat mit entschlossenem Schritt auf die hintere Glastür meines Elternhauses zu, gefolgt von der nicht minder ortskundigen jüngeren Frau. Ich beeilte mich, die letzten Treppen vom Bahnhof herunter zu nehmen und kam nur unwesentlich später als die beiden Ankömmlinge im hinteren Garten an. Der fremde, sehnige Mann war bereits eingetreten, gefolgt von seiner Begleiterin und die Tür war eben im Begriff, wieder geschlossen zu werden, als ich mit rotem Kopf hinterherkam, um sie zu fragen, wohin sie eigentlich wollten.

Um diese Uhrzeit hatte mein Vater, der im Städtchen Chirurg und Geburtshelfer war, meistens eine ausgedehnte Sprechstunde und so war ich zwischendurch sogar der Meinung, daß diese beiden sicherlich ihn konsultieren wollten, jedoch paßte das gesunde und forsche Auftreten zu allem anderem als zur Krankheit, zu den vielen hunderten von Patienten, die ich alltäglich zu sehen bekam, wenn sie teils schleppenden Schrittes, hinkend oder mühsam die vorderen Steinstufen zum Haupteingang der Praxis nahmen. Die beiden waren zwischenzeitlich an unserem Anmeldefräulein vorbeigegangen, ohne auch nur Guten Tag zu sagen. Unsere Anna, so hieß die schon lange bei meinem Vater arbeitende Assistentin, stand auf, um die Besucher nach ihrem Namen zu fragen.

“Wo wollen Sie denn hin? Können Sie mir nicht wenigstens sagen, was Sie hier wünschen?”

Anna war ratlos über soviel Unverschämtheit, denn die beiden gingen wortlos an ihr vorbei gerade auf das Sprechzimmer meines Vaters zu und das war ja im allgemeinen ein Heiligtum, das nur betreten werden durfte, wenn die Tür offenstand oder wenn man hereingebeten wurde. Der Mann trat ohne anzuklopfen ein und stand, gefolgt von seiner Begleiterin, mitten im Ambulanzraum. Mein Vater im langen, altmodischen, weißen Kittel, den er immer hinten zuknöpfte, war gerade dabei, einen Bauern mit seinem langen, roten Stethoskop abzuhorchen.

“Hans, Du mußt tief einatmen, mit offenem Mund ... und noch einmal ... und noch einmal ...”

Vater drehte sich um, denn sehr wahrscheinlich hatte er wegen des Stethoskop-Abhörens die Eintretenden gar nicht gehört. Er reagierte eher überrascht, nicht eben ärgerlich.
“Was tun Sie denn hier? Bitte gehen Sie zu Fräulein Anna und lassen sich schnell einen Termin geben, Sie kommen sicher nachher noch dran! Aber jetzt sehen Sie ja, ich bin beschäftigt. Sie können doch hier nicht einfach so hereinplatzen ...”
Dabei blickte mein Vater die beiden Neuankömmlinge nur von der Seite an - um dann aber wie vom Donner gerührt stehenzubleiben und sein Gegenüber anzublicken.
“Herr Kollege Burkhardt!” Und noch einmal mit leiser Stimme: “Sind Sie’s wirklich, Herr Kollege Burkhardt? Seit mehr als zehn Jahren habe ich Sie nicht gesehen! Ich hielt Sie längst für tot und soviel ich weiß, hat Sie doch sogar die Gemeindeverwaltung für tot erklärt!” Der hagere Mann mit seinem schlecht sitzenden, zu weiten Anzug fuhr meinen Vater an, wobei seine Stimme noch schärfer klang als sein ganzes Aussehen und besonders seine Augen waren:
“Ich bin wieder da, lieber Herr Kollege, und Sie haben nur kurz Zeit, hier Ihre Sachen zu packen und wieder zu gehen, daß Sie’s wissen!”
Und dabei drehte er sich in dem alten Sprechzimmer um und deutete auf die Glasvitrinen, in denen allerlei medizinisches Gerät, Spritzen, Flaschen, Fläschchen, Nadeln und Medikamente herumlagen.
“Siehst Du, mein Schatz, all dies wirst Du in Zukunft unter Deiner Kontrolle haben, Du wirst mir die Sprechstunde machen und dieser Platz hier, auf dem der Kollege noch sitzt, wird bald geräumt sein!”
Mein Vater war fassungslos aufgestanden und gab dem verdutzt dasitzenden, wohl schwerhörigen alten Bauern ein Rezept in die Hand, drückte ihm sein Hemd und seine Jacke unter den Arm und verabschiedete sich von ihm. Er schlurfte so mit nacktem Oberkörper über den Gang an den beiden Besuchern vorbei in das Anmeldezimmer zu Fräulein Anna, die diesem alten Bauern erst einmal wieder Hemd und Jacke richten und anziehen mußte.
Aber auch Anna merkte, daß mit den Besuchern etwas nicht stimmte, war doch der Chef ansonsten die Ruhe und Gelassenheit

in Person und ließ sich niemals von noch so gut aussehenden oder noch so reich angezogenen Patienten blenden, da waren ihm doch die meist ärmlichen Arbeiter und Bauersleute wesentlich lieber. Aber dieses Mal war es anders, es war offensichtlich, daß der geübte Chirurg, der sonst mit jeder Situation fertig wurde, fassungslos vor den beiden Neuankömmlingen stand und nach Worten rang.
“Können wir nicht oben kurz miteinander sprechen?” kam es unsicher aus ihm heraus und seine freundliche Einladung wurde von der Gegenseite nur mit höhnischem Gegrinse quittiert.
“Bitte, lieber Kollege, ich bin auch daran interessiert, daß wir schnell zu einem Ende kommen!” Dabei grinste er verächtlich durch seine schmalen Lippen und gab den Blick auf eine Reihe ungepflegter, gelblicher, hoher Zähne frei, die ihn fast wie einen bissigen Hund erscheinen ließen. Aber sein Lachen war besonders unsympathisch und machte mir große Angst, wußte ich doch, wenn mein Vater derartig unsicher reagierte, daß es sich um etwas besonders Unangenehmes handeln mußte. Dabei ging Dr. Burkhardt, oder wie mein Vater ihn nannte, bereits mit sicheren Schritten in den zweiten Stock hinauf und machte wie selbstverständlich unsere Glastür auf, die mit einem einfachen Schloß durch einen großen, altertümlichen Schlüssel aufgeschlossen werden konnte. Auch dies machte er so, wie wenn er es nicht zum ersten Mal getan hätte, denn an der Tür war keine normale Falle, die zum Aufmachen einlud, sondern nur lediglich dieser große Schlüssel, den man mühsam im Schloß drehen mußte, um überhaupt in die Wohnung zu kommen. Zweifelsohne hatte dieser Mensch dieses Haus schon sehr oft gesehen und möglicherweise auch schon eine gewisse Zeit darin verbracht, so meinte ich zumindest daraus erkennen und schließen zu müssen. Um die Ecke aus dem elterlichen Schlafzimmer kam meine Mutter mit Schaffschürze und Besen, Eimer und Staubwedel unter dem Arm.
Zu Tode erschrocken stand sie vor den beiden Eindringlingen und wußte nicht recht, wie sie sich verhalten sollte.
Mutter war eigentlich unerschrocken und das, was man in unserem Land typisch als eine Mutter bezeichnet, bedacht auf ihre Familie und sofort aufmerkend, wenn letztere in irgend einer Gefahr war. Diesen Mann hatte sie noch nie gesehen und seine weibliche Begleiterin auch noch nicht. Trotzdem spürte sie, daß da irgend

etwas war zwischen ihrem Mann, diesem sich hier selbständig und freizügig bewegenden Besucher und der etwas unsicher wirkenden, aber trotzdem sehr wissend dreinblickenden Begleiterin.
"Grüß Gott, guten Tag, was können wir für Sie tun?"
Mutters Stimme war fest, aber im Unterton spürte ich doch eine große Angst. Der schmale Besucher mit den stechenden Augen musterte sie von oben bis unten.
"Ah, Frau Beck, wie ich annehme. Burkhardt mein Name, Dr. Felix Burkhardt!" Dabei machte er eine kurze soldatische Verbeugung, die aber mehr der eines gestörten Offiziers entsprach als der eines pflichtschuldigen Rekruten vor seinem Vorgesetzten.
"Dr. med. Burkhardt und das ist meine Freundin Gisela, von Beruf medizinisch-technische Assistentin, die mir beim Aufbau meiner Praxis wieder helfen wird."
Aufbau der Praxis? Was geht das uns an? Ich stand als kleiner Beobachter unter der Tür des Wohnzimmers und schaute diese unwirkliche Szene mit wachsendem Interesse an. Vater mit seinem weißen Kittel, um den Hals noch das Stethoskop, stand betreten in der Mitte des kärglich eingerichteten Wohnzimmers, ihm halb abgewandt der deutlich kleinere und schmälere Dr. Burkhardt und daneben seine berechnend schauende Freundin Gisela, die ihren Blick von der alten Wanduhr zum Bücherregal und den Bildern an der Wand gleiten ließ, wie wenn sie langsam beginnen würde, Besitz davon zu ergreifen. Neben mir stand etwas hilflos meine Mutter und versuchte, das Gespräch in Gang zu bekommen.
"Sie sind wohl, wie ich annehmen darf, ein Bekannter meines Mannes? Oder woher kennen Sie sich? Kennen Sie Hornberg?"
Dr. med. Burkhardt setzte sich ungefragt in einen der bescheidenen Sessel und überkreuzte die Beine.
"Gisela, komm setz Dich hierher in Dein Eigentum oder zumindest das, was bald Dir gehören wird!"
Aha, da also kam der Wind her. Aber es war mir nicht klar, wieso unser altes Haus, in dem ich schon seit meiner Geburt wohnte, nun plötzlich diesen Menschen gehören soll.
Der stechende Blick richtete sich nun voll auf meinen Vater und er dachte gar nicht daran, Kind, Ehefrau oder Begleiterin nach draußen zu schicken. Vor versammelter Mannschaft ging es messerscharf zur Sache.

"Kollege Beck, Sie sind nun schon das achte Jahr in dieser Praxis und Sie wissen, daß sie Ihnen nicht gehört, sondern mir. Erinnern Sie sich noch an unser Zusammentreffen dort in der Nähe von Stalingrad, wo Sie mir erzählt haben, daß Sie gerne in den Schwarzwald gehen würden und ich Ihnen erzählte, daß ich im Schwarzwald bereits eine kleine Praxis habe und nebenbei noch Assistent an einer Universitätsklinik bin, um meine Wissenschaft zu machen. Erinnern Sie sich noch?"
Die Stimme war drohend und eiskalt. Vater stand still vor seinem Gegenüber, der sich wie eine Spinne im besten Sessel breitgemacht hatte.
"Natürlich erinnere ich mich an Sie, Herr Kollege Dr. Burkhardt. Ich erinnere mich an alles, was wir gesehen und erlebt haben in diesem furchtbaren Krieg und ich war froh, als er zu Ende war. Ob Sie mir's glauben oder nicht, ich habe sogar öfters an Sie denken müssen ..."
"Lassen Sie mich doch mit solchem Schmus in Frieden. Dieses hier war meine ursprüngliche Praxis und ich möchte sie wiederhaben. Dank diesem alten Trottel, dem Adenauer, haben wir wenigstens die Möglichkeit gehabt, die Bergwerke Rußlands zu verlassen und wieder nach Hause zu kommen. Hier bin ich, Kollege Beck, und Ihre Praxis gehört mir. Ich gebe Ihnen kurze Zeit, Ihre Familie und Ihr Sack und Pack zu schnüren und das Haus zu verlassen. Das Haus übrigens, das gehört ja den Schondelmaiers, ist es nicht so? Ich hatte es damals gemietet!"
Vater war sehr ruhig geblieben.
"Ich habe das Haus vor vier Jahren gekauft, es ist nicht mehr in gutem Schuß, wie Sie sehen und ich muß sehr arbeiten, um es instand halten zu können. Die Praxis habe ich von der kassenärztlichen Vereinigung in Freiburg als Kassenarztsitz bekommen, als man Sie offiziell für tot erklärt hat ..."
"Pech, stimmt eben nicht, ich lebe noch und wie Sie sehen, sehr gut!" Dabei zog er seine gestrenge Assistentin auf seinen Schoß und beide saßen nun lachend und fordernd vor meiner Familie, die immer kleiner wurde. Zum ersten Mal bekam ich eine große Angst und wußte nicht mehr, wie es mit uns weitergehen sollte. Die Praxis, das Lebenswerk meines Vaters, das Krankenhaus, die vielen Operationen, die Geburtshilfe, die vielen dankbaren Patienten,

zu denen er Tag und Nacht gerufen wurde und die ihn liebten und die er so über alles liebte, das sollte nun alles vorbei sein?
“Ich schlage Ihnen vor, Kollege Beck, daß Sie sich in den nächsten vier Wochen einen neuen Arbeitsplatz suchen. Dieser jedenfalls ist besetzt, und zwar von mir!”
Dr. med. Burkhardt, der aus dem Krieg und der langen Gefangenschaft zurückgekommene Kollege, wurde immer gemeiner. In beiden schmalen Mundwinkeln stand ihm der Speichel vor Erregung und er tätschelte, ohne sich um die Umgebung zu kümmern, an seiner Assistentin herum und freute sich, alle brüskieren zu können. Vater stand noch immer regungslos da und wollte dem allem schon zustimmen oder zumindest hatte ich den Eindruck, daß er klein beigeben wollte. Aber da hatte er die Rechnung ohne die Mutter gemacht.
“Herr Dr. Burkhardt. Was haben Sie denn in all den Jahren gemacht, in denen Sie für tot erklärt waren?” fragte die Mutter unvermittelt und schaute das unverschämte Gegenüber ruhig an.
“Ich wüßte nicht, was Sie das angeht, Frau Beck, aber ich will es Ihnen gerne sagen. Zwischen 1938 und 1943 war ich im Staatsdienst und danach mußte ich an die Ostfront. Leider hat uns das Reisebüro Hitler etwas zu lange auf die Reise in eine unwirtliche Gegend geschickt. Jetzt bin ich wieder hier. Und ich werde mein Leben so weiterführen, wie bisher auch. Sie wissen, daß ich Wissenschaft gemacht habe und diese Praxis nur dazu benötige, um Geld zu verdienen. Mein eigentliches Interesse ist, meine Habilitation im Fach Orthopädie zu Ende zu führen, um etwas zu werden, nicht so ein Hinterdorf-Mediziner. Hast Du gehört, Gisela?”
Dabei fuhr er ihr mit seiner knochigen Hand über den Busen und zwickte sie hinein, daß sie laut und quietschend aufschrie.
“Aber ich wüßte nicht, was Sie das angehen könnte ...”
Mutter wurde immer ruhiger und setzte sich in die Ecke.
“Herr Dr. Burkhardt, ich habe nur von Ihnen gehört, daß Sie in diesem Haus von 1938 bis 1941 gelebt haben, und zwar nur sporadisch. Patienten haben nie sehr freundlich von Ihnen berichtet, Sie waren doch allzusehr in der Wissenschaft verhaftet, wie ich annehmen darf.”
Vater und ich blickten erstaunt auf die plötzlich so gesprächig gewordene Mutter.

“Auch jetzt wüßte ich nicht, was Sie das angeht. Dies ist mein Kassenarztsitz und den beantrage ich jetzt wieder. Einen für tot Erklärten kann man nicht töten, auch wenn er hier wieder auftauchen sollte. Also nehmen Sie Ihre Familie, Ihre Sachen und verschwinden Sie.”
Die Konfrontation war jetzt offen. Da saß der schmale, giftige, berechnende Arzt im Vollbesitz seiner Rechthaberei vor einem großen, gütigen Menschen, meinem Vater, dessen zu große Chirurgenhände fast kraftlos an ihm herabhingen.
“Mona”, so hieß in unserer Familie die Mutter, “Mona, ich glaube, der Mann hat recht und wir müssen eben noch einmal von vorne anfangen, es ist ja nicht das erste Mal!”
Aber da hatte er die Rechnung wirklich ohne meine Mutter gemacht.
“Was für eine Art von Wissenschaft war das denn, die Sie zwischen 1938 und 1941 gemacht haben, wenn ich fragen darf?”
Mutter's Interesse verblüffte uns, hatte sie doch nie nach der Wissenschaft gefragt.
“Ich bin Orthopäde und nicht bereit, Ihnen eine Vorlesung darüber zu halten. Es geht um Knochen, um Gelenke und ähnliche Dinge, von denen Sie, Frau Beck, wohl keine Ahnung haben dürften. Ich weiß nicht, warum ich mich hier aufhalten lasse. Können wir uns darauf einigen, daß ich ab nächsten Montag die Praxis hier wieder in vollem Umfang übernehme? Eine Woche zum Verschwinden müßte Ihnen ja genügen!”
“Herr Dr. Burkhardt, diese wissenschaftliche Arbeit interessiert mich doch sehr.”
Meine Mutter wurde für uns immer unverständlicher.
“Ihre Arbeit, die mit den Knochen etwas zu tun hat und mit den Gelenken, die muß doch irgendwo dokumentiert sein, ist das nicht so?”
“Natürlich, aber was geht Sie das an?”
Mutter erhob sich von ihrem Stuhl und stand nun ruhig in ihrem grauen Schaffschurz vor den beiden unverschämten, turteltaubenartigen Figuren, die auf unserem Wohnzimmersessel Platz genommen hatten.
“Ich habe beim Umgraben im Garten eine Blechschachtel gefunden und mich sehr darüber gewundert, was es war. Im Krieg haben

viele Menschen ihre Reichtümer vergraben, um die Besatzer nicht an sie herankommen zu lassen. In dieser Schachtel, die ich da gefunden habe, waren aber keine Reichtümer, sondern es waren jede Menge Filme darin."
Es gab ein lautes, drohendes, polterndes Geräusch. Dr. Burkhardt hatte seine turtelnde Assistentin vom Schoß herabkatapultiert und stand nun hoch aufgerichtet und plötzlich aschfahl geworden vor meiner Mutter.
"Wo sind diese Filme, sie sind die Grundlage meiner Arbeit und ich möchte sie sofort haben. Ich habe sie damals vor einer möglichen Invasion im Garten versteckt. Sie gehören mir und sonst niemand!"
Seine Stimme begann sich zu überschlagen und die vorherige Überlegenheit wich ganz langsam einer Unsicherheit und der ganze, eingebildete Dr. med. Burkhardt war ein fahriges, blasses Bündel geworden.
"Geben Sie mir sofort die Kassette!"
Mutter blieb ganz ruhig und sah ihm in die Augen.
"Ich habe mir erlaubt, diese Filme entwickeln zu lassen. Sie wissen, was darauf ist. Ich verstehe nicht sehr viel von Gelenken, aber ich habe sehr viele abgeschnittene Kniegelenke, präparierte Kniescheiben, Röntgenbilder von Kniegelenken ohne Kniescheiben, herausgelöste Menisken und unterbundene Gefäße gesehen. Ist das ein Teil Ihrer Arbeit gewesen?"
Dr. Burkhardt wurde grau und sein Gesicht fiel immer mehr in sich zusammen. Schrill tönte seine Stimme zu der nur einen Meter von ihm entfernt stehenden Mutter.
"Geben sie mir die Filme heraus, und zwar alle und sofort, sonst gehe ich zur Polizei! Sie werden mich nicht um die Frucht meiner wissenschaftlichen Arbeit von drei Jahren bringen!"
"Bitte, lieber Kollege Burkhardt, gehen Sie zur Polizei. Sie wissen, daß in der Blechschachtel nicht nur die Filme waren, sondern auch noch die Unterlagen über die Herkunft der aufgenommenen Filme. Einer trug sogar noch beim Entwickeln die Herkunft vom Lager Auschwitz ..."
Kaum hatte Mutter dies gesagt, ergriff Dr. med. Burkhardt schnell seine technische Assistentin und verließ fluchtartig das Wohnzimmer, unter wüsten Drohungen schoß er die Treppe hinunter,

verschwand durch den Hintereingang und ward lange Zeit nicht mehr gesehen. Vater schaute Mutter lange an und beide hielten sich für Minuten bei den Händen. Ich verstand nicht, was hier vorging, denn Mutter hatte mir nicht erklärt, was es mit dieser Blechschachtel auf sich hatte, die sie wirklich vor ein, zwei Jahren beim Umgraben vor dem Hundestall gefunden hatte.
"Weißt Du, Vater, alle Filme ließ ich nie entwickeln, sondern nur einen, aber es waren so viele, daß ich sie einfach aufgehoben hatte und ich war mir schon klar darüber, wo dieser Mann von 1938 bis 1941 gearbeitet und was er dort getan hatte. Wußten wir nicht, daß in Auschwitz Versuche an Menschen gemacht wurden und sich so manche wissenschaftliche Arbeit hinter dem furchtbaren Elend von Menschen abgespielt hatte? Weißt Du, was ich gefunden habe? Eine ganze Menge offener Kniegelenke von gesunden Patienten oder besser von Sträflingen mit noch sichtbaren, gestreiften Kleidern. Unsteril operiert, keine Desinfektion oder vorherige Jodierung der Kniegelenke, alles an Lebenden - für die armen Menschen ein Todesurteil. Ist es nicht so?"
Vater sagte nichts, er war selbst im Krieg ein hoher Offizier gewesen und versank bei der Erinnerung an diese Zeit immer in ein stilles, betendes Schweigen.
"Die Filme liegen noch unten im Keller. Wenn Du den Rest entwickeln lassen möchtest, so können wir das gern tun, aber die Reaktion von Herrn Dr. Burkhardt hat ja gezeigt, daß da auf allen etwas drauf sein muß, was nicht in andere Hände gelangen sollte."
Ich war noch ein Junge, der sich nicht vorstellen konnte, was da in Auschwitz an Unrechtem fotographiert worden war, aber ich ahnte bei der Reaktion meines geliebten Vaters, daß dies eine schlimme Sache gewesen sein mußte. Vater ging langsam wieder hinunter zu seiner Arbeit, wo die Woge der hilfesuchenden Patienten über ihm zusammenschlug. Mutter nahm mich auf die Seite und erklärte mir, nicht mehr von so etwas zu sprechen.
Ich hatte diese Geschichte für lange Zeit vergessen und erst viel, viel später kam ich wieder darauf zurück, als auch mich das medizinische Fieber gepackt hatte, mich näher mit dieser Kunst des Heilens auseinanderzusetzen. Die Blechschachtel im Keller war unter einer dicken Staubschicht während meiner gesamten Jugend immer an derselben Stelle gestanden und ich hatte sie nur einmal

aufgemacht. Es lagen darin wahllos verstreut ungefähr 50 belichtete Filmpatronen, teils verstaubt, teilweise schon geöffnet oder auch völlig verrostet, aber manche waren noch so, als hätte man sie gestern aus der Leica herausgenommen. Irgendwann, nahm ich mir vor, wollte ich diese Filme doch alle einmal ansehen und entwikkeln, wenn ich erst größer wäre. Immerhin war sie sehr beeindruckend, diese Blechschachtel mit ihrem ungeheuren Inhalt, hatte sie mir doch die Möglichkeit gegeben, zu Hause bleiben zu können. Dr. Burkhardt kam nie wieder und erst viel später war eine Notiz in der Ärztezeitung zu lesen, daß er wegen seiner Verstrickung in medizinische Versuche an Juden und Gefangenen in Auschwitz die Approbation verloren hatte und freiwillig aus seinem Leben schied. Das war mein erster Riß im festgefügten Bild der Güte in der Heilkunst!

Kapitel II
Die Immatrikulation

Das Einschreiben in der medizinischen Fakultät der Universität Freiburg war denkbar einfach: Mit der Bescheinigung der zentralen Stelle aus Dortmund war man gleich drin bei der Sekretärin, die das für manche so teure und unerschwingliche Papier der Zulassung zum Studium ohne großes Federlesen hinter die Akte des Stud. theol. et med. Andreas Beck heftete. Noch ein paar Gebühren waren zu bezahlen, der Studentenausweis war schon vorbereitet, das Lichtbild schnell eingeklebt und die verschiedenen Stempel fanden ihren vorgezeichneten Platz.Vielleicht eine Viertelstunde später war ich wieder draußen vor der Tür des Sekretariats und betrachtete die dort Anstehenden mit einem gewissen Mitleid, konnte man sich doch ausrechnen, wie lange sie noch anstehen mußten, um zu ihrem viel begehrten Studentenausweis zu kommen.
Das Fahrrädchen stand schon um die Ecke und lud geradezu ein, das Universitätsgebäude und die Kliniken einmal näher zu betrachten. Mit dem Fahrrad war es einfach, durch die vielfach gesperrten, kleinen, schmalen Straßen zu fahren, die sich im Institutsviertel um

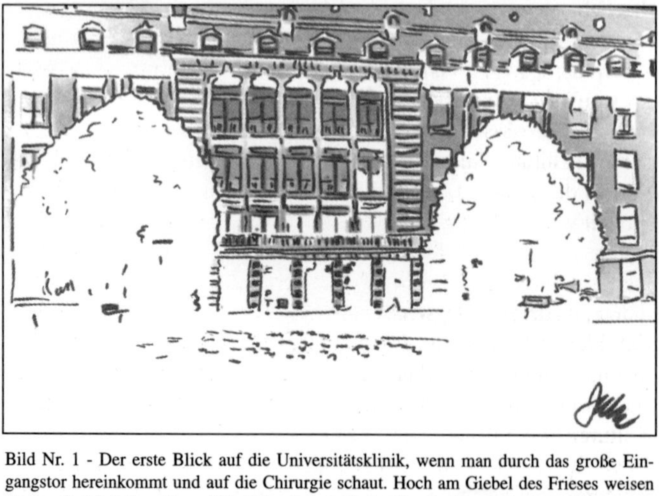

Bild Nr. 1 - Der erste Blick auf die Universitätsklinik, wenn man durch das große Eingangstor hereinkommt und auf die Chirurgie schaut. Hoch am Giebel des Frieses weisen fünf große Mediziner dieser Fakultät auf die Aufgabe hin, die denen, die hier arbeiten wollen, gut ansteht: "Laßt alle Hoffnungslosigkeit fahren, Ihr die Ihr hier eintretet ..."

Tuschezeichnung 1973

die großen Gebäude herumwanden. Zuerst suchte ich mir das physikalische Institut, denn dort sollten in den nächsten Tagen die ersten Vorlesungen beginnen, dann das Chemiehochhaus gleich nebenan, ein riesiger Glasbau, gerade eben erst richtig fertig geworden und schon ziemlich häßlich. Die Anatomie, der eigentliche Einstieg in das Medizinstudium, fand sich ein paar Schritte davon entfernt in einem Gebäude aus dem letzten Jahrhundert, das ziemlich liebevoll restauriert wurde und auch die anderen Institute der Vorklinik waren alle gut mit dem Fahrrad zu erreichen. Was für eine Freude, überall an diesen Stätten der Wissenschaft vorbeizuradeln und daran zu denken, daß die alten Schulzwänge in einem Gebäude, am besten noch in einem einzigen Klassenzimmer, endlich hinter mir lagen. Die Universität zeigte sich zum ersten Mal von der Seite, wie ich sie mir immer gewünscht hatte, frei, offen, verteilt auf viele Orte, die man ansteuern konnte oder auch nicht, in denen man lernen konnte oder auch nur das Notwendigste für die nächsten Prüfungen mitnehmen wollte. Ich hatte noch keine Ahnung, wie das Ganze weiterlaufen würde, war aber so froh über meine Erkundungstour, daß ich mir nichts Schöneres hätte vorstellen können. Das Hauptfortbewegungsmittel in dieser Stadt schien das Fahrrad zu sein. Man sah nicht nur typische Studentengesichter, atemlos auf ihren noch aus der Schulzeit geretteten schönen Zweirädern, sondern auch Uraltmodelle, auf denen nichts weniger als weißhaarige und bebrillte ältere Semester saßen und sich recht mühsam vorwärts bewegten, offensichtlich Professoren der benachbarten Institute. Autos sah man auch jede Menge, aber meistens nur auf den Parkplätzen oder an allen möglichen und unmöglichen Stellen verbotswidrig abgestellt. Alle Landkreise aus Deutschland waren auf ihren Nummernschildern gekennzeichnet und man merkte schnell, daß dies wohl eine sehr attraktive Universität sein mußte, da deren Belegschaft aus allen Ecken unseres Sprachraums sich hierher fokussierte. Auch Farbige und Asiaten waren in allen Institutsregionen zu erkennen und ich freute mich darauf, bald auch mit Menschen aus diesen fernen Ländern und anderen Kulturen in Kontakt zu kommen.

Doch halt! Ich könnte mich doch eigentlich noch für das Anatomieseminar anmelden, zusammen mit dem Präparierkurs, der ja auch in diesem Semester abgehalten werden sollte. Also

stieg ich vom Fahrrad, suchte mir meinen Weg zum anatomischen Institut und öffnete die große Eingangstür. Geschäftiges Hin- und Herlaufen von allen möglichen Weißkitteln war zu beobachten, aber keiner nahm von mir Notiz.
“Entschuldigen Sie bitte, könnten Sie mir sagen ...” machte ich einen zaghaften Versuch, einen Weißkittel anzusprechen.
Der schaute mich nicht einmal an, sondern sagte im Vorbeigehen: “Wohl Präp-Kurs-Anmeldung! Erster Stock, letztes Zimmer rechts. Ist aber niemand da, die Kurse gehen erst nächste Woche los!” Und weg war er.
An der großen Informationswand angekommen, versuchte ich mich durchzukämpfen durch Myriaden von Studentenzimmer-Angeboten und -Gesuchen zu den eigentlichen Vorlesungszeiten, die sich dann doch noch finden ließen. Täglich zwischen 10 und 11 Uhr Anatomievorlesung bei Professor Puff und danach scheinbar gleich zum Vertiefen der gewonnenen Erkenntnisse das Repetitorium zur Prüfung. Letzteres schien mir ganz besonders wichtig zu sein und ich nahm mir vor, das ganz bestimmt nicht zu verpassen. Unten auf dem Aushang standen dann noch einige wichtige Literaturangaben und empfohlene Lehrbücher und ich schrieb eifrig ab, was denn zur offensichtlich studentischen Seligkeit gehörte.

Kapitel III
Die Schwester oder die Grausamkeit des Glaubens

Irgenwann einmal am Anfang meines Medizinstudiums hörte ich in ihrem geliebten kleinen Haus am Bodensee unbeabsichtigt ein Gespräch mit, das meine Schwester mit ihrer besten Freundin, einer Dermatologin, geführt hatte.
"... Einiges hat er wegstecken müssen, der kleine Bruder, aber er hat sich wieder gefangen."
"Welchen von Deinen Brüdern meinst Du jetzt, war es der, von dem Du immer erzähltest, daß er so viel mit seinem Beruf zu kämpfen hatte?"
"Genau der und genau deswegen habe ich ihn besonders in mein Herz geschlossen, weißt Du, sein Glaube und meiner sind ziemlich identisch, nur - ich lebe davon und er leidet darunter."
Spontan hörte das Gespräch auf, als ich zu der kleinen Runde kam, die mich freundlich begrüßte. Das freundliche Begrüßen war das Wesen meiner Schwester, meiner geliebten Schwester Friederike, über die ich berichten möchte ...
Aufgewachsen im behüteten Elternhaus, so fangen doch meist die Geschichten von wohlerzogenen Mädchen an, ganz besonders dann, wenn es sich um Familien in meiner kleinen badischen Heimat handelte, die etwas auf sich hielten. Friederike war zwar behütet, aber sie begab sich relativ bald nach dem Flüggewerden in die Obhut von Schwestern im nicht weit entfernten Offenburg, um dort bei den Nonnen ihr Abitur zu machen, was in unserem kleinen Schwarzwalddörfchen nicht möglich war.
Sie war eben einfach nur eine ausgezeichnete Studentin, liebte ihr Studium und alles, was an Wissen möglich war, saugte sie in sich auf, um ihrem späteren Ziel, eine gute Medizinerin zu werden, auch nur einigermaßen gerecht zu werden. Kaum ein Tag, an dem sie mir nicht mit großer Freude erzählt hat, was sie wieder Neues gelernt hat.
"Weißt Du, Andreas, das Ganze mit der Anatomie ist doch ein großes Geheimnis. Wie kann es sein, daß dieses komplexe Gebilde Mensch steht und laufen kann und nicht umfällt ..." Dabei verklärte sich immer ihr Auge nach innen und sie erzählte von der Schönheit des menschlichen Körpers, die doch einen Baumeister

haben mußte, der wohl nicht von dieser Welt war. Und dann berichtete sie wieder von vollen Hörsälen, von den vielen Stunden, die sie vor der Hörsaaltreppe zugebracht hatte, um begierig dem alten Professor Staubesand zuzuhören, wie wohl der Architektenplan des Bauvorhabens Körper in die Tat umgesetzt wurde. Ich habe Friederike anfänglich nur mit freudigem Gesicht studieren sehen, insbesondere dann, wenn die naturwissenschaftlichen Fächer so ganz im Vordergrund standen, die Anatomie und die Physiologie, die Biologie oder Zoologie, dann war sie ganz Ohr und, ich glaube auch die beste von allen. Es gab kaum eine Note, die sie nicht mit großem Stolz ihrem gestrengen chirurgischen Vater zeigen konnte. Auch die vielen Leichenpräparate und Anatomiekurse, über die sie mit großer Freude berichtete, waren ein Teil ihres Selbstverständnisses, das sie noch lange haben sollte, eine Art absoluter Sicherheit, ihre Wahl des Studiums und des Berufsziels richtig getroffen zu haben. So wunderte es auch niemand, daß Friederike ein Physikum ablegte, das gar nicht besser benotet werden konnte. Sie war ein Teil der Medizin geworden, die sie so sehr liebte, nämlich zunächst hineinzusehen in die Welt des Makro- und Mikrokosmos unseres Körpers, seiner physiologischen und anatomischen Gegebenheiten und beginnend auch der biochemischen Abläufe, die es um ihre Studienzeit gerade so zu entdecken gab.

“Weißt Du, Andreas, der Herrgott hat alles schon richtig gemacht mit unserem Körper und mit unserer Seele und ich glaube, es sind eher wir, die ihm ins Handwerk pfuschen ...”

Nur selten kamen solche Bemerkungen und Töne, die ich anfänglich noch nicht ganz verstand. Ich meinerseits war in der religiösen Welt der Schule und meines zukünftigen Berufsziels eines Theologen so gewiß, daß ich die selbstkritischen Untertöne gar nicht richtig bemerkt hatte. Und so ging Friederike von einem ausgezeichneten Physikum in das nicht weniger gut benotete klinische Studium hinein und lernte mit dem gleichen Feuereifer die Welt der Krankheiten und der Dysfunktionen, gegen die sie aber all das einbringen wollte, was sie in ihrem Selbstverständnis verwirklicht hatte.

Was Wunder, daß sie auch mit großem Eifer die Pathologie des Menschen durchforschte und sich aneignete, es war so eine

Mischung aus Eifer und kritikloser Hingabe an die Schöpfung: ihr tiefer Glaube an die Gerechtigkeit Gottes, die nicht von dieser Welt war.

Und irgendwann stellte sie uns nach ihrem Staatsexamen, das natürlich mit Bravour bestanden wurde, vielleicht zwei Wochen später einen alten Mann vor, den sie angab, heiraten zu wollen. Wir waren alle entsetzt und dachten eher an ihre Karriere, an ihre vielleicht zu gründende Praxis oder an eine wissenschaftliche Laufbahn in der Universität, aber niemals an einen älteren Herrn, der fast 16 Jahre älter war als sie.

Aber es half nichts, mit der Bemerkung 'ich habe ihm die Ehe versprochen' ging's geradewegs los in das erste Unglück ihres Lebens. Noch abends vor der Hochzeit hatte ich als kleiner Schüler mir die Physiologie des Herzens erklären lassen und sie zeigte mir, wie man mit einem Stethoskop umgeht, was zu hören war und was nicht. Ich war glücklich über meine Schwester, daß sie so leidenschaftslos gelernt hatte, in einen Menschen hineinzuhorchen und war auf der anderen Seite traurig, daß sie es nicht geschafft hatte, sich von dem hölzernen Menschen abzuwenden, dem sie offensichtlich die Ehe versprochen hatte. Noch am letzten Tag vor ihrer Hochzeit sah ich meine Schwester zum ersten Mal in Traurigkeit weinend und ich glaubte, dieses Häufchen Elend als kleiner Bruder nur fröhlich machen zu können, indem ich sie ins Kino einlud. So gingen wir beide, ich als Sekundaner zutiefst besorgt um meine geliebte Schwester und sie offenbar im Herzen unsicher, in unser kleines Dorfkino und versuchten, uns zu zerstreuen.

Es gelang nur für wenige Augenblicke, danach merkte ich, wie der Druck des kommenden Tages mit der Endgültigkeit ihrer Entscheidung auf ihr lastete. Der nächste Morgen war dann auch genauso, wie sie es selbst gewollt hatte: Die Glocken läuteten, der freundliche Priester stand mit Rauchmantel, Stola und Albe wie ein geflügelter Herrgott vorn am Eingang des gotischen Portals unserer kleinen Stadtkirche und der alternde Mann an ihrer Seite, dessen Glatze und selbstgerechtes, hölzernes Gesicht mir zuwider waren, griff sich meine Schwester und zog sie vor den Altar, wohl wissend, daß der Altar und der damit verbundene Glaube mit der Wirksamkeit der Sakramente für meine Schwester sehr wichtig waren.

“Willst Du diesen Mann ehren und ihn lieben, bis der Tod Euch scheidet ...?”
Ich war ein kleiner Ministrant vorn neben dem Pfarrer und sah meine traurige Schwester nur in die Augen des Priesters sehen. Sie antwortete fest mit einem ‘Ja’, dessen Unter- und Obertöne fast mit einem Orgelton vergleichbar waren, dem Mixturen beigemischt waren, brüchig in die Stimme eingebunden, die sich eher angstvoll anhörte. Mit Behäbigkeit und Festigkeit seiner kommandogeübten Sprache hörte ich von der Gegenseite das Ja.
Das war ihr erster und einziger Fehler in ihrem Leben, der aber noch große Folgen haben sollte.
Ihr Mann verlangte nun von ihr, was die kirchliche Liturgie an diesem grauen Hochzeitstag von ihr forderte: ...die Frau sei dem Manne untertan ... willst Du die Kinder, die Gott Euch schenken wird, aus seiner Hand annehmen und sie im christlichen Geist erziehen? ... bis der Tod Euch scheidet? ... was Gott verbunden hat, soll der Mensch nicht trennen ...
Ich glaube, daß die einzige Freude in ihrem Leben jetzt nur noch die medizinische Betreuung ihrer Kranken war. In einem kleinen Krankenhaus am Bodensee arbeitete sie als Chirurgin mit großer Freude und Hingabe, oft über sämtliche Zeiten hinaus, die eine Ehefrau für ihren Mann reservieren sollte. Ihr Mann war fast nur auf Reisen und sie konnte sich der Medizin voll und ganz widmen, doch wehe, wenn er zu Hause auftauchte und es war nicht alles so, wie er es sich vorstellte. Dann hagelte es Beschimpfungen. Sie war ihm weit überlegen mit ihrem kühlen, analytischen Geist und ich erinnerte mich einige Jahre später, als ich schon das Medizinstudium aufgenommen hatte, niemals mehr einen derartig gescheiten und menschlich wie fachlich integren Geist gefunden zu haben.
Doch der Geist litt und so kam zu den beiden Kindern, die sie mit großen Problemen zur Welt brachte, die immer grober werdende Härte ihres Mannes, dessen Leben mehr darin bestand, mit seinen rotarischen Freunden zu tafeln und sich wichtig zu machen, als sich um sie zu kümmern. Eine Härte fiel mir jedes Mal, wenn ich sie besuchte, auf, die eine Mischung aus Resignation und Weisheit war. Nun hatte sie zwei große Ventile, die sie zumindest etwas glücklich werden ließen, ihre beiden Kinder und ihre Medizin. Inzwischen war aus der jungen Assistentin eine ausgewachsene

Dermatologin geworden, die Kenntnisse über Krankheitszusammenhänge hatte, die ich mühsam in Lehrbüchern nachschlagen mußte. Ihr Mann sah bei diesen Gesprächen am Familientisch sehr schlecht aus, verstand nicht viel oder besser, gar nichts davon und verzog sich meist mißmutig, wie er gekommen war, zu seinen Freunden.

Friederike versorgte mit ihrem kleinen Assistentengehalt die Familie und das Haus, während ihr Ehemann zunehmend seinen eigenen Geschäften nachlief. Irgendwann jedoch riß der familiäre Faden zu ihrem Mann, aber so unmerklich, wie wenn es nie eine Verbindung zwischen den beiden gegeben hätte außer eben im Sakrament des Eheversprechens, das sie in einem Anflug von Irrtum, falscher Dankbarkeit und scheinbarer Verpflichtung gegeben hatte. Der Ehemann merkte wohl, daß sich Friederike langsam selbständig machte, und zwar nach außen hin wie in ihren Gedanken.

Sein Lieblingssatz wurde eine Drohung: "Aus der Ehe aussteigen gilt nicht! Sie ist ein Sakrament!" Letzteres hörte sich jedoch immer so an, wie wenn ein ungebildeter Landarbeiter bös fluchte. Die Ehe gab es nur auf dem Papier, freilich für die Schwester auf einem schwerwiegenden und wichtigen Papier, dem Ehevertrag, verbunden mit dem Segen der Kirche und bedroht mit der Unauflöslichkeit.

Irgendwann einmal gab es dann einen netten, einfühlsamen Kollegen, dem sie ihr Leid klagen konnte, daraus wurde eine echte Partnerschaft. Friederike lebte auf, das Lachen kam wieder, die Fröhlichkeit hielt wieder Einzug und ihre alte Liebe zu Natur, Pferden, Schafen und Hühnern, die ihr durch den Vater in die Wiege gelegt war, wurde wieder so lebendig, daß sie sich von allem Trübsinn erholen konnte. Bei meinen Besuchen merkte ich auch eine fröhliche Ausgelassenheit der beiden Kinder, die nur dann mucksmäuschenstill wurden, wenn der Noch-Ehemann polternd und böse das gewaltsame Wort vom "Sakrament" ihr an den Kopf warf, um sie wieder in die alte Betrübnis zurückzudrücken. Nach mehreren Monaten ergab es sich dann, daß sie mit ihren Kindern einen Bauernhof gefunden hatte mit eben jenen Tieren, Wiesen, Feldern, umgeben von den Alpen im schönsten Allgäu. Die medizinische Betreuung ihrer Patienten nahm den Raum ein,

den sie sich immer gewünscht hatte, den ganzen Tag und, wenn es sein mußte, auch die ganze Nacht, wenn sie gerufen wurde. Sie war eine ausgezeichnete Dermatologin geworden, die einen großen Ruf am nördlichen Bodenseeufer hatte, zu der man nicht nur kam, um sich Ekzeme oder Hauttumoren heilen zu lassen, sondern deren Rat gefragt war. Wie oft habe ich sie begleitet auf ihren Besuchen zu den Bauernhöfen der Umgebung, in denen sie oft stundenlang nach der Therapie der offenen Füße mit den alten Bauersleuten zusammensaß und über Gott und die Welt sprach.
Die Scheidung kam.
Der Ehemann fuhr alle Geschütze auf, die es gab: Bösartigkeit, Verleumdung, Nadelstiche und vor allen Dingen die immer tiefer sitzenden Angriffe gegen meine religiöse Schwester mit dem Hinweis, sie habe die Ehe verraten und sei somit vor Gott schuldig geworden. Das saß tief in ihr drin und nicht nur einmal mußte ich als Student der Theologie sie trösten, wenn wieder einer der zahlreichen kirchenjuristisch gut formulierten und ausgefeilten Briefe sie erreichte. Alle Kirchenstrafen und vor allen Dingen die Ankündigung der Hölle und des Verderbens ließen sie immer unsicherer werden. Die Strategie dieser theologischen Drohungen ging auf: Sie kam zwar aus ihrer Ehe frei, aber der Ehemann sorgte dafür, daß sie als sensibler Geist sich jeden Tag daran erinnerte, daß ihr jetziger Zustand kirchenrechtlich verboten war und sie schwere Schuld auf sich geladen hatte. Da gab es sogar noch einen Priester, der ihr mit der Konsequenz gedroht hatte, natürlich geschickt von ihrem rechtsaußen argumentierenden Ehemann, daß sie nicht mehr zu den Sakramenten gehen dürfe.
Geschiedene und Wiederverheiratete dürfen nicht zu den Sakramenten gehen, so steht es im Canon juris canonici.
Für einen tiefreligiösen Menschen ist diese Drohung und im Falle des Eintretens vollendete Feststellung eine grauenhafte Vision.
So auch bei Friederike.
Die Zigaretten wurden immer mehr, sie wurde fahrig und nervös und ganz besonders am Sonntag, wenn der übrige Teil der Familie in der Kirche bei den Sakramenten sich aufhielt, wie sie wußte, kam eine leichte Depression von außen und stülpte ihr diese Ausweglosigkeit ihrer Situation wie einen nassen Sack über den Kopf.
Trotz ihrer täglichen Arbeit, die sie voll und ganz befriedigte, lag

dieser Schatten des endgültigen, angedrohten Vernichtungstodes ihres geliebten Glaubens wie eine griechische Tragödie auf ihrem Lebensweg. Oft sind wir zusammen einen kleinen Weg zwischen ihrem Dörfchen Teschen und dem Bodensee gegangen, hinter uns ein großes altes Wegkreuz und haben uns darüber unterhalten, daß die Kirche doch nicht eine so große Macht habe, uns von Christus zu trennen, aber sie war nie überzeugt.
Die Zigaretten wurden zu viel und der Streß dieser Auseinandersetzung zeichnete sie vollends. Die sonst fröhlichen Augen wurden traurig und bei den häufigen Gesprächen über dieses Thema verdunkelte sich die Stimme und sie blickte betrübt zu ihrem theologischen Bruder hinüber, der ihr auch nicht helfen konnte.
"Sie haben ein Gesetz und nach dem Gesetz muß er sterben."
Es wunderte mich nicht mehr, daß eines Tages der Anruf kam, ich solle mich schnell im Krankenhaus um meine Schwester kümmern. Einige Stunden später stand ich am Krankenbett einer gerade frisch operierten Patientin, noch etwas blaß von der Narkose, aber schon wieder ganz rege und mitteilsam.
"Sie haben mir einen Tumor herausgeschnitten und es ist einer, von denen man nicht weiß, wie lange sie stillhalten oder ob sie schon Metastasen gesetzt haben!"
Sie konnte sich schon wieder mühsam aufsetzen.
"Weißt Du, jetzt bin ich gezeichnet und ich weiß nicht, ob ich das Ende des Jahres noch erleben werde. Es wird wohl Gottes Strafe sein für mein Tun. Ich muß wohl viel falsch gemacht haben ..."
Alle theologische Kraft mußte ich aufbringen, um der geliebten Schwester zu sagen, daß der Herrgott doch ganz lieb sei, gutmütig und niemals Menschen so straft, wie sie sich jetzt vorkommt. Selbst Jesus habe gesagt, niemand hat daran Schuld, daß es diesem oder jenem Menschen so schlecht geht, sondern das wisse nur der Vater, der im Himmel ist.
Aber das wollte sie nicht ganz trösten, denn irgendwo war ihr Glaube so festgefügt, daß sie annahm, daß hinter allem eben doch der Liebe Gott stehen würde. Das Verbot, sonntags nicht mehr in die Kirche gehen zu dürfen, einfach deswegen, weil ihre geliebte Kirche ihr dies untersagt hatte, wollte sie nicht wahrhaben und besuchte den Gottesdienst in weit abgelegenen Dörfern, wo sie niemand kannte. Die Erkrankung schritt langsam und unmerklich fort.

Alle ihre Patienten wurden Zeuge dessen, was eine schwere, konsumierende Krankheit bewirken kann: Friederike wurde noch liebenswerter, den Patienten noch zugewandter als je zuvor und sie konnte sich kaum retten vor ratsuchenden Menschen, die sich in ihrem Wartezimmer in immer größerer Zahl drängten.
Häufige Telefonate folgten, fast nie mit einer Klage über das schlechte Ergehen, sondern fast immer mit der unsicheren Aussage: "Gott hat mich furchtbar gestraft und ich habe es wohl verdient. Daß ich aber nicht einmal mehr ein Recht habe, zu den Sakramenten zu gehen, das drückt mich schwer ..."
Dagegen half auch nichts, daß gelegentlich ein geistlicher Freund von mir oder aus ihrem Bekanntenkreis sie dahingehend tröstete, daß sie schon die Sakramente empfangen könnte, zwar unerlaubt, aber doch gültig. Alles das tröstete sie wenig, sie war zerrissen in dem Gedanken, in Unfrieden mit Gott und der Kirche nun leben zu müssen, und das nur noch für kurze Zeit.
Die Medizin war eigentlich für sie ein Lebenselixier bis zum Ende und das kam langsam und schleichend. Erst Rückenschmerzen und danach die quälende Diagnostik mit der nachfolgenden Gewißheit, eine Metastase zu haben. Die Krankheit hatte den Ursprung ihres Entstehens längst verlassen und den gesamten Körper in ihre Krallen genommen.
Die Schmerzen wurden schlimmer und trotzdem hörte ich nie eine Klage, kein Seufzen oder Stöhnen.
"Weißt Du, theologisches Brüderchen" nahm sie mich manchmal auf den Arm, "eine von den schwierigsten Aufgaben Deiner späteren theologischen Arbeit wird wohl die sein, den gequälten Menschen erklären zu müssen, warum der Liebe Gott so mit einem umgeht, nicht weil ich an seiner Gerechtigkeit zweifle, nein, sondern eigentlich mehr noch als durch die Krankheit unter den kirchlichen Geboten leide, die mir das Leben in der zukünftigen Welt, auf die ich mich so freue, einfach verunmöglichen möchten. Es ist ganz leicht, an Gott und seine Gerechtigkeit zu glauben, wenn wir den Blick auf den gekreuzigten Christus werfen, dem es ja nicht anders ergangen ist als uns allen, und jetzt bin halt ich dran ..."
Meist hörten hier die Gespräche auf, denn wir wußten beide, daß eine körperliche Heilung nicht mehr möglich war, was sie auch eigentlich gar nicht interessierte. Viel wichtiger war ihr das Heil in

der anderen Welt, der Platz in der Ewigkeit, den sie in ihrem kindlichen Glauben mit aller ihr noch zur Verfügung stehenden geistigen und körperlichen Kraft anstrebte. Die Priester ihrer Umgebung wußten von ihrem tiefen Glauben, aber sie konnten nicht über ihren Schatten springen, ihr unvoreingenommen die Sakramente zu spenden, denn nach dem Kirchenrecht war die Zulassung zu den heilbringenden Sakramenten der Kirche nicht mehr möglich, da sie ja geschieden war. Und so blieb mir kleinem Theologen nur der verbale Trost, daß es sich in meiner Kirche ja wohl wirklich nur um einen Irrtum handeln könnte, ein derartiges Gesetz auszusprechen. Zum ersten Mal merkte ich die extreme Grausamkeit meiner eigenen Kirche, die sogar nicht einmal im Angesicht des Todes und in der Erwartung der Vernichtung einem gefallenen Menschen den Trost ihrer Sakramente mitgeben wollte.
"Wir haben ein Gesetz ..."
"Wenn sie nicht geschieden wäre, dann würden wir selbstverständlich ihr alle Tröstungen der Kirche zur Verfügung stellen, aber so?"
Die Zerrissenheit in dieser Situation wurde mit Händen greifbar. Alle Kirchenrechtler, meine theologischen Kollegen sahen das Dilemma und der eine oder andere Priester meiner Kirche wäre sogar bereit gewesen, über seinen Schatten zu springen und dieses Gesetz der Kirche einfach zu mißachten. Friederike wußte das und freute sich über theologischen Besuch, fand auch letztendlich einen Theologen, der sich über die kirchenrechtlichen Bestimmungen seiner eigenen Kirche hinwegsetzte und ihr die Sakramente spendete. Aber sie war zu sensibel, um nicht zu wissen, daß dies alles verboten, kirchenrechtlich unerlaubt und - vielleicht auch gar nicht richtig wirksam war, denn sie befand sich ja in einem dauernden sündhaften Zustand, zumindest meinte sie das.
Sie wurde schwächer und litt immer mehr, fast täglich kamen neue Schmerzen hinzu und bald hörte ich am Telefon nur noch: "Es geht mir nicht ganz gut und ich führe nur noch eine Vita minima und ich hoffe auf die versprochene Vita maxima in der Ewigkeit."
Keine Klage, sondern klare medizinische Diagnose und Therapielosigkeit, das wußte sie. Dann kam die kurze Zeit der Sprachlosigkeit, der entsetzlichsten Schmerzen. Sie nahm ihre Familie nicht mehr wahr, nur manchmal waren auf ihrem Gesicht der entsetzliche Schmerz und die Todesnot zu sehen. Ich hatte den

Eindruck, daß es weniger die physischen Schmerzen und die Angst waren, sondern die entsetzliche Zerrissenheit, die ihr der Glaube bereitet hatte.
Einen unfolgsamen Priester der katholischen Kirche hatte sie gefunden, der ihren tiefen Glauben kannte und gegen jedes Kirchenrecht ihr vor der tiefen Bewußtlosigkeit noch die Sterbesakramente reichte. Er hatte wohl Glück, dieser kleine, mutige Pfarrer, der dies wohl nur tat, weil er sich als Nichtgemeindepfarrer eine solche unerlaubte Tat leisten konnte. Ich bin ihm heute noch dafür dankbar. Als Friederike starb, ging mein Gefühl für die Gerechtigkeit und die Güte meiner Kirche endgültig dahin. Die Kirche hatte ihre Gerechtigkeit erhalten, nur war diese Gerechtigkeit eine, deren Grundwort wohl Rache hieß, eben eine Gerächtigkeit ...
Ein großes, immenses medizinisches Wissen nahm sie mit in die Ewigkeit und ich war fast sicher, daß sie in ihrer neuen Welt da oben bestimmt eine Praxis für kranke Engel aufgemacht hätte, wenn man dort noch krank würde ...

Kapitel IV
Biologie oder eine schlimme Herausforderung

Wenn man in Freiburg das biologische Institut sucht, in dem wir Mediziner auch unser Pflichtsemester, Prüfungen und Examina abzulegen haben, dann kommt man sinnigerweise an einem der schönsten botanischen Gärten vorbei, den es in Süddeutschland gibt.

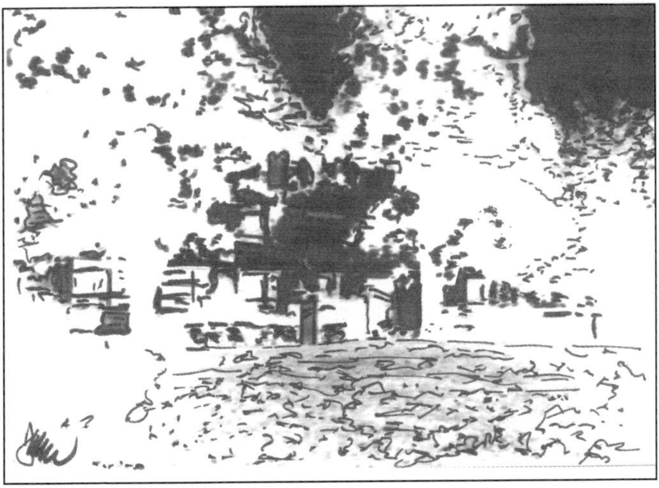

Bild Nr. 2 - Durch den großartigen Garten des Biologischen Institutes findet sich am Ende der allererste Hörsaal der Vorklinik, der große Hörsaal der Biologie, in dem die Lehre vom Leben ganz anders dargestellt wurde, als ich es bisher gehört habe ...

Tuschezeichnung 1973

Große Glashäuser schienen durch ihre von innen bis an die Decken reichenden exotischen Herrlichkeiten fast gesprengt zu werden, so mächtig schien mir die Biologie im täglichen Leben zu sein. Als junger medizinischer Fuchs bin ich erstmals in diese Hallen gegangen, erwartungsfroh, was sich denn seit meiner Schulzeit in diesem Fach ergeben hatte. Ein schöner, fast neuer Hörsaal mit modernem, aufsteigendem, schwarzem Gestühl und einem unten liegenden Professorenkatheder, umgeben von wissenschaftlichen, mir damals noch unverständlichen Postern erwarteten mich neugierig.

Von meinen Kommilitonen war ich wohl einer an der oberen Altersgrenze, denn ich sah nur junge, 20jährige Gesichter, die mit

der größten Selbstverständlichkeit ihre großen Ringbücher ausbreiteten und sich eifrig dem Vortrag widmeten ...
Die ersten Erinnerungen an die biologische Vorlesungszeit waren eigentlich immer gleich beim Eingang der Schänzlestraße die großen Glashäuser mit den darin befindlichen seltenen Pflanzen, die aus der ganzen Welt stammten. Der Eingang zu dieser Vielfalt von Pflanzen war sozusagen der Eingang in dieses entscheidende Studienjahr, das mit der Beschäftigung des Lebens an sich zu tun hatte. Was hatte die Natur für verschiedene Formen hervorgebracht, die ich erst jetzt bewußt bemerkte und wie oft lief ich theologisch monoman immer durch dieselben geistigen Umgebungen, ohne auf Neues zu achten. Sehr wohl kam mir in den Sinn, was mein über alles geschätzter Dichter uns vorwarf:

"Bist Du beschränkt, daß neues Wort Dich stört?
Willst Du nur hören, was Du schon gehört?"

Dieser mephistophelische Anwurf wurde mir erst jetzt wieder klar, als ich mir die Freiheit der Lehre und die Uneingeschränktheit des Beschäftigens mit dem Leben und seinen Abortivformen nach einem langen Theologiedasein wieder angeeignet hatte. Die großen Glashäuser, voll mit den Herrlichkeiten der ganzen pflanzlichen Schöpfung, faszinierten mich vom ersten Tag an und ich konnte mir eigentlich nur denken, daß die Vorlesungen in dem neuen, großen Betongebäude mit den Glaseinsätzen Fundiertes zum Thema Leben uns beibringen würden. Aber die Enttäuschung war zunächst einmal groß.
Ganz am Anfang des Studiums war es so Usus, daß die meisten Studenten den ersten Vorlesungen brav folgten:

"Und Euch des Lernens ja erfleißt,
als diktiert Euch der heilig Geist."

Zwei Figuren sind mir von diesen Professoren noch in bester Erinnerung, ein kleiner, dicklicher mit einer Brille, meist einer Pfeife, der immer lachte und sein freundliches Wesen auch in den Vorlesungen nie versteckte, der andere war größer, hager mit weißen Haaren, einem weißen Bart mit den fiebrigen Augen eines

Sektierers, der geradezu zu überzeugen versuchte. Daneben gab es noch einen schwarzhaarigen Schönling, der sich mit viel Zynismus durch die Vorlesungen schlug. Die Biologie, auf die ich mich so freute, war einer Untereinheit gewidmet, die besonders zum jetzigen Zeitpunkt ganz hoch im Kurs stand, nämlich der Genetik. Es gab dazu ein Lehrbuch der beiden maßgeblichen Professoren und bei näherem Hinsehen lag es schon mehr oder weniger zerzaust auf sämtlichen Klapptischchen der zahlreich versammelten Studentenschaft.

“Wir wollen einmal an den Anfang der Entwicklung unserer Welt gehen” meinte der schwarzhaarige Zyniker und lachte breit in die Menge hinein.

“Nehmen wir einmal an, daß alles bei der Schöpfung mit rechten Dingen zugegangen ist ...”

Der Hörsaal lachte, wohl in Erinnerung an die vielen verbrachten Stunden mit den diversen Religionslehrern, die versuchten, ihren kleinen oder größeren Schützlingen die Schöpfungsgeschichte beizubiegen.

Hier wurde sie mit einem einzigen Satz ins Lächerliche gezogen.

Nicht, daß ich plötzlich in dieser Phase wieder zu einem theologischen Dogmatiker mutierte oder der alte Hang zur theologischen Prinzipienlehre dogmengeschichtlicher Entitäten wieder ans Licht kommen wollte, aber diese neue Dogmatik des Spotts und des Zynismus schien mir doch nicht der richtige Weg zu sein, Neues, Brauchbares und vor allen Dingen Ständiges auf die Füße stellen zu können.

“Es besteht keine Notwendigkeit, an eine irgendwie geartete Person zu glauben, die uns das Leben eingehaucht hat ...”

Er hatte die Menge der Studenten gefangen und alles blickte gespannt auf den Weisheitsfluß, der jetzt kommen mußte. In den Ringbüchern wurde eifrig gekratzt.

Woher wollte er das eigentlich wissen, der Zyniker im eleganten Sacco mit dem amerikanisch scharf gescheitelten Haar? War er eben dabei, damals, am ersten Tag der Schöpfung? Sind wir schon so weit, daß alle Probleme der Schöpfungsgeschichte hier in einem Hörsaal des ersten Semesters der Medizinischen Fakultät der Universität Freiburg gelöst waren?

Dieses Dogma schien mir doch allzu einfach zu sein und ich

begann auch diesem Propheten durchaus zu mißtrauen. Und dann kam da etwas von der Ursuppe, von den Metangaswolken und dem Urknall, dem Big-Bang und von den ersten Regungen der Moleküle, die sich irgendwann einmal zu einem biologischen Konvolut zusammenfanden, um so die Schöpfung beginnen zu lassen.
Uralter Käse!
Es war alles plausibel, insbesondere das mit den Versuchen von Gas, Methan und hoher Energie, sprich Blitz und Donner, die wirklich zu biologisch verwertbaren Atomkonstellationen gelangten. Der Saal horchte beflissen und der eigentlich nicht unsympathische Biologe entwickelte einen Gedanken aus dem anderen - nur daß der erste Gedanke eine Hypothese war, und zwar die gewagteste von allen.
Ich wollte mich ärgern über die Sicherheit der neuen Dogmatik, die freilich nicht mehr Gott mit seinem schöpferischen Tun am Anfang einen Menschen formen ließ, sondern der mit seit Ewigkeit her präexistierenden Methangaswolken herumhantierte, als ob er sie selbst in die Welt gesetzt hätte.
Nach wenigen Stunden war das logische Gedankengebäude soweit geknüpft, daß Watson und Crick's Spirale als Endpunkt einer Entwicklung dastand und fast alle Geheimnisse des Lebens damit gelüftet waren. So ganz allmählich wurde auch klar, daß man derzeit versuchte, in den Molekülen herumzustochern, um herauszubekommen, welches das krankhafte Gen war, welches das gesunde, welches das intelligente, welches das für die Musik und welches das für die Religion ...
Einerseits war ich froh, den Routen der festgezurrten, zweitausend Jahre alten Anschauung der Schriften entlaufen zu sein oder besser, von den Verwaltern dieser Schriften vor die Tür gesetzt worden zu sein. Und kaum stand ich draußen und hörte die Erklärungsversuche der früheren falschen Propheten, wollte ich mich wieder in die Nestwärme der Schöpfungsgeschichte in der Genesis zurückziehen: Es war doch so schön warm da drin in der alten Geschichte, die man kannte und draußen in den Methangaswolken war es kalt, unwirtlich, außerdem war damals einfach nicht klar, was sich aus den einzelnen Molekülen letztendlich entwickeln würde. Es war ja immer noch das Problem, wie dieses energiereiche Methangasbündel sich in biblischer Weise zum

Ebenbild Gottes entwickeln konnte und eben nicht bei der Eidechse oder dem Seepferdchen stehen blieb. Wenn's anders gelaufen wäre mit der Schöpfung, hätte da nicht auch ein Glühwürmchen dem Ebenbild Gottes entsprechen können?
Draußen vor der Vorlesungstür wurde eifrig darüber diskutiert, wie das wirklich war, am Anfang, fernab von allen Spekulationen derer, die uns weismachen wollten, sie hätten die Lösung. Meine damaligen Kollegen nahmen dies alles jedoch nicht so tragisch ernst wie ich und sie lachten unbekümmert über derlei fast täglich auftretende Bemerkungen. Galileos Thesen waren vielleicht so belacht worden, wenn da nicht die humorlose ekklesiastische Jurisdiktion im Wege stand, die in der damaligen Zeit eben noch die Mehrheit hatte.
Jetzt merkte ich erst, wie frei ich geworden war. Kein Galileo, kein Kepler und kein Kopernikus hatten je die Möglichkeit, so unbekümmert wie ich studieren und meine Meinung über Dinge sagen zu können, die auch diametral dem Canon juris canonici entgegenliefen.
Ich hatte gar nicht vor, dies auszunützen, aber nach spätestens fünf Stunden Vorlesung war meine initiale Antipathie verflogen und ich stürzte mich begeistert in die Ursuppe des ersten Schöpfungstages, zerpflückte Atom für Atom, setzte ganze Wendel von Genen, gesunden wie kranken zusammen, um sie anschließend wieder zu zerpflücken. Kein größerer Gedanke war zu spinnen als der, nach dem Motor des Lebens zu fragen und das Primum movens einmal zu hinterfragen, was mir bis dato verboten war.
"Schlafen Sie, Herr Kollege?"
Ich war mit meinen Gedanken immer noch in diesen Verstrickungen der biologischen Theologie gefangen und hatte gar nicht gemerkt, wie während des Kurses der Professor Bresch sich vor mir aufbaute.
"Nein, natürlich nicht, ich habe mir nur gerade gedacht, wie es sein kann, daß der Mensch sich von dem Affen nur durch ein halbes Chromosom unterscheidet."
"Sie scheinen ja gut aufgepaßt zu haben. Haben Sie übrigens den Chromosomensatz, den Sie ausschneiden sollten, richtig aufgeklebt? Ich gab Ihnen doch die Aufgabe, das Mikroskopierbild einfach zu bearbeiten."

Ich holte mit hochrotem Kopf mein aufgeklebtes Blatt hervor, in dem die Chromosomen des Menschen alle aufgeklebt waren - alle? Alle bis auf eines. Dieses Chromosom war mir nämlich hinuntergefallen und ich hatte unter dem Tisch schon gesucht wie ein Wilder. Mußte nun ausgerechnet dieser Professor das mitbekommen?
"Sehen Sie, meine Damen und Herren, hier haben Sie einen Kollegen vor sich, der hat gerade einen Lottogewinn gemacht, er hat einen Menschen entdeckt, der nur ein Chromosom weniger hat als die übrigen. Eine solche Anomalie sollte sofort veröffentlicht werden, denn sie ist mehr als ungewöhnlich ..."
Großes Gelächter, meine Banknachbarn grinsten mich schadenfroh an. Man erinnerte sich an die Untersekunda.
"Jetzt machen Sie nicht so ein Theater wegen eines fehlenden Chromosoms. Es ist nun mal verloren gegangen, sonst nichts!"
"Mein lieber Herr Studiosus. Ein fehlendes Chromosom scheint Ihnen in Ihrer Schussligkeit nun entgangen zu sein, stellen Sie sich einmal die mühsame Arbeit eines biologischen Forschers vor, der seine ganze Forschung auf Ihr Ergebnis stützen würde. Sie sehen, auch bei den großen Würfen von Watson und Crick heißt es ganz bescheiden wieder unten anfangen und Chromosomen zählen, wenn Sie auch meinen, daß Sie es bereits alles fest unter Dach und Fach hatten ..."
Diese Auffassung versöhnte mich mit Professor Bresch sehr schnell wieder und ich merkte, daß seine anfängliche Kritik an der dogmatischen Schöpfungsordnung nicht als biologischer Antiwurf gedacht war, sondern mit Bescheidenheit und Hartnäckigkeit die Basis seiner Wissenschaftlichkeit darstellte: Das einfache Zählen der Chromosomen war wichtig, wenn er auch in- und auswendig wußte, was er wo zu erwarten hatte und ich war mir sicher, daß er bei wiederholtem Zählen seine ganzen bisherigen Thesen verlassen hätte, um noch einmal anzufangen, mit dem Zählen, mit dem Nachzählen ...

Kapitel V
Körperwelten

"... und dann hängen Sie sich eben einfach in Ihre Iliolumbalbänder und laufen gemütlich entspannt davon ...".
Dabei wippte der grauhaarige, stets messerscharf gescheitelte Professor mit seinem kleinen Bäuchlein nach vorne, das von einem langen, weißen Kittel bedeckt war. Anatomievorlesung, das war der erste direkte Kontakt der Introspektion in das Funktionieren des Menschen. Wie sehr hatte ich mich auf dieses Fach gefreut, glaubte ich doch nach diesen Semestern einige der Zusammen-Phänge zu begreifen, die ich in meinem letzten Studiengang so sehr vermißt hatte.
"Die Iliolumbalbänder, meine sehr verehrten Damen und Herren, sind im Augenblick das Wichtigste, was in diesem Raum steht, nämlich meine!"
Die Iliolumbalbänder? Das Wichtigste? Der gut gelaunte Professor Puff stakste wieder mit seinem gewollten iliolumbalen Gang vor dem großen Auditorium hin und her und hatte scheinbar irgendwie vor, uns hunderten von Jung-Anatomen Wichtigstes beizubringen.
"Wenn meine Iliolumbalbänder jetzt nicht intakt wären, müßte ich meinen aufrechten Gang mit der gesamten autochthonen Rückenmuskulatur mühsam aufrecht erhalten und da ich heute Rückenschmerzen habe, ginge das nicht gut und so, meine Damen und Herren, kann ich Ihnen mitteilen, daß dieses kleine, aber äußerst wirksame Band zwischen Ihrer Wirbelsäule und Ihrem Becken Ihnen gerade jetzt diese Vorlesung ermöglicht, andernfalls wäre ich im Bett oder bei irgendeinem Orthopäden in Behandlung."
Logisch.
So habe ich eigentlich der Weisheit Tiefe in der Anatomie nie betrachtet, aber es war sehr vordergründig, einleuchtend und humorvoll, denn der sympathische Professor dort unten dozierte seinem zukünftigen Ärztepublikum Selbstverständliches und das in einer Art, die nicht zu vergessen war. Die Iliolumbalbänder, also ein schneller Griff zum Bleistift und das improvisierte Malen auf der großen Kollegmappe ging los. Ein kleiner Blick in den dabeiliegenden Anatomieatlas von Sobotta und Becher belehrte mich,

daß er einfach recht hatte, der Professor Puff, nur wahrscheinlich wäre ich nie darauf gekommen, daß diese kleine, nur zentimeterlange Verbindung zwischen zwei Knochen heute diese Vorlesung ermöglichte. Und überhaupt, wie konnte es sein, daß dieser trotz seiner Körperfülle grazile Leichensekkant mehrere hundert junge Mediziner zu fesseln vermochte? Es war für mich eine Erlösung, endlich aus dem Dickicht der Meinungen, der Rechthaberei und theologischen Spekulationen auf etwas Nützliches zu kommen, das ich vielleicht meinen Mitmenschen weitergeben konnte, insbesondere dann, wenn's da weh tat, an den Iliolumbalbändern, in die man sich scheinbar hineinhängen konnte, um die restliche Muskulatur beim Stehen und Gehen zu entlasten. Genial, so etwas. Noch vor wenigen Monaten hätte ich den Zusatz gedacht, daß der Herrgott den menschlichen Körper doch sehr sinnvoll ausgestattet hatte. Aber diese Gedanken waren mir jetzt weit weg abhanden gekommen. Was mich interessierte, war das leidenschaftslose Aufzählen und Verstehenlernen von Dingen, die uns Menschen ganz nahe treffen, zum Beispiel ein gerissenes Iliolumbalband oder ielleicht ein entzündetes oder gar nicht vorhandenes ...?
Sie waren zu genießen, diese anatomischen Vorlesungen, in denen jeden Morgen zur selben Zeit mit großer Liebe und Sachkenntnis dieser Mensch geistig seziert wurde, und zwar fernab von den unsäglichen woher- und wohin-Szenerien der aggressiven Theologen, die ja von vorneherein wußten, daß das alles sowieso nur vergänglich ist, im Grab vor sich hinmodern wird und die schöne Form nur teuflisches Beiwerk zur Verführung und zum Mißbrauch darstellt. Endlich hatte ich einmal die Möglichkeit, diesen Menschen zu zerlegen, und zwar so leidenschaftslos, wie ich es bei meinen geliebten römischen Philosophen gelernt hatte, reflektierend, sich zurückbeugend, die Teile in der Hand haltend, um sie anschließend wieder in Ruhe zusammenzusetzen. Das war eine einfache und lohnende Aufgabe, denn plötzlich wurde das Ligamentum iliolumbale zu einem funktionierenden Laufen und in der Vorstellung wuchs dieses kleine Teil zu einem Ganzen zusammen, nämlich dem stehenden und herumlaufenden Professor Puff vorn vor dem großen Auditoriumsrund und sogar sein kleines, abstehendes Bäuchlein prägte sich als direkte Folge des funktionierenden Iliolumbalbandapparates ein, daß letzteres diesen vor sich her trug.

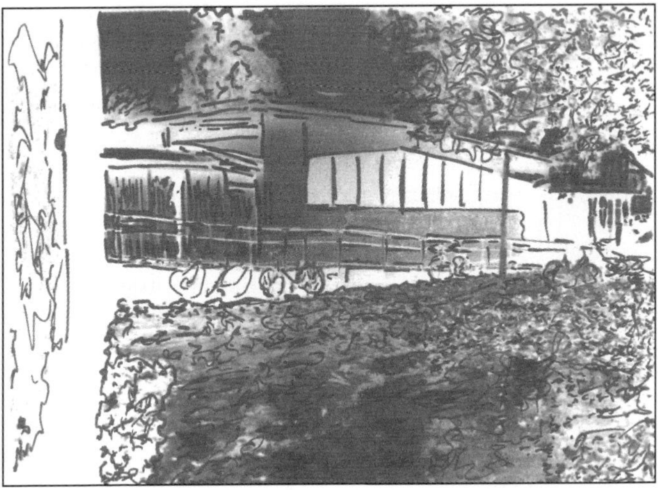

Bild Nr. 3 - Der Hörsaal der Anatomie, ein fast immer von Studienanfängern umlagertes Gebäude. Es gefiel mir immer am besten abends, wenn es ruhiger wurde im Institutsviertel.
Tuschezeichnung 1973

Heitere Gelassenheit in diesen anatomischen Sälen. Keine Uberheblichkeit war je zu spüren, sondern das schiere Interesse an diesen Zusammenhängen.
Das Klingeln der Glocke am Ende der Vorlesung entließ eine zufriedene Studentenschar und manche probierten auf der Treppe zusammen mit Freunden oder Freundinnen die Iliolumbalbänder schon einmal aus, mit viel Gelächter und Herumzeigen von meist nur schlecht entwickelten Bäuchen. Währenddessen stand der verschmitzte Professor Puff unten an seinem Katheder und schaute mit vergnügten Sinnen darauf, was er angerichtet hatte: Einer vielhundertköpfigen Menge von Studenten bis zu ihrem Lebensende beigebracht zu haben, warum wir problemlos stehen und gehen können, nämlich mit den Ligamenta iliolumbalia und was sonst noch alles dazu gehörte ...
Ein kleiner Blick hinter die Türen des Hörsaals, der mit dem anatomischen Institut verbunden war, lehrte einen Neuling im Medizinstudium leicht das Gruseln, aber nach dem ersten Kennenlernen dieser Welten wurde das Interesse immens. Durch einen kleinen Gang kam man in einen großen Saal, der von Vitrinen,

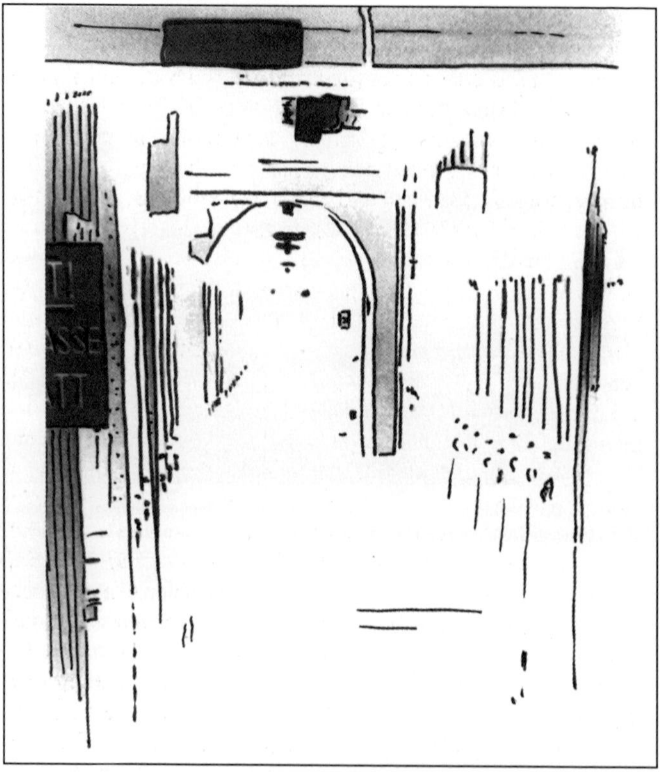

Bild Nr. 4 - Der Eingang in die schier endlosen Fluchten des Anatomischen Institutes, gesäumt von unzähligen Spinden, Schränken, Kisten und Kasten und alles durchströmt von einem intensiven Geruch nach Formalin.

Tusche-/Filzstiftzeichnung 1973/74

die teils mannshoch waren, nicht mehr enden wollte. In diesen, aufgereiht fast wie im Biologiesaal eines Oberstudienrates der Schule, standen alle Teile des menschlichen Körpers fein und liebevoll präpariert zur Ausstellung. Manchmal gab es da auch groteske Dinge wie Entwicklungsstörungen, Kinder mit zwei Köpfen und drei Armen, Füße mit sechs Zehen und die dazugehörigen Hände und Herzen mit verschiedensten Öffnungen auch da, wo sie gar nicht hingehörten. Die Fehlfunktionen, die diese dysmorphen Organe in den armen Menschen wohl ausgelöst hatten, ließen sich in diesem Stadium des Medizinstudiums noch nicht absehen, aber schon gut erahnen. Interessiert stand ich vor allen Dingen vor einem faustisch anmutenden großen Menschen hinter einer mannshohen Glasvitrine, der nur aus Gefäßen zu bestehen schien. Die roten Gefäße waren die Arterien, die sich bis in die feinsten Verästelungen der Hand, der Fingerspitzen, der Augen und des Gehirns verfolgen ließen und alle einen Namen hatten, genau gleich wie die blauen Gefäße, die den Venen entsprachen. Fast wollte man verzweifeln, denn jeder dieser kleinen Äste, Bogen und feinsten Blutleiter hatte ja eine Funktion und es war leicht nachzuvollziehen, daß das Abdrehen der Blutzufuhr in diesen oder jenen Teilen mehr oder weniger fatale Folgen haben würde, nur war es kaum vorstellbar, daß bei einem einigermaßen normalen Menschen alle diese tausende von Ästen auch problemlos funktionierten. Aber offensichtlich war es so. Daß jedes dieser kleinen Gefäßchen einen Namen hatte, den ich noch lernen mußte, machte mir wenig angst und ich nahm mir vor, alles bis in die feinsten Einzelheiten zu lernen. Er stand auch da, der Gefäßmann, und winkte mit seiner Hand mir zu, als wenn er sagen wollte, daß ohne das Verständnis seines Innenlebens eine Medizin wohl niemals zu verstehen wäre. Die anatomischen Studien schienen einfache Voraussetzungen zu haben: Für den Präparierkurs brauchte man nichts als ein kleines Holzkästchen, vollgefüllt mit einigen Skalpellen und Pinzetten und ich war nicht wenig stolz auf diese kleine, nur wenige Mark kostende Errungenschaft meiner neu gewonnenen Freude am Studieren und Lernen. Vielleicht war es das unbändige Vergnügen, ein kleines Kästchen in der Hand zu haben, mit dessen Inhalt ich Probleme knacken konnte, die mir sieben Jahren meines Lebens als Theologe gänzlich verwehrt waren. Dort gab es auch vorsichtige Versuche der Introspektion, aber bevor man versuchen wollte, den ganzen theologischen Inhalt zu erkennen und gar frei zu besprechen, wurde der Deckel der Dogmatik, der Rechthaberei, der Intoleranz und der Angstmacherei wieder zugeschlagen. Hier aber war es mir in jungen Jahren das größte Vergnügen, nun einem Nerven, einem Gefäß oder auch nur einem Muskel von Anfang bis Ende, von Ursprung bis Ansatz nachgehen zu können. Auch hier gab es, nicht unähnlich der Geisteswissenschaft, Propädeutika in der Gestalt von jungen Tutoren, die, nur wenige Lernjahre älter als

wir, uns die Anatomiegrundlagen beizubringen hatten. Die Präparierkursmannschaft wurde uns im Hörsaal vorgestellt und wir wurden in Gruppen zu sechs Mann an eine Leiche eingeteilt.
An eine Leiche! Der erste direkte Kontakt mit dem Menschen und ich war mir sicher, daß ich eher hier finden würde, was der Mensch war, als in all den hehren und verlogenen Irrtümern, die mir die letzten sieben Jahre weismachen wollten, wer und wie der Mensch sei. Ein geistig ganz besonders wendiger und humorvoller Mensch war der Professor Sasse, ein muskulöses, kräftiges Bündel, der immer um die Geheimnisse des Menschen, des Sezierenden wie des zu Sezierenden genau wußte, war er doch ein erfahrener Anatom. Er musterte die ihm zugeteilten Studenten mit freundlichem und humorvoll wissendem Blick.
“Meine Damen und Herren, Sie lernen zum ersten Mal die Anatomie an der Leiche kennen. Unschwer zu erkennen, waren die von Ihnen zu zerlegenden Objekte Menschen wie Sie und ich, was Sie aber nicht dazu veranlassen sollte, jetzt in Ehrfurcht zu verfallen und das Messer in die falsche Hand oder gar verkehrt rum in Ihre Hand zu nehmen. Schauen Sie einfach, lernen Sie und sehen Sie es gelassen und fröhlich, wenn Sie ab heute nachmittag Ihrem ersten Menschen die Haut abziehen.”
Und dann hatten wir alle unsere zugeteilte Leiche und den Termin des ersten Präparierkurses am Nachmittag. Meine Aufregung war groß und ich war sicher schon eine Stunde zuvor in der Nähe des Instituts, um ja nichts zu verpassen. Der Kaffee zuvor schmeckte nicht besonders, denn ich war begierig, festzustellen, wie es unter der Haut aussah, dort drunten im Thorax drin oder, was mir fast den Atem nahm, dort oben drin im Schädelinneren, was dies war, was uns denken lehrte, die Summe der Intoleranz, der Spekulation, der Bös- und Gutartigkeit, einfach der Nachweis des Denksubstrates, das Gehirn. Irgendwann einmal wurde der große Präparationssaal aufgeschlossen und die in blitz-weiße Schürzen gekleideten Medizinstudenten des Vorkurses gingen vorsichtig und voller Respekt an den vielen Tischen vorbei, die mit weißen Laken verschiedene Körper abformten. Für viele war es der erste Kontakt mit dem eigentlichen medizinischen Substrat, dem menschlichen Körper. Es war aber kein Erschrecken vor dem unfaßbaren Tod festzustellen, über den ich in der Theologie so viel nachgedacht

hatte und dessen Lösungsmöglichkeiten mir angeboten wurden, es war vielmehr ein heiteres Erwarten, den Mitmenschen, der einfach ein wenig früher gegangen ist als wir selbst, mit Hilfe seines Körpers zu befragen. Es ging noch nicht so sehr um die Frage, warum er gestorben war, sondern diese Tatsache stand im Vergleich zur Theologie heiter, gelassen und unwiederbringlich fest. Es war nicht unsere Aufgabe, darüber nachzudenken, warum und wieso dieser oder jener Mensch unter dem weißen Laken gestorben war, es war einfach die Frage übriggeblieben: Kann dieser Leichnam uns noch dienlich sein? Und das war er in hohem Maße und wir freuten uns auf der einen Seite darauf, daß er uns seine Geheimnisse preisgab, auf der anderen Seite war es ein willkommener Blick in Zusammenhänge, die wir begierig waren, in uns aufzunehmen.

"Meine Damen und Herren, die erste Begegnung mit einer Leiche ist meist eine besondere," meinte Professor Sasse begütigend und freundlich dreinblickend, "bedenken Sie, daß das alte Prinzip der Anatomie im Mittelalter hieß: Hic gaudet mors succurrere vitae. Es gibt unter Ihnen offensichtlich welche, die dieses mittelalterliche Wort noch verstehen, für die Unbedarfteren unter Ihnen, die gute Naturwissenschaftler sind, möchte ich es noch übersetzen: Hier triumphiert der Tod, um dem Leben zu helfen. Der Tod dieser Menschen, meine sehr verehrten Kommilitoninnen und Kommilitonen, ist für Sie nicht mehr wichtig. Besehen Sie sich den Körper in allen Einzelheiten, zerlegen Sie ihn, verstehen Sie seine Mechanismen und begreifen Sie, was Sie sehen. Glauben Sie nicht, sondern ertasten Sie, mutmaßen Sie nicht, sondern wissen Sie, spekulieren Sie nicht, sondern lernen Sie das Substrat Ihres Daseins kennen, so gut es eben geht. Ich werde Ihnen vor jedem Sektionsschritt sagen, was Sie finden werden, denn nur das, was Sie wissen, finden Sie und was Sie nicht wissen, schneiden Sie aus Versehen durch oder weg. Im täglichen Leben der Chirurgie draußen wäre dies nicht ganz förderlich für Ihre Patienten und wie wollen Sie jemals heilen lernen, wenn Sie nicht die Basis des Verstehens eines menschlichen Körpers in sich aufgenommen haben ..."

Es war beeindruckend, wie dieser freundliche und hochintelligente Mann Dinge sagte, die mir in siebenjähriger Theologie entgangen waren. Er formulierte sozusagen Selbstverständliches mit solcher Gewißheit und gelassener, humorvoller Sprache, daß ich mich vom ersten Moment an sicher und aufgehoben fühlte. Er hat uns auch nie zuviel versprochen und uns bei allem Wissensdurst und der Freude über das neu entstandene Wissen immer wieder auf die Erde zurückgeholt, und zwar mit ganz einfachen Mitteln: Wenn wir überzeugt waren, alles zu kennen, kamen zwei oder drei Bemerkungen oder Zusatzfragen und wir wußten wieder - daß wir nichts wußten.

Aber das Gefäß der Unwissenheit in anatomischen Fragen zu füllen mit Kenntnissen und Fertigkeiten, dazu waren wir angetreten. Dann wurden die Tücher zurückgeschlagen und vor uns lagen dreißig gelblich-weißliche Körper mit präparierten Leisten, in denen noch kleine Rohre aus Plastik aus den Gefäßen herausschauten, offensichtlich ein Rest der Formalin-Perfusionen, die es erlaubten, den Körper auch in wärmeren Jahreszeiten für ein ganzes Semester frisch und fäulnisresistent zu machen. Der Tod hatte seine Schrecken nur bei manchen jungen Medizinstudentinnen äußerlich verbreiten können, denn hier sah ich den einen oder anderen Gesichtsausdruck, der mit ungläubigem Staunen und vorgehaltener Hand das Phänomen des Todes festhielt, aber nicht für sehr lange. Kaum endete Professor Sasse seinen wohlgesetzten, exzellenten Vortrag, da ging es zur konkreten Sache: Die Leichen wurden eingeteilt, jeweils sechs Studenten wurden alphanumerisch aufgeteilt, an jeder Seite und zu jeder Leiche drei, dazu kam noch ein älterer Medizinstudent aus den klinischen Semestern, der uns überwachen sollte. Und dann kam der erste Schnitt, noch ungläubig und unsicher, teilweise ängstlich sogar auf den Kopf des Patienten achtend, ob sich nicht doch eine Schmerzreaktion zeigte. Das Skalpell grub einen Schnitt vom Kinn bis zum Schlüsselbein und mühsam versuchte die "Kopfgruppe" das Platysma freizupräparieren, einen winzigen, dünnen und flächenhaften Muskel, den die Menschen früher wohl zum Abschütteln von Fliegen und ähnlichem Ungeziefer brauchten und der heute fast nur noch bei Pferden und Kühen zu finden war. Ein Aufschrei der Aufseher ging an mehreren Tischen gleichzeitig los, als einige der besonders mutigen Studenten gleich tief in die Muskulatur des Halses hineinschnitten, um wohl gleich mit dem ersten Schnitt zu der Weisheit Tiefe zu gelangen.

“Das Platysma liegt nicht einmal einen Zentimeter tief, sehr geehrter Herr Kollege” kam’s von der studentischen Tutorengemeinde, “was Sie machen, gleicht schon einer Neck-Dissection! Für die Ausbildung zum HNO-Chirurgen ist es wohl noch etwas zu früh! Wir sind hier nicht bei der Abdeckerei!”
Wenn man glaubte, daß solche Bemerkungen fröhlich oder lustig gemeint waren, dann war man im Irrtum. Es herrschte schon ein wenig ein klarer Kasernenhofton, der mir aber nicht im geringsten weh tat, denn der Kollege hatte ja recht. Beim näheren Zusehen hatte ich bereits zwei Muskeln des Halses mit angeschnitten und das Platysma befand sich zwischen meinen Fingern.
So war der erste Präparierkurstag ein Stich in Körperwelten, die ich bisher nur als Krankenpfleger, Assistent meines Vaters in der chirurgischen Klinik oder als Aushilfssprechstundenhilfe in der elterlichen Praxis miterlebt hatte. Das ganz genaue Hinsehen hatte ich am ersten Tag bereits gelernt und ich freute mich schon auf den nächsten Tag, wenn es in weitere Tiefen des Halses oder des Bauches ging. Fast kam ich mir vor wie der eifrige Schüler in Goethes Faust:

> “Wollt Ihr mir nicht über die Medizin
> auch noch ein kräftig Wörtlein sagen?”
> “Der Geist der Medizin ist leicht zu fassen!
> Ihr durchstudiert die große und kleine Welt,
> um es am Ende gehen zu lassen,
> wie’s Gott gefällt!”

Das Mephistowort schien mir jetzt fast schon zynisch zu sein und ich dachte nicht daran, mich mutlos machen zu lassen. Am Ende der nächsten Präparierkurswoche waren bereits die ersten Zwischentestate angesagt, teilweise gefürchtete, teilweise leichte Prüfungsabnahmen an der Leiche, wobei einer der Dozenten und Betreuer mit einem leicht fettigen Schein zu uns an den Tisch kam. Wir waren zwischenzeitlich eine verschworene Gemeinschaft aus vier Studenten und zwei Studentinnen, wobei letztere zwischenzeitlich auch sämtliche Scheu vor Leichen, Messer, Pinzette und betörendem Formalingeruch abgelegt hatten. Forsch wurde bereits in den Muskeln des Oberarms, des Thorax und der Beine herumgewerkelt, manchmal auch mit Absicht der eine gegen den anderen ausgetauscht, um den nachfolgenden Kollegen etwas unsicher zu machen. Da mich das Fach Anatomie am meisten von allen vorklinischen Fächern reizte, saß ich nicht wenige Tage und Nächte über den Atlanten und prägte mir alles ein, was in meinen Kopf hineinging. Ich hatte etwas mehr Schwierigkeiten als meine Kollegen, die im Schnitt alle vier bis fünf Jahre jünger waren als ich und eben noch unverbraucht in ihr erstes Studium hineintraten, während ich den Kopf noch viel zu voll hatte von den unsäglichen Richtigkeiten der Dogmen, der Geschichte, der Fundamentaltheologie und des Canon juris canonici. Noch gelang es mir nicht, vieles davon einfach in die Vergessenheit zu überweisen und immer wieder standen während der Sektionen alle diese scheinbaren Wichtigkeiten vor mir auf.

"Wer heißt an dieser Leiche Beck?"

Ein nicht unfreundlicher, aber bei den Studenten äußerst gefürchteter Dozent namens Platz stand vor uns und schaute uns aus seinen scharfen Augen gespannt an. Die weißen, kurzen Haare, die unordentliche Krawatte und das falsch zugeknöpfte Hemd ließen ihn als weltvergessenen Anatomen durchaus gelten.

"Hier, Herr Dr. Platz, das bin ich" kam's etwas ängstlich vor der ersten medizinischen Prüfung über die Leiche hinweg nach drüben.

"So so, Herr Kollege, dann kommen Sie mal her neben mich und nennen mir alle Muskeln der Adduktion des Oberarmes!" Er war nicht unfreundlich, dieser Dr. Platz, sondern in seinen Fragen genauso präzise wie in den Antworten, die er von uns wissen wollte. Die Studenten fürchteten ihn eben wegen dieser Präzision und mir machte es die größte Freude, hatte ich doch in den vielen Stunden und Tagen des Operierens mit meinem Vater schon mitbekommen, was es heißt, genau und präzise zu sein, wenn es um Patienten ging.

Da lagen dann die aus ihren Hüllen gepellten Leichen da und der Oberarm konnte von allen Seiten inspiziert werden.

"Nehmen Sie doch einmal den Arm in die Hand und zeigen Sie mir Ansatz und Ursprung sämtlicher Oberarmmuskeln, welche die Adduktion bewirken."

Sie sprudelten aus mir heraus und ich meinte, eine klare Antwort gegeben zu haben, da kam noch eine Nachfrage:

“Gut, gut, die haben wir jetzt gehört und die sind auch offensichtlich zu sehen! Was kann den Arm des Menschen noch adduzieren lassen?”
So ganz leise begann ich zu schwitzen und ich rekapitulierte noch einmal mühsam jeden einzelnen Muskel, den er aber nicht mehr hören wollte.
“Verzeihen Sie, Herr Dr. Platz, jetzt fällt mir nichts mehr ein” kam’s etwas unglücklich neben der Leiche heraus, während ich krampfhaft die Hand und den Arm des Toten an mich preßte. Der wird mich doch jetzt nicht durchfallen lassen, in meiner ersten Prüfung in der Anatomie?
“Das ist schade, aber wohl nicht zu ändern. Als Hilfsmuskulatur können Sie auch den Pectoralis ansehen ..., haben Sie das nicht gewußt?”
Er schaute mich mit großen, stechenden Augen an und bedauerte mich offensichtlich ein wenig.
“Nicht sicher, aber jetzt, wo Sie es sagen” stotterte ich verlegen herum, “aber ich werd’s mir sicher merken.”
Keine Regung ging von ihm auf diese zugegebene Fehlermeldung meines fleißigen Lernapparates aus, aber er war das Urbild eines gerechten, unbestechlichen und immens fleißigen Arbeiters, dem es nur um das eine ging, bestes Wissen an den Mann zu bringen und mindestens genauso gutes Wissen abzufragen. Eine Zwischenlösung gab es für ihn nicht. Dr. Platz war wohl einer der strengsten, aber auch einer der gerechtesten Assistenten des Anatomischen Instituts. Aus der anfänglichen Furcht vor ihm wurde eine spätere hohe Achtung.
Mit der Zeit wurden die Leichen immer kleiner und schrumpeliger, ein Muskel nach dem anderen wurde nach Inspektion und Introzeption der einzelnen Sekkanten abgebaut und von den Institutsangehörigen versorgt. Dann erst aber wurde es besonders interessant, wenn beispielsweise das aufgeschnittene Herz in alle Einzelheiten zerlegt und nach Einstrom und Ausstrom, nach Segel, nach Klappen, nach Koronarien geordnet und erklärt wurde. Wohl tausendmal hatte ich dieses Herz meiner schon vertraut gewordenen Leiche in der Hand gehalten, von vorn nach hinten, von oben nach unten, von links nach rechts betastet, geistig in Funktion gesetzt und wiederum zerlegt, bis auch jede noch so kleine Struktur

buchstäblich in Fleisch und Blut überging. Die Wunderwelt des Pankreas und der Gallenwege war mir bald so geläufig wie in früheren Jahren die Unsäglichkeiten der moraltheologischen Attribute. Und gegen Ende des Kurses kam die Krönung mit der Eröffnung des Schädels und den neuroanatomischen Erklärungen der einzelnen Hirnregionen. Der große Staubesand, Spiritus Rector des Anatomischen Institutes, hielt selbst diesen Kursteil ab und seine Kenntnisse bestachen enorm. Er wußte über die einzelnen Hirnscheiben mehr zu erzählen und zu erklären, als ich es mir je vorgestellt hatte. Aus den kleinen Ventrikeln wurden philosophische Überlegungen und zum ersten Mal seit längerer Zeit hörte ich wieder in der Neuroanatomie philosophische und gar theologische Begriffe, mit denen er das Wunderwerk der neuronalen Zusammenhänge uns beibringen wollte. An diesem Punkt konnte ich feststellen, daß viele meiner jungen Kollegen, die gerade frisch von der Schule kamen, kein allzu großes Interesse an dieser Aperzeption hatten, sie interessierte mehr die reine Funktionalität, aber auch die war in der Neuroanatomie mitnichten geklärt. Ganz plötzlich fand ich mich wieder in einem Bereich, von dem ich eigentlich keine Geheimnisse erwartet hatte. Nun gut, die Bewegung eines Armes, eines Beines, die Sehstrahlung und die Hörbahn waren anatomisch sehr gut erklärbar, aber trotzdem blieb das Gesamte doch im dunkeln. Wo war der Sitz der Überlegungen, der Gefühle und der Entscheidungen? Hoch aufgerichtet stand Professor Staubesand mit faustischer Geste vor einem armseligen Häuflein geschnittener Hirnmasse, zusammengekrümmt und eingetrocknet, sehr stark nach Formalin riechend lagen vielleicht zwei Fäuste voll davon dünngeschnitten auf einem blechernen Tablett. Es war die Summe des Erlebten meiner heimisch und vertraut gewordenen Leiche, die ich von unten bis oben in- und auswendig kannte und sie sogar blind ertasten konnte. Bei diesem kleinen Organ in dünnen Scheibchen mußte es sich um etwas Besonderes handeln, vielleicht so wie der Sitz des Lebens im Herzen im Verständnis der Alten. Die große, hohe Stirn Professor Staubesands mit den klugen, funkelnden Augen hinter der Hornbrille erinnerten mich an einen der jesuitischen Lehrer aus der Schulzeit. Die feinen Finger nahmen das formalinfixierte Hirn mit großer Leichtigkeit auf, wie wenn er es gar nicht berühren würde. In

seiner großen Hand lag dann das Kleinhirn, in kleine Lamellen zersägt und er deutete mit einer dünnen Knopfsonde auf kleine Strukturen, die fast nicht zu unterscheiden waren, so winzig erschienen sie mir anfänglich.
"Das, meine sehr verehrten Damen und Herren, ist leicht zu verstehen, der Flocculus, der Vermis, der Pedunculus, aber zu was waren diese Teile im Leben des Menschen, dieses vergilbten und formalintriefenden Menschen gut?"
"In der Hauptsache für die Statik, für die Koordination des Gehens und Laufens."
Von allen Seiten kamen richtige und gute Vorschläge.
Der weise alte Medizinmann lächelte freundlich.
"Sehr gut, richtig, auch recht, ..."
Aber man merkte, daß wir den Kern der Sache, die er wissen wollte, natürlich nicht beantworten konnten.
"Laufen, gehen, sich im Raum bewegen, das ist es schon, was Sie gelernt haben in Ihrem Sobotta oder Ihrem Forssmann. Haben Sie sich aber einmal überlegt, wie es so weit gekommen ist, daß dieser ganze armselige, zerpflückte Mensch, so wie er noch in Resten vor Ihnen liegt, einmal auf zwei Füßen stehen oder den Blick zum Himmel heben konnte, um zu fragen, was sich dort hinter dem Horizont befindet und wie es wohl zusammenhängt, daß er die Freiheit hat, zu gehen wohin er will?"
Diese Antworten waren mit einer Leichtigkeit gesagt, nicht unähnlich einer flinken japanischen Feder auf einem leichten Stück Papier, deren Ergebnis zwar einfach und genial war, aber doch die Großartigkeit der wohl schönsten Malereien und perspektivischen Darstellungen beinhaltet.
Das war es, Staubesand konnte nicht nur mit einem Bleistift Testate abzeichnen, sondern mit einem schmalen, kleinen, geistigen Pinsel das Gemälde des neuroanatomischen Funktionierens aufzeichnen, und zwar so plastisch und dreidimensional, daß wir Hörer atemlos und aufmerksam dabeistanden, um ja nicht ein Wort zu verlieren. Es war eben etwas ganz anderes, einen lebendigen großen Anatomen vor sich zu haben, der vom Situs des eingetrockneten Scheibenhirns den Weg in die Unendlichkeit bahnen konnte. Ich war ihm grenzenlos dankbar dafür, hatte ich doch von meinen großen theologischen Lehrern mehr Verrenkungen und hilflose

Konstruktionen miterlebt, mit deren Hilfe ihre Gedankenflüge nicht sehr weit kamen, manchmal nicht einmal bis an die Decke der theologischen Hörsäle. Staubesand war wohl der Mann der Vorklinik, der dieses Fach der Medizin von der schieren Lernleistung weg zu einer metaphysischen Aufgabe machte, nämlich uns Jungen beizubringen, daß wir trotz allem Lernen den Kern des Daseins mit trockenen Atlanten nicht würden ausloten können. Und dann das Großhirn in seinen Händen: Ich hätte mir nie einen Faust großartiger vorstellen können, diese Mischung aus Wissen um das Nichtverstehen. Aber es blieb nicht wie in der Theologie bei der arroganten Haltung, daß dies alles ja nur vorläufiges Machwerk war, das nur darauf harrte, im Jenseits zur Vollendung geführt zu werden. Diese dogmatische Verdummung blieb mir hier erspart, denn der Weg zu solchen Aussagen führte durch einen unendlich steilen Pfad des Lernens und Verstehens, ohne irgendeinen Anspruch auf Vollständigkeit.

So interessant die Makroskopie auch war, sie wurde im selben Semester auch ergänzt durch eine Fülle von mikroskopischen Studien, die ich immer nachmittags in der Stille eines Mikroskopiersaales erleben durfte. Es gab Vorlesungen und Seminare mit der Fortsetzung der am Vormittag meist durchgeführten Sektionsanalysen mit der Lupe oder, besser gesagt, mit dem Mikroskop, denn man sollte ja auch verstehen lernen, wie der Mikrokosmos des bereits Gesehenen gebaut war. Der Vormittag war vielleicht vergleichbar mit der Führung durch ein großartiges Bauwerk, nämlich den Körper des Menschen, wenn er auch im Laufe des Semesters schon recht zerfleddert vor uns lag. Man konnte es vergleichen mit einem Gang durch das Forum Romanum, das unter den Anweisungen und Erklärungen eines kundigen und begeisternden Führers wieder zum Leben erstand. Nachmittags hingegen wurden die Pläne des Menschen ausgebreitet und man konnte das morgens Erlebte bis in die späten Nachtstunden hinein mit dem Finger auf der Landkarte bis in die einzelnen Zellen nachvollziehen. Zum ersten Mal wurde mir bewußt, was eine Zelle ist, als wir sie so nahe und groß vorgeführt bekamen. Und es war wiederum eben jener Professor Staubesand, der diese kleinen blau-roten, teils schwarzen, teils blaßrosanen Punkte, die eingebettet waren in Streifen, längliche und rundliche Figuren, wieder lebendig werden ließ. Die kleinen Zellen fingen an, zu atmen und sich zu bewegen und zeigten sich in ihrer wichtigen Funktion durch ein kleines Rohr, durch ein elektrisches Licht und eine kleine Optik, sozusagen ein Teleskop in die Kleinheit. Zwischen Makrokosmos und Mikrokosmos schien bei der Betrachtung dieser Zusammenhänge kein großer Unterschied zu sein, war es doch ziemlich identisch, ob man mit einem Riesenteleskop in die Sterne blickte oder mit einem Riesenmikroskop auf die kleinsten vorhandenen Zellen: Beides benötigte einen kundigen Lehrer, der die Begeisterung in uns wecken konnte. Und so waren diese Zellkerne, das Zytoplasma, die Basalmembran, die Teilungsphasen in den Beschreibungen von Staubesand nicht mehr Teile eines Schulwissens, das gegen Ende des Semesters gewußt werden mußte, sondern es war der Versuch, den Bauplan des Menschen, soweit er bekannt war, zu erstellen. Es war nicht so, daß Staubesand uns erklärt hätte, nun sei der Mensch in all seinen Einzelheiten bekannt und wir wüßten über seine Stärken und Schwächen Bescheid.

“Wir haben nur einen kurzen Einblick in die Architektur des Gewebes, aber niemals den gesamten Zusammenhang. Bitte überlegen Sie sich einmal, wie Sie dies alles nennen: Ge-Webe. Hat das nicht etwas zu tun mit der Spinne, die webt und ein kunstvolles architektonisches Wunder vollbringt? Jeder menschliche Körper ist ein solch kunstvolles Wunder, Sie müssen nur sehr genau hinsehen und dann erübrigen sich viele der dummen Fragen zu Euthanasie, Abtreibung oder ähnlich Unsagbarem. Vertiefen Sie sich in diese Basalmembran oder in dieses Axon und fragen sich generell, wo es wohl herkommt und wer es erdacht hat.”

Kein Wort von Gott, kein Wort von einer arroganten und intoleranten Glaubenslehre und trotzdem, eine Fülle der ersten christlichen Tugend, der Klugheit.

An unserem Tisch waren beileibe nicht nur deutsche Studenten und von diesen auch nur wenige, die mit dem christlichen Glauben etwas zu tun hatten. Mein Nachbar war ein Syrer und gegenüber stand mit ihrem einfachen Kopftuch eine Palästinenserin.

Niemand gab es, der auch nur im Ansatz den Anlaß gefunden hätte, Professor Staubesand zu widersprechen. Er hatte es in wenigen Sätzen fertiggebracht, uns in die Metaphysik zu führen, ganz unmerklich, aber mehr als deutlich, und zwar über den einfachen

Umweg des Sehens, Schauens und Verstehens. Und je weiter und länger der Blick in die menschlichen Gewebe und ihre Funktionen voranging, desto mehr hörte ich neben den anatomischen und neuroanatomischen Erklärungen auf die Zwischentöne, die dieser große Mann hervorbrachte, nicht unähnlich den Tönen meiner geliebten Orgel: Die Höhe des C weiß jeder, kann jeder nachsingen und jeder Physiker in Hertz und Dezibel angeben - aber es waren die wohlklingenden Obertöne, die aus dem einfachen Mitteilen von anatomischen Sachverhalten eine philosophische Vorlesung machten, die begeisterte.
Unnütz zu sagen, daß dieser Kurs mit irgendwelchen Testaten zu Ende ging und ganz am Schluß auch noch eine Klausur fällig war. Für die große Begeisterung, die in vielen von uns zu diesem Fach Anatomie geweckt wurde, war die gestellte Multiple-Choice-Aufgabe lächerlich einfach. Fast wollte ich schon Anatom werden, aber nicht im Sinne von Goethes Wagner: "... man sieht doch, wo und wie ...".
Diese Theorie war jedoch nie grau gewesen, sondern sie war so grün, wie ein Lebensbaum der Wissenschaft überhaupt nur sein konnte und zum ersten Mal in meinem Leben hatte ich das Gefühl, daß sich jede Stunde dieses Wissens und Lernens gelohnt hat. Das Feld war riesig und ich verstand jetzt auch die alten Anatomen, die hinter verschlossenen Türen ihre Sektionen durchführen mußten, weil meine alte Kirche sie mit Mord und Drohung und Angst in Schach hielt. Das allzugroße Wissen über den Menschen, seine Zusammensetzung, seine Hinfälligkeit und aber auch die damit verbundene Einsicht in die Unendlichkeit eines Planes war den religiösen Hofschranzen aller Denominationen ursprünglich verhaßt. Den Geist aber, gegen diese Intoleranz, Engstirnigkeit, Dummheit und Arroganz zu verstoßen und unter Lebensgefahr Kenntnisse zu erwerben, diesen Geist hatte ich jetzt verstanden. Nichts, aber auch gar nichts mehr hielt mich davon ab, weiter zu sehen, zu lernen und vielleicht auch zu forschen.
Ich nahm mir vor, die Dogmatikbücher meiner früheren Lehrjahre zu verschenken, denn sie schienen mir in diesem Stadium nicht einmal geeignet, meinen klapprigen Schreibtisch zu unterlegen, um ihm einen festeren Halt zu geben, selbst dazu schienen sie mir zu löchrig zu sein.

Kapitel VI
Chemie oder die Lehre vom Stoff, aus dem alle Träume sind

Eine ältere Dame undefinierbaren Alters beugte sich über das Katheder, auf dem einige Blätter mit wirren, krakeligen Aufzeichnungen zu sehen waren. Sie hatte ein freundliches Gesicht, die Stimme einer älteren Gymnasiallehrerin und erinnerte mich sehr an den ersten Physikunterricht in der Schule. Professor Hagedorn hieß die gütige ältere Dame, die sich zur Aufgabe gemacht hatte, 200 angehende Mediziner in die Kunst der wissenschaftlichen Chemie einzuführen. Es fehlte ihr nicht an gutem Willen und so mancher Vergleich war das einzige, was mir in diesen Vorlesungen hängenblieb. Gar nicht endenwollend waren die Folien ihrer Overhead-Projektionen, bei denen Sie von Y zu Y' und von Omega nach Gamma hüpfte, um dann wieder scharf über ihre Brille hinwegzusehen, um den zweihundertköpfigen, in der Chemie offensichtlich deplazierten Medizinern klarzumachen, daß sie eigentlich Propädeutika las, also irgendetwas zwischen der Untersekunda und der Unterprima, keinesfalls aber das Niveau eines Chemie-Abiturs. Ich nahm es mit Gelassenheit hin, gab es doch für wenige Mark auf ihrem Sekretariat ein gebundenes, dickes Skriptum zu kaufen, das man tunlichst vorher durcharbeiten sollte, bevor man sich in diese große Vorlesungshalle der Löwin wagte, denn man lief unweigerlich in Gefahr, nach einer ganzen Stunde nichts mitbekommen zu haben als ihre begütigende, ruhige und freundliche Art, die eigentlich lieber sagen wollte: "Meine Damen und Herren, kümmern Sie sich um Ihre Kranken, die Chemie, das machen andere, nämlich wir, und das viel besser!"
Frau Professor Hagedorn hatte natürlich recht und es mußte ihr wohl manchmal schlicht aufgestoßen sein, wenn gelegentliche Zwischenfragen zugelassen wurden, die allzu eifrige Medizinstudenten aus Unvorsicht losließen. Da hörte man schon mal ein Seufzen und ein mütterliches: "Das habe ich Euch doch schon längst in der vorletzten Stunde versucht, beizubringen!"
Böse ist sie nie geworden über die Unkenntnis vieler meiner Kommilitonen, aber vielleicht manchmal erschreckt über das Wissen, das manche mitbrachten, so zum Beispiel auch ich, denn in meiner alten Schule war Chemie nicht die große Stärke gewesen, wir

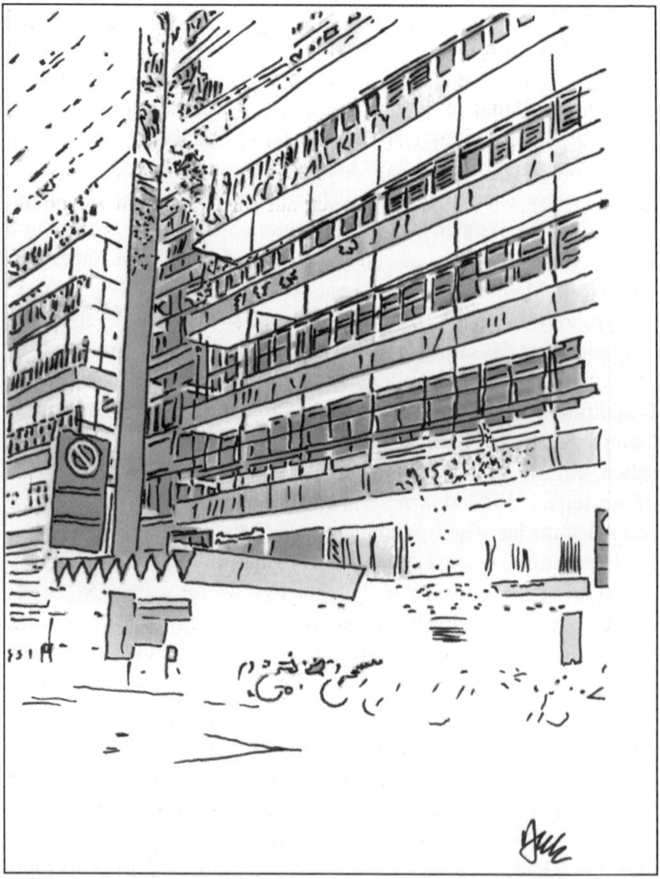

Bild Nr. 5 - Das Chemiehochhaus, gerade eben erst richtig fertiggestellt. Trotz der Leichtigkeit der Bauweise fiel mir dieses Fach sehr schwer, es war genauso mächtig wie seine glitzernde, gläserne Fassade. *Filzstiftzeichnung 1973*

kümmerten uns eher um Platon, Sokrates, die römischen Imperatoren und Philosophen und die hebräische Kultur in der Ursprache. Chemie war für mich so etwas wie der Blick auf einen mittelalterlichen Apotheker-Mörser, der offensichtlich mehr von der Zusammensetzung des Universums wußte, als ich heute mehrere hundert Jahre später.

Aber ich gab mir Mühe, den Zerlegungen der Welt in ihre Einzelheiten zu folgen.
“Das Elementensystem, meine sehr verehrten Damen und Herren, muß Ihnen in Fleisch und Blut übergehen, denn vieles von dem, was Sie mir zum Beispiel als Patientin verschreiben werden, stammt aus dieser Tafel und es wäre schon gut, wenn sie wenigstens wüßten, ob der Stoff, den ich auf Ihr Rezept hin zu schlukken oder mir sonst wohin zu stecken habe, da oben links, unten rechts oder vielleicht ganz weit unten steht. Und wenn Sie’s wissen oder ahnen, dann schauen Sie in Ihr altes Skriptum von Ihrer Frau Professor Hagedorn und stellen hoffentlich fest, ob es sich um einen toxischen oder harmlosen Stoff handelt. Jedoch auch die toxischsten Stoffe eignen sich sehr gut für Ihre späteren Medikamente, aber es scheint, daß es halt doch auf die Dosis ankommt ...”
Die Heiterkeit, die sie verbreitete, war herzlich und ernst gemeint, aber sie war insgesamt unnahbar, so unnahbar wie der Stoff und die Geheimnisse der Atome, die sie uns beibringen wollte. Manchmal ging es nur über hausfrauliche Fähigkeiten, mit deren Vergleichen sie die Vorlesungen ergänzte. So vergesse ich nie mehr, daß Fette ganz bestimmte Atomketten in sich haben, die man ein klein wenig ändern kann, um ihnen einen ganz anderen Funktionsverlauf zu geben. Und die Sache mit den Seifen erklärte sie uns Medizinern besonders plastisch: “Wenn Sie Ihre Hände waschen, so kurz bevor ich in Narkose gelegt werde und Sie in ein paar Jahren gerade dabei sind, nach dem Messer zu greifen, um mich zu eröffnen, dann denken Sie an Ihre alte Frau Professor Hagedorn, die Ihnen erklärt hat, warum das mit den Seifen an der Hand so gut funktioniert, aber nur dann, wenn Sie es richtig machen, lang genug bürsten und am Schluß sogar noch etwas von diesen Benzolringen auf Ihre Hand schütten, auch Alkohol genannt, um mich vor dem Schlimmsten zu bewahren, vor Schmutz, Unwissenheit, Ungenauigkeit und Dummheit.”
So oder so ähnlich habe ich es mir aufgeschrieben und diesen Satz hätte ich gerne exportiert gewußt, an Teile meiner alten theologischen Fakultät.

Kapitel VII
Physiologie oder wie funktioniert das?

Die Lehrbücher über die Physiologie, die ich in der Herder-Buchhandlung fand, waren merkwürdig dick und schienen mir zunächst eine Mischung aus Biologie, Anatomie, Biochemie zu sein, also vielleicht so etwas wie die Ingenieurwissenschaft, angewendet auf die Medizin. Gelernt hatte ich bisher, aus welchen kleinen Teilen wir bestanden, wieviel Gramm Wasser, wieviel Phosphor, welche Teile aus Hydroxylapatit oder sonstigen wesentlichen Bauteilen bestanden. Das Ganze lag fein abgewogen vor meinen Augen und ich hatte brav gelernt, mit diesen Dingen umzugehen. Wie bekommt man nun diese Teile wieder zu einem funktionierenden Ganzen zusammen? Auch Muskeln und Sehnen, Gelenke, befehlende Areale des Gyrus präcentralis, der Motocortex, die Kommissurenbahnen, all das lag in meinem Atlas der toten Materie brav gespeichert.
Goethes Wort fiel mir ein:

> "Sucht erst den Geist herauszutreiben!
> Dann habt Ihr die Teile in Eurer Hand,
> fehlt Euch leider - das geistige Band."

Beim Herunternehmen der Physiologiebücher war natürlich das erste und offensichtlich meist verkaufte das des zukünftigen Lehrers Professor Fleckenstein, von dem ich bisher alle möglichen Märchen, Tatsachenberichte, Befürchtungen und viel Staunenswertes mitbekommen hatte. Er mußte scheinbar faustisch in allen Lebenslagen intensiv "in das Menschenleben hineingegriffen haben" und ich war sehr gespannt, was das Semester bringen würde, war er doch offensichtlich das Urbeispiel dessen, wie aus einer toten Materie etwas Bulliges, Lebendiges und Bewegendes geworden war. Beim Aufschlagen des Buches im Herder-Verlag hatte ich nur kurz Zeit, das Vorwort seines Lehrbuches der Physiologie zu lesen: Er fing an davon zu berichten, wie sich eine Urzelle in einem Urmeer verhalten würde, wie sie lebt, sich bewegt, bewegt wird und ihr Selbstverständnis in der Urumgebung findet und sich behauptet.

Da hat so ein Physiologielehrer bereits im Vorwort uns wißbegierige Physiologiestudenten in den Bann geschlagen. Wer fing nicht gerne von einer einzigen Zelle an, sozusagen “ab ovo”, denn die bedrohlich komplizierten Zeichnungen der späteren Seiten schienen sich logisch auf der einzelnen Urzelle im Urmeer zu entwickeln
Mit dem Fleckenstein-Buch ging ich Richtung Kasse, flankiert von anderen mir bekannten Gesichtern aus den Vorlesungen, die lachend dasselbe Buch schatzartig vor sich hertrugen, um mit dem entrichteten Kaufpreis auch die Geheimnisse des Lebens und Funktionierens zu erstehen.

Seltsam eigentlich, für ein paar Mark bekam man von der Kassiererin ungerührt ein Paperback-Bändchen ausgehändigt, in dem das alles, was heute bekannt war, stehen sollte: Wie das alles abläuft, mit den Bewegungen, dem schlagenden Herzen, dem Gasaustausch im Blut, der Atmung, der Nierenfunktion, den Abläufen im Magen und der Funktion der Nebennieren ... Nach dem Verlassen der Buchhandlung habe ich das Buch zunächst einmal draußen im Licht des Tages genauer angesehen. Es war nichts Besonderes an der Aufmachung, da stand nur: Fleckenstein, und darunter: Grundriß der Physiologie, und das Ganze von einem bekannten medizinischen Verlag, der, so ähnlich wie wir früher Skripten in der Theologie verfaßt hatten, sich auf bessere Skripten und Mitschriften der Vorlesungen in der Medizin bemühte. Ich nahm das Buch und ging ein paar Schritte bis vor den Münsterturm, setzte mich auf einen Stein im Schatten des Turms, neben den Wurstbuden, den bunten Marktfrauen aus dem Kaiserstuhl dort vor dem neu gebauten, großen Kaufhaus an eines meiner geliebten Freiburger Bächle. Ich begann zu blättern und vergaß die Welt um mich herum. Wie viele Stunden, Tage, Wochen und Monate bin ich an diesem Platz vorbeigegangen, um in das Münster zu gehen, um wie selbstverständlich zu akzeptieren, daß Funktionieren, Leben, Werden und Vergehen etwas mit Gottes Geschenk zu tun hatte. Mich darum zu bemühen, dahinter zu steigen, wie es nach heutigem menschlichem Wissen wirklich funktionierte, daran habe ich nicht gedacht, darüber ging man auch in unseren früheren Kreisen großzügig hinweg, “weil ja sowieso alles in Gottes Händen endete”, “weil Gott sowieso Anfang und Ende war” und “weil wir sowieso nicht tiefer fallen konnten als in Gottes Hände”.

Alles gut und recht. Ich höre noch die Predigten des näselnden Oberhirten der oberrheinischen Kirchenprovinz: "... und lassen Sie sich nicht von den Verführern der heutigen Wissenschaft das Geheimnis des Lebens wegnehmen, indem Sie sagen, unser Leben und unser Bestreben sei nichts anderes als die Summe von physiologischen Abläufen, die es nur zu entdecken gilt ..." So und tausendfach so ähnlich habe ich viele Jahre mit offenen Augen und Ohren diese scheinbaren Richtigkeiten miterlebt, mitgeschrieben, gelernt und reproduziert.

Und nun saß ich hier an meinem Bächlein und begann, mir mein Menschenbild selbst zu zimmern "... forme Menschen nach meinem Bild ...", wie es mir mein großer geistiger Freund Johann Wolfgang von Goethe beigebracht hat.

Ich blickte, das Fleckenstein'sche Buch fest in meiner Hand, hinter mich und sah auf das Treiben des Marktes, die laut rufenden Bauersfrauen, die ihre Preise in die Morgenluft des Freiburger Himmels riefen und meine alten Bekannten, die Würstchenverkäufer in ihren fettriefenden Buden, vor denen sich schon lange Schlangen von Kaufwilligen einfanden. Blaue Schwaden stiegen aus den Wurstständen hinauf und vermengten sich mit der Morgenluft, aufsteigend am schönsten Turm der Christenheit entlang.

Ich wollte mich aber damit nicht mehr zufrieden geben, daß mein geliebter Turm mein ein und alles war, sondern ich wollte mehr wissen und als die blauen Würstchendämpfe und Schwaden hinauf an der Uhr vorbei den Steinheiligen wohl in die Nase dringen mußten, fiel mir nur Goethe's Wort ein:

> "... ich kenne nichts Ärmeres
> unter der Sonn' als Euch, Götter!
> Ihr nähret kümmerlich
> von Opfersteuern
> und Gebetshauch
> Eure Majestät
> und darbtet, wären
> nicht Kinder und Bettler
> hoffnungsvolle Toren.

Da ich ein Kind war,
nicht wußte, wo aus noch ein,
kehrt' ich mein verirrtes Auge
zur Sonne, als wenn drüber wär
ein Ohr, zu hören meine Klage,
ein Herz wie meins,
sich des Bedrängten zu erbarmen."

Ich hielt mein Physiologiebuch ganz fest in der Hand und nahm mir vor, es nicht mehr herzugeben und schon gar nicht mehr wegzulegen, bis ich den Inhalt begriffen hatte.
Es schien mir auf einmal groß, lernen und hinter das Leben und Geschehen blicken zu dürfen und nicht mehr nur philosophieren zu können über das, was sowieso nicht mehr zu ändern war.
Ich hatte einen Lebensabschnitt hinter mir und wie Prometheus wollte ich alle Drohungen und Strafen über mich ergehen lassen, die mir Zeus in Aussicht stellte, aber ich wollte diesem Olympier nicht mehr uneingeschränkt dumm und unwissend dienen.
Und wie die blauen Wurstschwaden über mir am schönsten Turm der Christenheit sich hinaufwehten, mußte ich über die Gottesverwalter da drinnen im Münster lachen, deren geistige Enge in solch grellem Kontrast zur filigranen Architektur stand. Fast keiner von denen verstand etwas von dieser großartigen Baukunst oder hatte je etwas Zusammenhängendes aufgebaut - nur verwaltet.
War das nicht ganz übertrieben?
Da gab es ein Kapitel über Sinnesphysiologie in dem kleinen papierenen Schatz, den ich in den Händen hatte. In klaren Sätzen stand dort etwas über die taktilen, afferenten und efferenten Fasern, vom Hinterhorn des Rückenmarks, vom limbischen System, von der Area VI im Gyrus postcentralis und von einem kleinen Homunculus, der sich freilich etwas deformiert, als medizinisches Kunstprodukt aber höchst lebendig im Gyrus praecentralis herumbewegte.
Die Sinnesphysiologie habe ich auf den Steinen vor dem Münsterturm unmittelbar neben einem Freiburger Bächle gelesen, und zwar vom frühen Morgen an und wurde erst wieder auf den Boden meines gelieben Freiburger Marktplatzes heruntergeholt, als die Wurstverkäufer ihre Roste, auf denen keine Würstchen

mehr lagen, freikratzten und das emsige Treiben der wegfahrenden Kaiserstuhlbauern und das nachfolgende Läuten vom hohen Turm mich wieder in die Realität zurückholten. Noch vor wenigen Monaten las ich am selben Ort die Summa theologica des Heiligen Thomas von Aquin, sicher mit derselben Freude und mit der noch größeren Gewißheit, nach den Tiefen des Wesens zu suchen und sie auch gefunden zu haben.
Nun war mir etwas ganz anderes passiert: In einem kleinen, wohl massenhaft gedruckten, besseren Skriptum des Freiburger Vorklinik-Sterns, des Physiologen Professor Fleckenstein, fand ich genauso ernsthafte Bemühungen, nach der Wesen Tiefe zu trachten, wie in den großen Gedanken meiner Philosophen und Theologen, die ich nur wenige Meter von hier studiert hatte.
Dort drüben im ehemaligen Domhotel Geist wohnte einst ein bescheidener Deutscher mit jüdischer Vergangenheit und übersetzte die Bibel des Alten Testamentes in unsere schöne Sprache, wobei er eine neue Welt der Übersetzung wählte, die uns jungen Theologen zum ersten Mal neue Sinne eröffnete. Ich war diesem großen Martin Buber damals und heute sehr dankbar, daß er uns neue Welten aufgestoßen hatte. Jetzt saß ich vor seinem alten Wohnhaus buchstäblich in der Gosse und las über die Physiologie der Sinne und verstand nur eines mehr als früher, nämlich mit dem Faustwort:

> "... nur der verdient sich Freiheit wie das Leben,
> der täglich sie erobern muß!"

Fast wäre ich von der Straßenfegermaschine mit ihren rollenden und rotierenden Bürsten abgeräumt worden, die versuchten, den Münsterplatz von den zurückgebliebenen restlichen Marktutensilien zu befreien. Die halben Kohlköpfe, vergessene Äpfel, hie und da eine Kartoffel und Einwickelpapier aus der Badischen Zeitung von gestern und vorgestern lagen auf dem halbrunden, alten Kopfsteinpflaster und mußten versorgt werden.
Auf den Kehrmaschinenwägelchen stand in schöner Schrift: "Z'Friburg in de Stadt, suver isch's und glatt ..."
Und als ich nicht gleich aufstand, um mich vor diesen putzwütigen und ordnungsliebenden Herren der Stadtreinigung in Sicherheit zu bringen, weil mich Fleckenstein, Martin Buber, die Marktfrauen,

der Würstchendunst und die wirkliche Majestät hinter mir nicht ganz losließen, hörte ich nur noch einiges Unfreundliche von den orangegewandeten Freiburger Reinigungsengeln:
"Do hockt wieder so e Bächleputzer ...".
"Die Studente sind e wohre Landplog, jetzt hocket se sogar noch uf em Münsterplatz, anstatt in de Universität", und dann fuhr er haarscharf mit seiner mechanischen Bürste hinter mir vorbei und die Sinnesphysiologie riet mir zum schnellen Rückzug ins Institutsviertel.

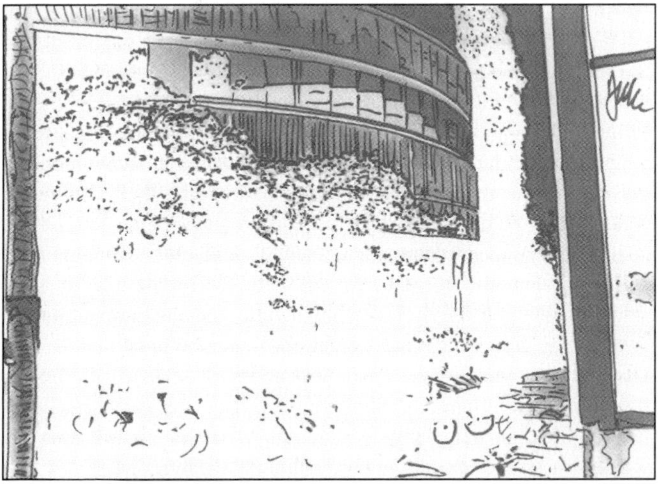

Bild Nr. 6 - Der Physiologiehörsaal, einer der Tempel des Verstehens von Zusammenhängen, die das Wichtigste in der Vorklinik darstellten.

Tusche-/Filzstiftzeichnung 1973/74

Morgens früh zur besten vorklinischen Zeit gab dieser Professor Dr. Fleckenstein in einem großen Hörsaal, den ich mir tags zuvor noch angesehen hatte, eine Vorlesung über Grundlagen der Physiologie. Es war nicht immer leicht für Vorkliniker, seien es Professoren, Dozenten oder auch nur einfache Mitarbeiter, die ausgedehnten Ränge, die meist übereinandergeschachtelt einen riesigen Halbkreis oder manchmal auch nur ein Drittel eines Kreises bildeten, mit Studenten vollzufüllen. Bei diesem Mann, dem Professor Fleckenstein, war dies freilich anders. Morgens machte ich mich zeitig auf den Weg und langte mit mehr als fünf Minuten

Zeit vor dem eigentlichen Vorlesungsbeginn am Hörsaal im Institutsviertel an. Doch es schien fast so, als ob sich vor den Hörsaal eine Münsterwurstbude verirrt hätte und gratis "Lange Rote" ausgeben würde. Es war ein großes, buntes Gedränge von Studenten nicht nur meines Semesters, sondern ich sah auch ältere und jüngere Kollegen, die in diesen Hörsaal drängten. Alles strebte auf die hohen Bänke zu und mein Blick verriet mir, daß vielleicht ganz oben in der letzten Reihe noch etwas zu ergattern wäre. Beeindruckend war das Schauspiel dieses Hereindringens in den Hörsaal, als ob es sich um einen Tempel der Weisheit handelte und doch standen vorn keine Götzenbilder oder Weisheit suggerierende Symbole, sondern lediglich ein langer, mit roten Kacheln besetzter Tisch, unterbrochen von einem Waschbecken, einem Overhead-Projektor, einigen Stückchen Kreide und sonst - nichts. Links stand ein grau gekleideter Hausmeister mit Krawatte und einem halblangen Kittel, der die hinter dem Tisch befindliche breite Tafel abwischte und er erinnerte mich nicht wenig an meine vor Jahren beendete Tertianerkarriere, als ich wegen schlechten Betragens für mehrere Wochen die Tafel in meinem Suso-Gymnasium in Konstanz zu reinigen hatte. Aber sauber bitte und nachreiben, daß ja nachher für den Biologieunterricht alles piccobello ist ...
Die Uhr über der Tür, durch die noch immer aktentaschenbewehrte junge Menschen hereinquollen, zeigte auf das akademische Viertel. Ich sage deshalb junge Menschen, weil ich mir mit meinem wiedererwachten naturwissenschaftlichen Bildungsdrang wie ein alter Esel vorkam zwischen all den 20jährigen und ich hatte langsam schon vor, mich um mein Outfit zu kümmern: Ich wollte meine 24 1/2 Jahre irgendwie ungeschehen machen und schaute schon gelegentlich einmal in einem Ami-Shop vorbei, um zu sehen, wo ich meine alten theologischen Kleider gegen etwas Gefälligeres eintauschen konnte. Nur manchmal trösteten mich einige noch ältere Kommilitonen damit, daß sie fünf, sechs, manchmal noch mehr Jahre gebraucht hatten, um über die Warteschleife von Dortmund's zentraler Studienvergabe den begehrten Platz zu bekommen.
Bei mir war das etwas einfacher, denn ich konnte gottlob den alten, einmal erworbenen Studienplatz von 1968 einfach wieder besetzen, den ich für ein höheres Ziel aufgegeben hatte, nämlich mich

um Gott zu kümmern und jetzt hatte ich einfach vor, mich etwas weniger um Theologisch-Spitzfindiges, als um die Menschen zu kümmern, zumindest war dieses Interesse für mich ganz vordergründig ...

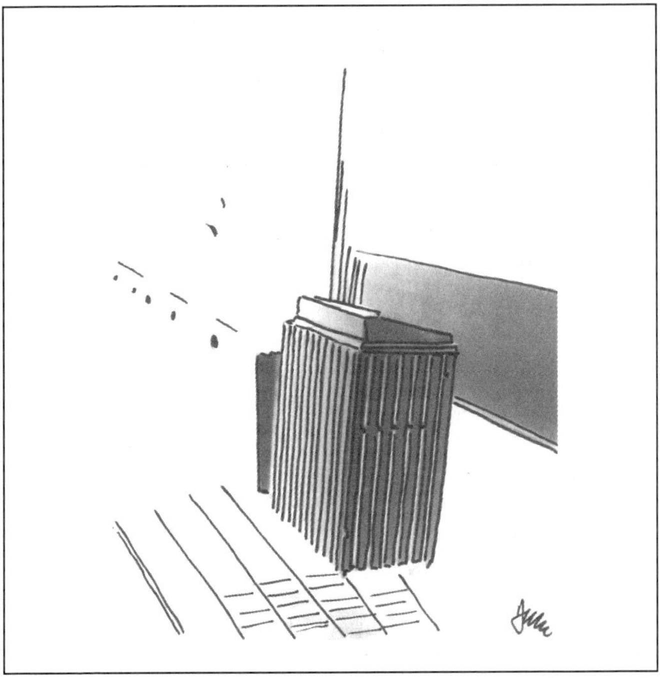

Bild Nr. 7 - Der hölzerne Lehrstuhl, wohl aus den frühen 70er Jahren, ein Inbegriff der Solidität, Maßgerechtigkeit, Funktionalität und Vorläufigkeit: Professor Fleckenstein und dieses hölzerne Gerippe bildeten eine großartige Einheit.

Tusche-/Filzstiftzeichnung 1974

"Guten Morgen, meine sehr verehrten Damen und Herren, wir starten sofort in medias res und wenn Sie diese Vorlesung verlassen haben, wissen Sie, warum die Zelle vorhat, nicht unterzugehen, sondern zu leben!"
Ich traute meinen Augen nicht und meinen Ohren schon gar nicht. Der da vorn mit einem weißen Kittel, der seinen respektablen Bauch nur schlecht bedeckte, hereinstürmte, war eine Duplikatur von Franz Josef Strauß und sein Stiernacken erinnerte nicht

schlecht an die wohlgenährten Tiere, die Stiere, die gleich zu Beginn einer Corrida in das tobende Rund der Arena polterten. Die Menge in Spaniens Arenen raunte bei besonders großen Exemplaren mit Beifall, nicht unähnlich dem entschlossenen Klopfen auf die harten Tischbänke, als dieses Phänomen Fleckenstein in den Saal stürmte.

Es war beileibe nicht still wie in den Heidegger-Vorlesungen oder in den feinsinnigen religionsphilosophischen Ergüssen von Professor Welte, unseren hochverehrten Religionsphilosophen, bei denen man sofort beim ersten Satz schon mithören mußte, um den Rest der Vorlesung zu verstehen. Alles schwieg in dieser Physiologievorlesung nach dem Halbsatz 'Guten Morgen, meine sehr verehrten Damen und Herren', aber vielleicht aus einem ganz anderen Grund: Man fühlte sich sofort von ihm eingenommen, von diesem Meister, der seinen jungen Lehrlingen etwas Unwiederbringliches beibringen wollte, nämlich wie eine Zelle in diesem Meer von Unkenntnis überleben konnte und wollte.

Eine nicht ganz unwichtige Sache, das mit der Zelle. Ich hatte fast sechs Jahre Vorlesungen darüber gehört, warum die Zelle überlebte, wie sie zustandegekommen war, wie sie Gott geschaffen hatte, erhielt und später nach ihrer Vollendung sie transformiert in die Ewigkeit übernehmen wollte. Da stand ein stiernackiger, mächtiger Professor unten auf dem Parkett, lief wie ein Stier im Stall an der Längsseite des großen, rotgetäfelten Tisches hin und her, die Hände auf dem Rücken verschränkt, was die Mächtigkeit seines Wortes und seiner Person noch unterstrich und bekannte sich zu dem - was er wußte und über was er berichten konnte.

Er lehrte nichts anderes, als was plausibel und klar in seinen Gedanken vor ihm stand und er reichte es uns kostenlos über den roten Tisch ins Auditorium. Es war so, wie ich es bei meinen französischen philosophischen Kollegen immer gehört hatte: "C'est à prendre ou à laisser!"

Es aber nicht zu nehmen, sondern leichtfertig fahren zu lassen, schien es mir doch fast wie ein Sakrileg zu sein.

Und er erklärte mit freundlichem, immens breitem und rosig-faltigem Gesicht, nicht unähnlich einem Kardinal der wissenden Glaubenskongregation, seine Sicht der Dinge, nur mit dem Unterschied zum Kirchenfürsten, daß seine Ergebnisse zum jetzigen

Zeitpunkt auch noch standhalten, wenn er selbst von der Bühne abgetreten ist. Bei den Kardinälen war dies etwas anders und sobald ihre verbale Macht und Herrlichkeit durch die Flügeltüren römischer Paläste verschwunden waren, blieb das gesprochene Wort wächsern zurück und sie hatten vor nichts mehr Angst als vor dem Zerschmelzen in der Hitze der Auseinandersetzung in den Naturwissenschaften.

Ich fühlte mich zum ersten Mal im Hörsaal des Nikolaus Kopernikus, des Galileo Galilei und des Johannes Kepler und fand mich bedeutend sicherer als drüben, nur wenige hundert Meter entfernt von diesem funktionellen Hörsaal.

Es ging eine Macht von Fleckenstein aus, die er seinen Hörern nicht nur zeigte, sondern mit dem Wissen auch auf uns übertrug. Es war ein hoher moralischer Anspruch darin verborgen, daß das Wissen um die menschliche Zelle, die wir alle in uns als Ursprung hatten, auch verantwortlich war, sie zu erhalten.

Wissen war Anspruch und Auftrag zugleich.

Auftrag ohne ausreichendes Wissen war das Gebot meiner letzten Fakultät an der hohen Theologie. Sein gelegentliches Aufblicken während des am Katheder Hin- und Herlaufens, das fast schon an eine Rilke-artige Panthergebärde erinnerte, zeigte uns zwei äußerst lebendige und vife graue Augen, die jeden einzelnen im Saal zu mustern schienen.

“Meine sehr verehrten Damen, meine Herren, lernen Sie zu verstehen, im Verstehen können Sie spätere Therapien einleiten ohne Verstehen, Sie wissen was das heißt? Sie haben Ihre Kenntnisse da- und dorthin gestellt und bewegen sich um sie herum, um sie von allen Seiten zu betrachten, und zwar von den ersten Kenntnissen über die lebende Zelle bis zum feinsten heutigen Verstehenszusammenhang der Sinnesphysiologie ...”

Es war mir, als hörte ich Heidegger oder Welte in der theologischen Fakultät. Aber es war mir auch so, als hörte ich den alten Satz aus den Meistersingern:

“Ehrt mir die deutschen Meister, dann bannt Ihr böse Geister ...”

Es war nicht mehr die Zeit der hochfahrenden Würfe, die es hier wohl in diesem Institut auch zu durchdenken galt, sondern gefragt war die Basis, das Irdische, der Schuh des Empedokles, den seine Schüler am Kraterrand des Ätna gefunden hatten, um gleich in

Spekulationen über Auferstehung und Wiederkehr zu verfallen ... Und da war mir der Schuh des Empedokles, dieser irdische, dieser aus Leder, der abgetragene und abgenützte tausendmal auf einmal lieber als alle Spekulationen über den Verbleib des Trägers, dessen Wahrheitsgehalt ich niemals würde prüfen können. Das Pendel war umgeschlagen und noch nicht in der Mitte.

"Lernen Sie, meine Damen, meine Herren, nicht nur weil ich heute den Appell an Sie richte, sondern weil ich mit der Fuchtel einer schweren Klausur am Ende dieses Semesters ein Ausrufezeichen setzen möchte. Sie haben nicht nur die Möglichkeit, etwas zu lernen und sollten allen dankbar dafür sein, die Sie hierher geschickt haben, sondern Sie haben die verdammte Pflicht und Schuldigkeit Ihrem zukünftigen Beruf gegenüber, alles zu erlernen, was wir wissen und in diesen vorklinischen Instituten Ihnen zu beißen anbieten. Wehe Ihnen, Sie kommen unvorbereitet in meine Prüfungen. Und im übrigen wünsche ich Ihnen einen schönen Tag." Sprach's, drohte freundlich, drehte sich um und stürmte wie ein mächtiger, aber friedlicher Ochse durch den Hinterausgang an seinem strammstehenden, graubekittelten Hausmeister vorbei.

Auf ein solches Schlußwort wäre in meiner letzten Fakultät bestimmt ein erhebliches Zischen und Scharren vernommen worden, nicht so hier, obwohl wir uns mitten in den 68ern befanden, in dem Geist der Studenten, der stets verneinte. Mephisto zu sein in der theologischen oder philosophischen Fakultät war sicherlich möglich und auch en vogue, nicht aber hier in diesen nicht gar so heiligen Hallen, in denen nur emsig ameisenhaft gearbeitet wurde und in denen man nur millimeterweise der Wahrheit näherkam.

Dieses try and error, dieses Versuchen, dieses Experimentieren, dieses aus der Erfahrung des Nachprüfbaren Lernen, das schien mir in meinem jetzigen Status das Größere zu sein und ich hatte nur eines vor, hier mitzuarbeiten, und zwar mit derselben Leidenschaft, mit der ich früher mir richtig erscheinende Dogmen vertreten hatte. Diese Fakultät und dieses Institut war der Urbegriff des sich Bemühens, des Studere, der Herstellung von Prämissen, die irgendwann einmal zu einer Conclusio führen würden. Ich selbst stammte von einer Fakultät ab, in der Conclusiones hergestellt wurden und ein halbes Studium bemühte man sich darum, die fälligen Prämissen zu unterfüttern.

Es ging mir fast wie in der früheren Fakultät, der hohen Theologie: Ich saß oft noch sinnend allein im sich leerenden Hörsaal, um mir die Worte dieses Meisters der Physiologie nachwirken zu lassen. Er war, zugegebenermaßen, auch etwas theatralisch, aber letztlich hatte ich den Eindruck, daß sein Beruf des Professors für ihn sehr ernst gemeint war, nämlich des sich Bekennens zu einer ihm bekannten Tatsache, dem Funktionieren des menschlichen Lebens ...

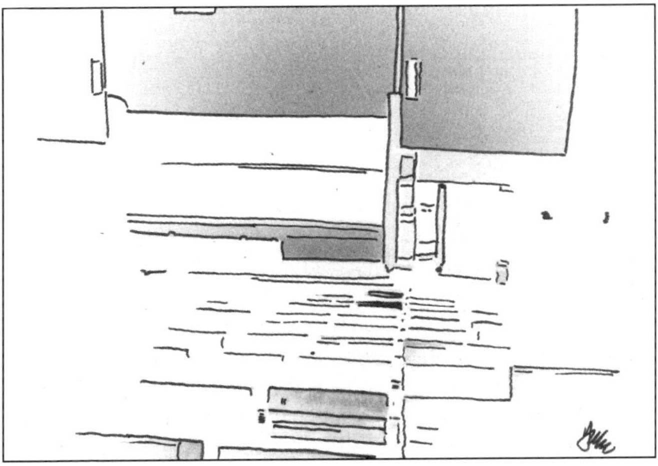

Bild Nr. 8 - Der leere Hörsaal der Biochemie, kurz nachdem der Dozent gegangen und die Studenten fluchtartig den Saal verlassen hatten, um an ihre Kaffeepause zu kommen: Der Krebszyklus oder der Zitronensäurezyklus hingen noch in der Luft.

Federzeichnung 1974

Kapitel VIII
Die Biochemie oder wie aus Atomen Mechanismen werden

Wie setzte man aus den einzelnen, im Nachbarhörsaal mühsam beigebrachten Atomen und Verbindungen die Brücke zu lebendigen Mechanismen wieder her? Wie werden aus Kohlenstoff, Wasserstoff, Phosphor, Kalium und Calcium plötzlich Enzyme, die das Rad des Lebens antreiben?

Das Ganze stand in dicken Lehrbüchern der Biochemie mit teils unverständlichen Ausdrücken, mit graphischen Zeichnungen, kreisrunden oder strahlenförmigen Anordnungen, durch die von der Seite kleine Zweige einmündeten, um somit offensichtlich dem ganzen Rad, Halbkreis oder Pfeil die richtige und notwendige Energie und Richtung zu geben.

Also ohne irgendein solches Enzym, ein Unterenzym, ein Koenzym stand das ganze Räderwerk still.

Feingeister standen in diesem Fach uns vor und erklärten meist weißbekittelt mit genauso weißer Kreide in der Hand, es schien, als ob alles an ihnen an der hinter ihnen liegenden Tafel im Hörsaal niederschreibbar war. Sie zerlegten nicht, wie kurz zuvor im anderen Hörsaal die Chemiker, sondern sie legten Einzelteile aneinander, die Bausteine waren oder man kam sich fast vor wie in einer Ziegelei, aus den Baustoffen wurden mit Erde, Lehm und Wasser Steine gebrannt, die man brauchte zur Architektur des Körpers. Es gab wohl nichts Interessanteres als einen Zitronensäurezyklus wirbeln zu lassen, der an so vielen kleinen Fäden hing, mit soviel kleinen und kleinsten Zahnrädern in Bewegung gehalten wurde wie der Zitronensäurezyklus oder der Krebszyklus. Erst wenn man diese Teile funktionieren sah, verstand man den Geist dieser Biochemiker: Ein einzigartiges Völkchen in der Universität Freiburg.

Manchmal wurde es gar zu schwierig und die Kreide reichte vierfarbig nicht aus, um die komplizierten Zusammenhänge in unsere Köpfe hineinzutrichtern. Trotzdem wurde nicht auf Durchzug geschaltet, denn das war ja gar nicht möglich, der Stoff war lebensnotwendig für uns alle. Ich begriff sehr schnell, daß in diesem Fach wohl die größte Veränderung in den nächsten Jahrzehnten auf uns zukommen würde, vielleichte gerade noch mit der Biologie vergleichbar. Manchmal setzte sich Werner Reutter, einer jener begnadeten Dozenten, in die erste Bank und munterte uns alle auf: “Meine Damen und Herren, nehmen Sie das alles nicht zu schwer, wenn Sie es beim ersten Mal nicht verstehen, es ging mir am Anfang genauso und auch heute weiß ich nicht, ob ich alles verstanden habe, denn monatlich sind neue enzymatische Zusammenhänge in der Diskussion, manche werden falsifiziert, manche neu erfunden und manche beschleunigt ...”

Oder:

“Merken Sie nicht, meine sehr verehrten Damen und Herren, was für eine Musik hinter diesem Fach steckt?”

Natürlich merkte ich, was hinter diesem Fach für eine ungeheure Macht stand, nämlich die, im molekularen Bereich auf Vorgänge einzuwirken, die noch vor wenigen Jahren überhaupt nicht bekannt waren. Ungeahnte Möglichkeiten versprach allein eine Vorlesung, nämlich hier ein Koenzym zu hemmen, dort ein Wassermolekül zu sperren, dort das Überangebot eines Vitamins zu steuern, um die Maschine ewig in Gang zu halten, eine Maschine, die sich biochemisch langsam begann, zu enttarnen und ihre Mechanismen freizugeben.

Schier undenkbar war dieses Fach für mich als reines Lernfach zu gelten, wie es bei vielen meiner Kommilitonen der Fall war. Sie waren in fast allen Abschnitten der Biochemie schneller und besser als ich, sei es, daß sie aus der Schule viele Zusammenhänge in der Chemie, der Physik oder Biophysik noch präsent hatten, was mir in meiner Theologiezeit einfach verloren gegangen war, oder weil es vielleicht noch gar nicht entdeckt war, damals in der grauen Vorzeit in dem von mir so geliebten humanistischen Gymnasium des Mystikers Heinrich Suso in Konstanz. Das Fach dieser Biochemie war so gewaltig geworden, daß ich den Eindruck hatte, daß es mehr Vermittlungsprobleme als Lerninhalte gab, denn diese entwickelten sich mit einer Urdynamik, so daß die Erklärung fast hintan blieb. Auf diesen schwarzen hölzernen Bänken inmitten des Hörsaals hatte ich den Eindruck, in einem schnellfahrenden Zug zu sitzen, aber keiner wußte, wo die Bremse war und niemand war darüber informiert, wohin die Reise ging. Begeisternd war es in jedem Falle, denn die Kreidebiochemiker ließen es an nichts fehlen, für alles hatten sie eine Erklärung und ihre Wissensmacht entsprach fast der eines Kopernikus, wenn sie freundlich lachend vor jeder Vorlesung die ahnungslos wirkenden Studenten vor sich hatten. Ich erinnere mich, stets mit allen verfügbaren Sinnen diesen Vorlesungen gelauscht zu haben, um sie zu verstehen, bin aber fast regelmäßig gegen Ende in eine Heidegger'sche Dystonie geraten, mit Worten Inhalt zu verlieren, mit verbalen Glanzleistungen den Sinn nicht mehr begreifen zu können. Mußte ich eben umsomehr jeden Nachmittag das betreffende Kapitel irgendwo nachlesen.

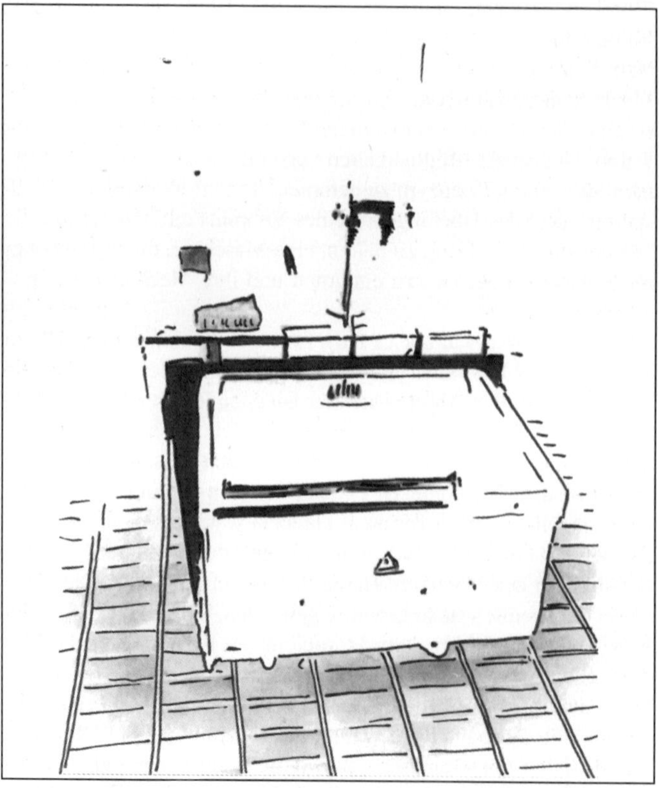

Bild Nr. 9 - Das große, tönerne Waschbecken am Katheder des Biochemischen Lehrstuhls. Es war häufig in Gebrauch: Wenn die Dozenten ganze Orgiasmen von Kreidebiochemie an die Tafel geschrieben hatten, kam zwischendurch der Vorlesungsassistent mit einem Schwamm und wischte alles weg, obwohl ich noch nicht einen Bruchteil verstanden hatte.
Tuschezeichnung 1974

Kapitel IX
Wie macht man ein Physikum oder Dante's Vorhölle

Für die meisten meiner Mitstudenten, die fast alle um fünf Jahre jünger waren als ich, war die Vorklinik eine Art Röhre, meist dunkel und relativ eng, die diesen medizinischen Studienabschnitt am besten beschreiben dürfte, während hingegen ganz weit am Ende die Farbigkeit des Lebens und die auf sie zukommende echte, wirkliche Medizin leuchtete. Vielleicht war ich meinen Kommilitonen nur in dieser Beziehung etwas voraus, daß dieser dunkle, röhrenförmige Blick, an dessen Ende sich für viele das Lernelend etwas aufhellte, für mich der Einstieg in eine neue Welt war. Die meisten kamen von der Schule und waren gewohnt, naturwissenschaftlich zu denken und, was das Lernen von Formeln, Funktionen und Einzelwissen angeht, von der Schule nicht verwöhnt worden. Zudem kannten die meisten in den früh geübten Multiple-Choice-Fragen ein recht optimales und auch sparsames Verhalten in den Prüfungen, die noch alle vor uns standen. Ich war es nicht gewohnt, mein gesamtes Wissen nur in Kreuzchenform abzugeben, sondern wollte, wie bei Heidegger, Welte und Lehmann gelernt, den ganzen Menschen von Anfang an und das Wissen darüber im Zusammenhang verstehen und erklären können. Nun kam aber nach vier Semestern diese staatliche Prüfung immer näher und der Termin stand, von Stuttgart schriftlich mitgeteilt, mit dem amtlichen Siegel der Universität versehen fest und der Brief mit der Zulassung zu dieser Prüfung, nachdem alle Scheine und Klausuren penibelst geprüft wurden, wog einigermaßen schwer beim Herausnehmen aus dem Postkasten. Ich war computerisiert erfaßt, hatte mich da und dort zu melden, Dokumente mitzubringen, ein fast kafkaeskes Vorgehen. Prüfungsangst hatte ich noch nie gehabt, aber jetzt stand ich nicht mehr vor einem Gremium, sondern vor einem anonymen Fragebogen und das Ergebnis der Prüfung sollte lediglich in einigen Zahlen und Kreuzchen bestehen. Nutzlos, zu sagen, daß sämtliche vergangenen Prüfungen der letzten zwei Jahre wie verrückt durchgearbeitet und von Hand zu Hand im damals noch schwierigen Kopierverfahren weitergereicht wurden. Unverständnis! Angst vor dem zu vielen Nachdenken! Sophistische Haarspaltereien.

Fragen des Ja und Nein, der Verknüpfung, der Zusammensetzung mehrerer Inhalte und des Ausschlusses von wichtig und fraglich wurden geübt und je mehr ich wußte, desto unsicherer wurde mein Kreuzchen hinter der erfragten Antwort.
Am Freitagmorgen, 9 Uhr, versammelte sich unser Semester in einem Freiburger Hotel. Schon gegen 8 Uhr waren sämtliche Parkplätze der Umgebung besetzt und hunderte meiner Kommilitonen, einige deutlich älter als ich, was schon eine Ausnahme war, die meisten aber deutlich jünger, fanden sich zum wiederholten Mal oder auch zum ersten Anlauf in dieser Hotelhalle ein.
“Hallo, Du auch hier, Regina? Ich dachte, Du läßt Dir noch ein Semester Zeit ...”
“Ich will es eben probieren, wenn ich’s nicht schaffe, dann komme ich nächstes Mal wieder ...”
“Hallo Heinz, ich dachte, Du bist schon längst Kliniker, mußt Du noch einmal hierher?”
“Der Richter hat mir die Möglichkeit gegeben, mich noch einmal zu bewähren, wenn’s diesmal wieder nicht klappt, dann werde ich eben Krankenpfleger ...”
“Ganz schön grün siehst Du aus, ist was mit Dir ...?”
Der Frager, dessen Gesichtsfarbe sich auch nicht wesentlich von der seines Gegenübers unterschied, versuchte sich Mut zu machen. Der Ansturm auf den riesigen Hotelsaal am Karlsklotz war gewaltig und jeder einzelne mußte mit seinem Personalausweis sich um seinen Platz bemühen. Eine unübersehbare Menge stand, saß, trippelte, schlurfte und bewegte sich unkoordiniert zwischen den einzelnen Tischchen umher, die zentimetergenau im Abstand aufgestellt waren, 50 Reihen nach vorn und sicher 30 nach der Seite. Auch dem letzten war das Lachen vergangen, wenn auch manchmal irres und kirrendes Gelächter zu hören war, das aber mehr aus der Angstecke kam. Nur ganz wenige Hundertprozentige waren in typisch arroganter Manier in großer Geste an ihren kleinen Schreibtischchen angekommen und lasen demonstrativ ihre Badische Zeitung, wenn auch dem geübten Beobachter nicht entgangen war, daß sie zitterte und bei meinem Nachbarn kurzfristig sogar verkehrt herum gehalten wurde.
Geschlafen hatte ich nicht vor diesem Tag, der für mich in meiner Situation so wichtig war, zum einen, weil ich froh war, nach diesen

vier Semestern der intensiven naturwissenschaftlichen Vorbereitung endlich in die Medizin zu gelangen und zum anderen, weil ich endgültig Abschied nehmen wollte von der Administration meiner früheren Fakultät. Ein Hinauswurf aus dieser Prüfung wäre einem Untergang gleichgekommen.

Ich hatte mich mit großer Freude darauf vorbereitet und hielt diese Prüfung für ein Purgatorium, für ein Fegefeuer, durch das ich den alten, unnützen und unwissenden Menschen verbrennen und reinigen wollte. Für die meisten meiner Kommilitonen war es eben nur eine Vorprüfung, wichtig zwar, aber ohne existentielle Bedeutung.

“Meine Damen und Herren, bitte nehmen Sie Platz! Die Prüfung beginnt in wenigen Sekunden. Sie werden jeder ein Heft erhalten, das Sie später nach Hause mitnehmen können, um die Beantwortung Ihrer Fragen zu kontrollieren. Neben Ihnen liegt ein Bleistift und ein kleiner DIN A 5-Bogen. Ihre Antworten müssen mit einem dünnen Bleistiftstrich in das betreffende Kästchen markiert werden. Bitte vertun Sie sich nicht in den Zeilen, übertragen Sie richtig, denn sonst kann eine exzellente Prüfung schon allein dadurch als durchgefallen gelten!”

Das Ergebnis eines zweijährigen intensivsten Studiums paßte auf ein kleines Blättchen mit vielen kleinen Linien und Kästchen. Das war’s!

“... Im übrigen darf ich Sie noch daran erinnern, daß ein Abschreiben unmöglich ist, da jeder Nachbar ein jeweils anderes Heft besitzt, zwar mit denselben Fragen, aber versetzt. Bewußte Täuschung dieser staatlichen Prüfung kann Sie Ihr Medizinstudium kosten!”

Ein leises Gelächter ging durch den Raum und ich glaube, daß sich jeder dessen bewußt wurde, vor welchem wichtigen Schritt er stand.

“Die Prüfung beginnt - jetzt!”

Ein Rauschen ging durch den Blätterwald der vielhundertköpfigen Menge, welche die erste Seite ihrer Prüfungsaufgaben aufschlug, ein letztes Schauen nach links und rechts, nach vorn und hinten und los ging das Kritzeln auf den Bögen, das Hin- und Herüberlegen, das Wichten, das Verknüpfen, das für Unwahrscheinlichhalten und das klare Wissen, das sofort zu einem glatten Punkt auf der Strichliste wurde.

Die Welt schien sich in A und B, in 1 und 2, in Alpha und Beta aufzulösen, um am Ende aus dem Antwortengewirr eine Zahlenkombination herauslesen zu können, nämlich die von 1 bis 5. Diese Zahl mußte dann mit einem klaren Strich auf das kleine, unscheinbare Blättchen übertragen werden. Radieren war nicht möglich und eine Antwort von 1 bis 5 war notwendig.
Und so ging es von der Biologie zur Chemie, von der Physik zur Physiologie, von der Anatomie zur Neuroanatomie, um dann wieder bei der Biologie anzufangen.
Durch dieses Räderwerk mußt Du durch ... Auch wenn Dich diese Zahnräder zermalmen, so schaffst Du das Ergebnis und wenn Du aussiehst wie Max und Moritz nach der Transformation durch Müllers Mühle ... Links von mir stand eine bleiche Kollegin auf und legte den Bleistift weg. Mit ihr wankte ein weiterer Kollege aus der 14. Reihe rechts von mir hinaus ... Sie konnten unmöglich fertig sein, denn ich hatte noch nicht einmal die ersten 10 der sicher 200 Fragen gelöst und vom letzteren, dem bleichen Kollegen wußte ich, daß heute seine dritte und letzte Chance bestand.
Man hörte - nichts, nur das gänsekielige Kratzen der Bleistifte auf dem dünnen Papier, das Husten und gelegentliches Seufzen ...
Die Gerichtsbüttel taten ihre Pflicht und kontrollierten minutiös, die Uhr an der Frontseite ging nicht und jede Stunde wurde somit über das Mikrofon angesagt.
Noch 2 Stunden und ich hatte nicht einmal ein Drittel aller Antworten gelöst.
Der Bleistift brach ab.
Die Medizin wurde zu einem Alptraum ...
Ich kramte in meiner Tasche nach der Blechschachtel mit den übrigen Schreibwerkzeugen. Es war ein Bleistift darin und weiter wurde die Arbeit fortgekritzelt, ausgestrichen, eingesetzt, verbunden, logisch verknüpft, unlogisch verneint ...
Die Blechschachtel fiel herunter und sämtliche Schreibutensilien verbreiteten sich konzentrisch um meinen kleinen Tisch - die wohl einzige menschliche Regung in den letzten Stunden. Freundliche Blicke mit Kopfschütteln über den alten Esel, der sich selbst darüber freute, daß seine Umgebung noch lebte und Regungen zeigte!
“Noch eine Stunde ...”
Aufstöhnen.

Ich hatte noch 80 Fragen zu lösen.
Die Welt versank um mich und ich tauchte in die unpersönliche Atmosphäre eines virtuellen Speicherplatzes meines Computers ein, in den K-Raum, der keine Dimensionen mehr kannte, sondern nur noch die Gewißheit des Verlöschens, wenn diese 80 Fragen nicht irgendwo bei mir gespeichert vorzufinden waren. Das Bleistiftchen kritzelte von selbst und vom waghalsigsten Bergvorsprung zur tiefsten Meerestiefe, vom jähesten Kopfsprung bis in die dunkelste Höhle vergaß ich Umgebung, Zeit und Raum ...
Das einzige was half waren die alten Versenkungsübungen, die ich bei der Heiligen Teresa von Avila und bei Juan de la Cruz gelernt hatte, nämlich die Welt um sich zu vergessen. So ähnlich wie es auch in den Schriften stand, daß das Himmelreich gleich sei einem Kaufmann, der eine edle Perle suchte: Er verkaufte alles, was er besaß, um nur diese edle Perle zu finden.
"In 5 Minuten geben Sie bitte ab und erheben sich sofort von Ihren Plätzen ..."
Es waren noch 10 Fragen zu lösen.
Auf einmal ging es leicht und mit der Behendigkeit einer großzügigen Dali-Unterschrift zeichnete ich den Fragern eine souveräne Antwort - meinte ich zumindest ...
"Bitte abgeben und sofort den Raum verlassen! Ich wünsche Ihnen einen schönen Tag!"
Die Gerichtsdiener griffen sich die kleinen DIN A 5-Blätter und gingen lautlos zum vorderen Tisch, an dem der Prüfungspräsident Platz genommen hatte. Binnen Sekunden verschwand ein Bündel Prüfungsunterlagen in einem versiegelten Umschlag, Unterschriften der Pedelle wurden darauf geleistet und ein Wachdienst nahm sich des Prüfungsergebnisses von hunderten meiner Kollegen an und verließ den Raum.
Zwei Jahre strengster Arbeit auf einem kleinen Blatt Papier und darin war noch nicht einmal etwas Gescheites vermerkt, sondern nur ein Sammelsurium von Strichen zwischen 1 und 5, betreffend jede einzelne Frage. Oben drüber standen als einziges Ordnungsprinzip der Name und das Geburtsdatum.
Das Stimmengewirr fing wieder langsam an, sich zu erheben, so wie vor den einzelnen Vorlesungen oder auch manchmal danach, wenn sie besonders langweilig waren.

“Hast Du’s geschafft, Karl ...?”
“War doch kein Problem, ist doch sehr leicht gewesen ...”
Auf diese Meinung hatte ich gerade noch gewartet. Das war doch früher in der Schule so gewesen und später in der Geisteswissenschaft, die Hundertprozentigen der Rechtsaußenfraktion: War doch ganz einfach gewesen, kann doch jedes Kind, wenn Du’s nicht kannst, dann bist Du eben ein Idiot ...
Einige schlichen sich von der großen Aussichtsplattform des Hotels ganz allein davon, in die Innenstadt, dem Münster zu, wo eifriges und buntes Leben herrschte.
Wie klein war das, was ich gerade eben abgelegt hatte, ein Sammelsurium des Vorbereitungswissens für das Fach der Heilkunde, und doch war es für mich in diesem Moment eine der wichtigsten Hürden des Lebens geworden.
Nur wenige Meter waren es von hier aus bis in die Herrenstraße gewesen, als mich Rechthaberei, Intoleranz und Arroganz von einem Beruf trennten, den ich sehr geschätzt hatte und noch schätze. Ich war auf dem besten Weg, wieder an etwas Anschluß zu finden, was ich mir eigentlich nicht mehr getraut hatte, zu hoffen: Nützlich auf dieser Welt zu sein, einem anderen vielleicht seine Schmerzen nehmen zu können, ihm Heilung zu bringen oder zumindest die Voraussetzung dafür geschaffen zu haben, um die spätere Heilung einleiten zu können. Die Zeit der großen dogmatischen Würfe hatte ich hinter mir und war verworfen worden, jetzt hatte ich nur einen Wunsch, Menschen zu helfen, ohne in Recht oder Unrecht zu sein, sondern sehr erwünscht mit meinen bescheidenen Mitteln denen zu dienen, die mich haben wollten, und das waren potentiell viele ...
Die riesige Freude an der begonnenen Medizin spülte mich fast über den Münsterplatz hinweg, ich erklomm mit Leichtigkeit jedes einzelne Türmchen meines geliebten Münsters und setzte mich oben auf die Vierung der Kreuzblume.
Ich hatte mein Physikum bestanden, wenn ich auch noch nicht wußte, ob es so war oder nicht.
Ich hatte es vielleicht viel bewußter und mit größerer Anstrengung gemacht als die meisten meiner jüngeren Kommilitonen, für die diese Prüfung eine unter vielen und eine Selbstverständlichkeit war.

Kapitel X
Die Chirurgie oder wer wollte nicht einmal Chirurg werden?

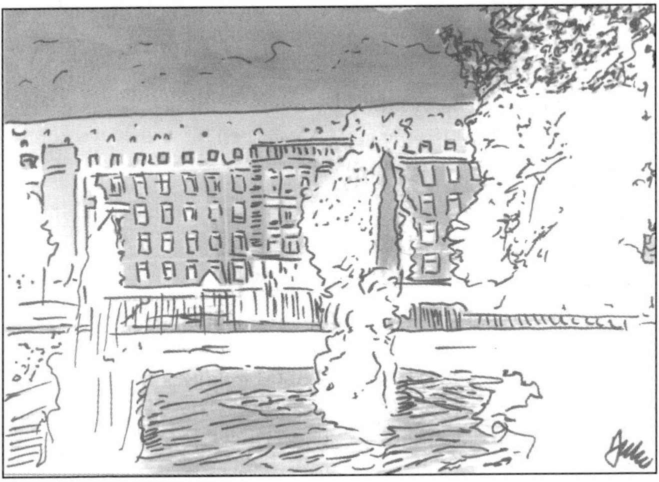

Bild Nr. 10 - Die große, alte Chirurgie der Universität, von einem meiner Lieblingsbänkchen aus zwischen den Kranken, den Schwänen und Enten, den vielen Schwestern und vorbeihastenden Assistenten gesehen *Tusche-/Filzstiftzeichnung 1975*

"Die Chirurgie ist nicht anderes als ein Handwerk, Cheiro-Urgia heißt nämlich griechisch Handwerk und ein solches sind wir. Bitte denken Sie an diese Herkunft des Zentrums der Therapie in der heutigen Medizin ..."

Der elegante, große, grauhaarige Mann mit dem faltigen, gütigen Gesicht eines erfahrenen Chirurgen hieß Max Schwaiger und war ein hochangesehener Professor in unserer Universitätsklinik. Sein Vorlesungsstil war fast schon diametral der Wichtigkeit seines Faches. Sein stets frisch gestärkter, hochgeschlossener Kittel war beinahe genauso weiß wie seine Haare, von denen man sich nicht vorstellen konnte, daß sie einen Moment nicht ganz akkurat über seine hohe Stirn nach hinten gescheitelt waren. Sein Auf und Ab mit verschränkten Armen unten am Fuß des Halbrundes des chirurgischen großen Hörsaals war mir bald vertraut geworden und die Vorlesungen waren eine Mischung aus einem sehr amüsanten Erzählstil und harten, nüchternen Fakten.

Meist hielt er seine Vorlesung täglich morgens zwischen 8 und 9 Uhr und wenn nicht diese frühe Zeit gewesen wäre, so hätte seine Vorlesung noch mehr Hörer gehabt, als sie es jetzt schon hatte. Mitschreiben oder mitstenographieren mußte man in diesen Vorlesungen nicht, sondern einfach nur präsent sein, um dem großen Geist zuzuhören.

"Eine Gallenblase mag Ihnen als ein kleines Problem erscheinen, sie herauszunehmen und dem steingeplagten Menschen wieder ein lebenswertes Dasein zu ermöglichen, aber täuschen Sie sich nicht: Lassen Sie es mich mit unserem großen deutschen Dichter sagen ... 'doch ist das Leichte schwer' ..."

So ganz habe ich diese Ausführungen anfänglich nicht verstanden und es schien mir fast so, als ob er, der große Max Schwaiger, von dem ich von Vaters Seite so viel Positives gehört hatte - "hör Dir ja den an" - in höheren Sphären dozieren und Letztgültiges uns auf den Weg mitgeben wollte, denn alle meine großen Vorbilder hatten immer eben das versucht.

"Hüten Sie sich davor, eine Gallenblasenoperation, eine Appendektomie oder eine Leistenhernie als etwas Leichtes oder Problemloses abzutun und hüten Sie sich noch mehr davor, die chirurgische Tätigkeit als eine bessere handwerkliche Medizin zu bezeichnen."

Und so horchte ich dem Professor Max Schwaiger hinter seinem Rücken, wenn er sich gerade wieder einmal mit verschränkten Armen auf dem Weg von mir weg bewegte, genauso intensiv zu, wie wenn er gedankenverloren vor meiner Bank stehenblieb und mit freundlich-gütigen Augen sein chirurgisch noch unbedarftes Gegenüber musterte. Kälte oder Abweisung, auch Routine oder Verdrossenheit habe ich in all den Jahren nie gehört, in denen ich seine Vorlesungen mit verfolgen konnte und das machte ich nicht nur einmal, sondern fast die gesamte klinische Zeit hindurch. Wollte ich doch einfach sehen, woher mein geliebter Vater als Chirurg im kleinen peripheren Krankenhaus seine Hochachtung vor diesem Mann herholte. Er lehrte gegen Ende des Semesters den immer weniger werdenden Studenten über die Chirurgie des Oesophagus, und zwar nicht nur im faustischen Sinne "das was im Buche steht", sondern aus vielen erlebten Situationen seiner großen Chirurgie.

"... dann müssen Sie sorgfältigste Blutstillung betreiben und eine Intercostalarterie nach der anderen umstechen und Sie sollten auch vermeiden, die Arteria mammaria zu verletzen ..."
Diese Ratschläge waren für uns junge Studenten noch sehr theoretisch weit in der Ferne und die meisten nahmen sie wohl hin als die prüfungsrelevante Aussage eines alternden Ordinarius, aber nicht als eine existentielle Angelegenheit auf. Wie oft hatte ich bei größeren bauchchirurgischen Operationen schon als Theologiestudent Haken halten dürfen und erlebt, was die Verletzung eines großen Gefäßes, sei es nun bedingt durch einen Tumor oder durch ein versehentliches Einschneiden beim Präparieren, für gravierende Folgen nach sich zog, wovon mir die schweißtreibenden und beängstigenden Aktivitäten besonders in Erinnerung blieben, bis das Malheur wieder behoben war.

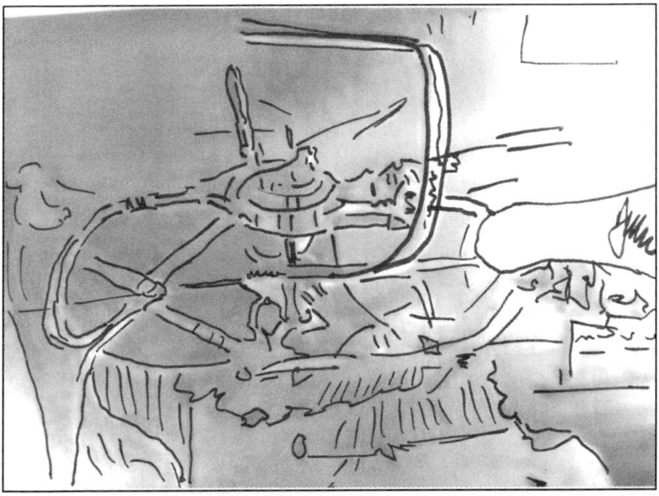

Bild Nr. 11 - In einer Vitrine der Chirurgie habe ich diese alte Maschine gefunden, ein Transfusionsbesteck aus den 30er Jahren. Eine Rarität, unvorstellbar, mit so etwas heute Blut zu transfundieren. Sie hatte aber einen Namen, Transfusionsbesteck nach Beck, mein alter Vater hatte etwas erfunden, von dem er nur bescheiden als Jugendsünde sprach, ganz selten ... *Tuschezeichnung 1974/75*

Einen großen Respekt hatte ich vor Max Schwaiger, nicht nur vor seiner Tätigkeit, sondern vor seinem wissenden und gütigen Ausdruck, den er uns Studenten entgegenbrachte. Auch waren

seine Vorstellungen von Patienten in unserem Hörsaal ein lebendiger Ausdruck der Für-Sorge, die er jedem Patienten angedeihen ließ.
"... jetzt erzählen Sie doch den jungen Kollegen einfach, was Ihnen wehgetan hat und warum Sie bei uns aufgenommen wurden ..."
Die häufig ungelenken Beschreibungen von Schmerzen erinnerten mich an die Schilderungen der Kranken aus dem Urwaldhospital durch Albert Schweitzer. Auch seine fast sprach-losen Patienten, was die Medizin angeht, konnten nur mit dem Finger darauf deuten: "Da weh." So beschrieb er seine einfachen Patienten aus dem Busch, die ihm nach erfolgter Therapie genauso freundlich und bestimmt wieder sagten: "Jetzt da nicht mehr weh!", worauf sie den großen Elsässer Landsmann eben dafür verantwortlich machten. Etwas Ähnliches habe ich in zurückhaltender Form auch bei eben diesem Max Schwaiger kennengelernt. Es hätte eigentlich gar keinen besseren Lehrer geben können als diesen wissenden und bescheidenen Mann, der die schwierigsten Operationen mit seinen ausdrucksvollen, großen Händen behutsam in unseren Vorlesungen nachoperierte oder zumindest hatte ich den Eindruck, ihn an seinem Pult nähen oder präparieren zu sehen. Dieselbe Behutsamkeit und gleichzeitige Zielstrebigkeit, die er mit seinen ausdrucksvollen Chirurgenhänden an den Tag legte, nahm er auch mit den Worten wahr, ganz selten oder eigentlich nie hörte man ein etwas unausgewogenes Wort und die Einschätzung einer Krankheit wurde vor dem Patienten sehr behutsam erörtert und - nachdem er von den Pflegern nach draußen gefahren worden war - noch behutsamer in absentia weitergeführt.
"Die Prognose der Erkrankung dieses Patienten ist nicht sehr gut, meine lieben Kolleginnen und Kollegen, wie Sie sich selbst denken können und sich ein Bild gemacht haben. Holen wir das beste für ihn heraus, versuchen ihn möglichst schmerzfrei zu bekommen, lassen Sie uns sicherstellen, daß seine bedauerliche Functio laesa für ihn trotzdem noch lebenswert erscheint, dann haben wir unseren Auftrag erfüllt."
Welchen Auftrag?
"Herr Professor Schwaiger, welchen Auftrag meinen Sie?"
Meine Frage kam mir unwillkürlich, denn das interessierte mich am meisten, was für einen Auftrag dieser große Mann in der

Medizin wohl sein eigen nannte. Fragen zu stellen war etwas unüblich und er schaute auf mich in der zweitletzten oberen Reihe mit freundlichem Blick.
"Ich freue mich, lieber junger Kollege, über Ihre Frage, sie ist ja sozusagen das Wichtigste in unserem Beruf, nämlich warum wir das alles tun. Des Geldes wegen, der Verpflichtung Ihrem Vertrag gegenüber, dem Ansehen entsprechend ...? Das sind alles nur wichtige Nebensachen. Das Wichtigste, lieber junger Kollege, was Sie beherzigen müssen, ist der Auftrag, der in Ihrem Inneren liegt, der eigentlich ein Leben lang halten sollte, Menschen aus ihrem physischen und psychischen Leid herauszuholen und Sie werden bald merken, daß Sie es mit ihrer ganzen Lebensanstrengung nur unwesentlich schaffen werden. Aus welchen Motiven, seien sie christlicher oder sonstiger Art Sie Ihre Arbeit tun, eine entscheidende Rolle spielt, mit was letztlich Sie die Batterie Ihrer Sorge um den Menschen auffüllen, diese Energiequelle müssen Sie sich selbst erarbeiten und - wenn Sie Chirurg werden wollen - muß sie kräftig sprudeln. Die Freude übrigens, meine Damen und Herren, liebe Kolleginnen und Kollegen, die Freude am Heilen allein wird Sie nicht tragen, denn Sie werden oft Ihre Krankengeschichten nicht nur auf weiße Blätter, sondern auch auf schwarze zu schreiben haben ..."
Zwei weißgewandete Ordensschwestern, still in sich hineinlächelnde Vincentinerinnen, die ich so sehr schätzte, schoben einen Patienten in den Hörsaal. Grau sein Gesicht, gelblich seine Arme und ein unwirklich großer Bauch wölbte die Bettdecke unterhalb der eingefallenen Brust. Die Augen lagen tief und die Hände waren schmal, knochig und gelb.
"Ich begrüße Sie ganz herzlich und danke Ihnen, daß Sie es zulassen, Ihre Krankheitsgeschichte zu besprechen."
Der große Mann drehte sich langsam zu uns herum und blickte bis in den letzten Winkel des gefüllten Hörsaals.
"Bitte schauen Sie sich diesen Patienten an, es wird nicht der letzte sein, der diese Erkrankung und seine dazugehörigen Stadien hat."
Max Schwaiger setzte sich an den Bettrand, nahm behutsam die vergilbte Hand des noch relativ jungen Patienten in seine großen Chirurgenhände und redete beruhigend auf ihn ein. Der Patient

konnte kaum sprechen, so schwach war er. Nach der Anamnese, die Professor Schwaiger in aller Vorsicht vor versammelter Studentenschaft erhob, war relativ bald auch dem letzten klar, daß es sich um eine bösartige Erkrankung im Bauchraum handeln mußte.

Der Bauch war fast nicht mehr zu palpieren, so gespannt war er und schien seinem Träger große Schmerzen zu bereiten. Große, fingerdicke, dunkle Venen schlängelten sich über den ganzen Unterbauch, am Nabel vorbei bis in den Thorax hinauf. Professor Max Schwaiger palpierte mit größter Vorsicht und es hätte ein Neugeborenes sein können, das er mit seinem behutsamen Tasten nicht einmal aus dem Schlaf geweckt hätte.

"Können Sie dem Auditorium auch sagen, was für einen Beruf Sie haben?"

"Aber gerne, ich gehöre derselben Zunft an wie die hier im Raum versammelten Studenten, auf diesen Bänken bin ich früher auch gesessen und habe gelernt. Ich bin Allgemeinmediziner und habe meinen schönen Beruf bis vor wenigen Wochen ausüben können."

Das Interesse erwachte plötzlich in allen, denn keiner hätte es für möglich gehalten, daß dies ein Kollege war, einer aus derselben Truppe wie wir selbst. Die meisten, wie ich auch, dachten eher an einen schwer Alkoholkranken, der jetzt nach langen Jahren der Abhängigkeit seine Unvorsichtigkeit und seinen Lebenswandel mit einem Karzinom zu büßen hatte.

"Alkohol habe ich sehr wenig getrunken, geraucht nicht, nur viel gearbeitet. Vor kurzem hat man mir die Gallenblase entfernt und den vermuteten Stein nicht mehr gefunden, dafür aber eine Pankreatitis und einen ganz kleinen Tumor im Pankreasschwanz. Aber Sie, Professor, haben mir ja gesagt, ich solle mich lieber nicht mehr operieren lassen, denn die Bildgebung hat schon Metastasen festgestellt. Also liege ich noch einige Tage hier und dann werden Sie mir, wie versprochen, sterben helfen, nicht wahr, Herr Professor?"

Wir waren entsetzt und bewegt.

Professor Schwaiger saß am Bett und hielt nur die welke Hand des noch jungen Kollegen, die Vorlesung stockte für wenige Minuten, die uns aber endlos erschienen. Kein Mucks war zu hören im vollgefüllten Hörsaal, auch traute sich keiner, eine unnötige Frage zu

stellen. Professor Max Schwaiger, der Inbegriff der aktiven Medizin, der große Chirurg unseres Klinikums, der "Handwerker", saß still und fest und gütig lächelnd am Rande eines Bettes, in dem ein zerstörter menschlicher Körper lag, mit einem noch lebendigen Geist und offensichtlichem Humor.
Nach langer, wortloser Zwiesprache vor den still dasitzenden Studenten verabschiedeten sich die beiden Wissenden mit einem leichten Kopfnicken. Die beiden freundlichen Vincentinerinnen schoben den Patienten vorsichtig wieder durch den Vorbereitungsraum zum Hörsaal hinaus, während ihm ein zaghafter Beifall des Hörsaales nachhallte.
Professor Max Schwaiger stand wieder in der Mitte des Hörsaales und schaute langsam in die Runde. In solchen Stunden hatten wir mehr begriffen als nach der Lektüre von vielen Seiten eines sicher notwendigen Lehrbuches.
"Ich wünsche Ihnen einen schönen, sinnvollen und lehrreichen Tag und denken Sie in diesem Fall einmal daran, daß alles ärztliche Tun, und sei es noch so heroisch, seine Grenzen hat, aber deswegen noch lange nicht aufhört, zu existieren. Lernen Sie täglich mit solchen Dingen umzugehen und, lassen Sie's mich mit der alten Philosophie sagen, sequimur - wir folgen, aber diese Weisheit sollte Sie nicht lähmen, sondern Ihnen eher Ansporn geben, Auswege aus unserer Situationsenge zu finden. Vielleicht ist der eine oder andere unter Ihnen befugt, uns in wenigen Jahren Lösungen zu bieten, wie wir diesem armen Kollegen wieder zu einem menschenwürdigen Dasein verhelfen können. Jetzt können wir es nicht, wenn ich auch wollte und alle mir zur Verfügung stehenden Mittel einsetzen würde. Ich bin mir aber sicher, daß es einmal einen Weg geben wird. Lernen Sie, meine verehrten Kolleginnen und Kollegen, alles was Sie nicht gelernt haben und was derzeit erlernbar ist, bedeutet für unseren Beruf nicht nur Nicht-Wissen, sondern sträfliche Vernachlässigung unseres Tuns. Medizinisches selbstverschuldetes Nichtwissen ist eine Schande für unseren Beruf, ein dümmlicher Spruch aus der Geisteswissenschaft, nämlich Mut zur Lücke zu haben, sollte Ihnen völlig fremd sein, wenn ich auch weiß, daß es so ist."
Die Glocke des Vorlesungsendes war zu hören und weit über hundert Studenten saßen noch sehr lange betreten auf ihren Plätzen.

Professor Max Schwaiger verließ den Hörsaal mit langen Schritten, gebeugtem Oberkörper und gesenkten Kopfes. Durch die offene Tür zum Vorbereitungszimmer des Chirurgiehörsaales sah man den gelben, sterbenden Kollegen noch liegen und beide lächelten sich zu und bevor die Vorlesungstür von den stummen Dienerinnen des Heiligen Vincent vor den Augen des Auditoriums wieder zugemacht wurde, sah man die beiden noch einmal stumm und lange sich die Hand reichen.
Als ich am Abend auf der chirurgischen Wachstation wieder meinen Dienst antrat, erkundigte ich mich als erstes nach dem armen Kollegen, der heute morgen in der Vorlesung war. Schwester Gaudentia meinte, als sie mein betroffenes Gesicht sah, mit ihrer freundlichen, stillen Art: "Ja ja, der Doktor aus dem Markgräfler Land ist zwei Stunden nach der Vorlesung friedlich gestorben."

Kapitel XI
Die Innere Medizin oder die geistige Heilung

Stets morgens zu besten Vorlesungszeiten gegen 10 Uhr fand im großen Hörsaal der Inneren Medizin eine der Starvorlesungen statt - Star-Vorlesung vielleicht deshalb, weil Studenten aller Semester diesem Mann, der die Vorlesung hielt, in großer Treue und Ergebenheit anhingen: Professor Dr. Wolfgang Gerok, seines Zeichens Ärztlicher Direktor dieses Klinikums. Es war eine ganz andere Welt als die auf der anderen Seite des Klinikums in der Chirurgie. Obwohl baulich in ähnlichen Räumen untergebracht, waren beide Vorlesungen, die übrigens bei allen Kommilitonen sehr beliebt und für äußerst wichtig angesehen wurden, grundverschieden. Während in der Chirurgie neben vielerlei Überlegungen, Diagnostik und Verständnis für pathophysiologische Vorgänge, wie selbstverständlich auch nachher die handwerkliche Folge des Operierens vorgetragen wurde, was uns alle begeisterte, so war dies bei den Vorlesungen der inneren Medizin etwas anders.
Vielleicht hing es auch damit zusammen, daß der Vortragende eine der bemerkenswertesten Figuren in der heutigen Medizin war, die ich jemals erlebt hatte. Klein und zierlich von Gestalt, graue Schläfen und gelichtetes Haar mit einer hohen Stirn, goldene Brille mit dahinterliegenden klugen, grauen Augen, mit gestärktem, jeden Tag neuem weißen Kittel und dem obligatorischen roten, altmodischen Schlauchstethoskop, das mindestens zu einem Drittel aus seiner Tasche herauslugte, korrekt gekleidet mit schwarzen, messerscharfen Bügelfalten und blankgeputzten Schuhen, so war Professor Wolfgang Gerok nahezu täglich zu sehen - vor einem überquellenden bunten Haufen von Studenten aller Semester, die sich an diesen Geist der Medizin gewöhnen wollten. Es hatte sich herumgesprochen, daß in diesen Vorlesungen der Geist der Medizin im Faust'schen Sinne gelehrt wurde, aber eben nicht mit dem zynischen Nachsatz:

> "Der Geist der Medizin ist leicht zu fassen,
> Ihr durchstudierte große und kleine Welt,
> um's am Ende gehen zu lassen,
> wie's Gott gefällt."

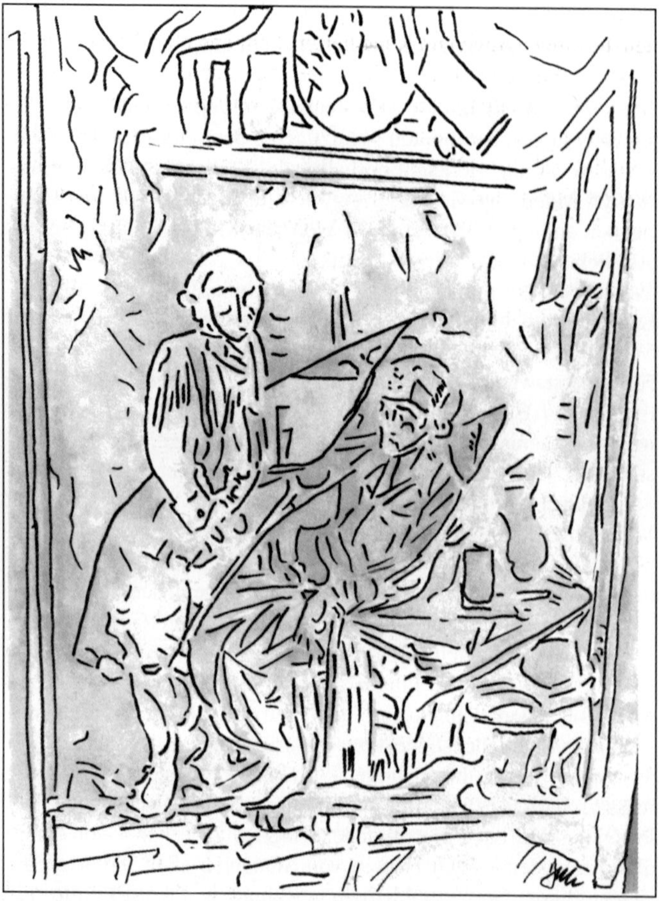

Bild Nr. 12 - Der Arzt aus der Barockzeit, festgehalten von einem wunderschönen Relief im ersten Stock der Inneren Medizin. Wie wenig vermochte der Arzt in der damaligen Zeit, es gab buchstäblich nichts zu therapieren, sondern vielleicht nur die Hand zu halten ... Ein schönes Symbol, von den feinsinnigen Internisten viel beachtet.

Bleistift-/Tuschezeichnung 1975

Grüßend, wie jeden Morgen, fanden wir das freundliche, fast geistlich wirkende Gesicht dieses großen Mannes vor uns, der uns nach wenigen Augenblicken mit einer Fragestellung fesselte und die ganze Stunde nicht mehr losließ.

"Guten Morgen, meine sehr verehrten Damen und Herren," blickten die klugen Augen im Rund herum, "wir sprechen heute über die Entzündung des Lebergewebes, die sogenannte Hepatitis. Haben Sie eine Vorstellung, was sich dahinter verbergen kann und wenn ja, dann passen Sie gut auf, daß Sie sich das Wissen von heute fest installieren, aber nicht so fest, daß es keine Änderung erlauben würde. Die Weisheit von heute, die ich Ihnen jetzt mit allem wissenschaftlichen Ernst vorstellen möchte, kann morgen schon ein Irrtum sein ..."

Solche Reden in der Vorlesung hatte ich in meinem früheren Philosophie- und Theologiestudium äußerst selten gehört. Sie zeugten von einem hohen wissenschaftlichen Geist, der überall sehr geschätzt wurde - Professor Gerok war einer der höchstdekorierten Ordinarien unserer Universität -, aber auch von einer unbedingten Bescheidenheit, die wohl nur aus der Beschäftigung mit den Dingen der täglichen Medizin zustande kam.

Da lehrt uns einer ein ganzes Semester über die Funktionen der Leber, deren Physiologie und Pathophysiologie und den daraus resultierenden alltäglichen Erkrankungen, um schon bei den Prämissen zu sagen, daß er sich irren könne.

Trotzdem waren all seine Ausführungen Fakten im besten Sinn, nicht angreifbar und im wesentlichen auch nicht zu diskutieren und zu hinterfragen. Auf jede diesbezügliche Frage hatte er auch eine seiner Lieblingsaussagen parat:

"Das ist bei bestem Wissen, Gewissen und lauterer, fleißigst erarbeiteter Wissenschaft der Stand unseres heutigen Verstehens der Dinge ... trotzdem sind Sie bei aller Liberalität streng gehalten, dieses Wissen sich als vorläufiges Evangelium unbedingt einzuprägen. Von großen Forschungszentren wird man Ihnen von Zeit zu Zeit Modifikationen meiner Aussagen mitteilen oder vielleicht sogar meine Irrtümer. Bisher hielt sich dies jedoch in Grenzen ..."

Gelächter im Saal, denn bei den meisten hatte es sich auch herumgesprochen, daß Professor Gerok in den Prüfungen am Patienten ein unbestechlicher und unerbittlicher Verfechter der medizinischen Wahrheit war.

"Für das Verständnis einer Leberentzündung habe ich mir erlaubt, Ihnen einen Patienten mitzubringen, der einen langen Anfahrtsweg gemacht hat, nur um sich Ihnen heute zu präsentieren."

Ein freundlicher, etwas blasser, älterer Herr kam durch den Vorbereitungsraum des Hörsaals, geleitet von einem weißgekleideten Pfleger und wurde mitten in den Raum geführt.
“Sehr verehrter Patient, ich danke Ihnen im Namen dieser vielhundertköpfigen Menge von Studenten, daß Sie sich bereit erklärt haben, Ihren Fall einmal zu schildern. Sie im Auditorium möchte ich um Ihr geschärftes Auge bitten, herauszubekommen, an was dieser Patient wohl leidet. Es ist etwas anders als in der Chirurgie, in der die Erkrankungen manchmal offensichtlicher und deren Mechanismen leichter zu verstehen sind, aber das meint man nur beim ersten Hinsehen. Hier sind die Erkrankungen verborgen und nur mit den feinsten Sinnen und Hilfsmitteln herauszuarbeiten ...”
Eine Studentin in der zweiten Reihe blätterte in ihrer Badischen Zeitung. Professor Gerok stürzte wie ein Falke zu ihr hin.
“Sie, gnädige Frau Kollegin, wie können Sie es wagen, nicht Ihre gesamte Aufmerksamkeit diesem Patienten zu widmen? Er hat einen weiten Weg unternommen und ich noch einen viel weiteren, um an seine Diagnose zu gelangen. Gehen Sie in die Geisteswissenschaften, machen Sie, was Sie wollen, aber gehen Sie aus der Medizin heraus, speziell aus der inneren Medizin und noch spezieller aus meiner Vorlesung, ich will Sie hier nie wieder sehen!”
Die Kommilitonin erhob sich blaßgelb und schlich wie geprügelt durch den Hinterausgang des Hörsaals hinaus. Einen solchen Ton hätte sie wahrscheinlich nie in dieser Hauptvorlesung vermutet, aber bei Professor Gerok hörte die Freiheit des Einzelnen beim Elend und der Hilfsbedürftigkeit eines Patienten absolut auf. Normalerweise gab es auf solche Äußerungen ein beträchtliches Gezische oder Scharren, aber hier blieb es aus. Der ganze Hörsaal fand diese Reaktion adäquat und unter diesen Umständen verständlich. Kein Widerspruch regte sich und die Aufmerksamkeit für den Patienten war vollständig. Das war nicht selbstverständlich, befanden wir uns doch mitten in den 68ern, wo Aufsäßigkeit, Maliziösität und lauter Protest mehr galten als intensives Arbeiten an einem konkreten Problem.
Der Patient war leicht verduzt und schämte sich wohl für die Reaktion seines berühmten Heilers.
“Erzählen Sie einfach, wie Sie es damals Ihrem Hausarzt erzählt

haben ...” Die gütige Stimme mit der leisen, aber klaren Intonation drang auch bis in die letzten Winkel des großen Hörsaals.
“Also, wissen Sie alle, das war so: Ich bekam meine Bauchschmerzen nicht weg und bin zunächst zum Hausarzt, dann von dort zum Internisten, dann zum Hautarzt, wissen Sie, ich bekam auch eine etwas braune Hautfarbe und dann immer diese Koliken ...”
“Alles in Ruhe und der Zeit nach erzählen, bitte. Die Sache mit der Hautveränderung, die können die Kollegen ja eigentlich selber sehen, oder nicht?”
“Ja und dann wollte man mir bereits den Bauch aufschneiden, weil keiner mehr wußte, was mir fehlte. Ich war sozusagen schon auf dem Operationstisch, bis Sie sich meine Akten einmal angesehen haben.”
“Hat jemand von Ihnen bereits eine Idee, um was es sich bei diesem Patienten handeln könnte? Um ein chirurgisches Problem offensichtlich nicht, wie Sie gerade mitbekommen haben. Was würden Sie denn in der Krankenakte bei diesem Patienten erwarten und worauf würden Sie achten?”
Seine kleine Gestalt wirkte plötzlich mächtig und voll Elan, denn er stand mit seiner Diagnose vor einem großen Haufen zukünftiger Ärzte, denen nichts einfiel als Anatomie und Pathologie, vielleicht noch Physiologie und Pathophysiologie, also die Dinge, die meßbar waren und begreifbar.
Keine Antwort.
“Geht’s Ihnen jetzt wieder gut nach unserer Therapie?”
“Die Haut ist noch ein wenig verändert, lieber Herr Professor, die Schmerzen sind weg und ich kann meiner täglichen Arbeit wieder nachgehen. Der Bauch blieb übrigens zu, meine sehr verehrten Damen und Herren, und das habe ich ganz allein diesem großen Mann zu verdanken!”
Und er packte voll Dankbarkeit die Hand von Professor Gerok mit seinen beiden Händen.
Aus dem Auditorium keine Antwort, nur ungläubiges Staunen. Vereinzelt drangen Rufe von den Rängen: “Ulcus?” “Enteritis?” “Sprue?” “Meckel’sches Divertikel?” “Morbus Crohn?”
Der freundliche kleine Professor selektierte alle diese unsicher vorgebrachten Differentialdiagnosen mit Kopfnicken und gleichzeitiger Verneinung, aber alles mit großer Behutsamkeit,

ohne die Fragenden oder vorsichtig Diagnostizierenden zu verletzen.
Nachdem sämtliche gängigen Diagnosen ähnlich wie beim Hornberger Schießen angebracht und verraucht waren, ging dem Auditorium recht rasch das Pulver aus - das hätte man sich ja eigentlich denken können, denn wegen eines ordinären Morbus Crohn wäre wohl niemand einen weiten Weg hierher gekommen, um sich vor einem großen Publikum zu zeigen.
"Bitte, schauen Sie doch einmal auf die Haut des Patienten. Dürfte ich Sie einmal bitten, die Krawatte und den obersten Knopf etwas aufzumachen, um ein bißchen von der übrigen Haut auf Ihrer Brust zu zeigen?"
Zwischen Professor Gerok und dem Patienten bestand eine Harmonie, wie ich sie nur bei den größten Lehrern in der Chirurgie miterlebt hatte. Der Patient zwinkerte seinem großen Heiler zu, als wolle er sagen: Recht hatten Sie, lieber Herr Professor, sie kriegen's auch nicht raus, so wie mein Hausarzt, mein Internist oder die Chirurgen, die mich fast operiert hätten ... Unter der Krawatte befand sich wirklich ein dunkler, fast bronzeartiger Teint der gesamten Haut, gleich wie an den Händen und im Gesicht.
"Bitte lernen Sie, meine sehr verehrten Damen und Herren, lernen Sie von diesem Fall und vergessen Sie ihn in Ihrem Leben nicht mehr, denn viele dieser Fälle werden Sie nicht mehr sehen, trotzdem ist die Erkrankung beschrieben und eine weitere Odyssee des Patienten sollen Sie verhindern. Ihre Aufgabe ist es, zu lernen und zu katalogisieren oder, wie es bei Goethe steht 'von Bekanntem zu Unbekanntem fliehen'. Wenn Sie nur das Gängige beherrschen, das was alltäglich sich in den Kliniken abspielt oder was Sie meinen, daß es sich abspielt, dann werden Sie ein gefährlicher Barfußmediziner, dem man keine differenzierten Patienten anvertrauen sollte. Mit keiner der von Ihnen angebotenen Diagnosen hätte man diesem Patienten helfen können, nicht einmal ansatzweise, und trotzdem brauchen Sie es für Ihre Multiple-choice-Fragen. Wenn ich Ihnen in Multiple-choice-Art und Weise nun seine Krankheit als Differentialdiagnose anbiete, werden Sie sogleich mit dem Finger darauf zeigen und ohne Umschweife das Richtige tun. Aber Ihr System gefällt mir nicht: Bitte betrachten Sie lieber den Patienten als eine Abfolge von oft sinnlosen Fragen. Was würden

Sie dazu sagen, wenn dieser Patient an einer akuten Porphyrie gelitten hätte?"
Ein langes Raunen ging durch den großen Hörsaal und die meisten blickten sich ziemlich schuldbewußt an, das nicht gewußt zu haben. Es gab natürlich auch die Unverbesserlichen, die von Bank zu Bank kundtaten, daß sie es gerade eben noch sagen wollten, daß sie es auch schon gewußt hätten oder so ähnlich.
Was sich nun anschloß, war eine halbe Stunde intensivsten Wissenstrainings dessen, was die heutige Medizin über die Porphyrie wußte. Der Patient in der Mitte mit seinem geöffneten Kragenknopf schaute dem ganzen jetzt belustigt zu, da er sicherlich nicht mehr viel davon verstand, was der Professor Gerok da vorn dozierte. Aus dem freundlichen, menschlichen Professor war jetzt ein messerscharfer, hervorragend formulierender und präzise erklärender Wissenschaftler geworden, wie ich ihn in meinem Leben nicht mehr oft gesehen hatte. Sobald er merkte, daß sein Stoff zu komplex wurde, nahm er ein Stückchen Kreide und schrieb mit einer selten schönen Handschrift mehrere Quadratmeter von oben bis

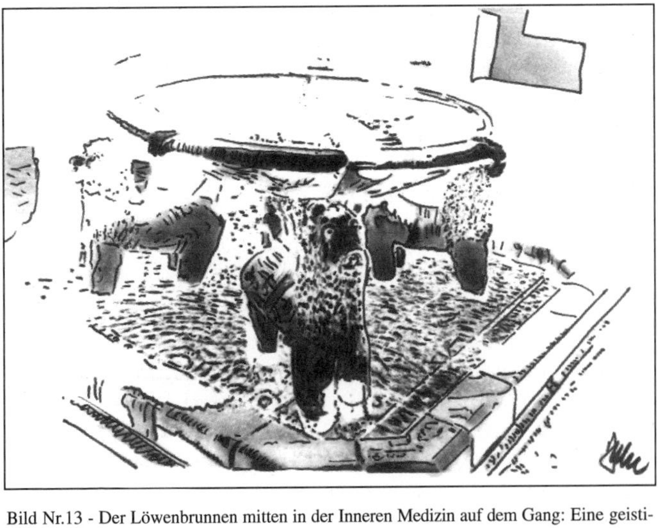

Bild Nr.13 - Der Löwenbrunnen mitten in der Inneren Medizin auf dem Gang: Eine geistige Oase, wenig beachtet und doch für die Patienten ganz wichtig. Ich habe sehr viele Patienten gesehen, die versonnen davor standen und das fließende, vergängliche Wasser tröpfeln sahen. *Tuschezeichnung 1975*

unten voll, verquerte, verband, umkreiste, bezifferte und unterstrich das Geschriebene und das Ganze endete in einem großartigen Finale furioso, gekennzeichnet durch einen deutlich hörbaren Punkt.
"Das, meine sehr verehrten Damen und Herren, liebe zukünftige Kollegen, möge Ihnen nie mehr in Vergessenheit geraten, und zwar nur deswegen, damit Sie diesen Patienten durch Verstehen und Begreifen helfen, nicht im blinden Aktionismus, sondern nach ausführlichstem Nachdenken."
Der Applaus war lang und wollte nicht mehr enden, als Professor Gerok sich von seinem Patienten verabschiedete, der freundlich in die Runde grüßte.
Einen Lehrer hatten wir Medizinstudenten in ihm gefunden, wie wir keinen besseren hätten ausfindig machen können. Er war eine Mischung aus Eleganz, tiefem Nachdenken, besonnenem Handeln und höchster Wissenschaftlichkeit. Eine eigenartige Mischung für uns Studenten und seine Autorität war unbestritten.
Langsam begriff ich, daß durch eine derartige Haltung die Autorität wie bei den alten griechischen Ärzten zusammenkam und die hatte letztlich auch sehr viel mit der Heilung zu tun, wenn ich es auch jetzt noch nicht so ganz begreifen konnte.

Kapitel XII
Die klinische Radiologie - der größte Klinikmagnet

Eigentlich zu einer Unzeit war diese Vorlesung angesetzt, nämlich nachmittags um 5, und das gerade am Montag. Anfänglich dachte ich in den ersten Wochen meiner klinischen Studien, daß ich dort wohl nicht hingehen würde, denn mitten am Spätnachmittag hatte ich mir eigentlich vorgenommen, die Bücher zu wälzen und zu arbeiten. Von einigen älteren Semestern bin ich jedoch darauf aufmerksam gemacht worden, daß diese Vorlesung über die Radiologie das beste sei, was es in Freiburg gäbe. Auf meine Nachfrage bekam ich meist nur den Satz zu hören: Dann geh eben hin und schau Dir's an. Aber komm gut eine halbe Stunde früher, denn sonst bekommst Du keinen Platz mehr.
Eigenartig. Ein so kleines Fach an der Peripherie der Medizin wie die Radiologie, ich konnte mir gar nicht vorstellen, daß es einen solchen Ansturm darauf geben könnte. Gewiß waren mir die Röntgenbilder im heimatlichen Klinikum meines Vaters sehr vertraut und ich hörte auch meinen Vater oft mit größter Hochachtung von diesem Radiologen im Klinikum Freiburg sprechen. Und manchmal sah ich, wie er als Chirurg minutenlang vor einem Thorax saß und mich für dieses Fach begeistern wollte:
"Siehst Du's nicht, wie dieser ganze Thorax einen einzigen großen Dom darstellt? Du mußt Dich nur davor hinsetzen und mit viel Einfühlungsvermögen in die dritte Dimension hineinsteigen, dann weißt Du, wo sich was abbildet."
Ich belächelte meinen verehrten chirurgischen Vater bei diesem Satz etwas, wußte ich doch, wie schnell er manchmal bei Knochenbrüchen einen Blick auf das Röntgenbild warf, um anschließend sofort die Therapie zu beginnen. Nun gab es, wie ich gehört hatte, auch andere Probleme, die sich in der Radiologie lösen ließen, die nichts mit nur einfachen Frakturen zu tun hatten. Die Welt der Thoraxdiagnostik interessierte mich sehr, insbesondere wollte ich einmal lernen, wie man diese verwischten Bilder machte, die ich gelegentlich zusammen mit anderen Patientenunterlagen aus der Universitätsklinik Freiburg wieder zurückbekam und auf denen man so schön den stechapfelförmigen Tumor in der Lunge sehen konnte. Auch interessierte es mich sehr, einmal zu hören, wie

dieser Radiologe, ich glaube Professor Wenz hieß er, zu angiographischen Bildern kam. Das Ganze kam mir schon etwas mysteriös vor, wie er auf einer dünnen, grauschwarzen Folie die Gefäße so hinzauberte, daß man daraus gleich noch die Diagnose eines Pankreasneoplasmas ablesen konnte. Also, das Fach Radiologie stand auf meiner Prioritätenliste schon irgendwo weiter oben, aber noch weit abgeschlagen von Chirurgie und Innerer Medizin. Die erste Vorlesung bei diesem Professor Wenz fand am Montagabend, 17.15 Uhr, in einem Wintersemester statt. Wie gewöhnlich war ich mit dem Fahrrad etwa 10 Minuten vor Vorlesungsbeginn aufgetaucht in der Hoffnung, noch einen guten Platz im großen Chirurgiehörsaal zu bekommen. Auffallend war gleich zu Beginn, als ich beim Chirurgiehörsaal ankam, daß die Treppe ungewöhnlich gut von hinauflaufenden Füßen frequentiert war und die Vorlesungstür wie eine Wäscheleine hin und her klapperte. Als ich am Hauptportal des Hörsaals 5 Minuten vor Vorlesungsbeginn ankam, gab es ein erstaunliches Bild: Kein Platz war mehr zu bekommen, nicht die kleinste Maus hätte mehr in dem bereits vollgefüllten Hörsaal sich irgendwo hinsetzen können, denn neben allen besetzten Plätzen waren auch schon die Stufen des Hörsaals in Doppelreihen zugesetzt. Ein fröhliches, erwartungsvolles Gerede erinnerte mich weniger an die Vorlesung, die gleich hier stattfinden sollte, sondern mehr an eine erwartungsfrohe Menge kurz vor dem Beginn einer Filmvorführung. Ich bekam einen der noch begehrten Stehplätze oben hinter der letzten Reihe und konnte den gesamten gefüllten Hörsaal gut überblicken. Unten im Halbrund standen bereits drei Patienten mit blütenweißen Laken und blickten wahrscheinlich genauso erstaunt und verblüfft auf das rege Treiben im Hörsaal, wie ich selbst es tat. Ein derartiges Kommen und Interesse hatte ich noch bei keiner Vorlesung je erlebt, vielleicht früher einmal bei den Akademievorträgen von Wiens Kardinal König in der Päpstlichen Gregoriana in Rom, aber das war auch nur ein- oder zweimal.
Das hier schien sich aber jeden Montag so abzuspielen. Die Tür zum Vorbereitungsraum des Hörsaals ging auf und heraus trat ein noch jugendlich wirkender, großer, recht kräftiger Mann mit einer dicken Hornbrille, dahinter blitzten die klügsten Augen, die ich je gesehen hatte. Mit Sturmesschritt kam er bis zur Mitte des Hörsaals und sprach alle gemeinsam auf einmal an.

Atemlose, sofortige Stille bei den mehr als 300 Hörern, die wie die Sardinen nebeneinander saßen. Es waren weiß Gott nicht nur Studenten unseres Semesters, sondern auch Ärzte darunter, die mit Namensschildchen und weißem Kittel die ersten zwei oder drei Reihen fest in ihrer Hand hatten.

“Ich begrüße Sie herzlich zu dieser Vorlesung in diesem kleinen Fach Radiologie oder, wie sie früher dazu gesagt haben, Röntgenologie!”

Der Professor Wenz, so hieß er, wenn ich das Ganze im Vorlesungsverzeichnis richtig gelesen hatte, war mir persönlich noch nicht begegnet, aber ich hatte plötzlich den Eindruck, daß ich ihn schon seit vielen Jahren kannte. Er traf mit seiner Stimme und seinem ruhigen, väterlichen Ton direkt an das Empfindungsvermögen wohl aller hier versammelten Studenten, denn sonst wäre es bei einem derart kleinen Fach wohl nicht einmal ein Bruchteil der Hörer gewesen, die dieser Mann scheinbar jedes Mal für sich verbuchen konnte. Er sprach freundlich und mit einer selbstverständlichen Sprache des natürlichen menschlichen Umganges, wie man es sich nicht besser hätte wünschen können, ohne Schnörkel, ohne Brillanz, aber mit der Festigkeit eines Hochschullehrers, der sich scheinbar zu etwas zu bekennen schien. Professor kam von profiteri - sich zu etwas bekennen, zumindest hatte ich das in meinen lateinischen Studien so gelernt und in meinen theologisch-philosophischen Lehrabschnitten nur manchmal zu Gesicht bekommen.“Wie in jeder Vorlesung möchte ich Ihnen keine langen theoretischen Einladungen halten, sondern als Radiologe und Chirurg, als hart arbeitender Mediziner sozusagen, drei Patienten vorstellen, die ihre jeweils eigene Leidensgeschichte mitbringen. Wenn Sie noch nicht wissen,was Leid heißt, dann hören Sie gut zu und denken Sie bei all dem daran, Sie sind der nächste, sowohl derer, die dieses Leid behandeln müssen als auch derer, die dieses Leid selbst ertragen müssen.”

Das saß!

Kein Ton war zu hören, denn jeder wußte, daß dieser Professor Wenz absolut recht hatte. Er war eine Autorität, wie ich in meinem Leben keine je gesehen hatte und das übertrug sich auf meine Mitstudenten und auch auf die Patienten, die offenbar gläubig an ihm hingen.

“Ich gehe nun zum ersten Patienten hin und werde ihn befragen,

und zwar in seiner Sprache. Vielleicht denken Sie daran, daß Sie dies auch tun. Nehmen Sie Abschied von hochfahrenden Diagnostika, über die wir verfügen, wenn Sie nicht vorher all Ihre Sinne, und ich sage Ihnen noch einmal, all Ihre Sinne verwendet haben, sich ein Bild von diesem Patienten zu machen, und zwar lange bevor Sie sich ein Röntgenbild gemacht haben!"
Dieser Professor Wenz predigte eine Medizin, die so einfach war, daß sie jeden Hörer faszinierte. Sich ein Bild machen von einem Patienten, ihn genau zu befragen, auf ihn zu hören, in ihn hineinzuhorchen, ihn körperlich zu untersuchen mit den einfachen Mitteln, die jeder bei sich trug, nämlich seinen Sinnen, das leuchtete mehr als genug ein und schon war man Zeuge eines sehr humorvollen Gespräches zwischen dem großen Professor Wenz und dem kleinen Patienten, der vor ihm lag.

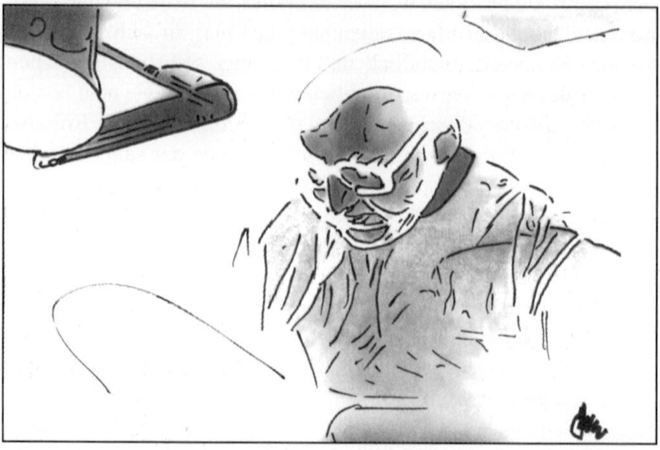

Bild Nr. 14 - Der große Magier der Universitätsklinik, der Radiologe Professor Dr. Werner Wenz, so wie ich ihn beim ersten Mal arbeiten gesehen habe. Während der Untersuchungen war er ein Teil seiner Patienten geworden. *Tuschezeichnung 1976*

"Ei, sagen Sie doch einmal dem Publikum, wo's weh tut!"
Professor Wenz drehte sich zum Publikum.
"Nicht daß Sie denken, ich überlasse hier alles dem Zufall, ich habe mich vorher natürlich mit dem Patienten ausführlich unterhalten und wir haben festgestellt, daß wir aus derselben schönen hessischen Ecke kommen, also dann sprechen Sie auch hessisch

oder zumindest dulden Sie es, daß der Patient so spricht, wie er möchte!"
Und dann sprudelte es aus dem Patienten heraus, er berichtete über seine Bauchschmerzen, über den nicht mehr vorhandenen regelmäßigen Stuhlgang, über seine peranalen Blutungen, über seine Gewichtsabnahme und das häufige Husten, das er in den letzten Monaten verspürt hatte.
Professor Wenz hörte sich das alles mit großer Geduld an und unterbrach nur das eine oder andere Mal, um einen humorvollen Satz einzuflechten, der das ganze Auditorium zum Mitlachen anregte. Vergessen war das Elend des Patienten niemals, aber dieser Professor schaffte es, dem ärmsten, in seiner Krankheit fortgeschrittensten Patienten noch ein Lachen abzugewinnen. Und er war nicht einmal der große Internist oder hauptamtliche Chirurg, sondern er war ein Röntgenarzt. Was sind denn das für Kollegen, diese Röntgenärzte? Verstohlen schaute ich während der Vorlesung auch die beiden Vorlesungsassistenten an, die sich unten mit den zahl-

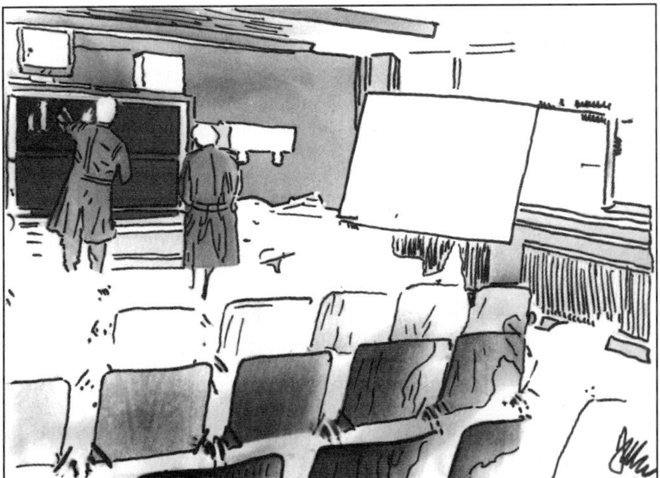

Bild Nr. 15 - Zwei Assistenten bei ihrer täglichen radiologischen Beschäftigung, dem Bilderpräsentieren vor der gesamten chirurgischen Ärzteschaft. Sicherheitshalber fing man für die Vorstellung morgens um 7 einen Tag vorher damit an, um sich ja nicht zu blamieren.
Röntgen-Demo-Raum im Untergeschoß der Chirurgie. *Tuschezeichnung 1975*

reichen Röntgenbildern an Diaprojektoren und Epidiaskopen emsig zu schaffen machten. Es fiel auf, daß sie alle gleich freundlich waren wie ihr Chef, der Professor Wenz. Nie habe ich in den Vorlesungen als Student einmal einen muffigen, unfreundlichen oder unaufmerksamen Kollegen gesehen, den dieser Professor in die Vorlesung mitbrachte. Es schien so, als suchte er sie sich nach den Kriterien der Fröhlichkeit und des mitmenschlichen Miteinanders aus, was mich tief beeindruckte.

"Darf ich Ihnen jetzt einige Bilder von diesem Patienten zeigen, um Ihnen die Diagnose und den Weg dahin zu schildern ...?"

Der Saal wurde dunkel und über das Epidiaskop waren plötzlich saalhohe Bilder an der Wand zu sehen, die messerscharf den Tumor im Sigma zeigten, den Stop des Kontrastmittels und die damit verbundene Symptomatik des Patienten. Aber nicht nur das, zur Operationsvorbereitung waren auch die mir bereits von meinem Vater angekündigten Angiogramme zu sehen, die über dasselbe Epidiaskop an die Hörsaalwand projiziert wurden. Da sah man eine riesige Leber, perfundiert über einen Katheter, der von der Leiste eingesetzt wurde und der wie von Geisterhand mit seiner Spitze im abgehenden Truncus coeliacus lag und ein arterielles Bild des Organs zeigte. Auch hier konnte man sehen, daß sich bereits Metastasen in der Leber gut abgrenzen ließen und daß sogar die Venen der Pfortader und die V. mesenterica zu erkennen waren. Es ist mir in den ersten Vorlesungen noch nicht klar geworden, wie dieser Zauberkünstler sogar Venen darstellen konnte, ohne daß er direkt ein Gefäß punktierte und mit Kontrastmittel füllte.

Das Licht ging wieder an und Professor Wenz wandte sich dem nächsten Patienten zu. Auch hier das gleiche Bild: Ein Patient in all seiner Not erzählte dem gespannt lauschenden Publikum von seinen Bauchschmerzen, die er nicht losbekam. Alle Untersuchungen hätten nichts ergeben und sogar sein langer Aufenthalt in der Inneren Medizin unseres Klinikums hätte keinen entscheidenden Hinweis erbracht. Der große Mann mit der Hornbrille blickte prüfend auf den gefüllten Saal.

"Hätten Sie eine Vorstellung, um was es sich handeln könnte?"

Wie aus der Pistole geschossen kamen die Antworten von allen Seiten:

"Mesenterialvenenthrombose!"

“Sehr gut, lieber Herr Kollege, können Sie darüber etwas sagen oder wie kommen Sie zu der eigentlichen Diagnose?”
Die weiteren Ausführungen des Schnellschuß-Kollegen aus der letzten Reihe waren etwas mühsamer, aber Professor Wenz nahm jede Antwort sehr ernst und ging freundlich, väterlich auf jeden Zuruf ein. Ich kannte dieses Ritual noch nicht und hätte mich niemals getraut, einen Diagnostikvorschlag zu machen, aber es schien in der Tat wirklich so zu sein, daß dieser Professor seine Zuhörer geradezu animierte, mitzudenken und mitzuleiden.
“Porphyrie!”
“Hervorragend, lieber Herr Kollege! Ganz hervorragend! Wir haben auch schon daran gedacht, aber unser hochverehrter Kollege Professor Gerok von der Inneren Medizin hat keinen Hinweis dafür gefunden! Aber überlegen Sie noch einmal. Der Patient bekommt seine Schmerzen immer nach dem Essen, etwa eine halbe Stunde später. Alle entzündlichen Veränderungen sind ausgeschlossen, die Magen-Darm-Passage war unauffällig, sogar unsere große Konkurrenz, die Gastroskopie, brachte kein Ergebnis zustande. An was könnten Sie noch denken?”
Die Stimmen wurden immer kleinlauter und das Interesse an dieser Erkrankung wuchs.
“Lassen Sie mich Ihnen die Magen-Darm-Passage und das Angiogramm des Patienten zeigen.”
Angiogramm? Ich wußte nicht, was ein Patient mit einem möglichen Magengeschwür im Angiogramm zu tun hatte.
Und dann zeigte uns dieser Professor, wie ein Patient am Abgang seiner A.mesenterica eine hochgradige Enge aufwies und konnte uns die Erkrankung einer Angina abdominalis zeigen, an die wohl niemand von uns gedacht hatte. Es gab einen frenetischen Zwischenapplaus, als Professor Wenz uns diese Bilder erklärt hatte. Wohl keiner von uns hat diese Erkrankung jemals vergessen.
Mit derselben Selbstverständlichkeit fragte er auch den dritten Patienten, was zur Folge hatte, daß die beiden ersten Patienten sich an dem launigen Gespräch oft beteiligten und trotz ihres Elendes sich noch von dem großen Humor des Lehrers anstecken ließen.
“Seit wann haben Sie denn Beschwerden in Ihrem Bauch?”
Auch hier war die Diagnostik nicht ganz so einfach und die gutgemeinten Zurufe, die Professor Wenz von den Rängen forderte,

waren alle - haarscharf daneben. Es mußte irgendetwas mit einer Dünndarmerkrankung zu tun haben, an welcher der Patient immer wieder litt und der durch kein weiteres Diagnostikum wohl näherzukommen war als durch die Radiologie. Radiologie des Dünndarms? Ich hatte dabei nur die immer etwas schummrigen Magen-Darm-Passagen mit Spätverfolgung in Erinnerung, die mein Vater bei der Oberschwester in Auftrag gab, wenn er bei den Magenuntersuchungen nichts gefunden hatte. Die jetzt gezeigten brillanten Bilder bestanden aus fast dreidimensional dargestellten, doppelkontrastierten Dünndarmschlingen, die sich vom Magen bis zur Ileocoecalklappe abbilden ließen. Die Schönheit dieser Dünndarmbilder, ich glaube er nannte sie Sellink nach einem alten Freund von ihm, war so, daß die Kommentare der Hörer mit großer Anerkennung im unteren Rund des Vortragenden und seiner drei Probanden ankamen. Auch hier war die Röntgenuntersuchung des Dünndarms scheinbar so klar, daß die Crohn'sche Erkrankung auf den ersten Blick zu diagnostizieren war.
"Und so, meine sehr verehrten Damen und Herren, können Sie mit Hilfe eines bildgebenden Verfahrens mit der richtigen Indikation zur rechten Zeit am richtigen Ort dem Kliniker den entscheidenden Hinweis geben, um unseren drei von Bauchschmerzen geplagten Patienten die adäquate Therapie angedeihen zu lassen."
Sprach's und genau zu diesem Zeitpunkt beendete der Schlußgong die Vorlesung. Ich habe nie eine bessere Vorlesung gehört und es stimmte alles in ihr: Inhalt, Form, der höfliche, absolut gewinnende Professor, die für die Diagnose dankbaren Patienten, die wieselflinken, freundlichen Vorlesungsassistenten dieser Abteilung und das stets in die Findung der Diagnostik einbezogene Publikum, das ganz auf seiner Seite stand, auf der Seite dieses eigenartigen Professors Dr. med. Werner Wenz, der mich beeindruckte wie nichts sonst in dieser Medizin.

Kapitel XIII
Das Auge, seine Kunst und seine Heilung, ein Stück Wunder

Was gab es Aufregenderes, als einen kleinen, festen Menschen mit einem großen Kopf und einer noch größeren Hornbrille, mit korrekt gescheitelter, schwarzer Frisur, den Vorlesungssaal hinauf- und hinuntergehen zu sehen und ihm gleichzeitig mit großem Vergnügen zuhören zu können? Es ging nicht um die große Medizin beispielsweise der Chirurgie oder der Inneren Medizin, sondern um ein kleines, aber sehr wichtiges Nebenfach oder, sagen wir, zumindest hat es der Lehrstuhlinhaber verstanden, mit Witz, Wissenschaft und unglaublicher Allgemeinbildung sein Publikum anzulocken, so daß es jeden Dienstag bis Donnerstag gegen 18 Uhr sich in seinem Hörsaal einfand: Der kleine, aber blitzgescheite und von uns hochverehrte Professor Mackensen, seines Zeichens Ordinarius für Ophthalmologie.
Der Schalk schien ihm wohl generell im Nacken zu sitzen, diesem Professor Mackensen, denn kaum eine Vorlesung habe ich erlebt, in der er nicht über andere und manchmal auch über sich selber lachen konnte. So zum Beispiel, wenn er einen Studenten nach vorne bat und ihn den Augenhintergrund zeichnen ließ. Der Student machte den üblichen Fehler und erkundigte sich nicht vorher bei der Patientin, was denn alles an ihrem Auge wohl gemacht worden sei, er fing an, nach eifriger Betrachtung des Augenhintergrundes zu zeichnen und zu malen, wohl immer darauf hinweisend, daß seine Zeichenkenntnisse nicht allzu groß seien.
Irgend etwas schien an der ganzen Sache jedoch nicht zu stimmen, denn der schalkige Mackensen schüttelte sich wohl innerlich vor Lachen, als er das Ergebnis in der Hand hielt und prompt auch über das Epidiaskop an die riesige Wand seines Hörsaales projizieren ließ. "Meine sehr verehrten Damen und Herren, Sie sehen zum ersten Mal in der Geschichte der Ophthalmologie, wie einer Ihrer Kollegen mit großer Akribie und Kenntnis die Netzhaut - eines Glasauges gezeichnet hat. Sie sehen sehr schön sogar die einzelnen arteriellen Verästelungen und die Macula ist meines Erachtens auch gut gelungen. Lieber Herr Kollege, bitte merken Sie sich eines, lassen Sie sich niemals durch einen weißen Kittel verwirren, wenn auch auf dessen Revers Professor steht, sondern zeichnen Sie nur das, was Sie

persönlich für richtig halten und gesehen haben, nichts anderes. Und, lieber Herr Kollege, machen Sie folgendes, mit dem Sie sich im zukünftigen Leben doch einiges an Ärger ersparen können: Bitte reden Sie vorher mit der Patientin, und das sehr ausführlich. Sie hätte Ihnen nämlich gesagt, daß ich ihr vor einigen Tagen eine Augenprothese einbauen mußte, weil sie als nicht angeschnallte Autofahrerin mit der Sekuritglasscheibe einen fürchterlichen Kontakt hatte."

Und, zur Patientin gewandt: "Heute können wir darüber reden, aber wie lange haben wir gebraucht, bis wir beide den Verlust eines Auges verschmerzt haben." Dabei legte er seine Hand auf den Kopf der Patientin.

"Ich glaube, daß Sie nun wissen, was das Augenlicht für Sie bedeutet, aber Gott hat Ihnen die anderen 50 % Ihrer Sehleistung ja noch gelassen und Sie werden weiterleben können wie bisher, vielleicht nur ein wenig eingeschränkt. Und über diese Einschränkung des Sehens möchte ich nun wieder mit Ihnen allen sprechen."

Sprach's und wandte sich wieder seinen zahlreichen Hörern zu, die ihm jedes Wort von den Lippen klaubten.

"Über das Sehen zu sprechen, ist eigentlich ein theologisches Thema und darüber referiere ich sicherlich auch sehr gerne, letzteres gehört aber nicht zu Ihrer Ausbildung und aus diesem Grunde fangen wir einmal ganz von vorn an, über das was wir wissen und aperzerpieren!"

Über das Sehen sprechen, das war mir eine neue Welt. Hatte ich doch Jahre des Lebens zugebracht, um mir darüber klar zu werden, was wir Menschen sehen und doch nicht sehen, was wir uns einbilden und sozusagen an Bildern herstellen, die der Wirklichkeit gar nicht entsprachen.

Mit Feuereifer war ich in diese Vorlesung gekommen und keine Minute hat sie mich enttäuscht.

"Sehen Sie, meine sehr verehrten Damen und Herren, davon lebe ich und viele meiner ophthalmologischen Kollegen mit mir, aber davon leben auch noch sehr viele andere, die Ihnen weismachen wollen, Sie sehen etwas, obwohl Sie nur das Gesehene falsch interpretieren. Werden Sie sich darüber klar, was Licht ist, das haben Sie in Ihren Vorlesungen anläßlich der Physik für Mediziner gelernt, dann werden Sie sich darüber Gedanken machen, wie Licht umgesetzt wird in eine chemische Verbindung, auch das haben Sie in der Chemie gelernt, und dann anschließend werden Sie sich darüber im klaren, mit welcher Schnelligkeit physiologischer- und biochemischerseits Dinge ablaufen, die Ihnen das Gesehene deutlich machen."

Es fiel mir wie Schuppen von den Augen. Zum ersten Mal sprach einer von erlernbarem Sehen, von wissenschaftlichen Voraussetzungen jeden visuellen Erkennens. Genau das hatte mir noch gefehlt, einmal ausführlich ein Semester darüber zu hören.

Professor Mackensen gestaltete diese Vorlesungen mit einer geistigen Weite, die ich sonst nur bei einem Philosophen vorzufinden gedachte, aber weit gefehlt. Dieser Mann war nicht nur in der Lage, über Philosophisches zu spekulieren, sondern lehrte uns auch, Nähte in die verletzte Cornea zu setzen und am Mikroskop stundenlange Operationen an der Vorderkammer des Auges vorzunehmen. Er führte uns in die Welt der kleinen und kleinsten Chirurgie am menschlichen Auge, zeigte uns gelegentlich über das Epidiaskop die winzigen Operationsinstrumente und die kaum sichtbaren Fäden, wobei er besonders darauf abhob, daß er seit vielen Jahrzehnten mit einer einzigen Rolle Kunstseide arbeitete, die er aus einer Fabrik für Damen-Trauerstrümpfe abgezweigt hatte. Allein diese handwerklichen Fähigkeiten, an den wichtigsten Quadratmillimetern des menschlichen Daseins mit Erfolg herumarbeiten zu können, machten diese Person Professor Mackensen absolut glaubhaft.

"So wie Sie mich sehen, so ist das nicht nur ein einfacher Effekt durch vorhandene Linsensysteme, die sich irgendwo abbilden oder fokussieren, sondern das ist ein Vorgang, über den ich Ihnen viele Semester berichten könnte und noch lange nicht damit fertig wäre, denn jeder von Ihnen, meine sehr verehrten Damen und Herren, sieht anders, und zwar naturgemäß mit jeweils anderen Augen. Also, was ist normales Sehen und was ist krankhaftes Sehen? Wie Sie nun sehr leicht einsehen können, gibt es eigentlich kein normales Sehen, das für alle Menschen gleich wäre, sondern genauso wenig wie es einen normalen Menschen gibt, existiert ein einheitliches Abbilden eines Gegenstandes, eines Objektes und objektives Sehen ist nichts anderes als die menschliche Absprache über das Gesehene, vielleicht sogar per Mehrheitsbeschluß. Beim Hören ist es ähnlich, denn gleiches Hören ist nicht möglich, aber das macht mein Kollege Beck in der anderen Vorlesung."

Das Auditorium war fasziniert und versuchte, diesen manchmal sehr komplex wirkenden Ausführungen zu lauschen. Hatte ich doch nichts anderes als viele Jahre der philosophischen und theologischen Aperzerption gelernt, so mußte ich diesem medizinischen "Seher" doch zugestehen, daß ich niemals über diese Tätigkeit hätte philosophieren sollen, ohne vorher mir über die Physiologie des Sehens klar zu werden.

"Bitte sehen Sie einmal hier das Auge eines Morbus Behçet. Sie können es jetzt auswendig lernen, das mit dem Eiter in der Vorderkammer und mit den sonstigen Erkrankungen. Versuchen Sie aber, den gesamten Menschen zu begreifen mit seinem Syndrom des Nichtgehenkönnens, der Schmerzen, der Arthralgien und des nicht richtig Sehenkönnens. Oder versuchen Sie zu verstehen, warum dieser Mensch mit seiner Konjunktivitis" - und er zeigte uns ein eindrucksvolles Diapositiv - "eben noch andere Beschwerden haben kann, die dieses rote Auge mit allen seinen Schmerzen in einen größeren Zusammenhang stellen.

Stellen Sie alle Ihre Seh-Probleme von Ihnen und Ihren Patienten immer in einen großen Zusammenhang! Versuchen Sie zu reflektieren, Ihre sicherlich zu große Brennweite von den allzu nahe gelegenen Objekten und Problemen zu entfernen, sich nach hinten zu beugen, um alles in Ruhe fokussieren zu können. Und wenn Sie dann noch glauben, daß alles mit der Augenheilkunde zu tun hat, wenn Sie's nicht schaffen, dann waren Sie in meiner Vorlesung falsch.

Aber jetzt lassen Sie uns beginnen mit dem einfachen Sehen des physiologischen Linsenapparates und gehen ihn Stück für Stück durch über die bekannten Nervenbahnen, den Sehnerven, das Chiasma, die Gratiolet'sche Strahlung bis ins tertiäre Sehen hinüber. Und wenn Sie alles das verstanden haben, haben Sie etwas für Ihr Leben verstanden, nicht nur für die Augenheilkunde, in der Sie am Ende dieses Semesters eine Prüfung machen müssen ...

Lernen Sie sehen, und zwar von Anfang an und Sie werden vieles neu sehen ..."

Nichts lieber als das, sehr verehrter Herr Professor Mackensen, ich glaube, viele von uns haben ihm neues Sehen zu verdanken, wenn es auch anfänglich sehr mühsam über die kleinen alltäglichen Hürden der Dioptrien, der Konjunktivitis, der Besonderheiten der Netzhaut, des Diabetes und der Maculadegeneration ging.

Kapitel XIV
Die Hals-Nasen-Ohren-Heilkunde oder das studentische Horrorkabinett

Nie habe ich gewußt, daß dieses kleine Fach eine derartige furchterregende Realität sein eigen nannte, obwohl es doch eigentlich ganz einfach abgekürzt HNO hieß und irgendwo seinen Stellenwert als kleineres Fach hatte. Welchen Stellenwert, das war zumindest für einen studentischen Anfänger nicht so richtig zu durchblikken, bis ... ja bis ich zum ersten Mal auf die Intensivstation der Hals-Nasen-Ohren-Klinik als Nachtwächter eingeteilt wurde. Die Vorlesungen kamen wieder in derselben Zeit und ich konnte die leidenschaftslose Präsentation meines Namenskollegen Professor Beck mit der Leidenschaftlichkeit und Leidenshaftigkeit des kleinen Faches am einzelnen Patienten verstehen lernen.
Hals-Nasen-Ohren-Heilkunde, Kurs und Vorlesung. Das klang in unseren studentischen Ohren anfänglich mehr wie ein verlängertes Seminar der Kinderheilkunde, in dem über Husten, Schnupfen und Heiserkeit gesprochen wurde und mit dieser Prämisse sind wir auch in die Vorlesungen gezogen. Da stand dann unten ein mächtiger, großer Mann mit zurückgekämmten Haaren, einer hohen Stirn und einer Brille auf der Nase, der früher einmal ein Athlet gewesen sein mußte, so bewegte er sich zumindest noch heute. Das kleine Sujet des Halses, der Nase und der Ohren war fast zu klein für diesen dynamischen Menschen, der uns dieses Fach nahezubringen versuchte. Es war schon recht schwierig, die Anatomie vor einigen Jahren verstanden zu haben, nicht nur was die einzelnen Muskeln und Gefäße anging - ich denke dabei besonders an die Abgänge der Arteria carotis externa, die sämtliche herunterzubeten waren -, sondern auch die vielen verschiedenen Organe und deren Innervation, von denen alles abhing.
Professor Beck hatte es nicht so einfach oder zumindest nicht so leicht genommen, wie es bei den Vorlesungen von Professor Mackensen in der Augenheilkunde der Fall schien, nämlich zu spekulieren, zu erkennen und zu verstehen versuchen. Professor Beck war der Handwerker in dieser Hals-Nasen-Ohren-Zunft und sein Vorlesungsstil war äußerst solide und von großer Selbstverständlichkeit und Macht gekennzeichnet, die er auf uns auswirkte. Es

ging eben einfach nicht ohne die genauen Kenntnisse in dieser doch so offensichtlich krankheitsanfälligen Region des menschlichen Körpers und wenn seine Vorlesungen über den Hals samt Therapie durch Neck-dissection hinter uns lag, freuten wir uns eigentlich auf den Hörapparat, denn der hatte doch mehr mit dem Verstehen zu tun, vielleicht so ähnlich wie beim Sehen.
Stundenlang, tagelang und wochenlang wurden wir mit den neuesten Operationsmethoden der fürchterlich verstümmelnden Techniken der großen Tumorchirurgie des Halses und des Kehlkopfes vertraut gemacht, ohne daß man jemals so etwas wieder zu Gesicht bekommen würde - es sei denn, man arbeitete wie ich in der Nachtwache hoch über den Dächern von Freiburg im Hochhaus der HNO. Es war dort schon ein rechtes Sammelsurium der grausamsten und furchtbarsten Operationstechniken, die vom einstigen Apoll von Belvedere nur noch seine Haut und seine Wirbelsäule - wenn überhaupt - intakt ließen und den Rest durch allerlei plastische Operationen decken ließen. So mancher Halsmuskel wurde vom Ursprung oder seinem Ansatz her gelockert, durchtrennt und in einer anderen Funktion wieder angenäht, die Stimme wurde dem Patienten genommen, freilich nicht, weil man es einfach wollte, sondern weil die Verhältnisse eben so waren. Sprechende Patienten wachten nach der Operation zwar tumorärmer, aber ohne Stimme und Sprache wieder auf. Die Zunge war diesen Kollegen, einmal vom Tumor befallen, nicht heilig und so stellte sich bald heraus, daß dieses kleine Fach HNO in Wirklichkeit eine der Domänen der Schwerstarbeit und der Ideenfreudigkeit in unserer Universität war.
Ich habe sie immer bewundert, diese Kollegen der HNO-Zunft, wenn das schlimme Bild eines exulzerierenden Tumors im Mund, im Rachen oder am Hals irgendwie angegangen werden mußte und am Ende postoperativ dann ein ganz passables Ergebnis herauskam.
Das Hören, um das ich mich sehr bemüht hatte, es richtig zu verstehen und auch seine Pathophysiologie richtig einzuordnen, verlief eher sehr mechanistisch, nichts von der Brillanz eines Professor Mackensen. Vom Meatus acusticus externus ging es über das Trommelfell und die Hörknöchelchen in den Meatus acusticus internus und von dort dann irgendwann weiter über das Ganglion

geniculatum laterale in die Hörwindungen. Das war nicht die Medizin, die ich erwartet hatte, und trotzdem war sie notwendig. Genauso wie wir mit Begeisterung den Vorlesungen von Gerok, Wenz, Schwaiger und Farthmann gelauscht hatten, genauso war das fehlende Kairos mancher Vortragender, die es zwar gut mit uns meinten, aber in ihrem Stoff einfach ersaufen ließen. Die Nase war auch noch für einige Vorlesungseinheiten gut, aber die begann ich mir zu sparen und in einem guten Lehrbuch, dem vom Vortragenden selbst, in Ruhe und Frieden nachzulesen.
Das Hörenlernen wurde uns nicht expressis verbis ans Herz gelegt, da wir zu letzterem anscheinend verpflichtet waren und es keinen Ausweg gab, aus einer mechanistischen Vorlesung wegzugehen, es sei denn, man sah die in den früheren Semestern abgeschriebenen Skripten nach.
Warum meine nur ganz gering ausgeprägte Aversion gegen dieses äußerst komplizierte Fach der Hals-Nasen-Ohrenheilkunde? Es lag sehr wahrscheinlich daran, daß diese Aversion im reinen Hören und nachfolgenden Glauben der Inhalte bestand, nämlich im Fides ex auditu. Ich wollte nicht mehr nur hören, hinhören, horchen oder gehorchen, sondern wollte sehen, optisch wie intellektuell. Das ging in diesem Fach ja noch beim Hals und bei der Nase, aber nicht mehr bei den Ohren, diesen Sinn liebte ich von allen am wenigsten, war ich doch in den letzten Jahren zu sehr diesem Organ "hörig".
Mit wieviel Liebe in dieser bemerkenswerten Abteilung des Klinikums Neues erprobt und Notwendiges routinemäßig durchgeführt wurde, erlebte ich in einer Sektion an einer jungen Patientin, die an allen möglichen Denominationen meiner hochgeschätzten medizinischen Fakultät "zusammengeflickt" worden war und am Ende ihre Trachealfunktion nicht mehr hatte, sie war nämlich aufgrund der monatelangen Beatmung nekrotisch geworden und so bemühte man sich als letzten Ausweg um die Wiederherstellung der Trachea samt ihrer Knorpelspangen. Ich erinnere mich noch an einen großen, recht kräftigen Oberarzt namens Weerda, der neben der verstorbenen Patientin stand und sein operatives Ergebnis, für das er viele Stunden kunstvollsten Modellierens aus Rippenknorpel als Trachealersatz verwendet hatte und nun stand der hochbegabte Künstler vor den Scherben seines Tuns: Der Rippenknorpel war sogar in der Trachea beginnend eingewachsen und sein

Produkt der Trachea vom Hals bis in den Bereich der Bifurkation war ein kleines Kunstwerk, aber der Patient hatte diesen letzten Rekonstruktionsschritt wegen seiner schweren Erkrankung nicht mehr überlebt. Ich sah einen großen Künstler neben dem sezierten Hals stehen und betrachtete seine immensen, großen und gleichzeitig feingliedrigen Hände, indem er dem Sekkanten weiszumachen versuchte, wieviel Zeit und Mühe, Kunst und Ideenreichtum er in diesen Hals investiert hatte, was der Sekkant mit einem Schnitt freigelegt hatte. Ein Phidias neben seiner zerbrochenen Figur ...

Sie führten ein wenig ihr Eigenleben, diese Assistenten und Oberärzte der HNO-Klinik, sie waren fast wie die Mönche im Mittelalter exempt, herausgenommen aus der Jurisdiktion ihrer Vorgesetzten, da sie Unermeßliches leisteten, was keine andere Denomination unseres Hauses sich traute, verkannte Künstler, die mit großen Händen und viel zu großem und grobem Operationsbesteck filigranste Arbeit zu leisten hatten.

Das feine Operationsbesteck eines solchen Operateurs hat man uns im Kurs einmal vorgeführt: Eine Silberschachtel voll fragilster, kleinster Geräte, deren Zweck es war, auch die kleinsten Dysfunktionen wieder beheben zu können, die Instrumente erinnerten mich an die fragilsten Teile venezianischen Glases.

Kapitel XV
Dermatologie oder der Aussatz ist heilbar

Ein offensichtlich feinhumanistisch gebildeter Mann war er gewesen, dieser Dermatologe Professor Kalkoff, der zu Beginn seiner Vorlesungstätigkeit in unserem Semester eine Stelle aus dem Alten Testament zitierte. Da war von der Strafe Gottes die Rede, die ein hebräischer König erdulden mußte, nämlich für seine Sünden mit dem Aussatz geschlagen zu werden. Als er seine Sünden vor Jahve eingestanden hatte und Besserung gelobte, hatte letzterer Einsehen mit ihm und übertrug die Erkrankung auf einen unbotmäßigen Diener dieses Königs, der ihn bestohlen hatte und schlug diesen mit des Königs ehemaligem Aussatz. Die Dermatologie fing also schon im Alten Testament an, eine wichtige Aussage über krank oder gesund eines Menschen zu definieren. Und wenn dieser Professor Kalkoff sein Vorlesungsbuch in der ersten Stunde weiterblättern ließ - es war das Alte Testament, das vor ihm lag -, dann las er uns noch aus den alttestamentlichen Levitenordnungen vor, wie vor 3000 Jahren ein solcher Aussätziger zu behandeln sei: Es seien die Priester gewesen, welche die Diagnose stellten, die für den Patienten eine ungeheure Wirkung hatte, nämlich in der Gemeinschaft bleiben zu dürfen oder ausgestoßen zu werden, mit einer Glocke in der Hand und der ultimativen Aufforderung der Priesterschaft, jedem, der diesem Patienten nahe kam, von seiner Krankheit laut zu berichten. Und erst ein weiterer Priester konnte zu einem späteren Zeitpunkt nach genauen biblischen Anweisungen den Patienten für gesund erklären - oder auch nicht.
“Wir haben diese Aufgabe als Hautärzte im wesentlichen übernommen” meinte der alternde, hochgewachsene Ordinarius, der sich seines offensichtlichen Priestertums in Sachen Aussatz durchaus noch bewußt war. In der Dermatologie schien sich in den letzten 10 Jahren nicht allzuviel verändert zu haben, so mein erster Eindruck. Die Einführung in die Vorlesungen war bereits bekannt und von Vorsemestern rechts oben an das Skriptum geschrieben worden: Jetzt kommt der Vergleich mit dem Aussatz im Alten Testament! Der Hörsaal lag abseits in einem schönen, parkähnlichen Gelände außerhalb des Klinikums mitten in der Stadt. Die alten Flügeltüren des Studenteneingangs waren sicher seit

Jahrzehnten nicht mehr gestrichen worden, das Schloß existierte nicht mehr und die Treppe des Studentenaufganges war bestimmt schon im letzten Jahrhundert genauso abgetreten gewesen wie heute. Die Wandtafeln hätten jedem Antiquitätengeschäft zur Ehre gereichen können und sie erinnerten mich an alte Landkarten aus der Schule, die nicht mehr aufgehängt werden konnten, weil sich die politischen Strukturen verändert hatten.

Die dermatologischen Karten hingegen hingen staubig und in Wellen vor den großen Wänden der Stirnseite des alten Hörsaals. Die alten, knarrenden Dielen und die Klapptischchen taten das übrige dazu, das Fach Dermatologie als etwas offensichtlich sehr Altes und Verstaubtes einzuordnen. Außerdem war die Dermatologie mit Gerüchen verbunden, die meist an Karbol oder, besser noch, an altes Bohnerwachs erinnerten, die durch das gesamte Institut schlichen und sich auch bei langem Lüften durch die alten, klapprigen Doppelfenster nicht vertreiben ließen. Vorbei der allgemeine Respekt, der den großen Fächern von uns Studenten unbedingt beigebracht wurde: Hier schien die Zeit doch stehengeblieben zu sein und die Schmächtigkeit des uns von den Vorsemestern übergebenen dermatologischen Lehrbuches entsprach ursprünglich ganz unserer Einschätzung über dieses Fach.

Es sollte aber anders werden. In meiner Familie waren einige Dermatologen und ich erlebte immer mit großem Interesse, wie mein chirurgischer Vater in seinem kleinen Klinikum, sobald einer der familiären Dermatologen greifbar war, diesen als unfreiwilligen Konsiliarius einspannte, ihm unklare Hautveränderungen zu diagnostizieren und zu therapieren, insbesondere dann, wenn Cortison und Antibiotika samt Fettcremen und Verbänden nicht mehr sehr viel nützten. Und wenn es gar um die kleinen schwarzen, runden oder ovalären Flecken an der Haut ging, dann waren sie sehr gefragt, diese Dermatologen, über die ich mir zunächst ein falsches Bild gemacht habe. Der verstaubte Hörsaal samt seiner Tafel war nämlich ein diametrales Gegenbild zu der zugegebenermaßen behäbigen Lebendigkeit und hohen Effizienz dieses schon rein örtlich vom Klinikumsbetrieb weit entfernten Institutes.

Und auch die erste Vorlesung, beginnend mit dem Alten Testament, veränderte sich kurz danach in einen hochmodernen, ausgezeichneten Diskurs über das kleine, aber mir so wichtig

erscheinende Fach. Einige unserer weiblichen Kommilitonen waren besonders eifrige Hörer und Diskutanten und bei näherer Nachfrage ließ sich die Vorliebe für die Dermatologie einerseits recht rasch mit Familiengründung und gleichzeitiger medizinischer Tätigkeit verbinden, auf der anderen Seite aber auch mit dem wissenschaftlichen Wunsch, in diesem fast schon typisch weiblichen Sujet Bestes zu leisten. Die ursprüngliche Vermutung, es könne sich hier um etwas Antiquiertes handeln, wurde in dem Moment völlig zunichte, als ein junger Assistent namens Vanscheidt über ausgedehnte Hauttransplantationen, Lappenplastiken und sogar über intrafasziale Gefäßtherapien bei Venenerkrankungen berichtete. Wie Schuppen fiel es auch den künftigen praktizierenden Hausärzten, von denen es unter uns nicht wenige gab, von den Augen, in diesem Fach sehr viel zu lernen. Und so entwickelte sich die kleine Dermatologie bald zu einem sehr großen und bestbesuchten Vorlesungszyklus und manche fühlten sich nach Ablegung des Testates am Ende des Semesters fast schon als kleine Dermatologen. Immer wieder versäumte es Professor Kalkoff nicht, einen kleinen, aber sehr wichtigen Hinweis auf die Bedeutung seines alten Faches zu legen: "Gehet hin, Ihr Aussätzigen, und zeiget Euch den Priestern ... und wenn Ihr frei seid von ansteckenden Hautkrankheiten, dann werden sie Euch für rein erklären ..."
Er war sich offensichtlich seiner priesterlichen Tätigkeit schon bewußt und wenn gelegentlich ein kleiner Minderwertigkeitssatz im Vergleich zu den anderen großen Universitätsinstituten auftauchte, dann brauchte er die biblische Unterstützung, die er mit Augenzwinkern und Humor aus der alten geistigen Blechschachtel herausholte.

Kapitel XVI
Die Pädiatrie - ein Mittel gegen die Hilflosigkeit

Sofern ich es überblicken konnte, hat nie einer die pädiatrischen Vorlesungen an der Universität in Freiburg geschwänzt, es sei denn, aus ganz gewichtigen Gründen. Wohl jeder Kliniker war sich darüber im klaren, hier lernen zu müssen, denn das Leiden der Kleinen und Kleinsten zu lindern, hatte noch einen größeren Ansporn in sich als das der "normalen" Erwachsenen. Ich hatte den Eindruck, daß noch etwas an rudimentären Rechtfertigungsgedanken in uns schlummerte, für ein klein wenig Gerechtigkeit auf dieser Welt, ganz besonders, was die Kleinen und Kleinsten betraf, sorgen zu müssen. Die erwachsenen und die alten Patienten hatten ja schließlich schon ein gerüttelt Maß an Leben hinter sich, vielleicht sogar an Schuld und Bosheit einiges auf sich geladen, was sie jetzt gerechtigkeitshalber abarbeiten mußten: Man nannte das auch Leben und solche Sprüche wie 'Das Leben lehrt jeden, was er sei' oder 'Gottes Mühlen mahlen langsam, aber fein', vielleicht auch 'Alles Böses rächet sich auf Erden' waren unbewußte Zeugnisse einer mir verhaßt gewordenen Denkweise. Insbesondere die Kommilitoninnen besetzten schon lange vor Beginn der Vorlesungen meist die ersten Bänke, vielleicht auch aus Gründen des Usus proprius, denn die Beschäftigung mit Kinderkrankheiten könnte ja in der eigenen Familie bei der Therapie nicht ganz schaden. Und so war es meist das Mitleid, das zuallererst herrschte, wenn uns schwerkranke, mißgestaltete oder von der Natur nicht gerade mit allen Gaben versehene kleine Patienten vorgeführt wurden, die ein großes Martyrium vor sich hatten oder vielleicht sogar schon anamnestisch hinter sich bringen mußten.
Professor Gädecke, ein alter Kinderarzt, dem sein Beruf fast auf den Leib geschnitten war, schien mir oft als Ankläger gegen die Schöpfungsfehler zu fungieren, insbesondere dann, wenn er mit seinen riesigen Händen so einen kleinen Wurm auf seinen massigen Oberkörper an sich drückte und während der Vorlesung auf und ab wippend vor uns seine Krankengeschichte erzählte.
"Da ist eben ein Fehler passiert, irgendwo am Anfang der Genese dieses kleinen Patienten."
Seine wissenden grauen Augen, sein massiger Schädel und sein

kleiner weißer Spitzbart waren eindrückliche Zeichen eines manchmal nicht Verstehenkönnens über so viel kindliches Elend, aber seine ganze Persönlichkeit war darauf angelegt, dieses zu vermindern.
"Bitte, liebe Frau Kollegin, was sagen Sie zu diesem Kind? Es ist blau, an den Fingern haben sich bereits kleine Uhrglasnägel ausgebreitet und es ist mehr als schlaff. Schon die geringste Belastung beim Schreien oder Füttern lassen es kurzatmig werden ..."
Das Interesse war groß, die Hälse der hundertköpfigen Zuhörerschaft reckten sich, um dieses kleine Menschenbündel mit den schier unlösbaren Problemen betrachten zu können.
Es schien uns einfach nur gut zu sein, daß es solche Kollegen gab, die sich um nichts anderes kümmerten als um das Wohlergehen dieser grauenhaften Dysfunktionen.
Professor Gädecke zeichnete, immer noch den kleinen Wicht an seiner Schulter, der sich dort schlafenderweise offensichtlich wohlfühlte, an die Tafel, um die Herzfunktionen zu erklären oder ganz besonders in diesem Fall darauf hinzuweisen, warum das alles so ist, wie wir es nicht vermuteten. Eine komplexe, anlagebedingte Herzveränderung, die nicht zu therapieren war, auch nicht mit den sophistischsten Operationsmethoden, die es derzeit gab.
"Nun, meine sehr verehrten Kolleginnen und Kollegen, was können Sie aus den Dingen schließen, die ich Ihnen erzählt habe? Sie wissen nun, daß die Aorta zu klein ist, also hypoplastisch auch genannt", meinte er mit einem Achselzucken über gelegentliches Desinteresse in der letzten Bank, "dann gibt es noch die zwei Herzhöhlen, die miteinander verbunden sind, es gibt ein Foramen ovale, die Aorta entspringt aus dem rechten Ventrikel, die Fingerchen sind, wenn Sie genau hinsehen, zusammengewachsen und nun, fällt jemand noch etwas auf?"
Dabei wiegte er mit seinem großen, massigen Oberkörper das kleine, blaublasse Wesen auf seinen Schultern hin und her und drehte es bereitwillig jedem, der es sehen wollte, zu.
Großes Rätselraten.
"Schauen Sie doch genau hin, auch wenn der Mensch noch so klein ist, so sind doch alle Diagnosen auch hier bereits abzulesen, wenn Sie Ihre Sinne gebrauchen!"
Zaghaft kamen Versuche der Diagnoseerhebung von den letzten Bänken.

“Kombiniertes Herzvitium.”
“Muß doch wohl ein seltenes Syndrom sein.”
“Wer hat’s gesagt, wer war das?” kam’s von dem plötzlich stehenbleibenden, liebenswerten Fleischberg samt seinem kleinen Kind. “Endlich einer, der einmal genau hingesehen hat. Wir haben ein komplexes Geschehen vor uns, das haben Sie schon gemerkt, aber wer von Ihnen denkt noch an das alte griechische Wort Syndromai, das bedeutet nichts anderes als Zusammenkommen verschiedener Dysfunktionen. Richtig, lieber Herr Kollege da oben in der letzten Reihe, wenn ich auch den Eindruck gehabt habe, daß die gesamte Lokalität dort während dieser Vorlesung erheblich dem Schlaf gehuldigt hat. Nur müssen Sie mir jetzt auch sagen, was alles hier an sonstigen Dingen noch zu sehen ist. Benützen Sie Ihre Sinne! Warum denken Sie, daß ich für diesen armen kleinen Wurm vor Ihnen herumtanze?”
Dabei ging er wieder fast vergnügt durch die Reihen und hielt mit seinen riesigen Händen das kleine menschliche Bündel auf seiner Schulter, das nur leise vor sich hin piepste.
Jetzt fiel es auf, der zu hohe Schädel, der in Wirklichkeit jedoch sehr klein war, die Lidachsen, die schräg standen, die Ohren, die etwas abgekippt aussahen und als er die Füßchen zeigte, sah man deutlich die Haut zwischen den Zehen, die sich partiell auch an den Händen fand.
“Nun sehen Sie einmal, was in der Schöpfung alles schief laufen kann. Daß Sie und ich irgendwo einen kleinen Defekt haben, vielleicht auch mehrere, das haben Sie an sich selbst schon bemerkt. Sie werden auch bald merken, daß noch weitere Defekte dazukommen, wenn Sie älter werden”, dabei lachte er wissend in sich hinein, tänzelte aber weiter vor uns mit seinem kleinen Kind in den massigen Händen, in dem er mehr als nur ein ärztliches Interesse oder eine Arbeit seines Fachs sah, nämlich dieses zu betreuen. Man hatte den Eindruck, daß der große Mann mit diesem Kind verwandt, zumindest geistig eng verbunden war und das nicht nur bei diesem Kind, sondern auch bei den vielen anderen, die er uns vorzeigte.
“Die Schöpfungsordnung ist hier vollständig durchgeknallt. Einen Fehler nach dem anderen, wo Sie hinsehen. Und wenn ich Ihnen die Liste, die ich Ihnen vorher kurz genannt habe, noch verlängere

durch all diese Schrecklichkeiten, die Sie jetzt gerade selbst festgestellt haben, so brauchen Sie eigentlich nur eines, nämlich den Bogen zu finden und zu sehen, ob es eine derartige Erkrankung schon irgendwo einmal gibt. Dazu sind Sie aufgefordert, bis zum nächsten Mal akribisch und fleißig Ihre Bücher zu wälzen, und zwar nicht nur die, welche Sie als Skriptum vor sich liegen haben, sondern in alle Bibliotheken zu gehen, die Sie kennen, um auf den Boden der Weisheit zu kommen: Was hat dieses Kind, welche Krankheit? Wie heißt sie? Wie kann man sie eventuell sogar therapieren?"

Danach ging er mit seinem kranken Kind zu der in der Ecke stehenden Vorlesungsschwester und übergab es ihr, nicht ohne es noch einmal freundlich anzuschauen und zu streicheln.

Die Pausen zwischen den Vorlesungen waren gewöhnlich erfüllt von fröhlichem Geschwätz und meist stand auch nicht viel Zeit zur Verfügung, um in die anderen Institute zu gelangen. Eigenartigerweise war nach derartigen Vorlesungen der Saal noch lange gefüllt und die Studentenschar unterhielt sich, freilich mit den verschiedensten Ansätzen, über das Gehörte. Betreten waren mehrere meiner Kollegen in der letzten Reihe aufgestanden und nicht nur einmal hörte ich als alter Theologe den Satz:

"Scheißschöpfung! Der Herrgott sollte sich einmal qualitätssichern lassen, ist hier nicht jede Therapie zu viel?"

Ich nahm mir vor, bis zur morgigen Vorlesung alle nur erdenklichen Mittel zu besorgen, um nachzulesen, was über diese Erkrankung geschrieben war. Die Liste der Prämissen hatte ich sorgfältig ausgearbeitet und es fehlte mir nur noch die Conclusio. In der Bibliothek der Chirurgie am Nachmittag - Fehlanzeige, in der Universitätsbibliothek war nichts dergleichen zu finden, nur in der Kinderklinik fand ich in einigen älteren Büchern Aufzählungen verschiedenster Defekte, die alle meistens mit einem Namen etikettiert waren.

Schwachsinn, zu kleiner Kopf, zusammengewachsene Finger und Zehen, Herzdysmorphien, falsche Funktion und Anschluß der Aorta, Vertauschung der Pulmonalgefäße, zu kleines Aortenrohr. Hatte nicht der Professor noch etwas gesagt von einer deutlichen, nicht adäquaten geistigen Entwicklung, soweit man das überhaupt jetzt schon nachweisen konnte? Die Gesichtsveränderungen, alles

war vieldeutig und oft beschrieben, aber eine Krankheit, bei der dies alles zusammen vorkam, fand ich erst nach langem Suchen. Ein fleißiger Kinderarzt des letzten Jahrhunderts hatte wenige Fälle in der damaligen bekannten Welt zusammengetragen und ihnen einen Namen gegeben, nämlich seinen: Ein Herr Apert hatte 1906 diese Krankheit so genannt.
Am nächsten Morgen war in der Kinderklinik-Vorlesung nahezu dieselbe Mannschaft wieder versammelt, nur wenige hatten sich die Mühe gemacht, dieser schweren Erkrankung auf die Spur zu kommen und ich war gespannt, ob meine Recherche einigermaßen richtig war. Aus der ersten Reihe in der Riege der besonders eifrigen Studentinnen schnellten die Finger dem Professor bereits entgegen, der mit lustigen, erwartungsfrohen Augen sich über dieses Interesse sehr freute. Und nicht lange danach wurde das Apert-Syndrom als richtig eingestuft. Professor Gädecke freute sich anscheinend über diesen Eifer.
"Jetzt haben wir die Teile in unserer Hand, jetzt müssen wir nur schauen, was wir daraus machen!"
Und wiederum war er an der Tafel und gab seinen erstaunten Zuhörern bekannt, war sie zu tun gedachten: Zunächst eine schwere Herzoperation mit einer Anastomosierung der Lungenlumina in der rechten Herzkammer, der Aorta an die vorgesehene Stelle im linken Herzen, Verschluß des Foramen ovale sowie des Septumdefektes, dann Prothesenanlage der gesamten Aorta, die Kleinigkeiten der Hand- und Fußveränderungen wurden nur nebenbei als orthopädische Korrekturen abgetan.
Eine Aorta bei einem Säugling einsetzen? Und wenn der wächst?
Professor Gädecke stand vor der Tafel, nachdem er die Therapievorhaben aufgezeichnet hatte und stützte sich mit seinen großen Händen auf das Katheder.
"Was können wir anderes tun? Lamentieren hat keinen Sinn. Wer oder was ist schuld an diesem Elend? Ich weiß es nicht, es liegt höchstwahrscheinlich auf irgendeinem Gen, das wir noch nicht kennen. Ihre Generation hat sehr wahrscheinlich das Vorrecht, hier hinter die Kulissen des großen Kulissenschiebers zu sehen und einiges im wörtlichen Keim zu verbessern. Unsere Instrumente sind noch zu grob, unsere Kenntnis ist noch zu gering und unsere Situationsenge ist sprichwörtlich! Wir stehen hier vor den

Scherben in der menschlichen Entwicklung und fragen Sie mich nicht, wer sie zusammengeschmissen hat, diese Entwicklung. Wir haben nur die Aufgabe, ganz bescheiden, aber bestimmt zu korrigieren und wieder aufzubauen, wenn's auch nichts wird oder" korrigierte er sich schnell, "wenn's auch vielleicht nichts wird. Ganz normal wird das Kind nie mehr werden, aber vielleicht hat es doch ein Leben, das für es selbst einen gewissen Wert besitzt, für viele Ärzte, besonders in meiner Generation, hat dies früher nicht gegolten. Wir sind bescheidene, aber möglichst genaue und präzise Arbeiter, die mit Korrekturaufträgen unterwegs sind, sonst nichts und ich hoffe, daß dies für Sie in Zukunft genauso gilt. Und wenn mir jetzt noch einer vorrechnet, was dies alles kostet, dann werde ich ganz ärgerlich, das verspreche ich Ihnen ..."
Sprach's und verließ den Hörsaal, hinter sich eine beeindruckte Hörerschaft, die ihm noch lange Beifall zollte.

Kapitel XVII
Die Chirurgie

Im gleißenden Licht der Operationslampe standen drei Ärzte um einen narkotisierten Patienten vor dem eröffneten Unterbauch. Die Narkoseschwester war sichtlich nervös, da ihre Dosis an Äther und Lachgas sich langsam einem Höhepunkt zubewegte und die ganz bei der Arbeit versunkenen Operateure dies nicht schnell merkten.
“Klemme ... Schere ... Faden ... Umstechung ...”
Die nur kurzen, freundlich sachlichen Aufforderungen an die alte Diakonisse kamen hinter dem Mundschutz des schwitzenden, hochbetagten Chirurgen hervor. Sie erinnerten mich nicht an klare Befehle, die ich so unmißverständlich auf dem Kasernenhof gelernt hatte, sondern sie erinnerten mich mehr an das murmelnde Rosenkranzgebet in der halb abgedunkelten Kirche vor dem hell erleuchteten Allerheiligsten, wenn Gesätz für Gesätz gebetet und der Rest in murmelnder Stille weitergelispelt wurde.
Der Rücken schmerzte und die langen, breiten Haken blitzten im Schein der Operationslampe wie funkelndes Hotelsilber. Der Patient schien unwirklich weit weg zu sein, obwohl ich genau neben ihm stand und seine Bauchdecken auseinanderhielt.
“Wie kann man das denn anastomosieren?”
Bernhard, der Oberarzt in der Chirurgie, blickte etwas hilflos auf den alten Chirurgen, der mit seiner dicken Hornbrille stumm in den Situs hineinschaute.
“Es ist fast alles nekrotisch hier unten und ob Deine Nähte hier halten, das weiß ich nicht.”
Dabei ließ er keine Sekunde jede einzelne Naht des Oberarztes aus den Augen. Schon beim Zuziehen der Fäden war das Ausreiße der einzelnen Nähte leicht zu sehen und der Riß im Dickdarm wurde größer.
“Versuch’s da drüben noch einmal und reseziere dieses kleine Stück” kam’s von der beruhigenden Seite des alten Chefs.
Auch dieser Vorschlag war nicht ganz problemfrei, denn nach der Resektion eines großen Dickdarmteils waren die Darmwände immer noch so dünn, daß man sie kaum vernähen konnte.
“Jetzt scheint es doch dicht zu sein? Meinst Du nicht?”
Dabei wurde der Stieltupfer mit großer Behutsamkeit auf das

kleine Meisterwerk gedrückt, um zu sehen, wie weit man fortgeschritten war.
“Alles bestens ...”
Die Narkoseschwester machte sich hinter ihren grünen Tüchern bemerkbar.
“Herr Doktor, bitte beenden Sie, ich hab schon das zweite Fläschchen gegeben und ich bin am Ende” kam’s ängstlich von der Kopfseite des Patienten her.
“Also, aufhören, alles bestens ... Haken raus.”
Nichts lieber als das. Der Rücken schmerzte schon stark und ich wußte nicht mehr, wie ich hinstehen sollte.
Es war ja nicht so, daß die Tagesarbeit beendet wäre, im Gegenteil, nach dieser Operation war noch ein kleiner Blinddarm angesagt, dann kam die Visite des ganzen Krankenhauses und später die Versorgung der riesigen Landpraxis, das “Ausleeren” der Wartezimmer und dann, gegen Abend, die vielen Hausbesuche bis in die letzten Zinken und Höfe unserer Täler.
Ich packte die beiden Hakenenden, nahm sie behutsam aus dem Bauch heraus und legte sie leise klirrend auf den Instrumentiertisch.
“Nein!”
“Was ist denn jetzt los?”
Ein großer Schwall von trübem Sekret ergoß sich in den Bauch und schwappte über die gerade losgelassenen Wundränder. Eine weitere Perforation mußte dies sein, und zwar an einer Stelle, die wir bisher gar nicht vermutet hatten.
“Also, auf ein Neues, Haken wieder einsetzen, Schnitt verlängern und den ganzen Darm durchprüfen.”
Der alte Chirurg war nicht ärgerlich, sondern nur besorgt, während meinem Oberarzt Bernhard der Frust im Gesicht stand, obwohl man nur wenig von ihm sah, nämlich die Augen und die waren böse und zusammengekniffen. Die Exploration des Bauches gestaltete sich mühsam. Schlinge für Schlinge wurde herausgenommen, von allen Seiten inspiziert und irgendwo in der Mitte des Ileums fand sich ein großer Defekt, umgeben von nekrotischem Gewebe.
“Herr Doktor, bitte beenden Sie rasch, ich kann nicht mehr weiter dosieren, ich bin am Ende angekommen” kam’s hinter den grünen Tüchern von der Kopfseite her.

"Ich weiß, Schwester Ursula, Sie sagten es mir schon zweimal, aber jetzt müssen wir noch einmal neu anfangen und einen großen Teil des Dünndarms resezieren, denn das alles ist brüchig wie Zunder."

Und die Operation begann von neuem, noch viel umfangreicher, als sie geplant war.

Der Rücken schmerzte nicht mehr oder vielleicht noch mehr als zuvor, aber er war nun nicht mehr zu spüren. Mühsam wurde ein Segment nach dem anderen geprüft und kaum war ein Stück reseziert und wieder anastomosiert, riß es an einer anderen Stelle wieder auf.

Die alte, klackende Batterieuhr im grünen OP verschwamm langsam wie eine untergehende Sonne. Es wurde 3 Uhr, 4 Uhr ... Wann haben wir angefangen? Es war doch heute morgen gegen 10? Oder war es ganz anders?

Die Narkoseschwester sagte schon lange nichts mehr und dosierte mühsam eine Flasche Lachgas und Äther nach der anderen. Die gefährliche Schwelle der Dosierung war längst überschritten, aber was war zu tun? Aufhören war nicht möglich, es wäre sicher mit dem sofortigen Tod des Patienten verbunden gewesen.

Die große Chirurgensilhouette neben mir mit der großen, dunklen Hornbrille begann langsam zu schwanken, aber noch immer arbeiteten seine Hände fleißig in dem immer wieder reißenden Darm. Schon eine ganz ansehnliche Menge von reseziertem Darm, weiß, teilweise dunkelblau-schwärzlich, lag auf dem kleinen Blechtischchen neben der Operationsschwester.

"Wollen wir einmal vorsichtig sehen, ob alles dicht ist?"

Mit Stieltupfern wurde jeder Zentimeter des gesamten Darmes noch einmal geprüft und es schien so, als ob diesmal der Erfolg eingetroffen wäre, der Darm war dicht, aber übersät von kleinen Nahtverbindungen, von denen nur die kleinsten Kunststoffäden am äußeren Rand herausragten, um sagen zu wollen: Hier ist menschliches Werk, nicht die Natur, hier ist ein Flicken, hier eine Reparatur und das glänzige Rote, das ist Original von höherer Hand gemacht ...

Der Darm war dicht.

Die Operation schien geglückt.

"Also, Bernhard, mach den Bauch zu, Ihr zwei werdet das ja wohl

schaffen, ich geh schon mal in die Praxis, die sicherlich schon wieder überquillt ...”
Mit mühsamen Schritten verließ der alte Chirurg den Operationssaal, man hörte von nebenan das Plätschern des Wassers, als er seine blutigen Handschuhe abwusch, um sie in einen besonderen Behälter zu geben, denn in diesem kleinen Haus wurden sogar die Gummihandschuhe einzeln gereinigt und wieder sterilisiert. Müde schlurfte er mit seinen großen Operationsschuhen hinaus auf den Gang und ich blickte ihm bewundernd nach, wenn auch nur für einen kurzen Moment. Derweil stopfte Bernhard den eventerierten Darm Stück für Stück wieder an seinen normalen Platz. Und dabei passierte es.
“Da ist wieder eine Leckage, wo kommt der Dünndarminhalt her?”
Hektisch kam es von der gegenüberliegenden Seite und ein Schwall trüb-rötlicher Flüssigkeit ergoß sich in den gerade eben mit den Darmschlingen wieder gefüllten Bauch.
“Das darf nicht wahr sein, jetzt geht die Arbeit wieder los.”
Die OP-Schwester blickte gelassen auf den offenen Bauch und ihr Diakonissenhäubchen wackelte ein wenig mißbilligend hin und her, während ihre klugen, grauen Augen die beiden Operateure zweifelnd ansah.
“Sollen wir den Chef noch einmal holen?”
In diesem Moment beugte sich die Narkoseschwester über die grünen Tücher, konnte es nicht fassen, daß sich das angekündigte nahe Operationsende wieder verschoben hatte.
“Also noch einmal das Ganze” meinte der Oberarzt Bernhard, aber schon eher mit einem Unterton, gleichsam als ob dies das Ende des Patienten bedeutete. Ich fühlte durch meine Gummihandschuhe den noch warmen Körper und die immer kälter werdenden, naßblutig durchtränkten Operationstücher, die Bauchtücher und die Abstopfungen. Natürlich war wieder ein Teil des hauchdünnen Darmes eingerissen und eine große Welle eines hellrosa flüssigen Dünndarminhalts ergoß sich in den Bauch.
“Blechschale, bitte, die Nierenschale meine ich natürlich ...”
Und wieder wurde schalenweise eine trübe Flüssigkeit aus dem Bauch herausgenommen. Dann nähen und wiederum nähen. Jede zweite Umstechung riß an den Nahtstellen aus, weil das Gewebe zundrig war.

Nähen und knüpfen.
Und dann war es soweit, daß wir wieder einmal fertig waren, fertig für einen Moment und im Bewußtsein dessen, nach schulischen medizinischen Angaben alles richtig gemacht zu haben.
"Mach den Bauch zu, ich kann nicht mehr!"
Ein heißer Schrecken überfuhr mich. Ich hatte wohl schon einmal einen Blinddarm operiert und auch schon Teile einer großen Laparotomie zusammengesetzt und vernäht, aber noch niemals eine ganze Laparotomie vom Xiphoid bis fast zur Symphyse. Und ausgerechnet das noch bei diesem Dünndarm, der mich immer mehr an ein dünnes, pergamentähnliches Gebilde erinnerte, das papieren zu reißen drohte, und zwar jeden Moment. Bernhard richtete sich mühsam auf und legte sein Operationsbesteck auf die Seite.
"Wenn Du's nicht kannst, dann komme ich in 10 Minuten wieder, aber versuchs mal!"
Vielleicht wäre vor 3 oder 4 Stunden diese Aufforderung für mich zu einer großen Freude geworden, selbständig an einer großen Operation etwas mitwirken zu können. Der erste Blinddarm und das nachfolgend argwöhnische Beobachten des Patienten, ob er nicht doch einen Ileus oder ein Perforationszeichen böte!
Plötzlich war ich allein. Die alte OP-Schwester reichte mir eine Nadel mit Catgut und Seide nach der anderen, ohne ein Wort zu sagen.
Stich für Stich und Knoten für Knoten und das Ende war nicht abzusehen. Die Arme wurden müde und nur die Hände funktionierten noch so, wie es ihnen befohlen wurde, Schicht für Schicht zu durchstechen und vorsichtig zu adaptieren. Knoten und dann ein Schnitt mit der Schere. Es wurde langsam dunkel um mich herum, wohl wegen der immer größer werdenden Müdigkeit, während die helle Operationslampe langsam den sich immer weiter verschließenden Bauch zeigte. Ganz unten unmittelbar vor der Symphyse blickte ich ein letztes Mal hinein in diesen mir unheimlich gewordenen Bauch und wie bei einem Eisloch in einem sonst zugefrorenen See plätscherte es aus der Tiefe an die Oberfläche - gelb und rosafarben, trüb wie Dünndarmsekret!
Ich begann zu verzagen, wußte ich doch, daß an einer weiteren Stelle wieder ein Loch im glaspapierartigen Ileum offen sein mußte. Ich schaute hilflos zur OP-Schwester, die mich mit gütigen, großen Augen durch ihre dicken Brillengläser ansah.

Sie schüttelte den Kopf und reichte mir eine Naht um die andere.
"Zumachen?"
Sie nickte.
"Aber da ist doch wieder ein Loch ..."
"Natürlich. Weißt Du denn nicht, warum der alte Chefarzt vorhin gegangen ist?"
Ich wußte, daß der Chefarzt mit der Operationsschwester sich sehr gut verstand, soviel ich weiß noch aus uralten Zeiten eines gemeinsamen Studiums in Berlin. Beide waren sie nun in einem kleinen Schwarzwaldstädtchen vom Schicksal wieder zusammengeführt worden.
"Schwester Berta, das geht doch schief!"
Ungerührt reichte sie mir eine Naht nach der anderen.
"Kann das gutgehen? Ich möchte doch den Chef noch einmal holen, um ihm das zu zeigen ..."
"Wissen Sie, wie spät es ist? Wir operieren jetzt schon 9 Stunden an diesem Bauch und Sie wissen doch hoffentlich auch, was diese Patientin hat?"
Dabei fädelte sie gerade wieder einen Zwirnsfaden auf die gebogene Nadel und reichte ihn mir herüber.
"Das komische weißliche Zeug, das ich gesehen habe?" fragte ich sie.
"Natürlich, das komische weiße Zeug, das Sie offensichtlich zum ersten Mal gesehen haben. Ich wundere mich, daß Ihr alter Vater so viele Stunden hier zugebracht hat, um ein Stück nach dem anderen zu nähen und daß Bernhard gegangen ist, verstehe ich auch gut. Jetzt ist es halt an Ihnen, zu begreifen, daß man eine so schwere Peritonealtuberkulose nicht heilen kann. Auch der Herr Professor Forssmann hat immer gesagt, daß man hier nicht zuviel Zeit verschwenden dürfe, denn die Patienten verstürben doch alle."
Eine Peritonealtuberkulose! Jetzt war mir alles klar geworden, warum keine Naht hielt, der Darm in jeder kleinen Kurve brach und zerriß und alle unsere Bemühungen nicht zum Erfolg führen konnten. Ich war im Unterhautfettgewebe und nähte mit Routine auch diese Schichten zusammen. Sagte sie nicht etwas von Professor Forssmann? Der Forssmann mit dem Herzkatheter?
"Gell, jetzt wollen Sie wissen, wen ich mit Professor Forssmann gemeint habe. Ich kann doch Ihre Gedanken lesen, bei jungen Doktors ist mir das immer gelungen, bei alten Füchsen nicht mehr.

Ja, genau dieser Forssmann ist es gewesen, der eines Tages mich als junge Lernschwester in Berlin auf die Seite genommen hatte: Schwester Berta, bitte bedienen Sie den Röntgenapparat, während ich mir den Katheter vorschiebe. Wissen Sie, lieber junger Doktor, ich bin noch eine von den alten Röntgenschwestern, die das gelernt haben, mit den Röntgenapparaten umzugehen. Ich habe noch gelernt, Glasplatten zu belichten und sie meinem Chirurgen in Berlin zu zeigen, noch naß wie sie waren haben wir sie dann anschließend in einen großen Blecheimer geworfen, als die Diagnose gestellt war."

Die alte Diakonisse erzählte jetzt mit freundlichen Augen und reichte eine Hautnaht nach der anderen herüber, während sie aus früheren Zeiten plauderte.

"... und dann hat sich der Professor Forssmann den Katheter vom Arm aus immer weiter nach vorne geschoben und ich mußte unter den Röntgenschirm kriechen und den Schirm immer auf das Herz richten, manchmal auf die Achsel und da konnte man einen kleinen Schatten von diesem langen Blasenkatheter sehen, den er sich von der Seite aus vorschob. Ja ja, junger Doktor, als er mit dem Katheter im Herzen war, habe ich auch gedacht: Du bezahlst Deinen Mut mit dem Leben ... Aber nichts ist passiert. Eine Aufnahme habe ich gemacht auf Zellulosebildern, wissen Sie dieses neue Material, womit man zum ersten Mal Bilder biegen konnte. Ganz lange habe ich belichten müssen und der brave Forssmann hat mitsamt dem Katheter mindestens eine Minute die Luft angehalten. Und dann habe ich's entwickelt und das Bild hat danach so viel Ärger gebracht, weil er einen Selbstversuch gemacht hatte ..."

Die Naht war fertig. Der Bauch war geschlossen und Schwester Berta reichte mir, fast schon fröhlich erzählend, einige Stieltupfer mit Jod über den Operationstisch. Dann wurde der Bauch verschlossen unter einer großen Menge von Zellstoff mit einem gewickelten, breiten Band, das bereits unter der Patientin zusammengefaltet lag. Mit einigen Sicherheitsnadeln wurde das Bauchtuch verschlossen.

Fertig.

"... wissen Sie, der Professor Forssmann hat nie Angst vor dem Tod gehabt. Er hat immer gesagt: Der gehört zu uns dazu wie das Lachen, Weinen, Fröhlichsein und die Traurigkeit. So, sehen Sie,

Lachen, Weinen, Fröhlichsein und die Traurigkeit. So, sehen Sie, jetzt habe ich Ihnen das erzählt, weil Sie auch einmal verstehen müssen, daß diese alte Frau nicht mehr geheilt werden kann, weil unsere Kunst halt am Ende ist. Trotzdem haben Sie brav den Bauch zugemacht und Ihre schöne Narbe habe ich mir gut gemerkt, ob sie die Patientin noch bemerken wird, das werden wir sehen."
Die verzweifelte Narkoseschwester versuchte, die narkotisierte Patientin wieder ins Bewußtsein zurückzubringen, was ihr aber auch mit lauten Worten und vielem Backentätscheln nicht gelingen wollte. Die Sauerstoffmaske blies monoton in ihre Nase und wir drei Übriggebliebenen, die beiden Diakonissen und der kleine Assistenzarzt, wuchteten die schwere Patientin in das Bett hinein. Am Ende schauten wir alle drei die liebenswerte alte Patientin noch einmal lange an, die mühsam nach Luft ringend langsam ihre Farbe von dunkelblau nach hellblau wechselte.
"Wir werden sehen, ob sie's packt ..."
"Jetzt denken Sie nicht soviel Negatives, junger Freund, wir kommen bald nach! Aber das verstehen Sie jetzt noch nicht."
Die beiden Diakonissen mit ihren Zieharmonikahäubchen gingen emsig ans Aufräumen und ich schob die Patientin allein hinüber auf die Frauenstation, um zwei Glastüren herum, die mir niemand half aufzumachen, weil die Schwestern gerade damit beschäftigt waren, 50 Frauen das Essen auszuteilen. Die Tür zu ihrem Zimmer stand offen und ich plazierte die frischoperierte, noch narkotisierte Patientin zwischen zwei alte Weibchen, die linke saß vor ihrem altmodischen Nachttischchen und aß zahnlos ihren Brei und die rechte schlürfte ihren Tee lauthals und begrüßte uns freudig.
Ich schaute meinen gerade fertigoperierten Schützling zweifelnd an, wohl im Bewußtsein, daß kurz vor dem Bauchschluß wohl wieder ein Teil des Darmes gerissen war. Die Infusion lief regelmäßig und das Zimmer wurde von dem mitgebrachten Äther-Lachgas-Gemisch erfüllt, so daß sich wenige Minuten später ein Operationssaalgeruch im ganzen Zimmer verbreitete. Ich wollte wissen, ob die Patientin bald erwachte und blieb lange neben ihr stehen, den flachen Puls tastend. Langsam kamen hintereinander zwei Stationsschwestern ins Zimmer und besahen sich ihren Neuzugang. Mit wenigen Worten wurden die wichtigsten pflegerischen Dinge besprochen.

Die Patientin schlug die Augen auf und blickte unsicher in ihrem alten Zimmerchen umher, das sie auch vor der Operation bewohnt hatte. Der Blick zu ihren beiden alten Bettnachbarinnen schien sie zu beruhigen, ebenso der zur Stationsschwester, die sie freundlich mit lauter Stimme wieder in diesem Leben willkommen hieß.
“Hallo, wieder aufgewacht? Alles vorbei, Sie sind schon wieder im Bett in Ihrem alten Zimmer und jetzt fassen wir fest Mut - es wird alles gut gehen. Wenn Sie Schmerzen haben, dann klingeln Sie mir gleich - der Doktor hat vier Morphiumspritzen erlaubt ...”, dabei klopfte sie die Kissen unter dem Kopf der Patientin etwas auf und vergaß keinen Moment, freundlich lächelnd auf die Patientin einzugehen. Kein zweifelnder Unterton, kein fragender Blick, keine hilflose Geste entging diesen Schwestern, die mit Emsigkeit um die Patientinnen herumkreisten.
“Es kann schon eine schwere Peritonitis geben, der Darm ließ sich fast nicht mehr zusammennähen ...” begann ich flüsternd zu erzählen.
Freundlich, aber bestimmt wurde ich in die Realität zurückgeholt, in die Realität dieser Schwestern.
“Ach was, diese jungen Ärzte mit ihren Bedenken. Wir pflegen jetzt diesen Bauch recht gut, machen jeden Tag zweimal Verbandswechsel, übermorgen kommt die Drainage heraus und dann sehen wir weiter. Ist das alles recht?”
Die Frage ging nicht an mich, sondern an die zwischenzeitlich wachgewordene alte Patientin, die dankbar schwach nickte.
Es war dunkel geworden und ich hatte neun Stunden im Operationssaal gestanden. Der Chefarzt hatte sicher in der Zwischenzeit wartezimmerweise die Patienten seiner Ambulanz versorgt und Oberarzt Bernhard war im dritten Stock bei einer Wöchnerin verschwunden. Es warteten jetzt noch sehr viele Hausbesuche, an die ich mich langsam dranmachen mußte, um bis zur Nacht fertig zu werden. Und dabei erinnerte ich mich noch daran, wie ich mit der Blechschale den Dünndarminhalt aus dem Bauch herauslöffelte. Beim Verlassen des Zimmers wollte ich mich endgültig von der Patientin noch einmal verabschieden, wenn auch nur mit einem intensiven Blick. Sie lag friedlich in ihrem Bett, umschwärmt von zwei Stationsschwestern und zwei Helferinnen, die sich um sie bemühten. Die Bettdecke war glattgestrichen,

die Infusion hing in der genau richtigen Höhe und tropfte regelmäßig vor sich hin, die große, blaue Sauerstofflasche an ihrem Kopfende pustete durch ein kleines Röhrchen ihr wohltuendes Gas in einen durchsichtigen Trichter, den die Patientin maskenartig auf der Nase hatte, Fieber wurde gemessen, das Blutdruckgerät zischte, Halblautes wurde fröhlich zuversichtlich der jüngsten Schwester anvertraut, die es mit krakeliger Schrift, aber korrekt in die Krankenkurve eintrug, während rechts und links die beiden alten Bauersfrauen in ihren Nachthemden mit den dünnen, weißen Zöpfen zahnlos ihr Abendessen schlürften und die Schwarzbrotscheiben in den Tee tunkten. Sie waren einfache Menschen, die das Leben und das Sterben als eine Selbstverständlichkeit hinnahmen. In diesem Moment habe ich mir gewünscht, in einer solchen Umgebung später einmal sterben zu können. Es war alles normal in diesem kleinen Krankenhaus mitten im Schwarzwald und während sich der alte Chirurg um die alltäglichen großen und kleinen Probleme seiner Patienten in der Praxis kümmerte, kam im dritten Stock bereits wieder das nächste Leben auf diese Welt und ich als Jüngster mußte die Erfahrung des Loslassens machen, die mir schwerer fiel als der kleinen, schmalgesichtigen, blassen Patientin, die ihr erstes freundliches und dankbares Lächeln den beiden über sie gebeugten Schwestern schenkte.
Es war alles in Ordnung.

Kapitel XVIII - Welche Therapie?

Es ist ein weiter Weg unten von der Talsohle des Kinzigtales bis hinauf in die höchsten Höhen des Reichenbaches, der mit seinen Ausläufern bis auf über 1000 m Höhe sich emporreckt und viele fast vergessene Bauernhöfe und Tagelöhnerhäuschen in den unendlich wirkenden Wäldern versteckt. Es ist schon ein Unterschied, mit welchen Augen diese Landschaft betrachtet wird, mit denen des Ästheten, des Touristen, die sich selten hierher verirrten, mit denen des Bauern oder Forstmanns oder mit denen des Landarztes, der zu jeder Tages- und Nachtzeit, sommers wie winters, hier seinen Weg finden muß.

"Heute mittag ist ein Besuch beim hinteren Wolfsbauer angemeldet!" Dabei reichte mir Anna, die in der chirurgischen Praxis schon seit über 40 Jahren arbeitete, eine lange Liste mit Namen und - für mich als Anfänger - Adressen und kleinen Zeichnungen über den alten Schreibtisch.

"Die ersten fünf Besuche sind hier im Dorf, sechs wären es im Nachbardörfchen Gutach und dann sind's noch zwölf im oberen Reichenbach, aber die liegen alle an der Straße" tröstete sie mich. Im Hintergrund kochte es in ihrem altertümlichen Labor an der Fensterbank im hintersten Zimmerchen der alten Landpraxis.

"Ich muß noch meine Crecelius-Seiferts und mindestens 20 Urine kochen, bis ich nur mal das Tageslabor habe, das Nachtragen in die Kartei wird heute wohl bis in die Nacht gehen" meinte sie etwas bekümmert, aber nicht mutlos, denn das ganze Geschäft kannte sie schon seit den letzten Kriegszeiten.

Anna war einer der Mittelpunkte unseres Städtchens und selbst die Kinderkrankheiten und die Windeldermatitis des Bürgermeisters samt seiner Räte kannte sie noch aus eigener Anschauung. Es konnte ihr niemand etwas weismachen in diesem Städtchen und sie wußte über alles Bescheid, und das nun schon seit zwei Generationen, in denen sie treu ihrem alten Chef, dem Chirurgen, Geburtshelfer, Hausarzt und Gynäkologen diente.

"Die Tasche ist gerichtet und ich habe ganz viele Ärztemuster für Erkältungen, Husten und Bauchweh hineingepackt. Die Ärztemuster kannst Du alle verschenken, besonders an die Bauersleute, die nicht versichert sind."

Nicht versichert? Gab es denn noch so etwas in der heutigen Zeit? Unsere Fortbildungen in der Ärztekammer wiesen uns doch immer darauf hin, daß ein derartiges Mißgeschick in unserem Staat gar nicht mehr vorkommen kann.
Aber scheinbar haben sich diese Verordnungen noch nicht bis in den hintersten Schwarzwald durchgesprochen.
“Den letzten Besuch, den hältst Du Dir bitte auf den Schluß auf, da brauchst Du wohl ein wenig Zeit, um Dich daran zu gewöhnen. Das hat nicht nur mit Medizin zu tun!” Dabei lachte sie still in sich hinein und überließ mich und meinen fragenden Blick der eigenen künftigen Erfahrung. Niemals hätte Anna etwas Unvorsichtiges oder Unbedachtes gesagt, schon gar nicht über ihre Patienten, die sie nun seit über vier Jahrzehnten betreute.
Draußen stand mein alter roter Volkswagen, den ich seit Studienzeiten hegte und pflegte, denn das Gehalt als Medizinalassistent reichte für einen neuen hinten und vorn nicht aus. Der Chef fuhr aber denselben alten Käfer mit dem einen Unterschied, daß dieser einige hundert Beulen und Kratzer mehr aufwies als mein geschniegelter Wanderpokal-Käfer, das gehätschelte Symbol meiner persönlichen Freiheit.
Die ersten Besuche waren meist noch etwas kurz angebunden, und zwar nicht deshalb, weil die Patienten mich nicht zu Recht gerufen hatten, sondern deshalb, weil die Liste der noch zu besuchenden Kranken so lang war.
“Also, jetzt machen Sie’s gut und morgen schaue ich wieder herein, um nach Ihrer Lungenentzündung zu sehen. Schön weiter die Medikamente nehmen und brav im Bett bleiben ...”
“Sie müssen jetzt alle drei Stunden eine Tablette unter die Zunge legen, so lange, bis die Ernestine ruhig wird und keine Schmerzen mehr hat.”
“Ich glaube nicht, daß wir das so lassen können mit den starken Schmerzen in Ihrem Oberarm. Wissen Sie, wir sollten doch einmal kurz ins Krankenhaus fahren, um eine Röntgenaufnahme zu machen. Das Ganze mit dem Bewegen des Oberarms ist ja sehr schmerzhaft und vielleicht ist doch etwas von dem Mammatumor hinübergewandert in die Schulter. Morgen wissen wir mehr, einverstanden?”
“Das Kleine hat bestimmt keinen Blinddarm, sondern eine Nabel-

kolik. Bitte geben Sie ihm jetzt heute keine Gummibärchen und keine Milch, sondern nur einen Tee. Pfefferminztee, nein noch besser Kamillentee, den ohne jeden Zucker. Nein, das Kind ist gut genährt und kann 48 Stunden eine Teepause ohne weiteres ertragen. Wenn's Ihnen auch noch so weh tut, das kleine Dickerchen bekommt jetzt zwei Tage Kamillentee! Nein, wir können das Kind jetzt nicht zum Herrn Professor nach Freiburg schicken, es sei denn, Sie fahren privat dorthin und stellen sich in der Ambulanz vor, eine Fahrt mit dem Krankenwagen ist zu teuer und der Herr Professor in der Kinderklinik kann auch nichts anderes tun, als das Kind beobachten ..."

"Wo stehen wir jetzt, in welcher Schwangerschaftswoche? Sobald es losgeht mit ziehenden Schmerzen nach unten, dann lassen Sie bitte alles liegen und stehen und gehen ins Krankenhaus. Die Kinder müssen versorgt werden, das ist das Allerwichtigste bei Ihnen und den Rest mit der Entbindung, das lassen Sie ruhig uns machen, das wird schon gut gehen. Die Herztöne sind tadellos und es wird sicher bald losgehen ..."

"Ja, Rainbauer, das Leben ist in diesem Alter nicht mehr ganz so schön, das kann ich gut verstehen, aber trotzdem: Freuen Sie sich doch über Ihre Familie. Sie sind doch alle um Sie herum und schöner kann's doch einem alten Menschen nicht gehen, als von seiner ganzen Familie verhätschelt zu werden. Das Leben ist grausam, das wissen wir doch alle und der Tod hat auch kein schönes Gesicht, aber dem schlagen wir noch einige Schnippchen, das verspreche ich Ihnen. Also bis nächste Woche und - nehmen Sie die Medizin, die ich Ihnen mitgebracht habe, ganz regelmäßig, dann halten wir diesen ungebetenen Gast noch viele Jahre von uns fern ...!"

Ein Krankenbesuch nach dem anderen und jeder war anders und bei jedem freute ich mich eigentlich auf den nächsten. Dankbarkeit, das war noch ein Wort, das diese Bevölkerung hier kannte oder, sagen wir besser, die Routine des Lebens benötigte neben der Hebamme, dem Pfarrer, dem Lehrer und dem Totengräber auch zwischendurch einen Menschen, mit dem man "dokterte". Er war einer unter den wenigen, aber notwendigen Menschen, die man im Leben hier oben im Wald benötigte. Er war nichts Besonderes, kein Wunderheiler, sondern eine Institution, die man rief und von der man wußte, daß sie hilft - wenn es Gott nicht anders mit einem vorhatte.

Nun war ich schon einige Monate in dieser großen Praxis, die nebenher noch ein Krankenhaus mit fast 100 Betten chirurgisch, internistisch und geburtshilflich mitbetreute. Ich habe es nie für möglich gehalten, daß die Medizin einmal derart breit gefächert mein Dasein voll und ganz bestimmen sollte. Und es machte mir jeden Tag mehr Freude und manchmal auch etwas Angst, nämlich dann, wenn Anna, unsere altgediente Praxishilfe und natürlich der alte Chef, der Chirurg, Internist, Geburtshelfer und Gynäkologe nicht greifbar war. Es gab nur zwei Gründe, die mir diese Angst einjagten, nämlich zum einen, wenn er mit dem Jagdgewehr auf dem Rücken sich im Bewußtsein der Anwesenheit des jungen Assistenten in seine geliebten Wälder verdrückte und für einige Stunden nicht mehr auffindbar war oder wenn Anna nicht zu Hause am Telefon saß, um die Diagnosen mit dem jungen, noch unerfahrenen Mediziner besprechen zu können.
Es gab in manchen Häusern ein Telefon und so konnte ich mich bei ihr melden und sie fragen.
"Anna, gerade eben war ich beim alten Lehrer. Der hat ein grauenhaftes Bauchweh angegeben, aber der Bauch ist weich und auch sonst ist mir nicht viel bei ihm aufgefallen!"
"Keine Angst vor dem alten Herrn" kam's gelassen aus dem Hörer und ich meinte, sie im Hintergrund an ihrem Labortisch arbeiten zu sehen, "das Bauchweh bei Herrn Oberlehrer kenne ich doch nun schon seit 20 Jahren. Frag ihn doch einmal, ob er gestern abend in der 'Rose' nicht wieder zu fett gegessen und obendrein etwas zu viel Rotwein getrunken hat? Gestern war doch Mittwoch, da treffen sich die Honoratioren immer dort. Wie oft ist der alte Beck deswegen schon am nächsten Tag gerufen worden ..."
Ich war für diese ruhige Antwort unendlich dankbar, erweiterte sie mir doch meine Differentialdiagnosen erheblich und die lagen gerade bei akutem Darmverschluß, einem Alters-Crohn, einer chronischen Pankreatitis mit einem akuten Schub oder einer Cholecystolithiasis. War der Patient nicht ein wenig gelb gewesen? Als ich vom Telefon zurückkam, schaute ich mir den alten Herrn noch einmal genauer an.
"Herr Oberlehrer, bitte lassen Sie mich noch einmal schnell Ihren Bauch tasten." Bereitwillig wurde das lange Nachthemd wieder bis zur Brust hinaufgeschoben und ich tastete noch einmal den ganzen

Bauch ab, diesmal jedoch bedeutend sicherer in meiner Diagnose. Ganz oben unter der Leber zuckten die Augenlider hinter der dicken Brille ganz besonders bei Druck, weiter unten war es schon bedeutend besser und die Region des Blinddarms war frei. Das gelbliche Aussehen kam wohl jetzt mehr von der alten Stubenlampe, die über dem Bett hing und die rotkarierte Bettwäsche von dem gelblichen Bauch abhob.

"Was haben Sie denn gestern gegessen, lieber Herr Oberlehrer?"

"Gestern? Eigentlich den ganzen Tag überhaupt nichts, ich war nur abends kurz mit dem Herrn Ingenieur, dem Herrn Schneidermeister und dem Zahnarzt in der 'Rose'. Und dort habe ich halt wie immer ein Eisbein gegessen und dazu zwei Viertele getrunken. Meinen Sie, es könnte eventuell daran liegen?"

Die vorher betrübten und bedrückten Gesichtszüge hellten sich wieder auf. Es schien so, als ob der Lehrer einen Freifahrtschein für das Weiterleben erhalten hätte, obwohl er vorher daran gezweifelt hatte, die nächsten Tage noch zu überstehen.

"Ich meine, daß Ihnen das Eisbein schon zu schaffen macht, vielleicht auch das zweite Viertele! Ich glaube, Sie sollten sich in Zukunft davor hüten, denn es reizt doch sehr stark Ihre Galle und Ihre Bauchspeicheldrüse. Vielleicht sollten Sie einfach einmal darauf achten und jetzt empfehle ich Ihnen eigentlich nur, für 48 Stunden nichts zu essen und zu trinken, nur ein bißchen Tee, und dann sehen wir weiter, einverstanden?"

"Das sagt der alte Chirurg auch immer, aber jedes Mal, wenn ich die schönen Eisbeine sehe, kann ich sie nicht an mir vorbeigehen lassen, wahrscheinlich haben Sie recht und wenn ich es jetzt schon von zwei Ärzten höre, muß ja wohl was dran sein."

Frohgemut ergriff er meine Hand und schüttelte sie kräftig, ganz anders als noch wenige Augenblicke zuvor, als er mir sein baldiges Sterben ankündigte.

Und da war dann noch der Besuch, bei dem unsere Anna nur leise vor sich hin gelacht hatte, der Krankenbesuch bei einer alten Bäuerin, die der Karte nach fast 90 Jahre alt sein mußte und auf dem hintersten Steighof wohnte. Der Weg war steil und steinig, die letzte Teerstraße endete einige Kilometer vor dem obersten Reichenbachtal und ich erinnerte mich an diesen Namen und fand nach langem Suchen das Anwesen am Ende eines wunderschön

gelegenen Seitentals, in einem kleinen Bergausschnitt gelegen, umgeben von lieblichen Wäldern, Wiesen und Feldern, davor ein großer Fischteich, in dem Enten um die Wette schwammen und ein einsames, kleines Pferd, das zwischen Geißen und Ziegenböcken vor sich hin weidete. Der Weg wurde eng, steil und schmal und der kleine Platz vor dem seitlichen Eingang des Hauses war voll mit allerlei Gerümpel, alten Autoreifen, ausgewrackten Autos und alten Landmaschinen, an denen jeder technikbegeisterte Antiquitätensammler seine Freude gehabt hätte. Es war niemand da, den ich ansprechen konnte und trotzdem meinte ich, früher schon einmal hier gewesen zu sein, damals begrüßt von einer schmalen, steinalten, weißhaarigen, gebückten Frau mit einem schwarzen Kopftuch, die Unartikuliertes von sich gab und gleichzeitig die Hühner auf dem Hof mit gurrenden Lauten fütterte und anlockte. Still war es heute auf dem Hof und nur in der Stube gleich links beim Eingang, in die eine niedrige Tür mündete, schien Leben zu sein. Auf mein Klopfen kam keine Antwort und so ging ich hinein und mußte mich tief bücken, um nicht mit dem Kopf an den Türpfosten zu stoßen. Drinnen war es jedoch auch nicht besser mit dem sich Wiederaufrichten, denn die Decke war nur 1.80 Meter hoch und mir fehlten zu einem normalen Gang schon 12 Zentimeter und so schlich ich mich in die Mitte des Raumes, der nur im Halbdunkel richtig auszuloten war. Ein ungeheurer, scharfer, schneidender Geruch war darin zu spüren, wie wenn seit Jahren kein Fenster mehr geöffnet worden wäre. Ein klein wenig Sonnenlicht kam durch die schmalen und niederen Sprossenfenster, ein Schwarzwälder Tribut an die langen und kalten Winter. Auf der Bank am Fenster saß eine alte Bäuerin und begrüßte mich freundlich.
"Es ist nett, Herr Doktor, daß Sie gleich gekommen sind, denn ich weiß mir heute nicht zu helfen. Ich glaube, daß die Mutter Fieber hat."
"Wo ist denn die Mutter, oben im Schlafzimmer oder im Leibgedinghaus?"
Ich blickte mich in der halbdunklen Stube um, konnte aber außer einem Chaos von alten Truhen, Schränken und Bänken mich nicht richtig orientieren.
"Gelt, Sie waren noch nie dabei, als Ihr Vater in den letzten Monaten und Wochen die Mutter immer besucht hat. Die Mutter ist

dort hinten", dabei wies sie mit ihrer schwieligen Hand auf eine dunkle Zimmerecke, in welcher der große Kachelofen stand. Und richtig, das Tohuwabohu der Kisten und alten Bauernschränke hatte ein System, denn es war ein ganzer Wall von ihnen in einem großen Kreis um den alten Kachelofen herum aufgebaut, so daß in der Mitte ein kleiner freier Platz blieb, von dem man die Ofenbank gut erreichen konnte. Zunächst dachte ich an einen Verschlag für einige Jungtiere, Ziegen, kleine Schäfchen oder etwas Ähnliches, wie ich es in anderen einfachen Bauernhäusern auch schon erlebt hatte, denn der Unterschied zwischen den Tieren und den Menschen war hier in diesen weit abgelegenen Seitentälern nicht so groß, wie man gemeinhin annimmt. Eine kranke Kuh konnte schon die Existenz infrage stellen und wenn man einige kleine Geißen vor der allzu harten Witterung schützen konnte, indem man ihnen einen kleinen Stall neben dem Ofen baute, dann war das in der Meinung dieser einfachen, aber seelenguten Menschen schon in Ordnung. Also erhob ich mich und ging durch die große, dunkle Stube in Richtung auf den Kachelofen zu, um mir dort die behüteten kleinen Tiere, welcher Gattung sie auch waren, einmal anzusehen. Einem großen schwarzen Hofhund ähnlich bewegte sich etwas auf allen Vieren, aber es trug kein Fell oder Federn, sondern - alte schwarze Kleider und einen langen, unglaublich schmutzigen Rock. Es war die alte Mutter, die nicht unähnlich einem großen schwarzen Tier auf allen Vieren durch den Verschlag krabbelte und unartikulierte Laute ausstieß. Das Gesicht unter den weißen Haaren war ausdruckslos, die Augen irre und aus dem zahnlosen Mund lief der Speichel auf ein schwarzes Kleidungsstück, das in früheren Jahren wohl einmal ein Pullover gewesen sein mußte. Sie konnte nicht mehr sprechen und sich artikulieren, sondern stieß nur leise Schreie aus, die sich bei meinem Anblick zu einem schrillen Geschrei verstärkten. Das Schreien wurde zu einem Hecheln und sie wich langsam zurück zum Kachelofen, wobei sie mich immer im Auge behielt. Ich hatte so etwas noch nie gesehen und war doch manches gewohnt auch aus den Zeiten der psychiatrischen Ausbildung im nicht weit entfernten Emmendinger Landeskrankenhaus.
"Grüß Gott, wie geht's ...?" versuchte ich eine Kommunikation aufzubauen, was jedoch vollständig mißlang. Als dieser arme Mensch meine Stimme hörte, reagierte sie wie ein angesprochener

Hofhund und verkroch sich mit den Füßen zuerst hinter dem Kachelofen und am Ende ihrer Flucht schaute nur noch der wirre, weiße Kopf mit dem schmutzigen, tierartigen Gesicht heraus, das sie manchmal mit unkoordinierten Bewegungen durch ihre kralligen Hände kratzte. Die weißen Haare standen wirr um den Kopf herum und waren hinten zu einem rattenschwanzdünnes Zöpfchen zusammengeflochten. So stand das verängstigte Tier mit dem Rücken zur Wand und wehrte sich mit schrillen Schreien gegen den Eindringling und mein wiederholtes Grüß Gott hatte nur den gegenteiligen Effekt, nämlich die immer schlimmer und lauter werdende Ablehnung. Der zahnlose Mund wurde aufgerissen und sie begann hundeähnliche Bellaute auszustoßen, um mich zu vertreiben. An ein weiteres Herankommen war gar nicht zu denken und ich hätte über die verschiedenen aufgebauten Hindernisse klettern müssen, die man wahrscheinlich deshalb errichtet hatte, um sie vor dem Entwischen zu bewahren.
Ich blickte hilfesuchend zu der Bäuerin, die am Stubentisch saß und sich meine Unsicherheit halb amüsiert, halb erschreckt besah. “Gelt, Herr Doktor, so viel Elend haben Sie noch nicht oft gesehen, aber was sollen wir tun - ins Krankenhaus haben wir sie schon oft gebracht und jedes Mal haben die Schwestern das nicht geschafft, sie ruhig zu bringen, in Emmendingen war sie auch schon, aber die haben sie uns auch nach längerer Zeit wieder zurückgeschickt. Die einzigen, die sie kennt und bei denen sie ruhig bleibt, sind wir, die Diakonissen und der alte Chirurg, den sie schon seit 40 Jahren kennt, vor allem anderen hat sie unglaubliche Angst und wird auch böse.
“Ja, wie soll ich sie denn untersuchen?”
“Weiß ich auch nicht, lieber Herr Doktor, Ihr alter Vater hat das immer mit den Augen getan und ihr dann eine Spitze gegeben - so durch den Rock durch oder manchmal in den Arm durch den Wollpullover. Denn wenn sie merkt, daß ihr jemand weh tut, dann können wir sie alle nicht mehr halten.”
Eine neue Art von Medizin ist mir aufgegangen, die Blickdiagnose.
Der arme, alte, auf dem Boden auf allen Vieren krabbelnde Mensch verkroch sich hinter den Kachelofen wie ein in die Enge getriebener Hofhund in sein sicher gemeintes Hundehäuschen. Nur noch der Kopf der Alten war zu sehen und er war rot, schweißnaß und

die gesprungenen, schrundigen Lippen wiesen auf das Fieber hin, das dieser Mensch wohl gerade durchmachte.
“Tabletten nimmt sie nicht? Auch wenn man sie in das Trinken hineinmischt?”
“Natürlich nicht, denn wenn sie merkt, daß etwas bitter schmeckt, dann spuckt sie es wieder aus. Sie lebt nur von Brunnenwasser, Brot und Süßigkeiten, die kennt sie noch und Sie können ihr keine größere Freude machen, als mit einer Tafel Schokolade.”
Ich überlegte lange, wie ich dieses arme, bedauernswerte Menschentier aus seiner Umgebung herauslocken konnte, denn ich mußte ihr ja eine Spritze Penicillin verabreichen, alles andere wäre wohl vergebliche sonstige Liebesmühe.
Ich trat den Rückzug an, wohl wissend, daß ich im Handschuhfach meines alten Käfers noch eine halbe Tafel Schokolade liegen hatte, die als Lockmittel mir jetzt wohl gute Dienste leisten würde.
Draußen vor der Stube wurde ich von dem richtigen Hofhund böse beäugt und er schnappte im Vorbeigehen nach meinen Hosenbeinen, gar nicht unähnlich dem alten Menschen, der da drin zwischen Kachelofen und Wand sich eingegraben hatte. Nach einem schnellen Tritt auf seinen Kopf zog sich der Wachhund zurück und wenig später sah man nur noch seine Nasenspitze aus der Hundehütte herausschauen und er bellte vor lauter Angst, was das Zeug hielt. Mit der halben Tafel Schokolade in der Hand ging ich wieder zurück in die große, dunkle Stube, in deren Ecke sich das zweite hofhundähnliche Wesen befand, immer noch halb versteckt hinter dem Ofen, wobei es mich nach meinem Wiedereintreten mit lautem Jaulen und offensichtlichem Schimpfen begrüßte. Lange stand ich vor der hölzernen Käfigumrandung zwischen alten Truhen, auseinanderfallenden Holzspinden und den mühsam zusammengenagelten Teilen eines alten Kinderlaufgitters und lockte sie mit der halben Tafel Schokolade. Anfänglich wollten meine Verführungskünste nicht greifen und die Angst überwog, aber dann fixierte sie das violette Papier, aus dem noch ein Stück silbernes Stanniol herausschaute, was sie offensichtlich als süß und als Schokolade in Erinnerung hatte. Zwischenzeitlich hatte ich mir aus meiner Arzttasche eine fertige Spritzampulle mit vier Millionen Einheiten Penicillin herausgeholt, den Stempel aufgedreht und die Spritzenhülle mit den Zähnen abgezogen.
Es war mein erster Spitzenversuch in dieser Art, links die halbe

Tafel Schokolade und rechts die entsicherte, scharfe Nadel, also Zuckerbrot und Peitsche.
Nun, wie jetzt an die Patientin drankommen? Die Lunge abhören, Fieber messen, den Bauch abtasten, all das war ja unmöglich. Die alte Bäuerin am langen Stubentisch beobachtete mich scharf.
“Fast so wie der alte Chef, aber eben nur fast so, bei dem wäre die Spritze schon längst drin!”
Und wirklich, der alte Mensch kam hundegleich auf mich zu gerobbt und fixierte abwechselnd die Tafel Schokolade und meine Augen, es war fast wie bei einer Tierfütterung mit scheuen Zeitgenossen. Das erste abgebrochene Schokoladenstückchen schob sie sich in ihren zahnlosen, geifernden Mund und faßte langsam mehr Zutrauen, blieb ruhig auf ihren Knien liegen, so auch beim zweiten und dritten Stückchen. Jetzt war sie ganz nahe bei mir und ich konnte fühlen, wie heiß und naßgeschwitzt sie war. Nun hatte sie die gesamte Schokoladentafel in ihren beiden Händen und ließ sie nicht mehr los. Jetzt war der Zeitpunkt gekommen, wo sie für ihre Schokoladen-Schwäche büßen mußte, das heißt, die heilende Spritze bekam. Ich packte sie fest an ihrem löchrigen, unglaublich schmutzigen Pullover und stach ihr die Nadel in den Oberschenkel, durch Wolle, Rock und was sonst noch darunter war einfach durch. Ich brauchte dazu nur wenige Sekunden, aber die hatten es in sich. Die alte Frau wehrte sich und wollte aufstehen, was ihr jedoch nicht gelang. Sie drehte sich wie ein wütender Hund an der Leine, aber ich drückte sie so kräftig auf den Boden, daß sie für mehrere Sekunden keine Zeit hatte, mir zu entwischen.
Die Spritze war fast drin und unter wildem, schrillem Gekreische rollte sie sich wieder hinter den Ofen, nur diesmal zuerst mit dem Kopf voraus, so daß am Schluß nur noch ihre fast schwarzen Füße herausschauten. Von der Schokolade blieb nur das aufgerissene Papier übrig, den Rest hatte sie in ihrer Flucht vor mir auf dem Fußboden verstreut zurückgelassen. Das Schimpfen war nun in ein leises Winseln übergegangen, das hinter dem Ofen herzerweichend durch die Stube drang.
“Für das erste Mal haben Sie’s gut gemacht, Herr Doktor, aber nächstes Mal wissen Sie’s dann schon, wie’s geht.”
“Sagen Sie, wie können Sie das alles alleine schaffen, die Alte zu pflegen, für sie zu sorgen, das Essen hinzustellen und sich noch um

ihren Gesundheitszustand zu kümmern? Und wie geht das überhaupt mit der Toilette?"
Die graue und alt gewordene Bäuerin lachte nur noch über so viel fragenden medizinischen Unverstand und meinte achselzuckend: "Sie sehen ja, es geht und ich hoffe, daß sie noch ein wenig bei uns bleibt, denn ich mag sie sehr gerne. Wenn Sie jetzt wieder draußen sind, dann gibt es Momente, in denen sie auch sehr zutraulich werden kann und dann setzt sie sich hin oder legt sich auf den Rücken und hört zu, wenn ich ihr die neuesten Sachen aus dem Dorf erzähle oder eine Geschichte aus dem Konradsblatt vorlese oder eine Losung des Tages erkläre. Dann könnte man fast noch meinen, daß sie's versteht. Aber so müssen wir halt leben, was sollen wir sonst machen? Weggeben tun wir sie nicht, denn da würde sie nur angebunden und mit Beruhigungsmitteln vollgestopft."
Ich bewunderte die einfache Bauersfrau um ihren praktischen und tief religiösen Glauben, der von einem nie bezweifelten christlichen Lebensverständnis geprägt war. Neben der schweren Feldarbeit und der Versorgung der Tiere blieb sicher sehr viel liegen, denn der Hof war in einem schlechten Zustand, aber man hatte sich die Zeit genommen, diesen wohl ärmsten der armen Menschen so zu versorgen, wie sie es eben konnten, wenn auch jeder Sozialdienst wahrscheinlich die Hände über dem Kopf zusammengeschlagen hätte.
Jetzt verstand ich das Lachen unserer alten Schwester, als sie mir diesen angemeldeten Besuch angekündigt hatte, jetzt verstand ich auch den alten Chirurgen, wenn er von seinen zahlreichen Besuchen müde nach Hause kam, um noch im alten, zerschlissenen Mantel dasitzend am Abendtisch erklärte: "Oh Junge, Du hast zwar in der Universität eine Menge Medizin gelernt, aber vom Leben verstehst Du immer noch nichts, da mußt Du noch viel lernen." Meistens lachte er dabei ganz still in sich hinein und überließ mich dann meinen Gedanken, was er wohl damit gemeint haben könnte. Seit diesem Krankenbesuch hatte ich auch trotz allen Elendes den Humor wiedergefunden, der mir manchmal bei dem heiligen Ernst meiner medizinischen Sendung etwas in den Hintergrund getreten war, gelegentlich konnte ich auch wieder lachen, wenn auch die Diagnose ernst war. Er hatte so etwas wie das Asbestos gelos, das homerische Gelächter, eine Mischung aus Wahrheit und Menschenkenntnis, auf mich übertragen und beides mußte sich ergänzen.

Kapitel XIX
Ein ungelöstes, lösbares Problem

Kaum waren Staatsexamen und Approbation hinter mir, so war der ganze Einsatz eines jungen Mediziners gefragt. Der alte Chirurg freute sich, nicht mehr bei jedem Schnupfen und Bauchschmerz nachts aufstehen zu müssen, denn er kannte ja seine Pappenheimer und wußte schon beim Abheben des Telefons, wer ihn zu nachtschlafender Zeit wieder stören wollte. Das wußte der junge Doktor noch nicht und außerdem waren die Begeisterung und die Hilfsbereitschaft eben noch ganz frisch und unverbraucht. Auch Bernhard, der langjährige chirurgische Oberarzt, der mit in der Praxis und im Krankenhaus operierte, fand leise schmunzelnd zum selben Ergebnis, nämlich den Jungen einmal kräftig arbeiten zu lassen. In einem freilich hatte ich keine allzu große Erfahrung, außer dem was ich bei Professor Hillemanns in Freiburg in der Geburtshilfe gelernt hatte und bei den Routineentbindungen in den letzten Monaten mitbekommen hatte, nämlich daß alles so ziemlich problemlos vonstatten ging. Es kam mir so ein wenig vor mit der Geburtshilfe wie mit einem spanischen Stierkampf: Die Majestranza des alternden Stierkämpfers brachte, zwar wenig elegant, aber doch sehr wirkungsvoll, auch den stärksten Miura-Stier zu Boden, während der Jungstierkämpfer mit allen möglichen Widerwärtigkeiten der fehlenden Routine und Erfahrung zu kämpfen hatte und oft genug mit Blessuren sich am Boden wiederfand. So baute ich mit der Zeit einen heimlichen Horror mit den schwierigen Geburten auf und fragte schon Tage zuvor so ganz nebenbei die alte Hebamme, was denn anstünde.

“Ja ja, die Frau Maier und die Frau Welte, die sind was für Sie, die haben schon drei Kinder, das geht dann schnell, aber demnächst kommt was ganz Besonderes, das müssen Sie mit dem Chef besprechen.” Dabei war sie schon wieder längst mit dem Sterilisieren von Einmalhandschuhen beschäftigt, die sie liebevoll mit kleinsten Gummiflikken zuklebte an der Stelle, an der sehr wahrscheinlich der jüngste Assistent die Handschuhe zu forsch angezogen hatte. In einer Wolke von Talkum verschwand ihr freundliches, aber sehr beschäftigtes Gesicht und ich ging gedankenvoll meiner Wege. Etwas Besonderes? Etwas für den Chef? Na, hoffentlich ist er dann auch greifbar.

Die Geburten im hohen Schwarzwald hatten etwas von den alten Murphy'schen Gesetzen, sie kamen dann besonders häufig und mit großen Anfangskomplikationen im disproportionalen Verhältnis, wenn der alte Chef und Oberarzt Bernhard nicht da waren, zumindest hatte ich diesen Eindruck.
Und so kam es, daß ich die leise Androhung der alten Hebamme schlichtweg vergessen hatte, als ich die beiden Praxisinhaber unvorsichtigerweise fröhlich zu einem KV-Vortrag in Freiburg verabschiedete.
"Herr Doktor, kommen Sie schnell, die Hebamme hat angerufen, Sie sollen sofort ins Krankenhaus kommen."
Anna, unsere langjährige Assistentin, meinte es ernst.
"Glaubst Du, Anna, daß ich eine ganz normale Geburt allein schaffe? Sind die beiden denn nicht erreichbar?"
"Nein, soviel ich weiß, werden sie erst heute nacht wiederkommen und die Hebamme hat schon ganz verrückt gemacht ..."
Fast jeden Besuch hatte ich bisher mit großer Zuversicht und Erfolg zuwege gebracht und war einigermaßen stolz darauf, daß die Patienten langsam begannen, mich zu akzeptieren. Aber eine Geburt ganz alleine zu machen, ohne den Hintergrund der riesigen Erfahrung des alten Haudegens, der noch dazu einen Kaiserschnitt veranstalten konnte, wenn es absolut nicht weitergehen wollte, das war mir dann doch äußerst riskant. Warum mußte ausgerechnet jetzt die Hebamme mich rufen, wo keiner sonst da war?
Die warme, karbolgeschwängerte Luft des dritten Stocks im kleinen Krankenhaus umgab mich recht unangenehm, denn die Vorstellung, jetzt ohne jede Anspannung schon ins Schwitzen zu kommen, war beängstigend gemessen daran, was an Komplikationen noch auf mich zukommen konnte.
Der Kreißsaal war erreicht und ich klopfte artig, wie es sich für einen jungen Assistenzarzt gehörte, noch an der Türe. Die Hebamme öffnete schnell und schob mich in den Gang zurück. Sie machte dabei ein Gesicht von so distanzierter Kühle und sorgenvoller Faltigkeit, daß mir die Ruhe völlig abhanden kam.
"Jetzt ist sie da, ausgerechnet jetzt, wo Ihr Herr Vater nicht anwesend ist. Ich hoffe, daß wir es schaffen, wir beide zusammen, aber ich glaube, daß es doch einen Kaiserschnitt geben wird."
Wer war sie? Was sollte heißen: Jetzt war sie da? Da war doch

etwas Oberproblematisches auf dem Programm, von dem man mir nichts erzählt hatte, aus welchem Grund auch immer.
“Erschrecken Sie nicht, lieber Herr Doktor, so etwas haben Sie wahrscheinlich doch noch nicht gesehen. Das Mariele ist eben erst 13 Jahre alt und da geht’s noch nicht so leicht ...”
13 Jahre alt! Das war also das Problem, das ich nur leise am Rande mitbekommen hatte, als die beiden anderen Kollegen untereinander fachsimpelten, wie diese Geburt wohl laufen würde. 13 Jahre! Und ausgerechnet ich mußte mit so etwas konfrontiert werden.
Wir gingen beide, die Hebamme voran, in den Kreißsaal und rechts neben der Tür fand ich ein kleines Mädchen mit roten Bäckchen, das mich angstvoll erwartete.
Der geschwollene Bauch stand in einem grotesken Verhältnis zum sonstigen kleinen Körper, der mich mehr an eine Volksschülerin in der 8. Klasse erinnerte. Sie würdigte mich keines Blickes, sondern hielt mit zwei Händen die alte Hebamme fest.
“Kommt das noch einmal, dieser furchtbare Schmerz?”
Dabei schaute sie flehentlich auf das gütige Gesicht der mutmachenden Hebamme und streifte mich mit dem Blick einer Verurteilten vor dem Scharfrichter.
“Der Doktor hier hilft Dir jetzt, daß wir das Kind bald kriegen” kam’s tröstend von der Bettkante.
“Der Muttermund ist fast vollständig und die ersten Preßwehen haben angefangen, schon seit fast zwei Stunden, aber es will und will nicht vorangehen.”
Die unsichere Untersuchung meinerseits verstärkten bei der kleinen Patienten nur noch die Angst vor mir und bei jedem Näherkommen fing das Wimmern erneut an, unterbrochen nur durch das lauthalse Schreien bei jeder einzelnen Wehe.
“Mariele, jetzt mußt Du ganz tapfer sein. Ich werde jetzt die Geburt bald beenden ...” kam es irgendwo aus meinem Unterbewußtsein heraus. Woher ich den Mut nahm, so etwas zu sagen, weiß ich nicht mehr, aber die Hebamme nickte mir aufmunternd zu und das Mariele weinte jetzt nur noch, still und gottergeben, dabei blickte sie die ganze Zeit auf das Kreuz an der Wand, auf das sie die Hebamme aufmerksam gemacht hatte.
“Auch der mußte leiden und hat alles hinter sich gebracht. Jetzt hab keine Angst, wir schaffen das schon.”

Über soviel Larmoyanz war ich doch einigermaßen erstaunt, denn der an der Wand hatte es natürlich hinter sich gebracht nach vielen Schmerzen, aber er war einfach gestorben und das konnte ja für die kleine Patientin kein allzu großer Trost sein, oder vielleicht doch? Na ja, er war ja schließlich auferstanden, wie wir alle gelernt hatten. Wäre es nicht besser, manchmal einen Auferstandenen an die Krankenhauswände zu hängen ...?
Minuten um Minuten verstrichen und es ging weder vorwärts noch zurück. Mit einem alten Holzstethoskop hörte ich alle fünf Minuten die kindlichen Herztöne ab und noch waren sie wie ein schnell tickendes Uhrwerk zu vernehmen, aber ich hatte den Eindruck, daß nach jeder Wehe die Frequenz deutlich nach unten ging.
Eile war geboten, aber der kritisch abschätzige Blick der alten Hebamme ließ mich daran zweifeln.
"Bitte die Orastin-Infusion schneller laufen lassen."
Der Blick der Hebamme hellte sich nicht auf, sondern sie begann nur noch kritischer auf mich und mein Tun herabzublicken. Das anfängliche Schreien der Patientin wurde langsam leiser und das kleine Kindergesicht kaltschweißig, der Blick flackernd und unruhig. Vorbei war es mit der anfänglichen Zuversicht, die eigentlich nur die alte Hebamme noch verströmte und vielleicht noch ein wenig das Urvertrauen des kleinen 13jährigen Mädchens, das sich in Krämpfen und Schmerzen auf dem Kreißbett hin und her ächzte.
"Jetzt muß etwas geschehen, vielleicht sollten wir die Patientin in ein Auto packen und nach Freiburg in die Universitätsklinik fahren!"
Zum ersten Mal merkte ich, daß selbst die alte Hebamme Angst hatte, Angst vor der großen Courage, ohne einen Geburtshelfer und Chirurgen mit so einer Situation fertig zu werden.
Die Angst übertrug sich auch auf mich und im Inneren erwog ich schon den Gang zum Telefon und den Anruf in der 40 km entfernten Klinik. Wie sollte ich aber dieses arme Bündel Mensch lebendig bis dahin bekommen? Mit Beruhigungsspritzen? Und wenn unterwegs etwas passierte? Und wenn es eine Blutung bekommen würde? Dann wäre ich schuld am Tod einer 13jährigen Mutter.
Und dann half Mutter Natur. Irgendwoher holte die kleine Patientin die letzten Kräfte und wir beide stürzten uns auf sie, um diesen letzten Lebensanker für sie und ihr Kind zu ergreifen. Ich weiß nicht mehr wie, aber auf irgendeine Weise kam da plötzlich ein

kleiner, rotbehaarter Kopf zum Vorschein und nach fast schon vergessener Episiotomie kam unter großem Schreien der Mutter ein kleines Kind zum Vorschein, das dann recht schlapp und schwach auf einem silbernen Blechtisch lag und nur leise vor sich hinmiepte. Mit gewohnter Behendigkeit kümmerte sich die alte Hebamme um das Kind, saugte es ab, wickelte es ein und tatsächlich kam vom Nachbarraum ein kräftiges Quieken, als das ganze Bündel unter kaltem Wasser zum Leben gebracht worden war. Schnatternd blaurosa kam es wieder an, eingewickelt in einige weiße kleine Laken und es schien fast so, als ob das Problem gut gelöst war. Die Mutter, oder sollte ich eher sagen das 13jährige Kind vor mir, war schwach, der Puls nur noch mühsam zu tasten und das ganze Menschlein kaltschweißig. Sehr viel Blut hatte sie nicht verloren und die Nachgeburt war auch bald da, aber sie dämmerte langsam, aber sicher in eine andere Welt. Das Kind hatte sie noch nicht gesehen, weil sie einfach zu kraftlos war, herüberzuschauen, um wenigstens akustisch die Freude über das neue Leben annehmen zu können.
Die Episiotomie wurde so schnell wie möglich wieder zugenäht, zwischenzeitlich waren zwei weitere Schwestern von der Frauenstation gekommen, wozu wußte ich nicht, die Neugier war wohl größer als die medizinischen Aufgaben, die auf sie warteten. Langsam begann die Infusion zu wirken und die Lebensgeister des kleinen Mädchens regten sich wieder.
"Wo ist das Kind?"
Die Hebamme streckte ihr das kleine, eingewickelte, quiekende Bündel entgegen und legte es ihr in den Arm. Es war aber nicht so, wie sich Mütter mit ihren neugeborenen Kindern abgeben, sondern eher wie ein kleines Mädchen, dem man eine neue Puppe schenkt. Linkisch streichelte sie über den Kopf ihres Kindes, legte es an ihre Seite und drückte es ganz fest an sich, um uns Herumstehenden zu zeigen, was für einen Besitzanspruch sie hatte: Besitzerin dieses Wesens zu sein, nicht die Mutter.
Erschöpft und zitternd klapperten der Nadelhalter und die Pinzette in die blecherne Nierenschale, das Kreißbett wurde wieder zu einem normalen Stationsbett umgebaut und die Gedanken hingen an den beiden Kindern, die jetzt in diesem Bett lagen, das eine rosig und blau und das andere blaß und schwitzend, die jüngste Mutter, die ich je entbunden hatte.

Erst jetzt ging mir nach getaner Arbeit genauer auf, daß eigentlich kein Vater weit und breit zu sehen war. Wäre auch ein Wunder gewesen, denn so ganz allmählich begann ich überschlagsmäßig nachzurechnen: Die arme Patientin, oder besser gesagt die junge Mutter, mußte ja wohl mit 12 1/2 Jahren geschwängert worden sein, von wem wohl? Aber das interessierte mich nicht sehr und ich verschwendete keinen Gedanken an dieses wohl juristisch nicht ganz problemfreie Sujet. Da hatte jemand eine 12 1/2jährige geschwängert und das war nicht ganz gesetzkonform, oder nicht? Ich erhob mich mühsam von meinem Holzdrehstuhl und begleitete die beiden Kinder in ihrem Bett in die Wöchnerinnenstation, flankiert von der unermüdlich schaffenden, wischenden, werkelnden Hebamme, die wohl ebenfalls keinen Gedanken an das leicht problematische Alter der Mutter verschwendete.
Erst als das Ganze vorbei war und die Tür der Wöchnerinnenstation sich geschlossen hatte, merkte ich, wie müde ich war.
"Kompliment, Herr Doktor, das wird doch wohl auch Ihre jüngste Geburt gewesen sein, ist es nicht so?"
Ich nickte, war aber zu müde, um mich mit ihr in ein Gespräch einzulassen.
"Wissen Sie, wer der Vater ist?"
Die Frage kam hinterhältig, aber berechtigt auf mich zu.
"Keine Ahnung, aber es hat offensichtlich einen gegeben!"
"Wissen Sie, wer's war oder wissen Sie, wen man dafür hält?"
"Nein, ich will's aber auch nicht wissen. Ich werd's mal mit dem alten Chef besprechen, wenn er wieder kommt ..."
Ungeheuerlich, die Entbindung einer 13jährigen. Langsam, aber sicher kamen nach getaner Arbeit die ersten Zweifel auf. Du hast Dir ja wie immer keine Gedanken gemacht über das, was Du tust! Du hast ja eigentlich wieder einmal nur Deine mechanische Pflicht getan und sonst nichts! Hättest Du nicht einmal die Wöchnerin selbst fragen können?
Mein Gewissen fing an, sich für mich zu interessieren, vorher hatte ich eigentlich nur meine automatische Pflicht getan, sonst nichts.
Ich wehrte mich gegen diese Gedanken und glaubte, frei zu sein von solchen zwanghaften Überlegungen. Müde ging ich einen Stock tiefer in das gemeinsame Arztzimmer. Schwester Martha hatte bereits die ersten Röntgenbilder in ihrem Blechwägelchen

heraufgefahren und die Zelluloidplatten glänzten noch schwarzgrau mit ihrer nassen Oberfläche.
Im Arztzimmer saßen bereits zwei Herren im freundlichen Gespräch miteinander verbunden, es war der alte Chefarzt, noch in Hut und Mantel und in seinem Gegenüber erkannte ich den Pfarrer der Gemeinde. Sie machten ernste, aber nicht zu ernste Gesichter, als sie mich sahen.
"Hast Du gut gemacht, mein Junge, hab's schon gehört von der Hebamm, daß alles gut ging."
"Sehen Sie, lieber Herr Doktor, jetzt haben Sie Ihre Pflicht getan und jetzt geht's bei uns hier weiter" meinte der schwarzbekleidete, freundliche, bebrillte Herr, den ich als Ortsdekan seit vielen Jahren schätzte.
Natürlich ging's um die kleine Schwangere, über die sie sich jetzt Gedanken machten mußten.
"Weißt Du, aus welchen Verhältnissen sie stammt? Wo schicken wir den armen Menschen mit seinem Neugeborenen denn jetzt hin? Hast Du Dir darüber schon einmal Gedanken gemacht?"
Die Medizin war plötzlich schwieriger geworden.
Was war es meine Sache, mich darum zu kümmern, wo nach einer Woche meine gut behandelten Patienten wieder hinkamen? Ganz schnell wurde mir klar, daß die Hauptsache sich nicht gerade im Kreißsaal abgespielt hatte, sondern bei diesen beiden alten Herren, die sich über die Zukunft Gedanken machten. Der alte Chirurg hatte mir die Leitung der Geburt übergeben, wohl wissend, daß ich es genauso machen würde wie er auch, wenn er auch nicht wußte, wieviel Angst ich durchgemacht hatte. Aber jetzt saßen sie, der alte Chefarzt und der Dorfpfarrer, zusammen, um sich über die Zukunft Gedanken zu machen, die weit schwieriger einzuschätzen und zu gestalten war, als ich mir dies je träumen ließ. Die Medizin war mir so wichtig geworden oder fast zum Wichtigsten in dieser Welt, aber vor den nachfolgenden Problemen stand ich doch wieder recht klein da und hatte keine suffiziente Idee. Der alte Dekan und sein medizinisches Pendant saßen längst beieinander, um zu beratschlagen, wie das von mir ursprünglich einmal kurzfristig gelöste Problem langfristig in geordnete Bahnen gebracht werden konnte. Soviel ich weiß, hat's der alte Pfarrer dann irgendwie doch geschafft, daß die beiden Kinder zusammen groß geworden sind,

sozusagen in einer Zwischengeneration und sie leben beide heute noch, obwohl sie sich nicht mehr sehen. Und auch das Problem mit dem fragend dreinschauenden Dorfpolizisten und den mehrfachen Schreiben aus der nahen Kreisstadt zur fraglichen Vaterschaft fand irgendwann einmal eine menschliche Lösung. Ich habe diese Geburt nie vergessen und ich glaube, daß durch die Besonnenheit des alten Chefarztes samt seines geistlichen Helfershelfers, des Pfarrers, die Mutter diesen Schock bald vergessen hatte und so, wie es die beiden alten Herren gedeichselt hatten, ging es in Erfüllung: In der alten Familie wuchsen die beiden Kinder gemeinsam auf.

Kapitel XX
Mortui vivos docent

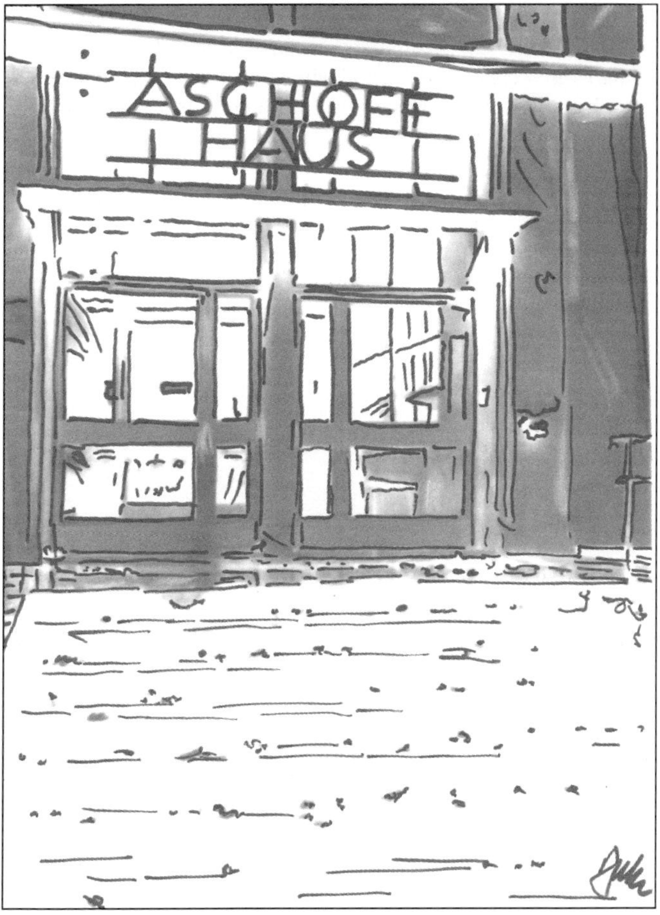

Bild Nr. 16 - Die medizinische Weisheit schien sich hinter diesem Eingang zu verbergen, Roma locuta, causa finita, so entscheidend waren die pathologischen Ergebnisse.

Bleistift-/Tuschezeichnung 1976

Wenn man durch den Eingang des Ludwig Aschoff-Hauses an der altmodischen und weißgestrichenen Pforte vorbeikommt, trifft man rechts am marmornen Treppenhaus auf eine Glastür, an welcher die Aufschrift steht: Zutritt verboten. Ein solches Schild findet sich eigentlich recht häufig in den Instituten und wäre an sich nichts Besonderes, wenn sich nicht hinter dieser Tür etwas Besonderes abspielen würde, nämlich die Nahtstelle zwischen Leben und Tod,

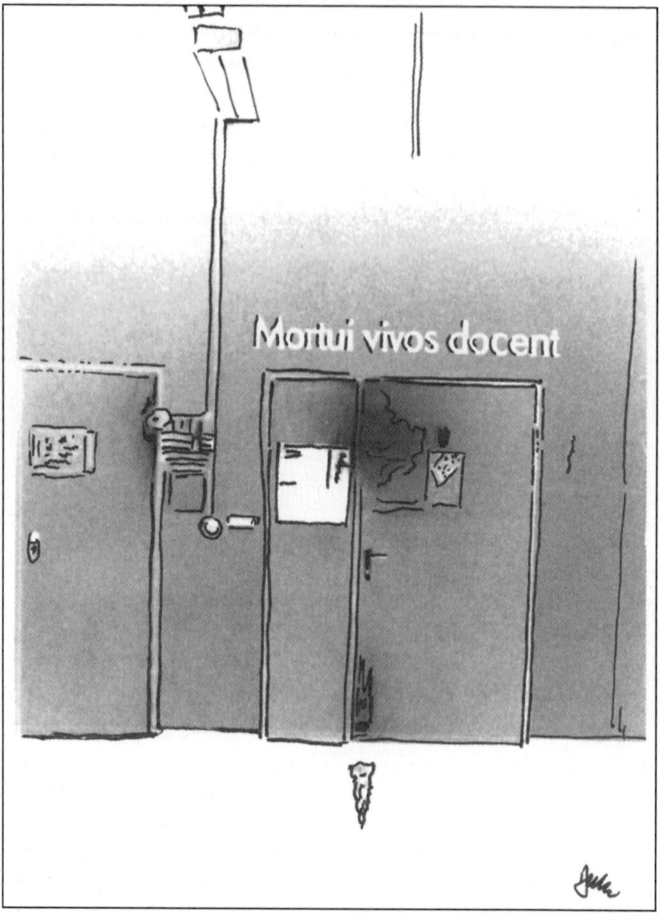

Bild Nr. 17 - Kaum durch die äußere Tür hindurchgetreten, empfing uns der Satz über der Tür: Mortui vivos docent - die Toten lehren die Lebenden. Alles andere rund herum war unwichtig. *Bleistiftzeichnung 1976*

von der wir uns von Berufs wegen vorgenommen hatten, sie möglichst weit zu Gunsten des Lebens hinauszögern zu können. Hinter dieser Tür jedoch waren die Grenzen des Lebens, der Beginn des Todes deutlich zutage getreten und jedes Mal, wenn ich den klapprigen Aluminiumgriff in die Hand nahm, um durch diese scheppri-ge Glastür in das Innere der Pathologie zu gelangen, wurde mir klar, daß ich wieder einmal in meine Grenzen verwiesen werde. Hinter dieser Tür fand sich ein langer, weißer Gang, der in einen sehr großen Saal mit rundbogigen Fenstern mündete, in dem fünf Tische nebeneinander standen, Steintische mit einer trogähnlichen Vertiefung in der Mitte, an deren Fußseite ein sicher einen halben Meter tiefes, braunes Waschbecken sich befand und einige Blechtischchen, die in der Höhe verstellbar waren und an einem Fuß am Boden rollend sich fortbewegen konnten. Einige schmale Spinde standen in den Ecken des Saales, ebenso einige alte, abgestoßene Schreibtische, auf denen in fast systematischer Unordnung Akten, Röntgenbilder, Kartonrollen, Schreibstifte und Lineale herumfuhren, irgendwie aber alles funktionell an seinem Platz. Ein schöner, holzgetäfelter Hörsaal mit schwarzen Klappsesseln aus dem Anfang der 50er Jahre ging noch von diesem Sektionssaal ab, an dessen Eingang in großen Lettern Mortui vivos docent stand, die Toten belehren die Lebendigen. Für Außenstehende schon ein sehr ungewöhnlicher Titel für einen Hörsaaleingang und doch ist mir von diesem Abschnitt des Studiums an nichts mehr am Herzen gelegen, als diesen Satz zu verstehen und zu befolgen, war er doch der Inbegriff der empirischen Wissenschaft und nicht nur das, sondern die Anleitung zu Demut, Bescheidenheit und großem Staunen über das Nichtwissen - fast schon sokratischer Art. Meist frühmorgens wurden die Steintische mit den Verstorbenen der nahegelegenen Universitätsklinik und auch anderer Krankenhäuser belegt und die meist freundlichen Assistenten sezierten mit Hilfe der Sektionspfleger ihre ersten Toten. Hier daneben zu stehen war das Interessanteste, was es in der Medizin überhaupt gab. Nicht selten waren dabei auch Stationsärzte zu finden, welche die Verstorbenen bis zuletzt betreut hatten, meist versehen mit dicken Krankenakten, hinter denen als Schluß aller Weisheit nur die Tatsache stand, daß man nicht genau wußte, warum dieser Patient gestorben war. Gelblich weißlich lagen die ungeklärten und zu untersuchenden Fälle

nebeneinander und warteten auf ihre Sekkanten oder wer wartete noch auf wen und warum?
"Frau Maier war eine 72jährige Patientin von der Station D 4 und wurde vor einigen Tagen unter der Einweisungsdiagnose einer Lungenembolie zu uns verlegt..."
Meist so oder so ähnlich fingen alle Krankengeschichten an und die Sekkanten hörten samt dem übrigen Personal interessiert zu, wobei ich immer den Eindruck hatte, daß sie mit einem Ohr bereits neben dem Erzählenden im Körper ihres vor ihnen liegenden Objektes sich befanden, um auf den Rest dessen zu hören, was ihnen intuitiv dieser menschliche Leichnam noch zu sagen hatte, bevor er endgültig nach dem ersten Übersichtsschnitt sich zu einer wissenschaftlichen Auseinandersetzung veränderte. Es war ein großer Unterschied zwischen dem berichtenden Internisten, der die Zeit des Lebens in kurzen, stakkatoartigen Bemerkungen einfließen ließ, meist nur umgeben von Eckpunkten des Elends. Und dann fiel nur noch auf, daß er still wurde, die Akte des Patienten in der Hand, mit scharfem Blick für das Wesentliche in diesem Thorax, diesem Abdomen oder in diesem Schädel. Fast ein wenig so etwas wie das Bitten um Verständnis seines Nichtwissens. Oder mehr noch das Zugeständnis seiner Ohnmacht, verborgen zwischen den dicken Akten seines Nichtbegreifenwollens. Manchmal schien es mir auch, als ob der mehr oder weniger dicke Aktenberg auf einen der voll bepackten, alten Schreibtische abgelegt wurde, um sich - endlich - den wahren Fakten zuwenden zu können.
Es gab jedenfalls nichts Älteres als die intra vitam angefertigten Röntgenbilder, die Labordaten oder die verschiedenen Untersuchungen, mehr oder weniger fein abgeheftet in einem Karton, zusammengehalten von einer kleinen, blechernen Schnalle, die beim Schließen so ein endgültiges Geräusch macht, wie wenn man eine Akte definitiv abheftet.
Nichts älteres als klinische Berichte von gestern abend noch, als es dem Patienten nicht so ganz gut ging, als man sich noch mit ihm unterhalten hatte und als von der wohl bestehenden Lungenembolie nicht das Geringste zu bemerken war.
Die Wahrheit war jetzt hier auf einem steinernen, trogartigen Tisch und gleich würde einer der Pathologen beginnen, sie zu entdecken. Mortui vivos docent, die Toten würden die Lebendigen belehren.

Es ging hier auch nicht mehr um Rechthaberei, sondern ganz einfach um das Eingeständnis der absoluten Endlichkeit, unter der alle die medizinischen Bemühungen standen. Es war aber ganz anders als in der Theologie, die mit Hochmut als allererstes Glaubwürdigkeitsprinzip ihrer Lehre den drohenden Tod, die drohende Vernichtung und das jüngste Gericht hervorhob, um den Menschen zum Glauben zu bewegen.
Der Pathologiesaal war anders als das Gemälde eines Höllenbreughel, bei dem ein Gutteil der Menschheit am jüngsten Gericht der ewigen Verdammnis oder dem kleinen Schlupfloch zur Seligkeit, dem Himmel überantwortet wurde. Hier war wirklich die Porta inferi täglich auf vielen Tischen zu sehen und die Pathologen sezierten mit heiligem Ernst, manchmal großem Humor, aber mit der größten Selbstverständlichkeit, die es gab, daran herum, warum wohl das Leben an dieser Porta inferi beendet wurde und keiner kam auf die Idee, dozierend auftrumpfen zu wollen, was sich hinter dieser Pforte befindet. Es war die Selbstverständlichkeit, den Rand der Existenz zu betreten, vergleichbar am ehesten mit geübten Bergsteigern, die auf einem Grat wanderten und nur eines im Sinn hatten, zu wissen, wie es auf dem Gipfel aussah. Nirgendwo hatte ich so das Bedürfnis, großen Geistern zuzuhören, die dieses pathologische Institut in großen Mengen zu bieten hatte, angefangen vom früheren Chef Professor Sandritter, der mit großer Kenntnis das Faktum des Todes, mit dem er täglich von Berufs wegen umzugehen hatte, mit treffenden Zitaten aus Heine und Goethe zu aktualisieren wußte oder vielleicht Professor Schäfer, der mit demselben Ernst, derselben Gelassenheit und derselben Sendung den vor ihm liegenden Menschen sezierte, wie vielleicht die großen Chirurgen Schwaiger und Farthmann es am lebendigen Menschen taten. Ein Unterschied war von der subtilen und wissenden Arbeit der noch so verschiedenen Abteilungsleiter nicht zu bemerken, beide verrichteten ihre präzise Arbeit mit einem heiligen, humorvollen Ernst, wie ich ihn nie mehr erlebt habe.
Drüben im Hörsaal stand ein weiterer Spruch auf dem gekalkten, weißen Wandabschnitt über den alten Bänken: Hic Gaudet Mors - Sucurrere Vitae. Lang habe ich darüber nachgedacht, wie man diesen Satz wohl treffend übersetzen könnte, gab es doch zwei Möglichkeiten: Hier triumphiert der Tod, um dem Leben zu helfen.

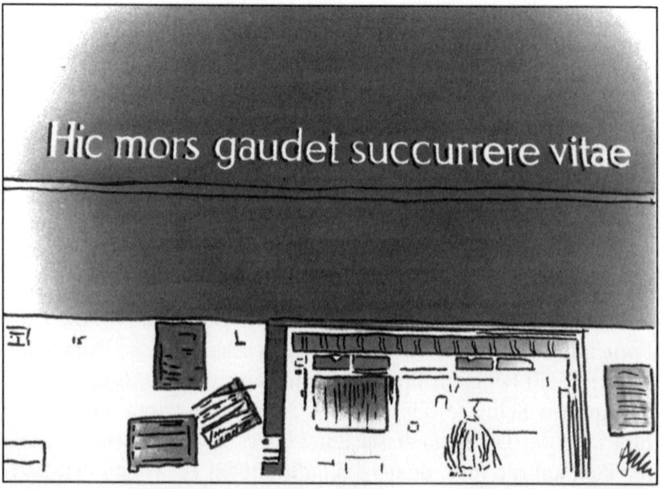

Bild Nr. 18 - Vor dem eigentlichen Sektionssaal stand eine weitere Schrift, gleich wie ein Tympanon einer gotischen Kathedrale: Hic gaudet mors succurrere vitae - hier triumphiert der Tod, um dem Leben zu Hilfe zu eilen. *Tuschezeichnung 1976/77*

Dieser Satz leuchtete mir am ersten Tag schon ein, denn was sollten die Pathologen denn sonst tun, als sich darüber Gedanken zu machen, wie der eine oder andere Todesfall vielleicht nicht hätte ablaufen sollen oder ob man dem Tod eventuell ein Schnippchen hätte schlagen müssen, indem man ihn vielleicht für einige Jahre noch hinausgezögert hätte. Ab es gab noch eine andere Übersetzungsmöglichkeit, die mir immer wieder zu denken gab, möglicherweise auch von den Initiatoren so gewünscht: Hier triumphiert der Tod, helft dem Leben! Vor allen Dingen diese zweite Übersetzungsform war ein ganz entscheidender Hinweis, wie wir unsere Medizin zu verstehen hatten. Nur, fast alle meiner Kommilitonen gingen unter diesem Triumphbogen samt seiner großartigen Aufschrift hinein in die graue Welt der Medizin und erwarben ihre Scheine und ihre mühsam erkämpften Voraussetzungen zur Zulassung zum Staatsexamen in Form von Prüfungen, Testaten und Wissensabnahmen an der Leiche. Aber vielleicht täusche ich mich auch und viele haben diese für sie sicher länger zurückliegenden lateinischen Ausdrücke auch übersetzt, privat, zu Hause und sich ihre Gedanken darüber gemacht. Für mich waren sie Titusbögen eines

Sieges über eine rechthaberische Welt, die ich für viele Jahre als das non plus ultra einstufte und die sich immer mehr in eine Nische zurückzog, nicht ganz unähnlich einem mißratenen, eigenbrötlerischen Kind, dem seine geliebte, einzigartige Mutter ein weiteres Geschwisterchen geboren hatte, was dem verhätschelten Erstling natürlich nicht gefiel.
Die Welt der Pathologie begeisterte, war sie doch eine konsequente Fortsetzung der galiläischen Welt, des beharrlichen Weitersuchens auch gegen jede Schulmeinung, die noch so schlüssig erschien. Einer dieser von der Schulmeinung unbelehrbaren Galileis war ein geselliger, meist rothaarig strubeliger, äußerst freundlicher und geistig stets lebendiger Professor, der bei uns Studenten einen großen Eindruck hinterließ. Oft stand er sinnend mit einem Knochen, den er gerade aus einem armen Patienten herausgelöst hatte, in der Hand vor uns und lehrte uns die Feinheiten eines Knochentumors zu erkennen. Es gab natürlich schon weit fortgeschrittene, belesene Studenten, meist weiblichen Geschlechts, die schon eine ganze Menge aus medizinischen Lehrbüchern dazu beitragen konnten und ihm Rede und Antwort standen. Er lobte sie alle, die Ahnunghabenden und wiegte dann seinen sympathischen Kopf hin und her, drehte den Knochen noch einmal, um am Ende in einem Satz alle Überlegungen zusammenzufassen:
“Sie haben das alles gut gelernt, aber die Systematik ist zu einfach und ich habe den Verdacht, daß das alles nicht stimmt.”
Man hatte den Eindruck, daß ein Großer vor uns stand, der mit der Wahrheit rang und nur eines niemals tat wie alle Pathologen dieses Instituts, sich mit gängigen Meinungen und Überkommenem zufrieden zu geben, seinen Job zu tun und sich unkritisch und satt zurücklehnen zu können. Der Knochen wurde von Herrn Professor Adler eben nicht auf das Blechtischchen zurückgelegt, wiederholt mit einem großen Schwamm betupft und gesäubert, um sich dann dem nächsten Organ zuzuwenden, sondern er holte ihn immer wieder, fast hilflos, erneut zu sich her, um sinnend darüber nachzudenken, wo wohl der prinzipielle Fehler gelegen haben konnte, daß die Natur eine derartige zum Tode führende Fehlleistung hervorgebracht hatte.
“Es ist doch vielleicht ganz anders, als wir es uns bisher vorgestellt haben” murmelte er immer wieder, um den Femur zum vorletzten Mal vorsichtig wie ein zerbrechliches Kunstwerk auf den Seziertisch

zurückzulegen, um ihm noch mehrere Male liebevoll nachzusehen, während er schon längst mit seinen großen, roten Gummihandschuhen die unauffällige Leber des Patienten in der Hand hielt. Wir wußten alle, daß dieser Zweifler einer der großen Knochenpathologen war, bei dem halb Europa diese eigenartigen, fraglichen Knochenerkrankungen in kleinen oder großen Stücken ablieferte, um seine Meinung zu bekommen. Für einen Geisteswissenschaftler wie mich war es fast unvorstellbar, einen ausgewachsenen, blitzgescheiten Professor vor sich zu haben, der noch dazu über eine große Allgemeinbildung verfügte, wie er sich mit einem Stück Knochen auseinandersetzte, ihn sorgfältigst aus dem Menschen herauspräparierte, ihn bearbeitete, in kleinste, dünnste Schichten zerlegte, färbte, um dann eine Diagnose zu stellen, mit der er noch lange nicht herausprahlte wie ein Dogmatiker mit dem Satz: Roma locuta, causa venita. Oft sahen wir ihn und etliche Jahre später konnte ich erleben, wie die gefundenen pathologischen Ergebnisse mit den mühselig beschafften Röntgenbildern, den Schichtaufnahmen, den Computertomographien und den Kernspinbildern verglichen wurden, wenn er pünktlich wie Imanuel Kant jeden Donnerstag, bepackt mit Röntgentüten, Präparateblöckchen, Diapositiven und Folien in die Röntgenabteilung des Universitätsklinikums hastete, um die Meinung der Radiologen und Orthopäden zu hören, bevor er sein endgültiges Urteil abgab. Er war einer der vielen Vorbilder für ganze Generationen von Studenten geworden, wie sehr man sich mit großem Ernst, Gelassenheit und Humor, vor allen Dingen mit bienenfleißigem Einsatz um jeden einzelnen Patienten kümmern sollte, um ihm gerecht zu werden, sei er nun noch am Leben oder bereits auf die Steintische der Pathologen geraten. In solchen Demonstrationen war mir schnell klar geworden, was der nüchterne Satz Mortui vivos docent für eine elementare Bedeutung hatte: Nicht nur, daß die Toten die Lebendigen per se unterrichten, sondern es bedurfte eines großen Interpreten, der sich dieser Symphonie Mensch annahm und vor allen Dingen die Disharmonien zu erklären, vermeiden und vielleicht sogar therapieren vermochte.
“Ja, ja, die Konsequenz Ihrer Diagnose unter dem Mikroskop, dem Röntgenfilm, der Lupe, im Angiogramm ist entscheidend” meinte er, wenn nach langer Erklärung über einen Tumor eine gewisse Mattigkeit seiner Zuhörer bemerkbar wurde.

“Was sagen Sie jetzt dem behandelnden Arzt, wenn Sie diesen gerade eben besprochenen Tumor im Unterschenkel eines Kindes finden? Amputation oder Beobachtung? Chemotherapie oder Bestrahlung? Oder eine Kombination aus allem oder gar nichts?” Und plötzlich hatte er sie alle wieder und mit manchem Seufzer des sokratischen Nichtwissens gingen wir auseinander, wohl wissend, daß wir hier eines der Urbilder des profiteri vor uns hatten, einer der sich stets faustisch bemühte, natürlich neben vielen anderen in diesem von uns so sehr geschätzten, überragenden Institut.

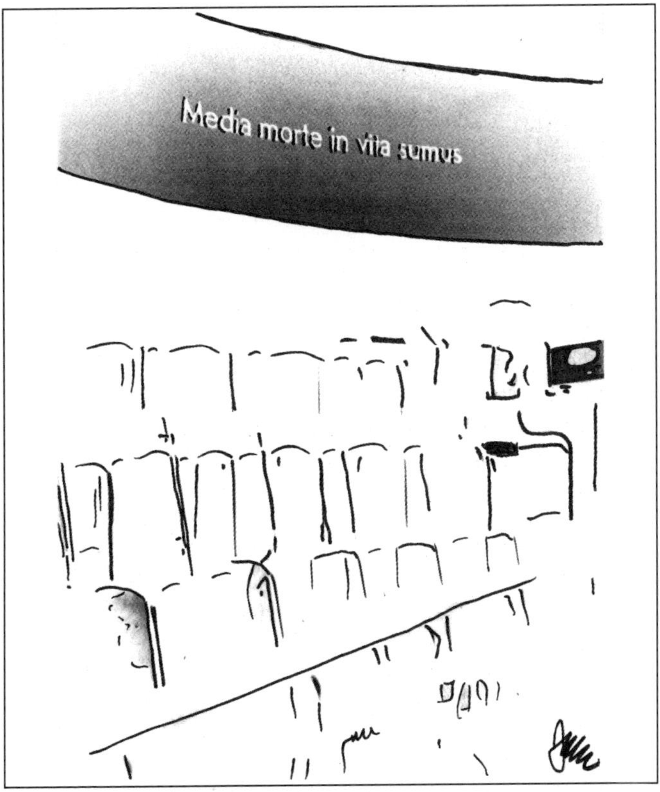

Bild Nr. 19 - Ein kleiner Hörsaal schloß sich dem pathologischen Sektionssaal an, auch hier ein einprägsamer Satz oben am Fries, der alles Tun der Pathologen atenuierte: Media morte in vita sumus - im Leben stehen wir halb im Tod. *Bleistift-/Tuschezeichnung 1976*

Kapitel XXI
Physiologie oder die Kunst der Erinnerung

Nicht weit weg vom in Freiburg liegenden achteckigen Bau des Gefängnisses verläuft eine schmale Straße, umsäumt von kleinen Bäumen und meist völlig zugeparkt mit Autos älterer Bauart, die unschwer als studentische Vehikel zu erkennen waren. Dort gegenüber vom Eingang liegt das Institut für Physiologie, ein unscheinbarer Zweckbau aus den 60er Jahren, von dem man eigentlich kein großes Aufheben machen müßte, es sei denn, man ist dazu verpflichtet, als Student, Assistent, Hörer oder gar als interessierter Laie dort nach der Weisheit physiologischer Zusammenhänge nachfragen zu müssen. Wenn man durch die mit studentischen Kleinanzeigen nahezu überklebten Glastüren den Vorraum zum

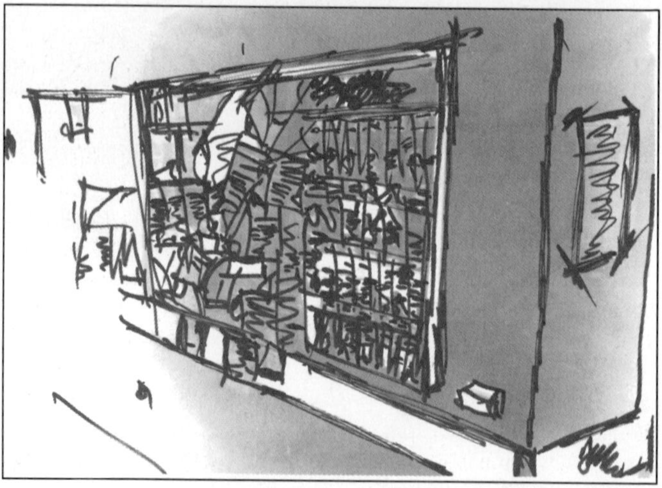

Bild Nr. 20 - In allen Gängen der Klinik waren große Pin-Wände angebracht, vollgepfropft mit alten und neuen Nachrichten, mit Wichtigem, Lebensnotwendigem und Trivialem. Pin-Wände waren wie Denkmäler, man lief an ihnen vorbei ohne zu wissen, was sie sagen wollen. *Kugelschreiberzeichnung 1973*

Hörsaal betritt, schlägt einem die Funktionalität und Einfachheit der Baulichkeit unwillkürlich in ihren Bann. Der Hörsaal, ein immenser Raum, hat etwas von einem griechischen oder römischen Theater und erinnerte mich trotz seiner simplen Ausstattung mit

Steinböden, schwarzen Klappstühlen, den drei Aufgängen, den Diaprojektoren und Epidiaskopen über dem Hörsaal an die Architektur des Epidauros-Theaters oder der großartigen Kulisse des Halbrundes von Taormina. Der Vergleich scheint nur im ersten Moment überzogen, denn das funktionierende Farbenspiel des Mikrokosmos wurde in einer Art dargestellt, daß der Blick so weit wurde wie in einem griechischen Amphitheater. Einer der ganz wesentlichen Auftretenden in diesem Halbrund war ein kleiner Mann mit einem strengen Scheitel, einer schmalen Hornbrille auf der hakigen Nase, der mit einem Stock hinkend das Orchestrion betrat, jeden Morgen pünklich immer zur selben Zeit und verläßlich und berechenbar, wie das vom ihm geschilderte Sujet der Physiologie. Nach einem freundlichen Blick in die meist zahlreiche Runde der Zuhörer begann er frei und ruhig in präziser Sprache seinen Vortrag, den er erst nach einer dreiviertel Stunde wieder beendete, ohne sich jemals im Satzbau verhaspelt oder gar den Faden verloren zu haben. Ein Manuskript habe ich dabei nie gesehen, da für den offensichtlich riesigen Hintergrund seines immensen Wissens solche Enge gar nicht notwendig war.

“Physiologie, meine sehr verehrten Damen und Herren, das ist das Funktionieren der Uhr des Menschen, das sind die Abläufe, die Sie täglich sehen in Eu- wie Dysfunktion und wenn Sie in diese Niederungen der menschlichen Uhrmacherkunst nicht bis ins letzte Rädchen versuchen vorzudringen, dann werden Sie dementsprechend auch Fehler machen bei der Beurteilung und Therapie der Ihnen später anvertrauten Patienten. Und das sind, wie ich unmaßgeblich, aber richtig einschätze, in diesem Saal alle sowohl zu Behandelnde wie Behandelte, denn so wie Sie alle physiologischen Vorgängen unterliegen, müssen Sie auch aus diesen Erkenntnissen heraus Ihre Mitmenschen behandeln. Zwei Organismen therapieren einander und, glauben Sie mir, daß der Patient von Ihnen und Sie vom Patienten immer etwas übernehmen, sogar eine falsche Behandlung und die tägliche Auseinandersetzung mit den physiologischen Abläufen möge Ihnen bescheiden, aber klar mitteilen, daß Sie täglich den Auftrag haben, zu lernen, das Lernende zu verstehen, das Verstehende zu bewahren, um es sinnesphysiologisch gleich wieder zu hinterfragen, denn wer sagt Ihnen, daß Ihre Sinne der einzig richtige Maßstab sind. Also haben Sie sich immer

wieder am Original zu justieren, nicht unähnlich einer aus dem Ruder gelaufenen Uhr ..."
Der schmale, sympathische Professor stand, halb auf seinen Stock, halb auf das Holzkatheder gestützt und berichtete selbstverständliche und gleichzeitig großartige Gedanken, wobei auch dem bescheidensten Zuhörer klar wurde, daß man sich keinesfalls an diesen Tatsachen und an diesem Fach der Physiologie würde vorbeidrücken können. Er verlangte von sich und seinen Zuhörern ein Maximum an Verständnis und Aufmerksamkeit ab im vollen Bewußtsein seiner Sendung. Das war wohl das Geheimnis eines dreiviertelstündigen Vortrages, den er über mehrere Semester hielt, in dem wie bei kaum einem andereren der universitären Lehrer eine fallende Stecknadel bereits störend gewesen wäre.
Professor Antoni hieß dieser Mann mit dem exotisch anmutenden Namen, der einer der beliebtesten und geachtetsten Dozenten der medizinischen Fakultät war, wobei seine Beliebtheit neben seiner unglaublichen Eloquenz, Allgemeinbildung, fachlichen Kenntnis auch vor allen Dingen in seiner Bescheidenheit bestand. Er erinnerte mich so an Goethes Faust und seinen Ratschlag:

"Sei er kein schellenlauter Tor.
Es trägt Verstand und rechter Sinn
mit wenig Kunst sich selber vor."

Wenn er merkte, daß ein Teil seiner Zuhörerschaft seinen Gedanken nicht mehr folgen konnte, dann verwies er nicht einfach auf die Lehrbücher, auf die vorhandenen Lehrmeinungen, sondern er lud uns ein zu einem nachmittäglichen Demonstrationskurs, um das, was er uns mit der Kreide vorgestellt hatte, an sich selbst, an einem Frosch oder an einem Hund in Wirklichkeit vorzuführen. Diese Kurse, sozusagen bessere Nachhilfestunden, waren das Eindruckvollste, was ich in meinem medizinischen Studentendasein miterleben durfte. Einige Unentwegte haben sein Angebot angenommen und saßen erwartungsvoll um den hochverehrten Lehrer, der sich von einem Vorlesungsassistenten Froschmuskeln präparieren ließ und an einem kleinen Monitor genau die Sektoren sichtbar machte, über die er am Vormittag mit großer Verve berichtet hatte. Da wurden dann die Kreidezeichnungen zur Wirklichkeit und all das, was er uns mit heiligem Ernst vortrug, konnte nachgemessen, verwirklicht, sichtbar gemacht und verstanden werden. Einer dieser Nachmittage schlug hunderte von theoretischen Vorträgen, auch wenn sie noch so brillant gehalten wurden, durch ihre klare Wahrheit, wenn sie letztlich auch vieles an Begründungen nicht leisten konnten.

“Warum, lieber Herr Professor Antoni, ist die elektromechanische Koppelung so?”

“Verstehen Sie erst mal, lieber junger Freund, wie sie funktioniert, und zwar bis in die kleinsten Einheiten hinein, wovon wir jetzt noch in manchem keine Ahnung haben und dann fragen Sie mich wieder” lächelte er schalkhaft zurück. Er wußte, daß die Beantwortung dieser Frage ihn auf ein Feld führte, auf dem er im Augenblick noch zu schlagen war, auf das Feld der Philosophie und Theologie, das er aber mit seinen physiologischen Erklärungen und vor allen Dingen den lebendigen Vorführungen bei weitem plausibler übertraf, als alles, was ich bis dahin in jenem Fach gehört hatte.

“Das sind die Vektoren, die jede Bewegung des Herzens, wie sie auch immer sei, erst ermöglichen. Sie sehen hier einen Baustein des Lebens, der vor nicht einmal ganz zwei Generationen noch niemand bekannt war und der hier im Nachbargebäude erstmals schlüssig erklärt werden konnte, der Aschoff-Tawara-Knoten. Gerade haben wir mühsam erkannt, wie das Ganze vor sich geht und nun fragen Sie, warum und ich bleibe Ihnen eine Antwort schuldig. Ich kann Ihnen vieles darüber erzählen, wann er nicht mehr geht, wenn wir einen Mangel an Calcium, Kalium oder sonstigen Dingen haben, aber warum das alles so zusammenspielt, das könnten ja Sie einmal herausbekommen” kam’s freundlich und tiefgründig zurück. Kein Widerspruch, kein ungläubiges Kopfschütteln und schon gar kein Zweifeln an dem, was der hochverehrte Mann uns beibringen wollte, nämlich das faustische Bemühen um tägliche Erkenntnis, vereinbart nur mit bienenfleißigem Bemühen, großer Bescheidenheit und einem gehörigen Schuß an Genialität. Und dann stand er wieder am nächsten Morgen an seinem grobgezimmerten Katheder, der aus besseren Dachlatten zusammengenagelt war, ein disproportionales Vehikel des großen Geistes, der von ihm ausging. Gerne klärte er uns über verschiede-

ne Geheimnisse auf, die eigentlich keine mehr waren, sondern physiologische Erkenntnisse.
"Meine sehr verehrten Damen und Herren, bitte testen Sie einmal physiologisch trainiertes Wissen in Gestalt meiner Person. Nennen Sie mir 50 Begriffe, die ich Ihnen hier an die Tafel schreiben werde!"
Zögerlich fingen die ersten an, dem hochverehrten Meister Begriffe zuzurufen.
"Bundesausbildungsförderungsgesetz!"
"Gut, ich notiere."
Der kleine Mann drehte sich zur riesigen Tafel und schrieb mit schöner, gleichmäßiger Schrift einen Begriff nach dem anderen, der ihm zugerufen wurde, auf.
"Armleuchter!"
Großes Gelächter.
"Sinnesphysiologie!"
Und dann folgten noch andere Begriffe aus allen möglichen Sparten des Lebens. Schließlich standen 50 Begriffe an der großen Tafel, welche die gesamte Stirnseite des Hörsaals bildete. Professor Antoni drehte sich nun dem Auditorium zu, kam hinkend mit seinem Stock vor die erste Bank und bat uns lachend, die Positionen der einzeln numerierten Begriffe ihm zu nennen.
"Werfen Sie mir jetzt einfach Zahlen an den Kopf von den Begriffen, die Sie lesen können, ich aber nur physiologisch gespeichert habe. Es ist so ähnlich wie mit Ihrem Taschenrechner, den Sie ja alle zu Hause schon haben."
"Nr. 1, Herr Professor!"
Professor Antoni stand mit geschlossenen Augen vor dem Auditorium und langsam, mit sicherer Präzision kam es zurück: "Bundesausbildungsförderungsgesetz."
Großer Applaus.
"Einen weiteren Begriff!"
"Nr. 34!"
Eine kurze Überlegung, dann warf er den Ball zurück mit dem natürlich richtigen Begriff.
Dies war eine Glanzleistung eines Gedächtnisses, wie ich sie nie erlebt hatte.
Professor Antoni holte uns aber recht rasch auf die Erde zurück.
"Glauben Sie nicht, daß ich besonders intelligent oder einfach nur

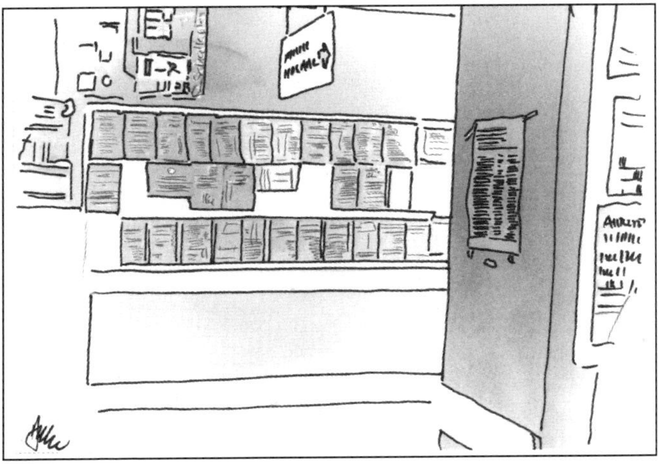

Bild Nr. 21 - Nach bestandenen Scheinen waren die Namen der Glücklichen oder Unglücklichen in langen Reihen öffentlich in den Instituten ausgehängt. Die Proscriptionen des Sulla konnten nicht schlimmer gewesen sein.

Kugelschreiber-/Bleistiftzeichnung 1977

etwas heller belichtet bin als andere, wie zum Beispiel Sie, die dies jetzt gerade entweder für eine hohe Intelligenzleistung oder gar für einen Zaubertrick halten. Nichts von alledem! Das Ganze ist Training und physiologische Verstehensweise. Auch Sie können dieses Experiment mit ein wenig Übung leicht nachstellen, so wie ich alle Dinge, die ich Ihnen versuche beizubringen, Ihnen auch vor- und nachmessen kann!"

Und er fing an, das Geheimnis zu lüften. Die Merkfähigkeit sei wie die Speicherfähigkeit eines Rechners, die auch einem menschlichen Gehirn durchaus anzutrainieren sei. So habe er sich für die 1 einen Turm und für die 2 einen See und für die 3 einen Fisch und für die 4 einen Angelhaken vorgestellt und die ersten vier Begriffe in ein bildhaftes Gedicht eingeschlossen, nämlich von einem Turm, der im See stünde, umgeben von einem Fisch, der von einem Angelhaken bedroht wird und so sei das lange Gedicht eine Chiffre für die Zahlen, die einem unvorbereiteten Beobachter als eine fast undurchdringbare Rechen- und Erinnerungsleistung erscheint, in Wirklichkeit aber leicht nachzustellen wäre.

Es ist so ähnlich wie das Wort im Faust:

"Du hast wohl recht,
ich finde nicht die Spur
von einem Geist
und alles ist Dressur."

Ein riesiger Beifall bestätigte den Lehrer. Ein Mann, der uns nie eine Erklärung schuldig blieb, die nicht jeden Menschen guten Willens überzeugen konnte.
Die Wissenschaft fing für ihn eigentlich erst an, interessant zu werden, wo sie wirklich aufhörte. Auch das spürte man aus seinen Vorlesungen heraus mit jedem Wort, vor allen Dingen dann, wenn er klugerweise genau an diesen Nahtstellen mit seinen klugen Augen bedeutungsvoll schweigsam in das Rund der Studenten blickte und jeder wußte, daß das Denken hier kein Ende, sondern seinen Anfang zu nehmen habe.
Ein besserer Theologe war nie.

Kapitel XXII
Kernspintomographie oder wie man auf Bilder hören mußte

In den 80er Jahren tauchten in den Zeitschriften der Radiologie, aber auch der Allgemeinmedizin immer mehr Berichte über eine neue Untersuchungsmethode auf, die sich Kernspintomographie nannte. Eine rechte Vorstellung über dieses neuartige Verfahren war mir noch nicht gekommen, aber die allerersten verzitterten Bilder, die in Publikationen zu sehen waren, erinnerten mich an die Frühzeit von Conrad Wilhelm Röntgens Erstlingswerken um die vergangene Jahrhundertwende.

Eines Tages war es dann auch im Universitätsklinikum Freiburg soweit, daß ein großes Loch in die Mauer gebrochen wurde und ein riesiger Lastzug unmittelbar danach ein waschmaschinenähnliches, großes Gebilde ankarrte und in einen dazu vorbereiteten, mit goldenfarbigem Kupferblech ausgeschlagenen Raum stellte. Die Aufregung war riesengroß, denn von alledem, was an Diagnostik auf den Menschen zukam, war noch nicht viel Klarheit und man dachte mehr an eine weitere Untersuchungsmethode, die sich schon bald totlaufen würde, gemessen an dem Standard des Röntgenverfahrens, das alle Welt schon seit langem benutzte. Kaum war die Maschine mit dem computertomographieähnlichen Loch in der Mitte, nur etwas länger, auf dem Boden verschraubt, so wurde der Raum wieder verschlossen und zwei Mitarbeiter der Röntgenabteilung überwachten den weiteren Betrieb. Es war die Welt der Voltmeter, der Schraubenzieher, der Metalldetektoren, die Jürgen Hennig und Hartmut Friedburg so in Beschlag nahm, daß man sie tagelang nicht mehr sah, vielmehr hatte man die Vorstellung, daß die beiden ihre Tage und Nächte an, um und in diesem Gerät verbringen würden.

Und wirklich kamen nach den ersten Tagen verzitterte, schwarzweiße Bilder zum Vorschein, die mit großem Stolz in den täglichen Besprechungen vorgestellt wurden.

“Hier sehen wir die Falx cerebri, hier das Stirnhirn, hier das Occipitalhirn und das Ganze kann man sogar transversal, sagittal und coronal präsentieren.”

Coronal? Diesen Ausdruck habe ich noch nie gehört und sagittale Bildrekonstruktionen, daß man schauen konnte wie in der Anatomie ohne jede Begrenzung der Schnittführung?

Täglich wurden die Bilder besser und Hartmut Friedburg konnte sie langsam, aber sicher schon neben die Qualität der Computertomogramme hängen, die unser langjähriger Oberarzt Berthold Wimmer herstellte und als damaligen goldenen Standard, an dem sich alles zu messen hatte, zeigte. Hartmut schickte mich häufig abends nach Dienstschluß in sein neues Gerät, um Normalbefunde zu erhalten, denn nicht einmal davon gab es bisher genug. So entstanden Bilder nicht nur von Kranken, sondern von jedem, der gerade Zeit hatte und zufällig in der Nähe des Kernspintomographiegerätes herumlief.
"Wir brauchen noch ein Normalknie."
"Könnte ich mal Deine Hypophyse haben, nur kurz für etliche Minuten?!"
"Dein Zwischenhirn würde mich noch interessieren, und zwar als Normalbefund, hast Du 10 Minuten Zeit?"
Und so entstand in dieser Pionierzeit für uns übrige Assistenten unvorstellbar eine neue Welt der Bilddarstellung.
Die Flut der Bilder, die wir täglich sahen, wurde nicht einfach nur vergrößert, sondern es kam etwas völlig Neues auf uns zu.
Der lange Jürgen Hennig versuchte uns immer wieder beizubringen, daß Röntgenbilder und kernspintomographische Abbildungen völlig verschiedene Stiefel sind, obwohl sie alle zwar auf Röntgenfilmen ausgedruckt wurden und letztendlich eine gewisse Ähnlichkeit mit dem Röntgen-Original aufwiesen.
"Kernspintomographische Bilder entstehen im Hören auf die Frequenz, welche die einzelnen Atome als Antwort auf die Magnetisierung bieten. Kernspintomographische Bilder muß man nicht sehen, sondern hören können, ganz im Gegensatz zu Röntgenbildern, die man eigentlich primär anschauen sollte."
Bilder hören, das war eine neue Sprache, in die ich mich aber gerne vertiefen wollte. Es war fast wieder so wie in den ersten Tagen des Physikseminars.
Auf Bilder zu hören, auf die zurückklappenden Spins zu achten, die in unendlich kleiner Form ein akustisches Signal bereiten, das dann mit Hilfe von verschiedenen kompliziertesten Verstärkermechanismen sichtbar gemacht werden konnte? Man sah also die Atome und hörte sehend, wie sie kreisten und sich aus ihrer Ellipse hinwegbewegten, um wieder zurückzuschwingen. Ein fast uner-

hörter Vorgang, denn zum ersten Mal wurde mir bewußt, die einzelnen Atome, ihre Hüllen im unendlich kleinen Mikrokosmos vergrößert vor mir zu sehen. Eine völlig neue Welt war plötzlich in die Kliniken eingekehrt und die alte Methode der Durchdringung der Materie und damit verbundenen Abschwächung des Röntgenstrahls durch die verschieden dichte Objektebene war ersetzt durch dieses ungeheure, neue bildgebende Verfahren. Alles was wir bisher von der Schule auf gelernt hatten, waren Modelle, Zeichnungen, mehr oder weniger geglückte Vorstellungen mit Schnüren und Holzkugeln, um das mit den Atomen irgendwie verstehen zu können. Es war zwar einleuchtend, was man uns sagte und die Rechnungen mit den verschiedenen Wertigkeiten gingen stets auf und konnten unangenehmerweise sogar abgefragt werden, aber sichtbar, direkt sichtbar und verwertbar waren diese Strukturen bisher nicht.
Stundenlang überlegte ich mir jedes Bild und versuchte mir darüber klar zu werden, welche Struktur, die ich in der Pathologie oder Anatomie gelernt hatte, welches Signal zu welcher Zeit aussendet, um hier in unendlicher millionenfacher Verstärkung eine Graustufe auf einen Film zu bannen, die dann zu unserer Diagnose führte.
Der Weg von der Anatomie zur anatomischen kernspintomographischen Diagnostik war nicht mehr weit und fast Vergessenes, das sich bisher nur dem Auge des Anatomen mit genauesten Kenntnissen erschloß, mußte nun radiologisch wieder neu erworben werden, denn all die früheren hilfwissenschaftlichen Maßnahmen wie Angiographie oder gar das Einfüllen von Luft in die Zisternen des Menschen leisteten nur einen kleinen Bruchteil dessen, was wir hier neu sehen konnten. Ganz schnell wurde dieses neue System zum heimlichen Mittelpunkt des Klinikums und die Erwartungen wurden mit jedem Patienten und der richtig gestellten Diagnose deutlicher, konnte man doch vielleicht sogar in Zukunft auf die Idee Conrad Wilhelm Röntgens verzichten, ionisierende Strahlungen anzuwenden mit all den damit verbundenen Nebenwirkungen. Die beiden Kollegen aus dieser Abteilung genossen bald den Ruf von unschlagbaren Wunderdiagnostikern, denn keiner von uns war in der Lage, dieses Gerät auch nur zu bedienen und schon gar nicht dessen Ergebnisse eindeutig auszuwerten. Nur ganz langsam und allmählich machten sich andere auf, diesen Bildern und seinen

Herstellern genau auf die Finger zu sehen, wobei ein grundsätzliches Mißtrauen von Anfang an immer da war, aber mehr deshalb, weil sie niemand verstand.
Und dann war da ein Amerikaner, der mein schon stark zerzaustes Weltbild noch einmal nachhaltig erschütterte: Ein Gastredner aus dem fernen Massachusetts berichtete davon, daß er mit schnellen Bildsequenzen gesunde Probanden untersucht habe und nicht mehr so sehr Wert auf die anatomische Abbildung gelegt habe, sondern auf deren Funktionalität. Also, es war ihm gelungen, eine Bewegung des Fingers, Armes, Kopfes oder Beines im Hirn einem Areal zuzuordnen. Eine unerhörte Neuerung, die wir fast nicht für möglich hielten. Aber er zeigte es uns immer wieder, das Hirn leuchtete genau dort durch ein kleines Signal auf, das dem Homunculus zugeordnet werden konnte: Der Finger leuchtete da, die Zunge da, das Bein dort und der Lidschlag hier. Er trieb es dann noch toller, indem er einem gesunden Probanden eine kleine Stecknadel in den Oberschenkel piekste und die dazugehörigen sensiblen Nervenbahnen wiederum ihren Schmerzreiz im Hirn abbildeten. All das hätte ich ja noch gut verkraftet, aber nicht die Tatsache, daß er den gesunden Probanden das Wort Mutter aussprechen ließ, um die dazugehörigen Areale des Hirns darzustellen. Nun war die Sache nicht mehr so einfach, denn Mutter leuchtete von verschiedensten Teilen des Hirns, je nach den Assoziationen, die der einzelne Proband dazu hatte. Auch war die Mutter verschiedener Probanden im Hirn nicht identisch, was heißen mußte, daß nicht jede Mutter einem hirnaktiven gleichen Pattern entsprach. Es ist ja nur eine Binsenweisheit, daß der Vater sich cerebrographisch ganz anders darstellte als die Mutter und die Freundin wiederum anders als die Ehefrau und dies auch bei jedem Menschen unterschiedlich. Er ließ die Probanden auch das Wort Gott aussprechen und eine Fülle von Arealen des Hirns, deren Kenntnisse bisher in der Medizin nur sehr lückenhaft sind, leuchteten und signalisierten Aktivität. Konnte es sein, daß auch diese Entität nur einem Hirnareal entsprach oder vielleicht sogar mehreren und dann war ja nur noch ein kleiner Schritt dahin, diese Aktivitäten neurophysiologisch auch leiten und korrigieren zu können. War ein Mystiker dabei nur ein Psychopath? Ist ein Gottesbegeisterter ein Spinner oder fehlt einem Atheisten nur der Zugang zu einem bestimmten Hirnareal? Konnte

man medikamentös nicht dem Mystiker nachhelfen oder den allzu Gottesbegeisterten etwas dämpfen? Ganz abwegig, aber möglich war die Überlegung, ob man einen Menschen nicht vielleicht vor seiner Priesterweihe auf die Rechtgläubigkeit hin mit dieser Maschine untersuchen könnte und ihn nur dann weihte, wenn die korrelierenden Hirnareale alle konform gingen?
Die Gedanken wurden wirr, aber die Maschine war wieder ein kleiner Halbedelstein, der aus der Krone der Dogmatik herausgefallen war.
Inzwischen ist der Reiz des Neuen vergangen und die Maschine ist eine von vielen geworden, vielleicht eine besondere, die uns das diagnostische Leben einfacher macht. Gott leuchtet immer noch an verschiedenen Stellen auf, Mutter und Vater haben eine völlig verschiedene Hirnlokalisation und das Hirn hat sich morphologisch nicht wesentlich verändert, wir aber seit der Erfindung dieser neuen Methode in immer schnellerer Weise.
Ich würde gerne einmal eine Querschnittsuntersuchung mit denselben Begriffen bei Katholiken, Protestanten, Mohammedanern oder Buddhisten machen, rein um einmal zu sehen, was ich nicht weiß, aber ahne. Vielleicht haben wir Menschen einen Nenner, den bereits Thomas von Aquin vor 800 Jahren als These aufgestellt hat ... Id est, quod omnes nominant deum.
Wäre doch was, eine solche Untersuchung, oder nicht?
"Beck, träumst Du schon wieder? Ist es nun auf diesem Kernspinbild ein kleiner Infarkt oder doch ein winziger Tumor?"
Ein freundlicher Internist wollte das von mir wissen und ich beeilte mich, ihm meine Kenntnisse mitzuteilen.
Die Erde hatte mich wieder, die Radiologie, die Apparatemedizin und das Bewußtsein, für diese Menschen mit unseren Mitteln das beste zu tun, was wir konnten, ganz im Sinne des Plato: "To aristo poiein - das beste zu leisten".

Kapitel XXIII
Die Lehre von der Luft

Man hätte schon meinen können, in ein theologisches Seminar zu kommen - das etwas zu tun hatte mit dem Pneuma, dem Geist, der da kommen soll und dem stillen Lufthauch, in dem Jahve jeremianisch erscheint, aber nichts dergleichen. Zwei so unterschiedliche Charaktere von Professoren unterrichteten uns über das Notwendige, das wir zur Medizin brauchten, in höchst anschaulicher Weise. Der eine, ein Schweizer, fast schon eine Karikatur auf einen Schweizer Oberlehrer, war von den Studenten sehr verehrt worden und die entsprechenden Skripten, die es für die Vorlesung irgendwo noch gab, waren meist voll mit witzigsten Randbemerkungen. Professor Mathys, der Sprache nach aus einem der innersten Kantone seiner hochgeschätzten Heimat, lehrte uns, Luft in Leben umzusetzen oder zumindest Leben als notwendige Auseinandersetzung der Lungentätigkeit mit Sauerstoff und Stickstoff aufzuzeigen. Wie ein zu groß gewordener Junge nickte er immer, wenn er vor dem Auditorium hin und her ging und sein schwerfälliger Schweizer Dialekt stand im genauen Gegensatz zur Leichtigkeit seines Ausdrucks. Insbesondere wenn er Patienten mit in die Vorlesung brachte, wurde es meistens recht lustig. Die erste Frage kurz nach der Herkunft und nach dem Namen begann nämlich stets mit: "Rauchen Sie?" Und wenn diese Frage auch nur partiell mit "Ja" beantwortet wurde, prasselte ein massives Gewitter von direkten oder indirekten Anschuldigungen ins Auditorium, indem mit der Androhung von ganzen Sündenstrafenregistern sämtliche Konsequenzen eines furchtbaren Lebensendes geschildert wurden.
Kaum auszudenken war die Kombination zwischen einem Raucher und einem unsportlichen Menschen:
"Was Sie rauchen und bewegen sich nicht einmal!"
Es war ganz leicht, seine Vorlieben zu erahnen, wenn er mit gerunzelter Stirn ein derartig problematisches Leben vor den Studenten ausmalen mußte, zu rauchen und sich nicht zu bewegen. Gar nicht auszudenken. Ganz außer Fassung geriet Professor Mathys dann, wenn der Patient zudem noch stark übergewichtig und alkoholsüchtig war, dann konnte es schon sein, daß seine breiten Koteletten sich vor Abscheu aufplusterten und der Gang vor dem

Auditorium durch seine ewigen Zugstiefel noch stakkatoartiger wirkte: So sollte man nicht leben, so schon gar nicht.
Dabei war er ein gebildeter und sprachlich äußerst versierter Mann, dem es in den Vorlesungen nichts ausmachte, auch exotische Patienten anamnestisch in seiner Muttersprache anzusprechen, was ihm bei den Studenten einen hohen Respekt einbrachte. Nur oberflächliche Kommilitonen glaubten, daß dieses Fach eine Unterabteilung der großen inneren Medizin beinhalte und blieben manchmal seiner Vorlesung fern. Das war jedoch ein großer Irrtum, denn was er sehr eigenartig uns vorzubringen hatte, bewies er vor allen Dingen in den Kursen aufs eindrucksvollste. Ein Blick in seine Ambulanzen, die wir studienhalber kennenlernen durften, zeigte, daß Patienten von weit her kamen, um geheilt zu werden oder zumindest Linderung ihrer Qualen zu erhalten.
"Sie müssen unterscheiden zwischen den Pinkpuffern und den Bluebloatern ..."
Die Unterscheidung war es, die ihn fast jesuitisch dazu trieb, uns sein Fachwissen vorzulegen. Und wenn die internistische Therapie auf den Stationen nicht mehr viel half, war er ein wichtiger und gern gesehener Gast, der in seiner freundlichen Art nach Luft ringenden Patienten wieder Zuversicht geben konnte.
Sein nicht weniger markanter Kollege, mit dem er seine Vorlesungen manchmal teilte, war der Lungenchirurg, der seit vielen Jahren sein Fach mit großem persönlichem Einsatz vortrug, Professor Willy Wohlfahrt. Ein roter Kopf, in dessen Mitte eine noch rötere Nase seine Blickrichtung markierte, hatte einen stets freundlichen Gesichtsausdruck und selten sahen wir beide Pneumologen, den einen internistischen wie den anderen chirurgischen, einmal nicht freundlich und vergnügt ihr Fach vortragen. Eine der markantesten Vorlesungen, die Sache mit den Lungen und ein großer, recht harter Kern der Studentenschaft blieb über viele Semester ihren Ausführungen treu. Willy Wohlfahrt lehrte uns die große Bescheidenheit der chirurgischen Kenntnis vor den fast unermeßlichen Schwierigkeiten, die auf den Lungenchirurgen zukamen, wenn auch nur das geringste nicht so war, wie es im Anatomieatlas stand. Er berichtete uns von Lobektomien, von Tumorausräumungen, von großen Lungengefäßoperationen, von Gefäßmißbildungen und von den anfänglich so schwierigen Voraussetzungen, in diesen Thorax

erst vorzudringen. Seine Lieblingsgeschichte, die er jedes Semester den Studenten vorführte, war die Sauerbruch'sche These von der Behandlung des Pneumothorax, nämlich durch die Verwendung einer Unterdruckkammer, in der das gesamte chirurgische Personal und Equipement erst zur Tat schreiten konnte und ansonsten jegliche chirurgische Tätigkeit hinfällig wurde, wenn die Lunge erst zusammenfiel. Fast schon bekümmert berichtete er davon, daß sein Fach in Deutschland durch eben diese falsche Auffassung um Jahrzehnte zurückgeworfen wurde, während man drüben in Amerika - Amerika, du hast es besser - einfach daran dachte, die Lunge von außen aufzublasen und so das gewünschte Ergebnis mit kleinem Aufwand bekommen konnte. Eine falsche Lehrmeinung eines noch so berühmten Professors habe den ganzen Betrieb lahmgelegt.
"Und auch wir sind nicht vor Irrtümern gefeit, wir operieren noch sehr umständlich, zumindest meine ich das manchmal, wenn ich morgens wieder zwei oder drei Pneumonektomien gemacht habe. Aber," so kam's hinter der spitzen roten Nase ins Auditorium zurück, "wie und wo kann man's eleganter gestalten? Ich bin für jeden Hinweis dankbar. Ich bin schon so alt geworden, daß ich Vorschläge gerne annehme, seien sie noch so verrückt ..."
Wir nahmen ihm alle diese Angebote ab und selten wurde so offen in Vorlesungen diskutiert und anekdotisiert wie bei ihm.
"Es gibt da Kollegen, die machen uns plötzlich neue Dinge vor, aber haben Sie davor keine Angst, sondern freuen Sie sich, daß Sie vom Nachbarfach wieder Hilfe bekommen. Da gibt es den hochverehrten Professor Wenz aus der Röntgenabteilung, der mit seinen Leuten von der Beinschlagader Katheter in die Lungengefäße legt, um dort zum Beispiel eine Fistel trockenzulegen."
Er stellte an der Tafel den weiten Weg von der Punktionsstelle in der Leiste bis an die Malformation in der Lunge vor und betrachtete den graphischen Weg an der Tafel mit Respekt.
"Und dann kommt da unten über den Katheter etwas Embolisationsmaterial oder einige Spiralen - und wir Lungenchirurgen haben schon wieder einen Teil unserer Tätigkeit eingebüßt."
Er schien aber nicht besonders bekümmert zu sein, sondern freute sich wie ein Kind über diesen Gedanken.
"Ich bin diesen Kollegen dankbar und sehe ihre Arbeit nicht als

Konkurrenz. Stellen Sie sich vor, Sie haben eine einfache Gefäßmißbildung in Ihrer Brust und brauchen mich nicht, sondern kommen zum selben Ergebnis durch einen anderen Kollegen, der genial und einfach eine Therapie weiß. Dann bleibt die Brust des Patienten zu und wir müssen ihn nicht aufsägen und eine Fülle von möglichen Krankheiten erst an ihn hinbringen, bevor wir mühsam am Ort des Geschehens angekommen sind. Außerdem resezieren wir meist noch einen großen Teil dieser Lunge mit."

Selten haben wir den Eindruck gehabt, daß eine neue Methode, die er natürlich erst prüfte, mit solch offenen Armen in sein Fach aufgenommen wurde, ohne daß er sein Gesicht oder seine Kompetenz einbüßen würde. Er war einfach zu groß und zu überlegen, um einer derartigen Angst auch nur im weitesten nachgeben zu können.

"Das mit der Trachea, das liegt mir besonders am Herzen, wenn wir hier einen anderen Weg finden könnten als den der operativen Therapie. Stellen Sie sich einmal vor, welch weiten Weg Sie finden müssen, bis Sie einen Teil der eng gewordenen Trachea resezieren und wieder anastomosieren können und vor allen Dingen - was der Patient bis zu seiner Gesundung alles mitmachen muß. Ich stelle mir dabei vor, daß wir ein kleines, schmales Röhrchen einsetzen könnten, das wir vielleicht über den Rachen implantieren, es erweitern, um so die Luftwege aufzuhalten und wenn es nicht mehr gebraucht wird, vielleicht wieder irgendwie herausnehmen oder vielleicht gar verdauen lassen könnten ..."

Heute weiß ich, daß er in aller Öffentlichkeit von etwas träumte, was sich wenige Jahre später eben in dieser Universität ergeben hat: Die Erfindung und die ersten Implantationen von Stents in Gefäße, Gallenwege, in die Speiseröhre und, genau wie er geträumt hat, auch in die Luftröhre. Willy Wohlfahrt säte in uns Studenten Wünsche an unverbrauchte und noch nicht in der Routine der Medizin untergegangene Geister und diese Saat ging in Freiburg auch auf: Unter seinem genialen Nachfolger, Professor Hasse, konnten die ersten Stents in die Luftröhre implantiert werden, was den Patienten einen große Benefit erbrachte.

Nicht zu Unrecht trugen beide Pneumologen den Titel der Luft-Propheten und wir schätzten sie auch wegen dieser Ideen sehr.

Kapitel XXIV
Das Leiden der Kleinsten

Wie gesagt, die beliebtesten Vorlesungen der ganzen klinischen Medizin waren auch die pädiatrischen, vielleicht weil alle oder sicher die meisten der Studenten irgendwann einmal vorhatten, Kinder in die Welt zu setzen und sie großzuziehen. Es war etwas sehr Praktisches, zu wissen, wie die einfachen Dinge mit Hausmitteln und guter Menschenkenntnis zu therapieren waren und wo konnte man das besser lernen als bei diesen Pädiatern.

Sie waren schon etwas Besonderes, diese Pädiater mit ihrer Eselsgeduld.

Eindrucksvoll vor allen Dingen waren Vorlesungen des alten Professors Gädecke, der vornehmlich mit dem größten Vergnügen einen kleinen Neugeborenen auf den Arm nahm und ihn dem Auditorium präsentierte. Er tat das mit einer derartigen Hingabe, daß wir alle begeistert waren, insbesondere dann, wenn er den kleinen Säugling über seine mächtige Brust an die Schulter gelegt hatte, die kleinen Füßchen auf seinem ansehnlich Bauch abstellte und tänzelnd eine Vorlesung von einer Stunde hielt, die das Kleine offensichtlich sehr genoß, nämlich schlafend und träumend. Das gutmütige Gesicht des alten Professors mit dem weißen Spitzbart erklärte sozusagen als Kontrapunkt vergnügt, wie man ein solches, durch Krankheit malträtiertes Erdenkind zufriedenstellen konnte.

Schwierig wurde es immer nur bei unheilbaren Erkrankungen oder bei fürchterlichen Mißbildungen, die uns natürlich stets vorgeführt wurden. In dieser Kinderklinik der Universität kam nämlich so ziemlich alles zusammen, was in den dunklen Schwarzwaldtälern meist bis auf den heutigen Tag versteckt wurde, um sich nicht vor den Leuten schämen zu müssen, groteske Erkrankungen, die zwar sehr eindrücklich waren, aber mich deshalb vor unlösbare Probleme stellten. Da waren dann die Anencephalien, die Lippen-Kiefer-Gaumenspalten, die Schizencephalien und die Syndrome, deren Namen meist nicht einmal ausreichten, um nur im entferntesten die Krankheit richtig beschreiben zu können, von wegen dann zu therapieren.

Die Kinderkliniker waren für meine Begriffe besonders dafür geeignet, den Fehler der Schöpfung vorzuweisen und wie oft habe

ich die hilflose Geste eines Professors Gädecke gesehen, der uns auf seinen großen Händen einen kleinen, mißgebildeten Torso zeigte, der vor sich hinwimmerte, ohne Aussicht auf Therapie oder entscheidende Besserung. Und trotzdem hatte ich nie den Eindruck, daß es eine massive Anklage war gegen die Schöpfung, wie ich sie in früheren Zeiten der Theologie oft gesehen hatte. Sie waren nüchtern, diese Pädiater und doch gleichzeitig voll von Mitleid und Zuneigung zu ihren kleinen Patienten. Eine Antwort konnten sie ja meist nicht bekommen, sondern sie waren sich selbst Problemstellung und Antwort. Dazwischen stand der arme kleine Mensch, der sich nicht wehren konnte.
Wer hat gesündigt, der oder seine Eltern, fragten die Pharisäer Christus, als sie einen verkrüppelten Menschen am Wegrand liegen sahen. Die Antwort ist hinlänglich bekannt: Keiner hat gesündigt, sondern das überlaßt Eurem Herrn, der im Himmel ist, nachzufragen, warum dies so ist.
"Was würden Sie denn bei diesem kleinen Kind untersuchen lassen, wenn es um die völlig unklare Bewußtlosigkeit geht, Herr Kollege?"
Professor Gädecke tänzelte noch immer mit dem kleinen Kind auf der Schulter vor dem Auditorium hin und her. Er hatte einen unserer zeitunglesenden Kollegen im Visier, der offensichtlich die Pädiatrie als ein kleines Nebenfach ansah, mit dem er später in seinem medizinischen Leben nicht allzu viel zu tun haben wollte.
"Fragen Sie mich? Untersuchungen? Ich würde das Kind halt - untersuchen ..., Reflexe und so, vielleicht Blut abnehmen ..., mehr fällt mir dazu nicht ein."
Die Antwort kam leichthin aus dem Feuilletonteil und die gewisse Routine des Studenten im letzten Semester vor dem zweiten Staatsexamen machte sich breit.
"Aha, Reflexe und so, und Blut abnehmen, sonst fällt Ihnen zunächst einmal nichts ein!"
Die Antwort kam schneidend und deutlich neben dem kleinen Wurm, der sich auf der Schulter des Professors sichtlich wohlfühlte.
"Vor ein paar Tagen haben wir alle für das Weiterleben des Kindes nicht viel gegeben, aber jetzt sehen Sie, wie es lebendig ist und am Leben wieder teilnimmt. Und da kommen Sie und sagen, Reflexe prüfen und vielleicht noch Blut abnehmen."

Mißbilligend schaute er in die weitere Runde zu den zahlreichen Studenten im Hörsaal der Kinderklinik, in dem sich auch viele zukünftige Mütter befanden, eifrig mitschreibende Studentinnen unseres Semesters.
"Sie wollen mir doch nicht sagen, daß Sie keine Idee haben, wie ich auf den Grund der Diagnose dieses kleinen Patienten komme? Kann es sein, daß Sie am Ende mit Ihrer Diagnostik sind?"
Dabei tänzelte er immer bedrohlicher vor dem Auditorium hin und her und drehte sich auch schon einmal im Kreis. Diese Vorführung stand im direkten Gegensatz zum gelähmten Nichtweiterwissen des ganzen Hörsaals.
"Ein Blutbild sollten Sie machen, noch nie etwas davon gehört? Sie denken immer gleich an die schwierigsten Dinge und vergessen die einfachsten. Ein einfaches Blutbild! Was wird es uns in diesem Fall sagen?"
Schweigen, hilflose Erklärungsversuche. Blutung? Tumor? Seltene Stoffwechselerkrankung? Das hüpfende männliche Kindermädchen mit dem weißen Spitzbart und der großen Brille begann uns langsam, aber sicher traurig zu mustern.
"Viel einfacher, haben Sie schon einmal etwas von Linksverschiebung des Blutbildes gehört, Herr Kollege?", dabei blieb er vor einem eifrig mitstenographierenden Studenten stehen und schaute ihn durchdringend an.
"Linksverschiebung, ja schon, aber was es bedeutet, kann ich mir derzeit nicht erklären ..."
"Aha, können Sie sich nicht erklären! Und wann, lieber Herr Kollege, meinen Sie, daß Sie dafür eine Erklärung haben? In wenigen Monaten entläßt Sie die Universität und Sie machen Ihren ersten Ausflug in die verantwortungsvolle Medizin, Sie werden diagnostizieren müssen und vor allen Dingen mit den Therapien beginnen und wissen nicht, was das heißt? Wissen Sie nicht, daß dieses Nichtwissen das Leben dieses kleinen Wurmes ganz schnell beenden kann, schneller als Sie in Ihren Skripten nachlesen können? Merken Sie nicht, daß Sie für diese kleinen Patienten eine ganz besondere Verantwortung haben? Bei einem alten Menschen wiegt Ihr Nichtwissen auch, aber sie haben ihr Leben schon gehabt, was Sie aber nicht von der Ignoranz freispricht. Auch ich möchte in den nächsten Jahren von Ihnen ordentlich und kompetent behandelt

werden, wenn ich mit einem Herzinfarkt - oder war's vielleicht ein perforierter Magen - zu Ihnen komme. Aber diese Kleinen hier, die haben nichts mit auf die Welt gebracht als ihre wenigen Tage des Lebens und sie haben es besonders verdient, daß Sie alle Ihre Kenntnisse einsetzen, um sie gesund zu machen oder zumindest ihre Leiden zu mindern! Diese kleinen Menschen leiden zu lassen, nur weil Sie Ihre Lektionen nicht gelernt haben, das ist besonders schlimm."

Es herrschte Betroffenheit im Saal, weil jeder merkte, daß hier nicht eine lange Diagnostik betrieben werden kann, sondern rasch gehandelt werden muß, auch ließ der Zustand dieses Kleinkindes ein weitschweifiges Überlegen und Palavern gar nicht zu.

"Zusammen mit dem klinischen Befund, dem Bericht der Mutter und dem einfachen Parameter des Blutbildes können Sie die Diagnose stellen und nach 10 Minuten bereits therapeutisch mit Schrot schießen, wenn auch der genaue Blattschuß auf die Krankheit oder den Erreger erst etwas später möglich ist, wenn Ihnen das Labor den Übeltäter nennt, den Pseudomonas aeruginosa. Das Kind hat eine simple Meningitis, oder sagen wir besser gehabt, denn seit einigen Tagen gebe ich ihm Penicillin und Sie sehen, es geht ihm besser."

Er blickte nicht einmal auf seinen anvertrauten Schützling, der ihm schlafend auf der mächtigen Schulter lag.

Es war jedoch dem letzten im Hörsaal klar geworden, daß er recht hatte, dieser mächtige Kinderarzt und eher beschämt wurde am Ende der Stunde Beifall gezollt.

Die Hilflosigkeit vor dem kranken kleinen Wesen war also nur zu beheben durch Kenntnisse, Erfahrung und Bienenfleiß oder, wenn Unsicherheiten bestanden, dann im sofortigen Rückgriff auf einen, der diese Eigenschaften besaß, das war die Botschaft, die er uns in einer Stunde vermittelt hatte. Der Beweis lag auf seiner Schulter und sabberte leise und unmerklich auf seinen frisch gestärkten weißen Kittel. Ich weiß nicht, wie viele sich an diesem Tag vorgenommen haben, vor allen anderen Dingen zunächst ein Lehrbuch für Kinderheilkunde durchzuarbeiten.

Kapitel XXV
Eine mystische Kardiologie

Mit der Kardiologie verbindet sich in den großen, weitläufigen Hallen der Inneren Medizin ein schmächtiger, kleiner, weißhaariger Mann, der fast scheu in den langen Gängen, stets in Eile, oft in sich gekehrt, aber meist freundlich grüßend seine Herzen überwachte. Man könnte gar nicht glauben, daß mit diesem schmalen Professor, stets in frisch gebügeltes Weiß gekleidet und manchmal von einer liebenswerten älteren Assistentin mühsam verfolgt, die ihm allerlei wichtige Nachrichten ambulant zuflüsterte, gerade eine Autorität allererster Güte vorbeirannte. Vielleicht konnte es der Zuschauer dann ganz besonders gut erkennen, wenn er zwischen seinen hochgewachsenen und athletischen Oberärzten und Assistenten stand, die ihm respektvoll zuhörten, und zwar an jedem Ort des Hauses. Seine Meisterschaft zeigte sich aber regelmäßig in den kardiologischen Besprechungen, zu denen alle Assistenten des Hauses, gleich welcher Denomination, eingeladen waren. Da saß dann ein buntes Völkchen, bestehend aus Kardiologen, Radiologen, Gefäßchirurgen, Interventionalisten, Schrittmacherimplanteuren und allen möglichen einweisenden Hausärzten, die sich um die Ergebnisse der Herzuntersuchungen ihrer Patienten scharten, vor einer großen Bildtafel. Mit großer Liebe wurden die einzelnen Filme gezeigt, die in den vergangenen Tagen von den durchgeführten Angiographien aufgenommen wurden und hier zeigte sich die wahre Meisterschaft von Professor Just. Er ließ, wie sich das auch gehörte, seine Assistenten und Oberärzte die Fälle wohlvorbereitet vortragen und saß meist gut gelaunt in der zweiten Reihe: Dann aber kam gelegentlich der eine oder andere freundliche Satz in Richtung seiner vortragenden Ärzte, der wie kleine Ausrufezeichen wirkte. Unklarheiten wurden plötzlich zu kurzen Statements und Unsicherheiten fast dogmatisch richtiggestellt und - er hatte fast immer recht und wurde meistens bestätigt, bevor der letzte Filmmeter abgelaufen war. Was aber auffiel, war die Größe dieses Kardiologen, dem es nie etwas auszumachen schien, bei noch offenen Fragen zunächst seine Assistenten um ihre Meinung zu bitten, und das alles öffentlich. Ich glaube, daß er die tiefe monastische Weisheit gewußt hat, daß es einem hochgeehrten Abt in einem Kloster auch in der Mönchsversammlung darum ging, zunächst die Novizen um ihre Meinung zu bitten, um dann anschließend die älteren Mönche und schließlich seine eigene Meinung vortragen zu lassen. Wenn er mit seinem großen Meinungsgewicht sich als erster geäußert hätte, so wäre die Monotonie anstatt Meinungsvielfalt eingetreten. Und ich hatte den Eindruck, daß er die Vielfalt schätzte und sie geradezu der Motor seiner Wissenschaft war. Und wenn er mit leiser Stimme, fast unmerklich, sein abschließendes Urteil zu diesem oder jenem Fall präsentierte, dann wurde es mucksmäuschenstill im Demonstrationssaal und alle hörten zu, einschließlich der sonst so überlegenen Herzchirurgen.

“Es sind nur wenige Quadratzentimeter in Ihrem Herzen, die so unendlich wichtig sind für das, was wir Leben nennen. Ohne die genauen Kenntnisse des Reizleitungssystems sind wir ziemlich hilflos. Und wenn Sie meinen, daß das ganze Problem dieses Patienten nur daran liegt, daß er eine kleine Stenose in seinem Ramus interventricularis anterior hat, so täuschen wir uns. Er hat es, dieses Problem und diese Stenose, zweifelsohne, aber seine Symptomatik stammt irgendwo anders her und ich glaube, daß wir seine Dyskardien noch einmal aufrollen müssen. Das genügt mir nicht als Grund und Ansatz der Therapie.”

Der Film des Patienten war gelaufen, die Anamnese, die bisherige Therapie ausführlichst besprochen worden und Professor Just schickte den Patienten noch einmal zurück in die Ausschüsse der Beratung und der Diagnostik.

Keiner von uns wußte einen anderen oder besseren Rat und die Vordergründigkeit der leicht verständlichen Stenose eines Herzkranzgefäßes wäre allzu einfach als Krankheitsentität letztendlich zu begreifen gewesen, aber die vorhandene große Autorität von Professor Just verhinderte diese Vereinfachung. Seine Erfahrung wurde fast als Wissenschaft anerkannt, obwohl uns gerade diese Haltung gründlich aberzogen wurde, hatte doch die Autorität grosser Ordinarien in der Vergangenheit mehr als einmal die Wissenschaft gebremst. Aber der schmächtige, weißhaarige Kardiologe war die Autorität schlechthin auf seinem Gebiet und wurde deshalb besonders hochgeachtet, weil er jagdhundgleich von der von ihm gefaßten Spur nicht abließ und lieber noch einmal kontrollierte, als sich mit einem nur halbwegs klaren Pathomechanismus zufrieden zu geben. Er erinnerte mich oft an einen kleinen Mephisto, der vor seinen jungen Zuhörern diese Haltung kommentierte:

> "Euch guten Kindern laß ich's gehen,
> Ihr bleibt bei meinen Worten kalt.
> Gedenkt, der Teufel der ist alt,
> Drum werdet alt, ihn zu verstehen."

Kapitel XXVI
Assistent des Todes

Die Routine in der täglichen Medizin erlernt man recht schnell, insbesondere dann, wenn die Arbeit auf einer chirurgischen Station neben dem operativen Assistieren für den Rest des Tages noch auf ihre Fertigstellung wartete. Vielleicht erscheint es anfänglich so, daß die Augen des Chefarztes nachmittags nicht mehr überall sind, so daß nach dem Operationsprogramm die Stationsarbeit etwas ruhig angegangen werden kann, aber weit gefehlt: Der nächste Morgen kommt bestimmt und die fehlende Anamnese oder das inkomplette Laborprogramm bei dem gelben Patienten auf C 3 erregte den Unwillen nicht nur des vorgesetzten Stationsarztes, sondern auch des Oberarztes, der zweimal in der Woche peinliche Kontrollen durchführte. Das fehlende diagnostische Maß kommt insbesondere bei den wöchentlichen Chefarztvisiten dann zum Tragen, wenn Professor Ehrmann auf dem Rand des Bettes seiner Privatpatientin sitzt, sie über Unterbauchbeschwerden klagt und das vorhandene computertomographische Bild noch nicht gleich am Fenster hängt, und zwar das bereits mit einem Pfeil oder roten Punkt versehene, damit der entscheidende Befund gleich ins Auge springt.

Also geht nach dem Operationsprogramm und dem damit verbundenen Hakenhalten und gelegentlichen Bauchzunähen die anstrengende Arbeit gleich weiter und unter den Augen von abschätzigen Stationsschwestern und deren Helferinnen muß die gesamte Station besucht oder zumindest Kurvenvisite gemacht werden. Meist traf ich mich noch mit Pia, der Assistentin desselben Lehrjahres auf der Nachbarstation C 1, die ähnliche Sorgen hatte, aber mit ihrer ruhigen und gründlichen Art zwar etwas langsamer, aber viel effektiver war als ich selbst. Und so kam es, daß wir meist erst spätabends das Klinikum verlassen konnten, meist auch zu müde, um über die Ereignisse des Tages zu berichten. Morgen früh standen wir beide, wie ich gerade gesehen hatte, wieder auf dem Operationsprogramm, als Hakenhalter oder zweiter Assistent, wenn es gut ging. Und morgen war ein Whipple dran, also etwas, was vier oder fünf Stunden dauerte und Pia mußte bei einer Rectumamputation assistieren, auch nicht gerade etwas, was nach Kürze und

frühem Feierabend klang. Trotzdem nahm sie sich an diesem Abend etwas mehr Zeit, um mir vor dem Klinikausgang noch von einem Patienten zu berichten, mit dem sie nicht zurecht kam. Der Abend war schon weit fortgeschritten und die Besucher in der weitläufigen Halle des Klinikempfangsraums nicht mehr zu sehen, sondern nur die vielen Besucherbänke in den kleinen Nischen und um die Säulen herum, an der kleinen Cafeteria entlang und bis hinüber in den Verwaltungstrakt. Unwirkliches Neonlicht belegte die Klinikhalle und die fehlenden Patienten und Besucher regten zum Verlassen dieses Ortes an. Drüben bei den Aufzügen standen die Türen sperrangelweit offen, da die Elektronik so geschaltet war, daß auf der Ausgangsebene die Aufzugstüren immer offen geparkt wurden.
"Weißt Du, da oben liegt ein Mann, dessen Krankengeschichte ich leicht erzählen kann, den ich aber nicht so ganz verstehe."
Die junge, sympathische Hilfs-Stationsärztin im ersten Jahr ihrer Ausbildung zur Chirurgin war etwas fahrig, wie ich sie früher noch nie gesehen hatte. Eigentlich war kein Grund dafür vorhanden, denn die Verantwortung für die Patienten trug letztlich der Stationsarzt und nach ihm der Oberarzt und der Chef der Chirurgie, der große Professor Ehrmann, den ich sehr schätzte.
"Also, erzähl doch mal ..." Ich wollte eigentlich nichts mehr hören und mich auch schnell in meine eigenen vier Wände zurückziehen, wo ein angefangenes Buch auf mich wartete.
"Schau mal, dieser Mann ist über 70 Jahre alt und redet mit mir fast kein Wort, obwohl er Deutscher ist und einen deutschen Namen hat. Schmerzen hat er im Oberbauch und der Professor Erbe hat schnell herausbekommen, daß er einen seltenen Dünndarmtumor hat."
"Ja und, was ist an diesem Fall so Besonderes?"
"Eigentlich nichts, die Diagnose ist gestellt worden, am nächsten Tag hat Professor Ehrmann ihm den Tumor herausgenommen, er war übrigens, wie ich gehört habe, gutartig, ein Leiomyom, und dann ging alles eigentlich wie im Bilderbuch: Ein Tag Intensivstation und dann ist er wieder zu mir verlegt worden."
"Also was ist mit ihm, wo ist das Besondere?"
Wir saßen beide in der leeren Empfangshalle und die Neonlichter verbreiteten ihr vertreibendes Licht über einer fast kafkaesken

Situation. Ich saß da mit einer sehr geschätzten jungen Kollegin, es war nachts fast 11 Uhr und ich wußte nicht, was sie von mir wollte. Die Geschichte war gar keine, die sie mir erzählen wollte, sondern sie war ein Alltagsgeschäft in unserer Medizin. Ein alter Mann, zugegeben ein seltener Dünndarmtumor, ein glatter operativer Verlauf und jetzt war er auf ihrer Station gelegen. Was war daran Besonderes?
“Der Mann ist Mediziner, ich habe das sehr rasch bemerkt, als ich ihm etwas Einfaches erklären wollte. Er unterbrach mich mit einer kurzen Handbewegung und sagte in langsamem, aber wohlklingendem Deutsch: Ich habe es verstanden, ich bin auch von Ihrem Fach, Frau Kollegin.”
“Was soll denn daran so komisch sein? Das geschieht uns doch recht häufig, daß alte Leute sich plötzlich als Kollegen herausstellen?”
“Ja schon, dieser Patient ist mir aber als Südamerikaner vorgestellt worden und ich habe anfänglich sogar geglaubt, daß er meine Sprache nicht versteht, obwohl er einen deutschen Namen trägt.”
“Auch das ist doch nichts Besonderes, warum soll er keinen deutschen Namen tragen bei den vielen Hunderttausenden, die im Laufe der Geschichte nach Lateinamerika ausgewandert sind? Du weißt doch, daß es ganze Kolonien von Deutschen dort gibt, die teilweise sogar ihre Sprache nur noch mühsam beherrschen und andere, die ihre Sprache aus dem letzten Jahrhundert bewahrt haben, was ist denn an dieser Sache so komisch? Der Mann ist über 70 Jahre alt, ist Deutscher, lebt in Südamerika ...”
“Nein, das ist nicht das Problem” meinte die freundliche Kollegin, “ich war ja sogar bei der Operation dabei. Gar nichts Besonderes, ein Tumor am Treitz’schen Band, der beim Aufschneiden ganz gutartig aussah. Auch Professor Ehrmann fand die ganze Sache wenig aufregend.”
Ich begann langsam, etwas ungeduldig zu werden, wollte ich doch eher nach Hause, als mit so einer mysteriösen Sache, die gar keine war, mich weiter herumzuschlagen.
“Jetzt sag mir doch um drei Treufels willen, was ist an dieser Sache Besonderes?”
“Nun ja, weißt Du, ich kann mit diesem Mann nicht sprechen und wenn ich Anamnese betreibe, ihn nach seinen Lebensumständen frage oder, wo er geboren ist und wann, sagt er mir einfach nichts.

Das alles stünde in den Unterlagen bei Herrn Professor Ehrmann. Auf die Frage, wo er Medizin studiert habe, hörte ich auch nichts als 'an einer alten deutschen Universität'. Und jedes Mal, wenn ich ins Zimmer komme, wenn die beiden, der Professor und der Doktor-Patient sich miteinander unterhalten - wenig genug ist es ja, was sie sich zu sagen haben -, dann erstirbt automatisch das Gespräch."

Aus ihrer großen Umhängetasche holte sie eine kleine Blechschachtel heraus, die schon etwas abgegriffen war, vielleicht halb so groß wie eine Zigarrenkiste und hielt sie mir vor das Gesicht.

"Was ist denn das?"

Die Sache wurde immer verworrener und ich konnte wohl annehmen, daß sich in dieser kleinen Blechschachtel das Geheimnis der Betrübnis meiner verehrten Kommilitonin befand.

"Als er einmal kurz draußen auf der Toilette war, sah ich, da er ja keinerlei persönliche Dinge am Bett hat, kein Buch, keine Zeitschrift, keinen Brief, kein Foto und überhaupt nichts Religiöses, denn der Klinikpfarrer kam auch schon kopfschüttelnd aus dem Zimmer heraus, in seinem Bett diese kleine Blechschachtel."

"Und, was ist damit? Jeder Patient hat doch seine kleine Privatsphäre. Was ist da drin?"

"Ich bring's gleich hinauf und stell's wieder in sein Zimmer, so daß er es gar nicht merkt, daß diese Blechschachtel kurz außerhalb seines Zimmers war. Mach einmal auf und dann bestätige mir, ob ich noch richtig lesen kann."

Ich öffnete die abgegriffene und abgesplitterte Blechschachtel langsam, darin lag ein kleines, dickes, schwarzes Buch samt einem Federhalter, einem Tintenfäßchen und zwei Kugelschreibern. Alles war etwas abgegriffen und scheinbar intensiv benützt.

Ich nahm das kleine Buch heraus, wohl wissend, daß ich in die Privatsphäre eines Patienten vorzudringen im Begriff stand, aber ich tat es für meine so besorgte Kollegin, die ich in einer solchen Ausnahmesituation noch nie erlebt hatte.

In der Blechschachtel lag ein Tagebuch.

Das Tagebuch trug die Aufschrift: Tagebuch Dr. med. Josef Mengele, geboren am ....

Ein Arzt und größter Massenmörder unseres Berufsstandes, den es je gegeben hatte. Es traf mich wie ein Blitz. Ein friedlicher,

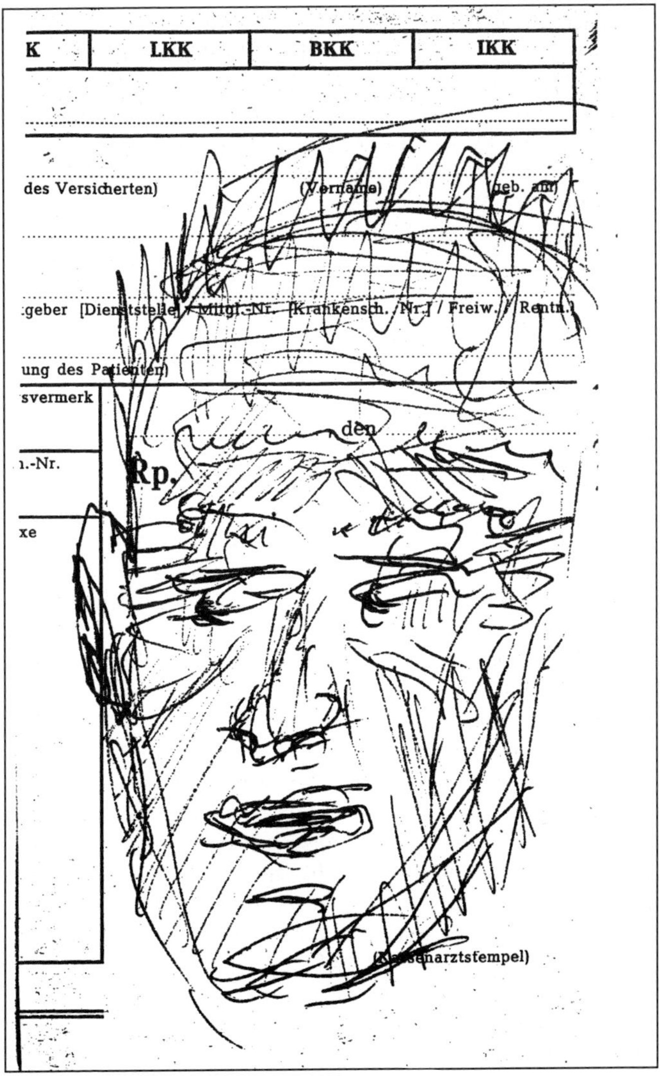

Bild Nr. 22 - Der angstvolle, furchtbare Patient mit dem Dünndarmtumor, dessen Identität ich zunächst nicht kannte. Er konnte niemand in die Augen sehen. Während der Chefvisite kritzelte ich sein Gesicht auf einen Rezeptblock. *Kugelschreiberzeichnung 1977*

freundlicher, alter Herr mit feingeschnittenen Gesichtszügen, der leiden mußte und wenig redete, sondern viel schrieb.
Das Tagebuch des Dr. med. Josef Mengele aus Auschwitz.
Ich klappte die Blechschachtel schnell zu. Ich war perplex und hielt das Ganze nicht für möglich, der größte Massenmörder neben Adolf Eichmann in unserem Klinikum, in einem unserer Krankenzimmer, unter unseren Händen, abhängig von unseren Infusionen, Transfusionen, Medikamenten und unter unseren Haken und Messern.
"Er ist Privatpatient, seinen Nachnamen hat er behalten, in der Klinik firmiert er mit Karl Mengele und mit einem nur um einen Monat veränderten Geburtstag."
"Natürlich, mit diesen Angaben fällt niemand etwas auf!"
Auch das war tägliche Medizin, die Nahtstelle zwischen Tod und Leben.
Unnütz zu sagen, daß die Blechschachtel wieder in sein Zimmer zurückkam, ohne daß der Besitzer von ihrem kurzzeitigen Verschwinden etwas merkte.
Es änderte sich eigentlich nicht viel im äußerlichen Ablauf meiner klinischen ersten Tätigkeit, nur daß ich fast täglich auf der Nachbarstation und wie zufällig immer gerade dort war, wenn der Patient seine kleinen Spaziergänge von einem Gang zum anderen mit dem herrlichen Blick in die Rheinebene verrichtete. Meine freundlichen Grüße wurden nur mit leichtem Kopfnicken erwidert.
Vor ein paar Tagen habe ich ihn zum letzten Mal gesehen, wie er mit einem alten Koffer, einem Trenchcoat über dem Arm, mit einem altmodischen Anzug wohl nach der Genesung und Verabschiedung sich auf ein wartendes Taxi im Vorraum des Klinikums zubewegte. Er hatte die Blechschachtel unter seinem Arm.

Kapitel XXVII
Der Geburtsfehler

In einem kleineren Krankenhaus mitten im Schwarzwald laufen medizinische Erkenntnisse und Therapien ein klein wenig anders ab als in der benachbarten Universitätsklinik Freiburg, aber auch nach diesen Zeiten konnte man sich richten.
“Heute morgen sind gleich zwei von meinen Schwangeren dran, eine ist schon einen Tag über der Zeit und mit der zweiten stimmt was nicht. Ich glaube, ich muß das Problem heute beenden ...”
Der große, weißhaarige und alt gewordene Chefarzt knöpfte seinen altmodischen Kittel hinten am Hals zu und band die Schürze hinten zu einem Knoten zusammen. Er war weise geworden in den letzten 50 Jahren seiner medizinischen Tätigkeit der Chirurgie, der Gynäkologie, der Geburtshilfe und vor allem der Tätigkeit seiner riesigen Landpraxis, die er über alles liebte. Vielleicht war es das, was ich so besonders an seinem medizinischen Verstand schätzte, die riesige Erfahrung, über die er mit klugen Augen, feingliedrigen Händen und einer unendlichen Güte wachte.
Wie oft habe ich ihn gesehen, wie er stumm an seinem Schreibtisch saß, das Gesicht in die Hände gelegt und nur leise vor sich hinmurmelte: “Was hat sie, was hat dieses arme alte Mädchen, ich weiß es nicht ...”
Dann drehte er sich zu mir herum und meinte: “Komm mal mit, Junge, heute müssen wir ein Problem beenden, länger warten gilt nicht. Beide Frauen haben Angst. Die Episiotomie kannst Du ja nachher nähen.”
Ich folgte der trotz seines Alters noch sehr elastischen, weiß gewandeten Gestalt in den dritten Stock des kleinen Krankenhauses, nicht ohne mich amüsiert darüber zu wundern, daß vor dem Arztzimmer bereits zwei alte Bäuerinnen standen und im Vorbeigehen die Husten- und Durchfalltherapie ihrer Enkelkinder wissen wollten.
“Marie, Du gibst dem Mariele 3 x 30 Tropfen davon und Du, Erika, auch 30 Tropfen, aber von dem da und am Sonntag nach der Kirche zeigt Ihr mir beide Kinder ... jetzt macht’s gut ...”
An der Treppe wartete die Schwester Oberin mit habichtgleichen Augen, um den Chefarzt in die geburtshilfliche Abteilung zu

verfrachten. Eine Schwester von der Frauenstation nahm ihn zwischenzeitlich ambulant auch noch in Beschlag, um in Erfahrung zu bringen, wann denn heute die Visite sei, denn die Patientinnen würden ihn sehnlichst erwarten. Dann hüllte uns bereits die Atmosphäre der geburtshilflichen Station ein zwischen den Neugeborenenzimmerchen, in denen bereits drei kleine, rosane Gesichtchen friedlich in einer Reihe liegend ins Leben hineinschliefen. Die drei Besuche bei den jungen Müttern gingen schnell, nicht ohne jedoch an jedem Bett viele gute Worte und Komplimente hinüberzuwechseln, was die einfachen Schwarzwälder Bauersfrauen sehr freute. Wöchnerinnen im Schwarzwald sind etwas Besonderes, trotz ihrer vielen Kinder empfanden viele das Kinderkriegen nicht als eine große Last, sondern eben diese Woche im Krankenhaus als die einzigen wenigen Luxusferien, die sie in ihrem Leben hatten. Zuvor und danach waren schwere, entbehrungsreiche Jahre mit Haus- und Feldarbeit üblich.
Glücklich waren sie, alle drei und man merkte, daß ihre Gedanken trotz aller Scherze ein Zimmerchen weiter bei ihren Neugeborenen hingen und die unsichtbare, inzwischen durchschnittene Nabelschnur war wie ein Netz zu spüren.
Sie waren ein großes Problem los geworden, und zwar im wörtlichsten Sinne und hatten dafür aus Instinkt gleich eine geistige Nabelschnur wieder hergestellt, die sicherlich genauso innig war, wie die wenige Tage zuvor real existierende.
Draußen auf dem Gang nahm mich der alte Chefarzt noch ein wenig auf die Seite.
“Jetzt siehst Du gleich das Gegenteil von Gelöstheit, sie sind im wirklichen Sinne noch nicht er-löst oder ge-löst, ganz wie's Dein Sprachgefühl Dir erlaubt. Sie wollen ge-löst werden, wie wir alle und Du bist jetzt in Zukunft verantwortlich dafür, zumindest in diesen zwei Fällen, daß das klappt. Du kannst die Geburt jetzt leiten, gesehen hast Du es ja weiß Gott oft genug und ich stehe im Hintergrund dabei. Schwester Oberin hilft Dir auch und” lachte er still vor sich hin, “hüte Dich vor der Hebamme, die hat mich schon seit 50 Jahren im Griff und Dich wird sie wahrscheinlich nicht akzeptieren. Lerne von ihr und glaub nicht, daß Du durch Dein Medizinstudium mehr weißt als sie. Sie hat nicht studiert bzw. nur so einen kurzen Kurs gemacht, aber sie bringt seit über 50 Jahren alle

Kinder dieses Städtchens auf die Welt, ich glaube der Hälfte des Stadtrates hat sie schon den Hintern versohlt. Du weißt, wie unsere französischen Nachbarn zu ihnen sagen, la Sage-femme, die weise Frau, also lerne von ihr ...”

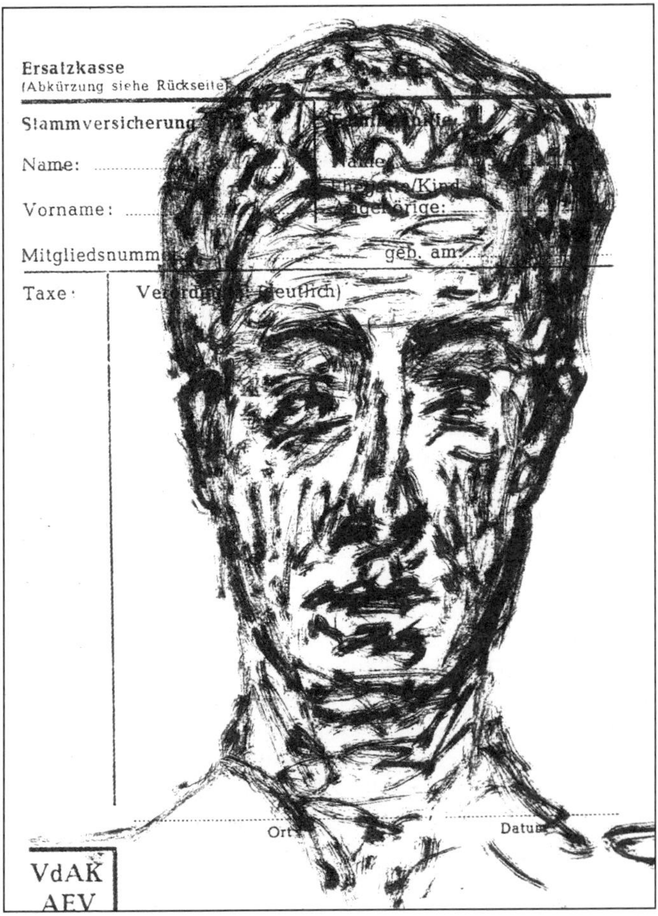

Bild Nr. 23 - Die Hebamme unseres kleinen Krankenhauses, im weitesten Sinne eine Sage femme - eine weise Frau. Ganze Generationen hingen an ihr und was sie verordnete und meinte, wurde gemacht. Die Meinung eines jungen Assistenzarztes war im Vergleich zur ihr nur Luft. *Filzstiftzeichnung auf Kassenrezept 1977*

Hinter der Tür war eine andere Welt zu spüren und zu sehen. Auf einem gleißenden, mit weißen Laken peinlichst sauberen Kreißbett lagen nebeneinander zwei junge Frauen, an ihren groben, aber gutmütigen Gesichtszügen unschwer als Bäuerinnen zu erkennen, schwitzend, mit roten Köpfen und wirren Haaren, nur durch einen tüchernen Paravent voneinander getrennt.
"Marie, was mach'sch, sind mir bald so weit?" Im breitesten badischen Dialekt konnte der Kontakt in Sekunden hergestellt werden und die schwer atmende, pressende junge Frau blickte zu dem alten Chirurgen in großer Hilflosigkeit.
"Herr Doktor, ich kann nimmer, jetzt bin ich schon seit 12 Stunden hier und es geht und geht nicht vorwärts ..."
Dabei verzerrte sich ihr Gesicht wieder voller Schmerz und wie automatisch preßte sie wieder unter der Anleitung der Sagefemme.
"Fescht jetzt, Marie, nicht schreien, pressen!"
Ich blickte mir die Hebamme von der Seite an und sie mich offensichtlich auch, aber nur viel kürzer, denn jeder wußte vom anderen, was er von diesem Geschäft versteht.
Der Tastbefund, den der alte Chefarzt noch stellte, war kurz und lakonisch:
"Muttermund vollständig, komm, stellt mal den Tropf an und, Hebamm', der Junge macht die zwei Geburten heut mit Dir und ich paß auf ..."
"Muß des ausgerechnet heut sein, Herr Doktor, des sind grad die schwierigsten Sache, die mir in dem Johr händ und do drüben" - dabei rollte sie ihre kleinen, blitzenden Augen auf die zweite Geburt hinter dem Paravent - "do drüben geht's gar nicht weiter und die Herztöne waren ja schon seit Tagen schlecht."
Der alte Chirurg verschwand hinter dem Paravent und ließ mich mit meiner ersten Geburt allein. Er war zwar nur wenige Meter von mir entfernt, aber das Gefühl der absoluten Verlassenheit begann langsam aufzukeimen.
"Komm jetzt, hab einfach Mut, wir beenden die Geburt heute morgen noch ..." kam es beruhigend hinter dem Paravent hervor und die schwache Stimme der Gebärenden hatte beim Anblick des großen Arztes ihre alte Festigkeit wiedergewonnen, nachdem sie vorher nur Weinerliches und Unzusammenhängendes herausbrachte.

Auf meiner Seite ging nun alles ganz schnell, noch zwei Wehen und der kindliche Kopf war bereits zu sehen. Von links wurde mir eine Schere angereicht.
“Aber bitte, Herr Jungarzt, was Sie jetzt zusammenschneiden, wird nachher wieder Naht für Naht adaptiert, wenn ich bitten darf!”
Die Hebamme reichte mir giftig die Schere aus einer sterilisierten Blechschachtel und ich begann zaghaft meine erste Episiotomie.
“Höher! Vorsicht!”
Gutgemeintes und zackig Kasernenhofartiges kam von der anderen Seite des tuchbehangenen Gestells, als die Schwester Oberin meine zaghaften Versuche sah. Noch zwei Preßwehen und das Kind war da.
Einigermaßen stolz war ich dabei geworden, endlich einmal etwas mit Hand und Fuß in der Medizin gemacht zu haben und ich freute mich über das Gequäke des Neugeborenen, das schon wieder, auf dem Bauch der Mutter liegend, ganz friedlich und rosig vor sich hinpiepste. Irgendwie muß ich mich auch seltsam angestellt haben, denn fast bei jedem Stich an der Episiotomiewunde kam die eine oder andere sarkastische Bemerkung von allen Seiten.
“Einen grünen Faden jetzt!”
“Nicht so eng!”
“Es muß aufeinanderpassen, sonst machen wir die Fäden alle wieder auf!”
Die Hebamme hatte zwar ihre Spitzen mir gegenüber nicht alle losgelassen, aber ich merkte, daß hinter dieser rauhen Schale bereits ein Kern saß, der sich längst von der Routine dieser Geburt in Richtung zu den aufgestellten Tüchern hinwand, zu der Problemgeburt daneben im selben Zimmer, aber in der anderen Ecke. Und so war ich in wenigen Minuten mit meiner Naht eigentlich ganz zufrieden und wollte einige Kommentare hören - fand mich aber plötzlich ganz allein mit der Wöchnerin vor, so daß ich alles selbst fertigzustellen hatte: Den Verband, das Kreißbett wieder zu einem richtigen Bett zusammenzuschrauben, die Mutter samt Kind in ihr Zimmer zu fahren.
Die anderen drei standen um die zweite Geburt herum, die nicht vorwärts zu gehen schien. Die blasse junge Bauersfrau war schweißnaß und bemühte sich mit immer nachlassenderen Kräften unter jammervollem Gewimmere, ihr Kind zu gebären.

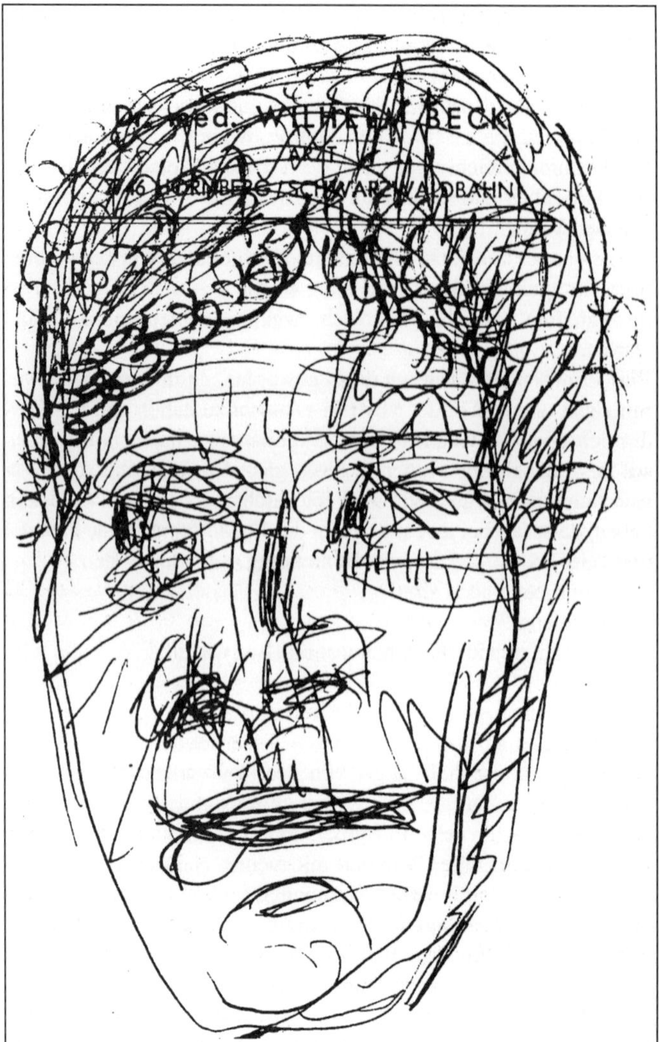

Bild Nr. 24 - Die Schwester Oberin des kleinen Krankenhauses, mit ihren Augen überall, ruhelos, voll innerer Unruhe für ihre Patienten und den Chef. Eine bemerkenswerte Frau. Das beste, was ich als Oberin je erlebte. *Filzstiftzeichnung auf Rezeptblock 1978*

Sorgenvolle Mienen sah ich vom alten Chirurgen über die Oberschwester bis zur Hebamme und zurück.
“Sollen wir nicht doch einen Kaiserschnitt machen?”
Die Oberin stand vom Kreißbett auf und ging bereits in Richtung des Telefons, um ihre Kollegin im OP anzurufen. In diesem Moment schrie die Gebärende noch einmal angsterfüllt auf.
“Jetzt kommt wieder eine ...”
Mit der nächste Wehe unter allerlei Bauchpressen, Anfeuerungsrufen, den Kopf auf die Brust drücken und die Bauchwand komprimieren war ein kleines, blaues Wesen zu erblicken, das wenige Sekunden später in dieser Welt auf einem sauberen Leintuch lag.
“Komm her, Junge! Schau Dir das bitte an!”
Was für ein Kind lag vor mir. Oberhalb der Augen wölbte sich die Stirn ganz stark nach vorn, der Kopf war deutlich zu groß und in der Mitte des Schädels war eine große, längliche Öffnung zu sehen, durch die der Blick in das Hirn des kleinen Menschen möglich war. Die Augen standen schräg, die kleinen Ohren waren wie kleine Hundeohren fast nach unten im rechten Winkel abgestanden und dort, wo die Oberlippe bei dem Kind, dem ich gerade zur Welt verholfen hatte, wulstig und schwarzwälderisch kräftig rot zu sehen war, gähnte ein großes Loch, das den Blick bis in den Rachen freigab. Das Kind war blau und apathisch.
“... das soll einmal der Hoferbe werden, mein lieber junger Kollege!”
Der alte Chirurg blickte verständnisvoll und sehr achtsam auf diese grauenhafte Laune der Natur, die schwach vor sich hinatmete.
“Wir werden sehen ...” wandte er sich ab und ging mit der Hebamme und der Oberin wieder zur anderen Geburt zurück, um das Kind zu besehen. Hier fand sich ein rosiges, quäkendes Neugeborenes mit lebhaften Reflexen, das bereits die Mutterbrust gefunden hatte. Nicht einmal das Absaugen des Halses war mehr notwendig und es war eine Freude, die beiden schwitzenden und von der Geburt noch ermatteten Menschen zu sehen.
“APGAR 10, alles in Ordnung,” kam’s durch den Paravent von der Hebamme, die sich schon wieder nach dem kranken Kind umgesehen hatte, aber nur kurz.
Und plötzlich - war ich zusammen mit der zweiten Wöchnerin und ihrem mißgestalteten Kind wieder allein, nähte die zweite

Episiotomiewunde meines Lebens zusammen und unterhielt mich ein wenig mit der Mutter.
Das mißgestaltete Kind lag derweilst neben mir auf einem kleinen Wickeltisch, in saubere Tücher gehüllt und atmete schwach weiter.
"Hebamme, saugen Sie doch einmal auch dieses Kind ab und kümmern sich darum!"
Mein vorsichtiger Vorstoß ging aber in die falsche Richtung.
"Sie haben mir gar nichts zu befehlen und die Anordnungen trifft hier nur der Chef."
Viel spitzer konnte man es eigentlich gar nicht ausdrücken und ich wollte schon nach dem Chef rufen, da kam dieser noch einmal zu mir und inspizierte meine Arbeit.
"Gut gemacht, junger Kollege. Denken Sie bitte daran, daß die Naht sehr gut halten muß, denn die Christine hier wird sicher demnächst weitere Kinder zur Welt bringen, so hoffe ich, nicht wahr Chrischti?" kam's mitteilungsvoll zur Wöchnerin.
"Ja sicher, Herr Doktor, aber jetzt erzählen Sie mir, was ist mit meinem Kind?"
"Nichts Besonderes, Chrischti, Du weißt, daß ich bereits vor Monaten gesagt habe, daß es wahrscheinlich geschädigt sein wird und außerdem habe ich die Herztöne nie richtig hören können. Chrischti, weißt Du, ich glaube, wir müssen Dein Kind in die Universitätsklinik nach Freiburg abgeben, dazu bin ich nicht in der Lage, es richtig zu behandeln!"
"Aber sicher, wenn Sie meinen, Herr Doktor, dann machen Sie das gleich!"
Der alte Chefarzt gab seiner Schwester Oberin und der alten Hebamme, die ihm auf's Wort und auf den Blick gehorchten, einen kurzen Wink und das kleine, noch ganz schwach atmende Kind wurde in den Nebenraum getragen und dort in eine große Blechschachtel gelegt, so groß wie eine Wiege, nur waren rechts und links noch kleine Griffe angebracht, mit denen man ein Kind transportieren konnte.
Ich besah mir dieses arme Würmchen noch einmal sehr genau, es wechselte jetzt seine Farbe von dunkelrot nach blau.
Die Finger waren mißgestaltet, die Augen unter dem großen Wulst des riesigen Hydrocephalus nicht vollständig zu sehen. Deshalb hatte die Geburt auch so lange gedauert, weil der kindliche Kopf

im Verhältnis zu dem kleinen Körperchen doch viel zu groß war. Die Hebamme kam herein und sah mich sinnend vor dem kleinen, mißgestalteten Kind stehen.
“Wir verlegen das Kind noch, wie es der Chefarzt gesagt hat, aber erst müssen wir den Transport bestellen, dann müssen wir noch alle möglichen Papiere ausfüllen und der Herr Doktor will sicherlich in Freiburg auch mit dem Herrn Professor sprechen. Jetzt ist erst mal wichtig, daß es der Frau gut geht und um die kümmern Sie sich jetzt. Ich mache hier das alles, wie es sich gehört ...”.
Mit einer unglaublichen Ruhe legte sie das Kind auf eine Liege und begann, die Instrumente, die wir zu den Geburten gerade gebraucht hatten, gründlich in Seifenlauge zu reinigen, zu schrubben und zu bürsten, um sie zur Resterilisation vorzubereiten.
Ich war verblüfft, sah ich doch keine Aktivität mehr, die sich um das Kind kümmerte.
“Aber Hebamme, wollen Sie nicht den Kleinen absaugen?”
Sie schaute mich nur groß an und meinte irgendetwas von ich solle den Chefarzt fragen oder ob ich denn keine Augen im Kopf hätte oder was ich eigentlich von Medizin verstehen würde ...
Im ersten Moment verstand ich wirklich nicht.
“Bitte kümmern Sie sich um die beiden Wöchnerinnen, den Rest mache ich hier schon, wie in den letzten 50 Jahren.”
Dabei hatte ich den Eindruck, daß die Hebamme ein stilles Zwiegespräch mit jemand begann.
“Weißt Du, Chrischti” redete der alte Chirurg auf seine inzwischen weinende Patientin ein, “weißt Du, Chrischti, ich weiß noch nicht, wie's mit dem armen Kind weitergeht, es hat halt allzuviele Probleme, und zwar im Mund, im Herzen und im Kopf auch. Stell Dir mal vor, dieser arme Mensch muß einmal Euer Hoferbe werden. Jetzt laß mich einfach machen und ich denk, es wird dann schon gut. Ich red noch mal mit dem Herrn Professor aus Freiburg.”
Die Wöchnerin beruhigte sich langsam, offensichtlich hatten ihr die Worte doch einige Zuversicht gegeben und wenn der Professor aus Freiburg auch noch eingeschaltet würde, der berühmte Mann aus der großen Klinik in der Großstadt, dann würde sicherlich alles seine Richtigkeit haben.
Nirgendwo bemerkte ich eine Aktivität in Bezug auf diesen Herrn Professor in Freiburg. Niemand sprang ans Telefon, alle kümmerten

sich um die beiden jungen Frauen und das gesunde Kind. Meinen fragenden Blick beantwortete niemand und alles war in einer routinemäßigen, selbstverständlichen Beschäftigung um die beiden Mütter und das kleine Neugeborene eingetaucht.
Ich stand etwas verloren im Kreißsaal und zog meine Schürze aus. Zur Visite auf den anderen Stationen war es noch zu früh und der Kaiserschnitt war ja abgesetzt worden, das übrige Operationsprogramm für heute beendet. Unten im Erdgeschoß warteten schon viele Patienten in der Unfallambulanz, vor der kleinen Röntgenabteilung staute sich ein Pulk von fröhlich schwatzenden Bauern und all diese Routine des unbedingten Weiterlebenwollens nahm mich gleich wieder gefangen.
Nach zwei Stunden emsiger Arbeit mit Versorgung von gebrochenen Handgelenken, Fingern, verstauchten Ellenbogen, Rippenfrakturen und dem Zusammennähen von Platzwunden schlich ich mich noch einmal in den dritten Stock auf die Wöchnerinnenstation. In dem kleinen Neugeborenenraum mit der großen Glasscheibe, durch die man die Reihen der neuen Erdenbürger so schön betrachten konnte, waren anstatt drei jetzt vier rosige Gesichtchen zu sehen, die sich, alle nach rechts gedreht, zufrieden und satt den Besuchern vorstellten. Rechts an der großen Scheibe hing ein selbstgemaltes Schild mit einer ungelenken, aber festen Handschrift, wohl aus der Hand der Hebamme: Bitte nicht stören, wir haben so viel zu tun, trinken, schreien und schlafen.
Die Welt schien fast in Ordnung zu sein bis - auf die Tatsache, daß das fünfte Kind in dieser fröhlichen Ausstellung fehlte. Ich ging durch den Kreißsaal, der wohlaufgeräumt, nach Karbol riechend, vor sich hinblinkte und auf zukünftige Geburten wartete. Im Nebenraum lag auf dem Wickeltisch noch immer die Blechschachtel und darin das zwischenzeitlich ordentlich angezogene, mit weissen Laken umwickelte Kind mit einem schönen Häubchen auf, das ihm etwas ins Gesicht gerutscht war oder weil es sich vielleicht bei dem zu großen Kopf auch gar nicht anders anbringen ließ. Sein Aussehen war friedlich und die häßliche Lippen- und Kieferspalte, die unter der Geburt so blaurot glänzte, war abgeblaßt. Das Kind atmete nicht mehr.
“Glaub nicht, lieber Kollege, daß uns diese Entscheidung leicht gefallen ist.”

Der alte Chirurg war wohl während seiner Visite noch einmal bei seinen Wöchnerinnen vorbeigekommen, hatte die offene Kreißsaaltür bemerkt und stand plötzlich neben mir.
"Die alte Hebamme, die Oberschwester und ich haben darüber gar nicht diskutiert und trotzdem den Entschluß gefaßt, den Professor in Freiburg nicht so schnell zu bemühen. Du weißt doch, lieber Kollege, was dann passiert wäre. Ein Eiltransport, und den hätten unsere Rotkreuzhelfer wie gewöhnlich abgelehnt, weil der begleitende Intensivkinderarzt fehlen würde und woher soll ich so einen nehmen? Und dann wäre es in Freiburg wohl erst richtig losgegangen mit einer endlosen Rekonstruktionsgeschichte der Kieferspalte, dann Diagnostik am Herzen, Du weißt so gut wie ich, wie die Chancen bei einem so komplexen Herzfehler sind und dann am Schluß bleibt der Hydrocephalus noch übrig und die Cerebroschisis. Und das alles ist der Hoferbe in einem ganz weit entlegenen Schwarzwaldhof, wo sich niemand groß um dieses Kind kümmern kann. Das wäre ein Leben lang eine Maximalpflege gewesen."
Ich konnte nur nicken und schlucken. Selbstverständlich hatte ich dies anders gelernt in der Universität, nämlich alles zu tun ohne Rücksicht auf Geld, Aufwand und Zeit, nämlich dieses Leben zu erhalten und was hatte uns der alte Professor Künzer in den Freiburger Vorlesungen nicht alles erklärt, was heute schon machbar ist. Aber er hatte uns nie erklärt, wie so ein schwerstbehindertes Kind ein Leben lang auf einem Einödhof im hohen Schwarzwald leben sollte. Ganz schnell wurde mir vor diesem kleinen Kind klar, wie groß die Distanz zwischen dem medizinisch heute schon Möglichen und dem Praktikablen und Machbaren war. Ich erinnerte mich an Schillers Wallenstein, der in seiner geistigen Zerreißprobe um Loyalität und Staatsraison nur zu sagen wußte:

> "Leicht im Geist beieinander leben die Gedanken,
> dort hart im Raum stoßen sich die Sachen,
> herrscht der Streit, nur die Stärke siegt ...
> in mir ist Nacht, ich weiß das Rechte nicht zu
> wählen."

Ganz zufrieden war ich noch nicht, denn in meiner Vorstellung nach einem langen Studium der Medizin war doch noch der

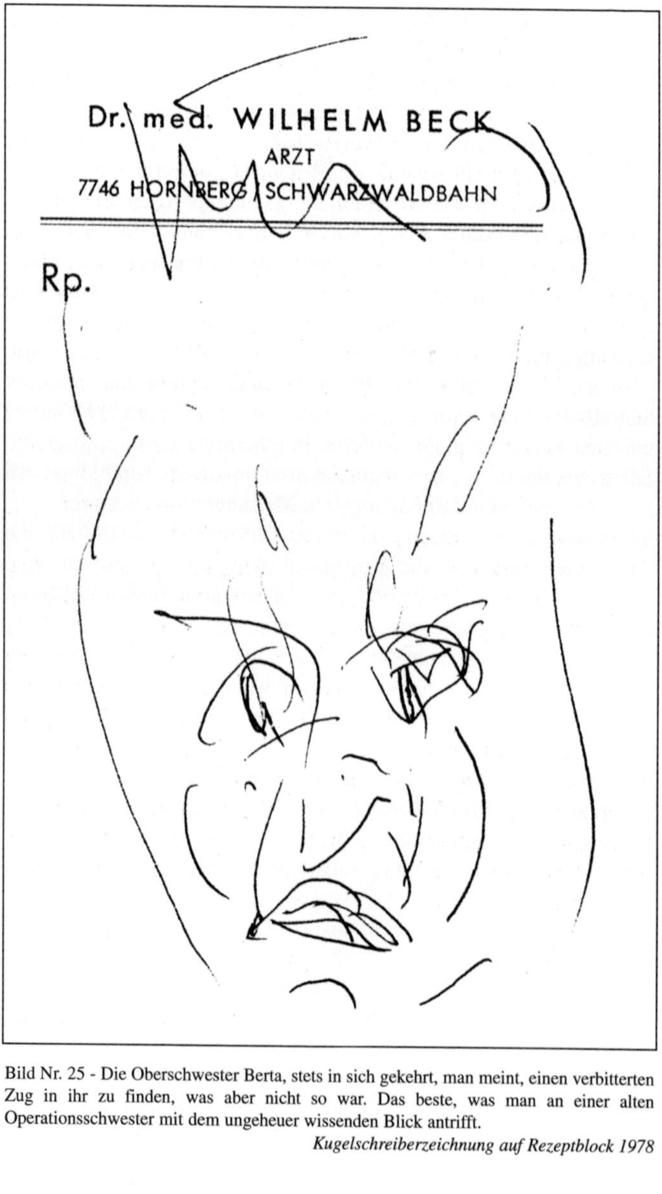

Bild Nr. 25 - Die Oberschwester Berta, stets in sich gekehrt, man meint, einen verbitterten Zug in ihr zu finden, was aber nicht so war. Das beste, was man an einer alten Operationsschwester mit dem ungeheuer wissenden Blick antrifft.

Kugelschreiberzeichnung auf Rezeptblock 1978

heroische Kampf um das Leben eines Menschen uns eingeimpft worden und der hat hier nicht stattgefunden, zumindest habe ich nicht einmal gesehen, daß die Hebamme den Mund und die Luftröhre abgesaugt hatte, wie sie es sonst stets tat.
“Ich weiß, was Du denkst, junger Kollege. Du meinst wohl, wir haben hier nicht alles getan, wir haben hier nicht um das Leben dieses kleinen Menschen gerungen. Es war übrigens ein kleines Mädchen. Stell Dir mal vor, was in einem halben Jahr, wenn es vielleicht lebensfähig geworden wäre, sich auf diesem Hof abgespielt hätte. Es wäre sicher gut behandelt worden, daran zweifle ich nicht, aber was dann, wenn die Mutter nicht mehr jeden Tag sie versorgen kann oder gar später fehlt? Wir haben nicht Herrgott gespielt, wie Du vielleicht meinen könntest, sondern wir haben im Gegenteil den Herrgott einfach machen lassen, schließlich hat er unserem Glauben nach mit diesen ganzen Mißbildungen wohl etwas bezweckt, was, weiß ich nicht, aber auch meine braven Diakonissen haben mir heute morgen bedeutet, daß wir nicht verpflichtet sind, gegen den Willen Gottes zu arbeiten ...”
Also sogar von den beiden streng gläubigen protestantischen Diakonissen kam die moralische Unterstützung, alle Reanimationsversuche bei diesem kleinen Kind nicht auszuüben. Eine große Weisheit steckte dahinter, das merkte ich wohl und der Blick auf das kleine, mißgestaltete Neugeborene mit seiner liebevollen Ausstattung in seiner elenden Blechschachtel nahm mir langsam den Zweifel an der richtigen medizinischen Behandlung, nahm mir meinen Groll gegen Gottes Schöpfungsordnung, die hier so offensichtlich Mist gebaut hatte und legte die Verantwortung für alles in die Hände dieses Schöpfers zurück, an den der weise, alte Chirurg, seine Diakonissen, die alte Hebamme in fast grober Selbstverständlichkeit ohne Frage glaubten.

Kapitel XXVIII
Auf dem Viehmarkt

"Draußen sitzt noch ein jüngerer Patient und möchte Sie persönlich sprechen und dann ist da noch die junge Bedienung aus dem Café, auch die möchte noch etwas von Ihnen persönlich."
Anna, unsere gute Seele der Praxis, war Kummer gewohnt, aber meistens schaffte sie es, aus den Patienten dank ihrer freundlichen Art, mit ihnen zu sprechen, die wesentlichen Beschwerden schon herauszubekommen und kanalisieren zu können. Zumeist war bei Flankenschmerzen der Urin bei Eintritt in mein Sprechzimmer längst untersucht und das Ergebnis lag der alten, in Sütterlinschrift ausgefüllten, altgelben Pappdeckelkartei schon angeheftet bei. Schon einigermaßen müde vom Ausleeren des Wartezimmers stand eigentlich die Vorfreude auf die friedliche, abendliche Lektüre eines Buches an.
"Guten Abend, Herr Doktor!"
"Guten Abend, Wendelinbauer, was gibt's denn, Sie sehen so gesund aus wie schon lange nicht mehr!"
"Ja, Sie haben schon recht, es geht mir gut, sogar so gut, daß ich vorhabe, in der nächsten Zeit vielleicht zu heiraten, aber da müssen Sie mir helfen."
"Was soll ich?"
Vor mir stand ein kräftiger, großer, schmaler Bauer, der im oberen Elztal zu Hause war auf einem einsamen, großen Hof, der bis ins 15. Jahrhundert zurückreichte. Leicht gebeugt stand er da in seinem schwarz-roten Sonntagskittel, mit seinen Knickerbockerhosen mit den roten Strümpfen und mit den von Fett glänzenden Halbschuhen, die er sicher vor meinem Besuch auf Hochglanz gewienert hatte. Seine intelligenten, kleinen Augen blickten leicht verunsichert von mir zu den vielen altertümlich anmutenden Instrumenten, die überall herumlagen und ihm scheinbar einen gewissen Respekt einflößten. Er war ein typischer Vertreter jener alten, stolzen Bauerngeschlechter, die ich landauf landab noch kennenlernen durfte, die in ihren alten Traditionen lebten und starben. Ein ausdrucksvolles Gesicht hatte er, der Bauer, mit einer großen, gebogenen Nase, einem kräftigen Kinn und schneeweißen Zähnen, ein Urbild an ursprünglicher Kraft. Seine riesigen, fast schon

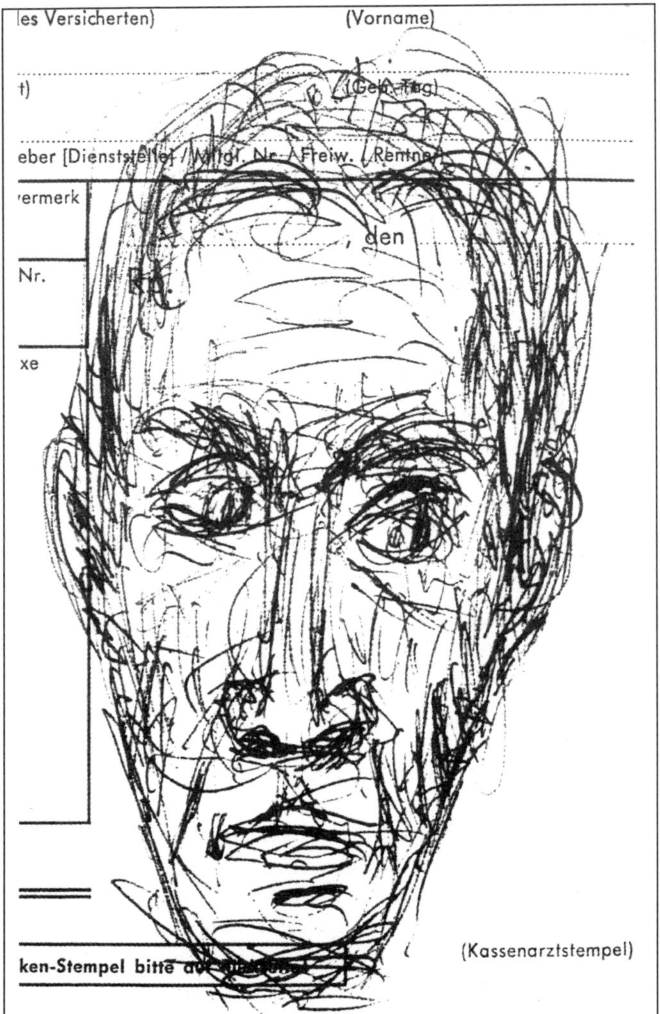

Bild Nr. 26 - Der Wendelinbauer, einer meiner ersten Patienten in der Praxis, als er mir seine Frau vorführte. Ein imposanter, hochgewachsener Schwarzwälder Bauer mit einem Charakterkopf und klugen Augen, die sicher allein ausgereicht hätten, um die Frage des ob und überhaupt zu seiner zukünftigen Ehefrau klären zu können.

Kugelschreiberzeichnung 1978

Kollwitz-artig anmutenden Hände wußten nicht, wo sie sich hinbegeben sollten, bis er sie endlich in beide Taschen steckte, nicht ohne mir vorher freundlich die rechte Hand gegeben zu haben: Riesige, verarbeitete, schrundige Hände, unter denen seine großen Ländereien gediehen, viele Bäume fielen und das Vieh samt Hofhund ihm gehorchten. Wehe, wenn nicht!
"Was habt Ihr, seid Ihr krank oder ist etwas mit der Mutter?"
"Nein, auf Ihrem letzten Rezept stand die richtige Medizin drauf und es geht ihr deutlich besser. Ist der alte Chef nicht da?"
"Nein, wißt Ihr, er hat heute einen anstrengenden Operationstag gehabt und ist bereits oben in seiner Wohnung. Kann ich Euch nicht helfen?"
Unsicher rutschte er auf der Besucherbank von einer Seite zur anderen und ich merkte, daß ihn etwas drückte, was zwar ernst, aber nicht ganz dramatisch zu sein schien. Nun, gewohnt war ich in den wenigen Wochen meiner landärztlichen Tätigkeit schon allerhand und so dachte ich an etwas, was er vielleicht einem jüngeren Arzt nicht antragen wollte, sondern den älteren, erfahrenen dazu brauchte. Gab es doch sogar bis in diese verlassenen Täler den einen oder anderen der jungen Bauernsöhne, die sich abends in ihre klapprigen Autos setzten, um gen Straßburg zu fahren, denn dort gab es käufliche Damen zu erschwinglichen Preisen und ich wußte von der Vorliebe mancher meiner Landsleute für diese Ausflüge. Vielleicht sollte ich einmal vorsichtig in dieser Richtung nachfragen?
Der Jungbauer wand sich immer mehr.
"Ich weiß gar nicht, Herr Doktor, wo ich anfangen soll. Wissen Sie, ich möchte heiraten und hab mich ein wenig umgetan."
"So so! Und wie kann ich Dir dabei behilflich sein?"
"Ich will's Ihnen jetzt halt doch geradheraus sagen, Herr Doktor. Draußen im Wartezimmer habe ich meine neue Freundin oder besser gesagt, meine zukünftige Braut oder vielleicht auch meine zukünftige Frau, aber da brauche ich noch Ihren Rat."
Jetzt war's heraus. Er schien etwas erleichtert zu sein und lachte mich freundlich an. So ganz langsam dämmerte mir, welchen Part ich bei dieser Hochzeit zu spielen hatte, war doch schon öfters unter leichtem Gelächter des alten Chefs die eine oder andere dieser Geschichten bei einem Glas Wein aufgewärmt worden. Ich

sollte also seine Freundin medizinisch begutachten, um ihm bei der Auswahl oder, besser gesagt, vor dem Kauf in der Entscheidung etwas zu helfen. In den großen Bauerngeschlechtern war eine gute Frau das Wesentlichste, das ist mir immer wieder gepredigt worden: So wie der Hof in Schuß ist, das ist ein Verdienst der Bäuerin. Das war ein alter Schwarzwälder Spruch, den ich recht oft unpassend fand, da nicht jedes junge Mädchen mit einem ganzen Kinderstall voll Nachwuchs sich auch gleichzeitig noch um das Aussehen des Viehs und die Sauberkeit der bäuerlichen Wohnung kümmern konnte. Im Gegenteil fand ich es schon sehr dreist, den Zustand eines Hofes immer nur von der Schaffigkeit einer jungen Frau abhängig zu machen und widersprach, wo ich nur konnte.

“Darf ich sie Ihnen jetzt mal holen, damit Sie mir Ihre Meinung sagen würden?”

Halb belustigt ging ich zum Wartezimmereingang und sah dort eine hübsche, junge Frau sitzen, die mit verkrampften, roten Händen ihr kleines, abgewetztes Handtäschchen auf dem Schoß zusammenpreßte und mich aus einem runden, rotbäckigen Gesicht aus dunklen Augen unsicher ansah. Ihre schwarzen Zöpfe hatte sie zu einer altmodischen Ringelfrisur zusammengebunden, wahrscheinlich extra wegen des Besuches bei mir.

“Guten Abend, Herr Doktor, Sie kennen mich doch, ich bin die Leni aus dem Löwen in Prechtal und habe Ihnen schon manches Mal Ihr Viertele vorgesetzt” kam’s stockend und sie lachte mich unsicher an, dabei entblößte sie eine ganze Reihe von schadhaften Zähnen. Natürlich, jetzt fiel es mir ein! Es war eine der Serviererinnen aus einer schönen Bauernwirtschaft im obersten Elztal, die ich schon als Freiburger Student gerne besucht hatte.

“Ja kommen Sie rein, Ihr zukünftiger Mann hat mit mir schon gesprochen.”

Eine etwas unwirkliche Situation bahnte sich an. Der Bauer saß auf der Bank und schaute wohlgefällig auf seine Neuerwerbung und abwechselnd auf mich, was ich denn zu dem Ganzen meinte.

“Also, lieber Doktor, es soll nicht Ihr Schaden sein, jetzt untersuchen Sie sie genau und dann reden wir miteinander.” Er machte dabei aber nicht die geringsten Anstalten, sich zu erheben und den Untersuchungsraum zu verlassen, sondern er richtete sich auf eine längere Sitzung ein, indem er sich gemütlich zurücklehnte und

interessiert dem lauschte, was sich bei der Untersuchung jetzt anbahnte. Ich wußte nicht, wo und wie beginnen.
“Sind Sie denn gesund, Leni?”
Sie nickte etwas linkisch und setzte sich erwartungsvoll vor mir auf den Untersuchungsstuhl. Ich wußte immer noch nicht, was ich jetzt anfangen sollte und langsam wurde mir kalt und heiß gleichzeitig. Sollte ich jetzt wie auf einem Pferdemarkt das Objekt seiner eventuellen Begierde auf Herz und Nieren überprüfen oder gar noch mehr?
“Leni, sind Sie schon mal krank gewesen?”
Ich wußte mir nicht weiter zu helfen, als mit derartigen einfachen Fragen der Sache etwas näher zu kommen.
“Nein, ich war noch nie bei einem Doktor, höchstens einmal, als mich meine Mutter zu einem bringen mußte, weil ich mich verletzt hatte. Der hat mir dann das Fell wieder zugenäht, aber das ist mindestens 20 Jahre her und seitdem - habe ich halt nur geschafft. Seit vielen Jahren bin ich jetzt die rechte Hand vom Löwenwirt und da kennen mich ja alle und wissen, daß ich in den letzten 10 Jahren nicht einen Tag gefehlt hatte ...”
Ganz langsam und allmählich konnte ich mir ein Bild machen über eine nicht mehr ganz junge, aber wahrscheinlich kerngesunde Frau, die wohl das Lebensglück gemacht zu haben schien, als sie beim täglichen Ausschenken des Vierteles am Bauernstammtisch sich den großen Hoferben geangelt hatte. Und nun war vielleicht sogar mein Urteil ausschlaggebend, ob das Ganze zu einem guten Ende geführt werden konnte. Eine Medizin, die einen Stellenwert hatte, wie vielleicht höchstens noch der Chirurg, vielleicht auch manchmal der Geburtshelfer, am ehesten vergleichbar den modernen Genetikern.
Also untersuchte ich alles, was so mit wenigen Mitteln möglich war, horchte sie ab, maß den Blutdruck, den Puls, die Reflexe und konstatierte eigentlich nichts Besonderes außer den schlechten Zähnen, die sie mangels eines Arztbesuches bei meinem Zahnarztkollegen im Nachbarstädtchen noch nie vorgezeigt hatte. Noch etwas anderes schrieb ich wie beiläufig auf die alte Karteikarte, ausgeprägte Varikosis beider Beine. Nun bei Frauen in ihrem Alter, ein verstohlener Blick auf die Karteikarte zeigte mir, daß sie gerade 30 Jahre alt geworden war, konnte das schon einmal vor-

kommen, ganz besonders wenn man eine stehende Tätigkeit hatte und bis in die Nacht am Tresen stehen mußte, um die durstigen Elztal- und Kinzigtalbauern mit dem nötigen Bierquantum zu versorgen. Ich machte mir darüber keine weiteren Gedanken. Auf der alten Karteikarte war sie eingetragen als Säuglingsvorsorge vor 30 Jahren, seither war sie nie mehr wieder aufgetaucht. Zwischen diesen beiden Welten, ihrem Säuglingsdasein und ihrer Arbeit bis zum heutigen Tag lagen wahrscheinlich nur viel Mühe und Plage, vielleicht auch das mühsame Zusammensparen einer Aussteuer und jetzt war sie kurz vor dem Ziel, ihr Leben in die Richtung bringen zu können, auf die sie mit allen Fasern ihres Herzens hingearbeitet hatte: Eine Landwirtschaft, Kinder und einen Hof zu bekommen.
Also sollte es an mir nicht fehlen und ich hatte mir von vorneherein vorgenommen, dieses Begehren des reichen Hoferben mit einem positiven Urteil zu beantworten. Es war mir doch klar, daß es auf der Welt mehr gab als nur Gesundheit und äußerliches Wohlbefinden. Der Hoferbe sollte doch seine Frau lieben und ehren, bis der Tod sie scheide, zumindest war mir dies in der alten katholischen Liturgie viel näher geblieben, als ich es geahnt hatte. Und Vorsichtsmaßnahmen dieser Art, seine zukünftige Ehe von dem Urteil eines Viehdoktors abhängig zu machen, der auf dem Markt feilgebotene Tiere taxierte und ausmusterte, das widerstrebte mir innerlich.
“So, Hofbauer, nach alledem, was ich jetzt sehe würde ich sagen, Deine Braut ist kerngesund. Ich würde sagen, wenn Ihr zusammenpaßt, dann gibt’s nur eines, anfangen mit dem Kinderkriegen oder besser, mit dem Bemühen, welche zu kriegen, heiraten und den Hof gemeinsam umtreiben.”
Meine beiden Patienten standen strahlend auf und sowohl der Bauer als auch seine Zukünftige standen frohgelaunt vor mir.
“Jetzt sind wir Ihnen aber sehr dankbar, lieber Herr Doktor” meinte die Leni und zog aus ihrer kleinen Handtasche eine Schachtel mit 5 Eiern und einem halben Pfund Butter, die sie mir in Dankbarkeit auf den Schreibtisch legte.
Eigentlich die schönste Bezahlung, die sich ein Landarzt vorstellen konnte, denn eine Rechnung zu schreiben für ein derartig geringes Unterfangen wäre mir nie in den Sinn gekommen.
Die Stimmung war gelöst und Leni wußte, daß sie einen entscheidenden Schritt in der zukünftigen Eheplanung geschafft hatte,

nämlich die Hürde bei der ärztlichen Untersuchung, fast so ähnlich wie bei der Musterung oder Tauglichkeitsprüfung für alle möglichen Dinge. Sie lachte zum ersten Mal friedlich und freundlich auf, griff nach der großen Hand ihres zukünftigen Bräutigams und schaute ihn siegessicher an.
“Ja, wenn Sie das alles so positiv sehen, Herr Doktor, dann werden wir doch bald heiraten” kam’s aus der beobachtenden Ecke des Sprechzimmers heraus und mit aller Freude hielten sich die beiden jetzt an den Händen.
“Was ist die Schuldigkeit, Herr Doktor?”
Diese Frage kam häufig und auch immer in dieser Form zu mir herüber, wenn ich etwas anderes machen mußte als ein Rezept zu verschreiben, in den Hals zu sehen oder die Herztropfen weiter zu rezeptieren. Letzteres hatte etwas mit der Besorgung im Städtle zu tun, vergleichbar mit Brot holen oder beim Wagner einige Schrauben zu erstehen, die man für die Reparatur des Leiterwagens brauchte, also ein notwendiger Gang in die Zivilisation. Mit vielem Dank und Adieu verabschiedeten wir uns. Und am Ende war ich allein in meinem Sprechzimmer zurückgeblieben vor einer fast leeren Krankenkarteikarte, in der ich nur noch eintrug: Ehetauglich!
Unsere Anna war wie immer die letzte in der Praxis und war gerade beim Aufräumen. Im Hintergrund wurden die Urinreagenzgläschen wieder resterilisiert, die Nadelhalter und gekrümmten Nadeln aller Größen wurden in Seifenlauge geputzt, die Blutzuckerröhrchen feingetrocknet und es dampfte und rauchte wie in einer Küche.
“Anna, stell Dir vor, was die wollten! Der Bauer wollte wissen, ob sie ehetauglich ist! Kannst Du Dir das vorstellen? Das ist mir auch noch nie passiert!”
Anna versorgte ihre blitzenden Pinzetten, Sonden und Nadelhalter in einer durchlöcherten Blechschachtel, die sie langsam ins kochende Wasser tauchte:
“Und, was hast Du ihnen gesagt?”
“Natürlich soll er sie heiraten, was denn sonst? Das ist doch nicht mein Problem, sondern seins und er soll seine zukünftige Frau halt prüfen, bevor er sie nimmt, wie jeder von uns auch” meinte ich flapsig.

Die Reaktion war unerwartet.
"Bist Du Dir sicher, daß Du dem einen richtigen Rat gegeben hast? Weißt Du, ich kenn den Hof seit zwei Generationen und wenn da keine tüchtige Bäuerin hinkommt, dann geht er unter und Du bist mit schuld."
Ungläubig schaute ich unsere alte Assistentin an. Anna hatte schließlich schon Dienst gemacht, als der Krieg noch in unseren Tälern tobte und die Medizin hauptsächlich in der Behandlung von Kriegsverletzten bestand. Sie hatte eine Medizin kennengelernt, die ich nicht einmal mehr an der Universität hörte. Es gab nur Wesentliches und Unwesentliches, wobei mit dem Wort wesentlich nur das umschrieben werden konnte, was einen Menschen von der Erfüllung seiner täglichen Arbeitspflichten abhalten konnte, alles andere würde sich schon geben.
"Anna, es ist ja schon wichtig, daß er eine gesunde Bäuerin bekommt, aber was kann ich dazu beitragen?"
"Ihr Jungen macht immer mehr Medizin, wie es den Menschen gefällt und nicht, wie sie es brauchen" kam's ganz vorsichtig dozierend hinter den Dampfschwaden des Autoklavs her.
"Wenn etwas wichtig ist für diesen Mann, so ist es Dein Urteil für sein ganzes Leben. Dein Rat heute abend war wichtiger als alles, was Du heute mit den vielen Patienten gemacht hast, denn der Diabetes von den alten Leuten und die Herzinsuffizienz sind Sachen, die bald eine Lösung haben, nämlich dahin, wo wir alle hingehen, aber der Rat, den Du dem jungen Bauern gegeben hast, der ist vielleicht für lange Zeit oder sogar für mehrere Generationen wichtig. Hast Du ihm wirklich empfohlen, sie zu nehmen?"
"Ja natürlich" sagte ich deutlich unsicherer als zuvor.
"Du weißt, daß sie eine Bedienung in einem Gasthaus ist, seit Jahren jede Nacht auf den Beinen bis in die frühen Morgenstunden und das in einer verräucherten Bauernstube?"
"Ja, das hat sie mir erzählt und ich habe sie auch so schon das eine oder andere Mal kennengelernt."
"Glaubst Du, daß die eine Bäuerin wird, die diesen großen Hof umtreiben kann?"
"Ich hoffe es, sicher bin ich mir dabei nicht."
Anna wandte sich wieder ganz ihrem Autoklaven zu, der nun fröhlich vor sich hin blubberte und dampfte.

"Ich habe ja schon so viel erlebt über mindestens zwei Generationen und weiß, was eine kranke Bäuerin auf einem Hof bedeutet. Und wenn die Nachkommen krank sind, kannst Du Dir das Elend vorstellen? Oder weißt Du eigentlich, daß in der Familie von ihr bei einer Tante die Schwermut zuhause ist? Weißt Du denn nicht, daß ganze Bauerngeschlechter durch solche Depressionen ausgelöscht wurden?"
Ich war mir nun alles andere als sicher und begann, mir noch mehr Gedanken zu machen über mein Urteil, das ich gerade eben abgegeben hatte und das offensichtlich mit vielen Konsequenzen verbunden war.
"Anna, dann erzähl doch mal, bitte."
Und Anna begann leise und vorsichtig, von der Familie des Bauern und der zukünftigen Bäuerin zu erzählen und nach wenigen Minuten wußte ich, daß in diesem Hof nichts mehr schiefgehen dürfte, was Krankheiten oder sonstiges Unglück angeht. Der Hof war riesig, aber verschuldet, weil aus Krankheitsgründen immer wieder Fremdarbeiter und Knechte angestellt werden mußten, weil die Familie die Arbeit nicht mehr leisten konnte.
Gerne hätte ich jetzt mein Urteil wieder zurückgenommen oder zumindest um Bedenkzeit gebeten, aber es war zu spät.
"Na, wie war's denn, junger Doktor! Hast Du erfolgreich gearbeitet?"
Der alte Chefarzt stand plötzlich im Türrahmen und begrüßte uns freundlich, waren wir doch fast biblisch mit den treuen Knechten zu vergleichen, die der Herr bei seiner Wiederkunft wachend und arbeitend findet.
"Ging sehr gut, bis auf die abendliche Vorstellung des Hofbauern und seiner möglichen zukünftigen Frau. Es war fast schon ein wenig wie in der Tierarztpraxis" flachste ich herum, "ich mußte ihm sagen, ob er sie heiraten solle oder zumindest fragte er mich, ob medizinisch nichts dagegen stünde."
Der alte Chirurg schaute mich scheinbar gleichmütig von der Seite an und fragte nur: "Und, was hast Du ihm geraten?"
"Zugeraten habe ich ihm natürlich und ein gewisses Restrisiko muß er immer selber tragen."
Anna und der alte Chef schauten sich kurz an, fast schon etwas bekümmert, wie ich zu sehen vermeinte.

"Das war ein großer Fehler, mein Junge. In der Familie sind sie nicht gesund und in der männlichen Linie auch nicht ganz, wie Du Dir hoffentlich bei der Anamnese hast erklären lassen. Hast Du Dir übrigens einmal ihre Beine angesehen?"
"Ach, das bißchen Varikosis, wenn es stört, dann können wir's ja noch operieren."
Er nickte traurig.
"Du hast von bäuerlicher Arbeit keine Ahnung, mein Junge. Du bist als Jungmediziner hier ein neuer Besen und der Bauer wird auf Dich hören, aber ich bin mir sicher, daß Du heute einen gravierenden Fehler gemacht hast, für den Dir aus fehlender Erfahrung kein Vorwurf gemacht werden kann. Das gibt nie eine Bäuerin und wenn sie eine wird, ist sie eine kranke Bäuerin und der Hof geht vor die Hunde. Das ist so sicher wie das Amen in der Kirche."
Ich war entsetzt über diese Äußerung, vielleicht auch daher, weil in mir langsam Zweifel über mein Urteilsvermögen aufkamen.
"Bist Du Dir sicher, daß ich eine falsche Prognose gestellt habe?"
"Die Medizin ist hier draußen weit mehr, als Du bisher geahnt hast, sie hat etwas mit Deiner alten Theologie zu tun, von der Du nicht mehr viel wissen willst oder die Du falsch interpretiert hast. Auch der von Dir so geschätzte historische Jesus hätte in diesem Behandlungszimmer gerechtigheitshalber gesagt, daß diese Frau wohl nach menschlichem Ermessen keine Bäuerin wird. Wahrscheinlich hätte er, so schrecklich dies für die beiden jetzt augenblicklich wäre, ein größeres Unheil vermeiden wollen. So lange ich es noch erlebe, werde ich das beobachten und wir sprechen uns wieder, ob ich recht hatte oder Deine noch zu stark überbordende Mitleidenschaft. Lieber Junge, wenn Du schon theologisch gefühlsmäßig zu sehr Dich engagiert hast, so laß es Dir in der Medizin eine Warnung sein: Ein Abstand zwischen Dir und Deinen Patienten ist dringend notwendig und wenn Du sie noch so liebevoll behandelst ..."
Mir war gar nicht mehr wohl in meiner Haut und je länger ich mir das Ganze überlegte, desto mehr hatten sie recht, die beiden alten, erfahrenen Heiler, die im dampfigen Labor dem Blechautoklaven zusahen. Anna und der Doktor brauchten keine großen Worte, sondern schauten sich nur kurz an, so als wollten sie sagen: Du mußt noch viel lernen!

Und sie hatten recht. Die Ehe wurde geschlossen, das erste Kind war unterwegs und das von mir als kleines Problem eingeschätzte Krankheitsbild der Varikosis wurde zu einer lebensgefährlichen Lungenembolie mit der Folge, daß die Arbeitsfähigkeit nachließ. Oft war die Bäuerin schon nach kleiner Arbeit in ihrer Küche atemlos und konnte nicht mehr. Von der Feldarbeit oder vom Helfen bei der Schwerarbeit im Wald war gar nicht mehr die Rede. Kurios war auch, daß bei meinen späteren Besuchen nicht nur der Bauer, sondern auch die Bäuerin mich vorwurfsvoll ansahen, gleichsam als ob ich damals Unheil hätte verhindern können. Damals wollte ich intuitiv Menschen glücklich machen und habe dabei auf lange Frist alles falsch gemacht. Ich besuche sie noch häufig und freue mich, wenn sie auch beieinander sind, die durch die Lungenembolie geschwächte, kurzatmig gewordene Bauersfrau und der riesige, muskulöse, schon leicht abgehärmte Hofbauer mit seinen gesunden blonden Kindern. Für eine Generation habe ich einen Fehler gemacht, aber es blieb mir noch die Hoffnung, daß es in der nächsten Generation besser würde.

Kapitel XXIX
Klein Gerda

Schon während des ganzen Medizinstudiums konnte ich Medizin am lebenden Objekt studieren und erleben, wofür ich meinem chirurgischen Vater dankbar war.
“Komm, geh mit heute nachmittag, ich zeige Dir mal etwas aus der Medizin, was Du vielleicht in Deinem Lehrbuch noch nicht gelernt hast und vielleicht auch nicht lernen wirst!”
Ich war gespannt, was mir in der weit verbreiteten Schwarzwaldpraxis, die ich ja nun schon von Kindsbeinen an kannte, noch begegnen konnte an Erkrankungen und vor allen Dingen an Elend, was ich nicht kennen sollte. Über eine steinige, schmale Straße führte der Weg vom heimatlichen Schwarzwaldtal hinauf in die Berge, vorbei an den großen Höfen, die ich mitsamt der Familiengeschichte schon kannte und je weiter wir nach oben kamen, desto kleiner wurden sie, bis wir endlich an einem sehr alten, teils strohgedeckten, rußgeschwärzten Häuschen anhielten, das ich noch nicht kannte.
“Weißt Du, junger Kollege, hierher komme ich seit 40 Jahren jede Woche ein- bis zweimal, erst zu den Alten, dann zu den Jungen und jetzt auch noch zum Nachwuchs, und den schau Dir einmal gut an. Da kannst Du was lernen, etwas was mit Deiner Macht und vor allen Dingen Deiner Ohnmacht in Deinem neuen Fach zu tun hat!”
Es war weiß Gott nicht das erste Mal, daß der alte Chirurg mir eine Lektion über die Wirklichkeit der Medizin erteilen wollte. Meist waren dies die besten Vorlesungen, vielleicht im Sinne der applicationes morales der alten Moraltheologen, wie ich sie früher kennengelernt habe. Im Hausgang des kleinen Bauernhofes lag schläfrig der große Hofhund in der Sonne und die ging vorbei am großen Holztrogbrunnen, in dem die Milchkannen friedlich nebeneinander sich anstießen und zusammenläuteten.
Beim Eintritt in den Hof zog man schon aus kluger Vorsicht das Genick ein und dann wurde es meist dunkel und roch nach Geräuchertem, nach Stall und Feuchtigkeit, nach Stroh und Milch. In der Stube hieß mich eine freundliche Bäuerin willkommen, aber erst nachdem sie den alten Chirurgen erblickt und mich als zugehörigen neuen Kollegen ausgemacht hatte. Es war, wie in so vielen

hunderten anderen Bauernhöfen, eine innige Herzlichkeit zwischen dem alten Hausarzt und seiner Patientin, die sich nicht in großen Erklärungen oder Krankenberichten manifestierte, sondern meistens einfach im sich gegenseitig anschauen.

"S'geht Dir heut wieder nicht gut, Windkapfbäuerin, ich seh's schon von weitem!"

"Ja, Herr Doktor, ich glaub, Sie merken's schon beim Vorbeifahren. Aber Sie wissen ja, ich sehe manchmal nicht, wie ich das Problem noch lösen soll."

Dabei nickte sie bekümmert in Richtung eines Laufstalls, der in der Ecke neben dem Kachelofen aufgebaut war.

Zunächst fiel mir gar nichts auf, denn es spielten zwei kleine Kinder, auf dem Rücken liegend, im Halbdunkeln mit kleinen Rasseln

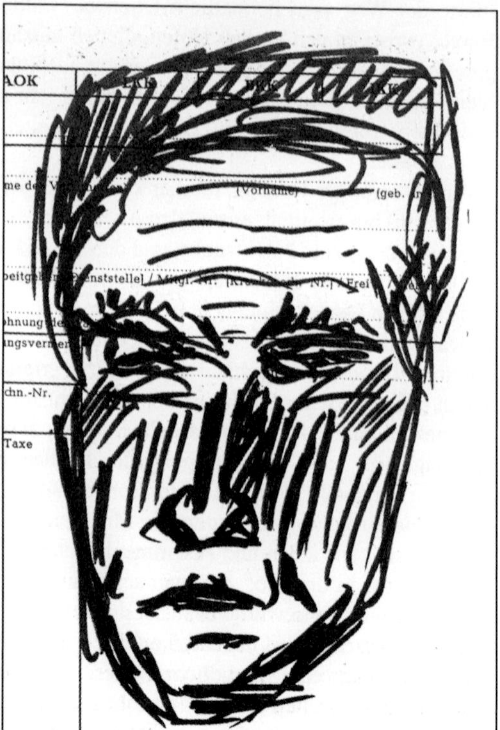

Bild Nr. 27 - Die Mutter von Klein-Gerda, eine abgehärmte Frau, die in ihrem Leben nie weiter kam als vom Tal zu ihrem Hof hoch im Schwarzwald. Ihr Leben ist Pflicht für ihre mißgebildeten Kinder, Ferien hat sie nie gekannt. Wie selbstverständlich verbessert sie das Mißgeschick der Schöpfung, die ihre Kinder so furchtbar zeichnete. Sie verbesserte die Schöpfungsordnung, und zwar mit der größten Selbstverständlichkeit.

Filzstiftzeichnung 1977

und Plastiktellerchen und erst bei näherem Hinsehen bekam ich das gesamte groteske Bild wirklich mit: Es lagen zwei Erwachsene in der jeweiligen Größe eines Kleinkindes mit angezogenen Beinen auf dem Rücken, die erst bei näherem Hinsehen als völlig verkrüppelte, mißgestaltete, geistig stark zurückgebliebene Kinder zu erkennen waren. Kinder?
Ich war mir nicht schlüssig und konnte mir keinen rechten Reim machen. So etwas hatte ich noch nie gesehen, nicht einmal in den kühnsten Vorlesungen der Kinderklinik der heimischen Universität Freiburg.
“Weißt Du” wandte sich der alte Hausarzt an mich, “weißt Du, wie alt die beiden Kinder sind und wie lange sie hier schon leben?

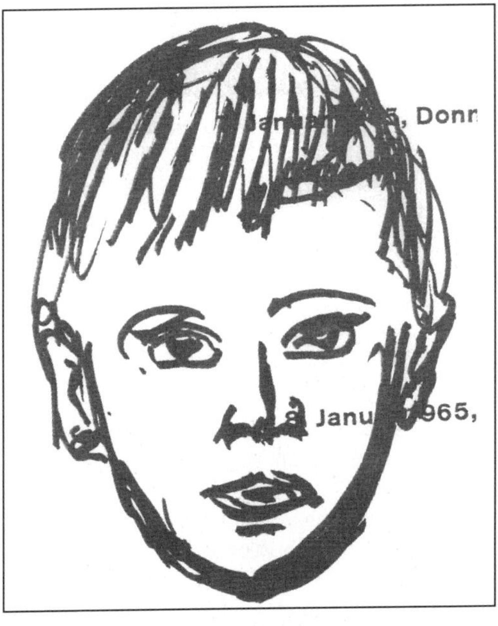

Bild Nr. 28 - Eines der Kinder im Laufstall. Sie waren kleine, zu kleine und nicht ganz lebensfähige Wesen von seltsamer Schönheit, wenn auch der Geist weit weg war.
.Kugelschreiber-/ Filzstiftzeichnung 1965

Komm, stell mal eine Diagnose!”
Die Bauersfrau lächelte nur, stand auf, holte eines der beiden Kinder heraus und nahm es auf den Arm. Zwei stumpfe Augen wurden plötzlich lebendig und schauten ihre Mutter mit großem Interesse an. Die Freude über das Hochgenommenwerden zeigte sich auch

im rhythmischen Bewegen beider verkrüppelter Arme und der viel zu kurzen Beine, die überdies in beiden Kniegelenken vollständig verkrümmt und gar nicht in der Lage waren, sich richtig zu bewegen, ganz zu schweigen von gehen oder stehen.
Auch jetzt fiel mir nur eine Mißbildungserkrankung ein. Es waren zwei Mädchen, Zwillinge, die vom ersten Augenblick an entsetzlich verunstaltet diese Welt betreten hatten. Die Hasenscharte und die zwischen den Lippen herausstehende Zunge machten mir Mühe, das Ganze ruhig und gelassen anzusehen, denn der Wunsch nach einer Therapie war doch allzu groß in mir aufgekeimt.
“34 Jahre! Schon 34 Jahre pflege ich die beiden Kinder und was das heißt, lieber junger Doktor, das können Sie sich gar nicht vorstellen. Ich habe mein Leben ganz diesen beiden Menschenkindern gewidmet und wenn ich nicht mehr da bin und der alte Doktor auch nicht, dann weiß ich auch nicht, wie es weitergeht.”
Dabei legte sie das eine Kind wieder in den Laufstall zurück und griff nach dem zweiten und versuchte es hochzuheben. Dieses stieß jedoch schrille Schreie aus und wehrte sich heftig durch Hin- und Herwälzen des Rückens, wobei der mißgestaltete, viel zu kleine Hinterkopf ganz nach hinten gedrückt wurde und der Mund mit der zu großen Zunge weit offenstand. Die Hasenscharte zerteilte nicht nur die Oberlippe, sondern auch noch Teile der Nase.
“Um Gotteswillen, was sollen wir denn tun?”
“Nichts natürlich, was willst Du tun?” fragte mich belustigt der alte Chirurg, “was willst Du denn therapieren? Hast Du eine Vorstellung?”
“Ja sind die beiden denn gerade krank geworden?”
Die Mutter merkte schnell, daß ich mit der Situation nicht zurecht kam und half mir.
“Nein nein, Christa und Gerda schaut, das ist unser neuer Doktor, der in Zukunft auch ein bißchen nach Euch gucken wird?”
Von seiten der beiden Kinder kam nicht die geringste Regung, sie lagen wieder auf ihrem Rücken und spielten mit ihren Plastikscherben.
“Seit über 30 Jahren macht die Windkapfbäuerin diese Arbeit, jeden Tag füttern, anziehen, ins Bett bringen und sich tagaus tagein mit diesen Kindern beschäftigen, Ferien gibt es nicht, freie Tage hat’s auch noch nie gegeben, nicht wahr Bäuerin?”

Der alte Hausarzt packte seine Tasche aus, es kam eine vorbereitete Plastiktüte mit allerlei Medikamenten zum Vorschein, die er alle auf den Stubentisch ausleerte.
"Da schau, Bäuerin, unsere Anna hat's schon gerichtet, das ist gegen den Husten, das ist für's Fieber und wenn's wieder mal gar nicht geht, dann gibst Du ihnen jeweils 10 Tropfen zur Beruhigung. Ich mach Dir ein Kreuzchen drauf und schreib es auf die Schachtel."
Die Frau nahm alles dankbar an und freute sich darüber, daß der Hausarzt ihr die Medizin gleich ins Haus brachte, aber nicht so, als ob dies etwas Besonderes sei, sondern daß es eben Routine war.
"Vielen Dank, lieber Doktor. Was bin ich schuldig?"
Der alte Hausarzt erhob sich, steckte seine Medikamente, sein Hörrohr und die herausgefallene Blutdruckmanschette wieder in seine unordentliche Ledertasche, umarmte die Bäuerin mit der freien Hand und drückte sie an sich.
"Die Schuldigkeit, liebe Bäuerin, die machen wir mit dem da oben aus, wie immer."
Dabei lachten beide bekümmert und blickten gemeinsam in den Laufstall hinein, in dem die beiden 34jährigen Wesen vor sich hinbrabbelten und schrieen. Und zu mir gewandt meinte er: "Ich hab sie schon einmal vor 20 Jahren nach Freiburg geschickt, die beiden Lieblinge, irgendein Dozent hat sie dann untersucht, fotographiert und einige Röntgenaufnahmen gemacht und dann als Cockayne-Syndrom veröffentlicht, die Arbeit habe ich zu Hause noch. Das Interesse des Kinderarztes an den beiden Kindern hat sich aber merklich abgekühlt, als die Veröffentlichung in einer ganz großen Zeitschrift durch war, auch mußt Du einmal lesen, wie breit und ausführlich alle Befunde geschildert werden und wie dünn es dann zugeht, wenn über die Therapie gesprochen wird."
Dabei war er schon halb aus der Tür, zog den Kopf ein und verschwand mit seiner Tasche in Richtung des Ausgangs, wobei der Hofhund überstiegen werden mußte, der immer noch träge in der Sonne schlief.
"Halt, Herr Doktor, ich habe Ihnen und Ihrem jungen Doktor noch etwas."
Dabei steckte sie mir zwei in Zeitungspapier eingewickelte Eier in die Tasche. Ich hatte weiß Gott keine große Tat vollbracht, sondern stand nur staunend zwischen dem offensichtlichen Naturfehler und

meiner Auffassung, wie es eigentlich sein müßte. Die beiden Kinder, oder besser gesagt die beiden 34jährigen Patienten hatten mich nicht einmal angesehen und ich weiß gar nicht, ob sie mich realisiert hatten. Sie wurden wieder etwas lauter, als sie bemerkten, daß ihre Mutter uns zur Tür begleitete.
"Ja, Ihr beiden, wartet, ich komm ja gleich wieder" und sie wandte sich erneut ihren beiden Besuchern zu.
"Kommen Sie wieder, wenn Sie wollen! Ich glaube, lieber junger Doktor, daß Sie so etwas nicht oft gesehen haben, aber das geht allen Ärzten so, wenn sie zum ersten Mal hier sind. Aber was sollen wir machen, wir müssen damit leben."
Ich war beschämt über diese selbstverständliche Haltung der Bäuerin und noch mehr beschämt über die beiden Eier, die sie mir geschenkt hatte, sah ich doch vor dem Haus nur zwei Hühner im Hofgrund scharren, das war alles, was an Federvieh herumlief. Und davon zwei Eier zum Geschenk, wahrscheinlich die ganze Tagesproduktion!
"Macht's gut, Windkapfbäuerin, lebt wohl und wenn Ihr was habt, ich bin immer da ...", dabei rollte der alte Käfer langsam vom Hof, wieder hinunter ins Tal mit seinen kleinen Städtchen, wo die vielen geschäftigen Menschen, die ihrem kleinen Gewerbe nachgingen, es wohl gar nicht so richtig schätzen konnten, mit gesundem Geist und gesundem Körper auf diese Welt gekommen zu sein, oder etwa doch?
"Bei dieser Gelegenheit möchte ich Dir noch sagen, daß der Bauer ums Leben kam. Er fiel vom Heuschober und hat sich eine offene Femurschaftfraktur zugezogen, die in einer chronischen Osteomyelitis endete. Wie viele Liter Eiter ich ihm durch immer neue Entlastungsschnitte abgelassen habe, das kannst Du Dir gar nicht vorstellen. Neben dem Stall mit den beiden Kindern lag in der Ecke der junge Bauer auf einem eitrigen Sofa und schwärte so langsam vor sich hin, nichts konnte ihm helfen. Die große Medizin, die Du gelernt hast, sieht hier draußen etwas anders aus. Nun ja, der Bauer starb und jetzt hat sie von drei Pflegekindern eines weniger und wenn eines von den beiden wieder eine schwere Pneumonie bekommt, dann werde ich mir sehr wohl überlegen, ob ich ein paar tausend Einheiten Penicillin spritze oder ob ich es bleiben lasse."

“Aber das wäre ja ... das wäre ja Euthanasie ... kannst Du das verantworten?”
“Junge, Du verstehst noch nichts von einem guten Tod, dazu fehlt Dir noch die Erfahrung, die nicht in Euren Büchern steht. Wenn ich das Elend, das Du gerade gesehen hast, eben nicht weiter therapiere, sondern Gottes Wille geschehen lasse, so ist es nicht einmal unterlassene Hilfeleistung, sondern ganz einfach ein fester Glaube, daß die Gerechtigkeit auf dieser Welt ein Korrektiv hat. Wenn ich diese Auffassung nicht hätte, dann hast Du recht, dann müßte ich alles tun, aber so kann ich auch einiges meinem Herrgott überlassen und mich manchmal zurücklehnen. Aber mit diesem Glauben hast Du ja wohl so Deine Schwierigkeiten bekommen ...”
Wie einfach doch die Welt für einen alten Mediziner geworden ist, dachte ich für mich, vor allen Dingen für einen, hinter dem die Autorität seines Schöpfers steht. Mit solch großen Gedanken wollte ich mich zunächst nicht mehr anfreunden, sondern im kleinen Mosaiksteine zu einem einigermaßen erträglichen Weltbild zusammenpuzzeln. Bei aller Liebe zu diesem selbstgewählten Puzzlespiel war ich mir nicht mehr so sicher, ob ich mich nicht bald wieder mit dieser Frage auseinandersetzen würde und müßte, warum das Elend in diesem Windkapfhof so massiv war, wie es nicht hätte schlimmer sein können. Der Zorn über die Ungerechtigkeit Gottes Schöpfung konnte mich auch als Mediziner in Rage bringen, aber nicht mehr, wenn das Bewußtsein nach der Gerechtigkeit im Jenseits zum Selbstverständnis des medizinischen Handelns gehörte.
Ich habe die beiden Kinder noch viele Jahre mitbetreut und eines starb an einer schwersten Lungenentzündung, die irgendwann einmal beatmungspflichtig geworden war, was in dem kleinen Schwarzwaldhof eben nicht durchführbar war ...
Die Bäuerin ist das, was in der Theologie seit zwei Jahrtausenden eine Dulderin genannt wurde, eine nicht kanonisierte Heilige.

Kapitel XXX
Doktor, komm schnell ...

Die Wahrscheinlichkeit ist groß, daß mitten in der Mittagssprechstunde, wenn das Wartezimmer noch voll mit Hilfesuchenden besetzt ist, eine Bitte zu einem Eilbesuch kommt. Meist sortiert diese Art von Eilbesuchen unsere Anna noch vorher, da sie die Pappenheimer im Dorf seit mehr als zwei Generationen kennt und unterscheiden kann, was wichtig und unwichtig ist.
In diesem Fall scheint es wichtig gewesen zu sein, denn ihr sorgenvolles Gesicht war nicht umzustimmen.

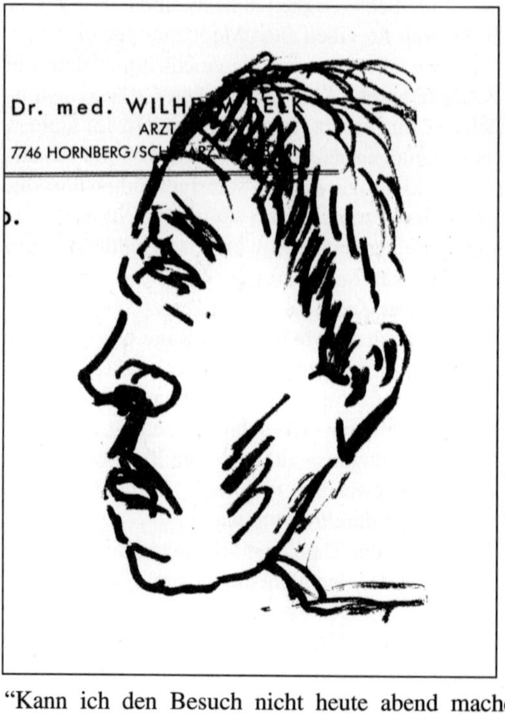

Bild Nr. 29 - Ein Blick in das Wartezimmer: Geduldig wartet er, zwei oder drei Stunden wenn es sein muß. Er braucht dazu nicht einmal eine Zeitung zum Zeitvertreib, der alte Knecht von Jakobihof.
Kugelschreiber-/ Filzstiftzeichnung 1978

“Kann ich den Besuch nicht heute abend machen? Die ganze Praxis ist ja noch voll und die Leute haben schon über zwei Stunden gewartet. Wenn ich jetzt weggehe, dann werden sie bestimmt ärgerlich und wütend ...”

“Natürlich denke ich auch so, aber ich glaube, Du mußt doch schnell gehen, denn diese Familie ruft nie an, wenn nicht etwas besonders Wichtiges ist. Die tragen immer ihren Kopf erst unter dem Arm, bevor sie zu einem Hausarzt gehen. Und außerdem soll etwas mit dem Kind sein, ein Sturz, aber ich hab am Telefon trotz geduldigen Nachfragens nicht mehr herausbekommen.”
Also stand ich auf und machte meinen Canossagang in Richtung des Wartezimmers.

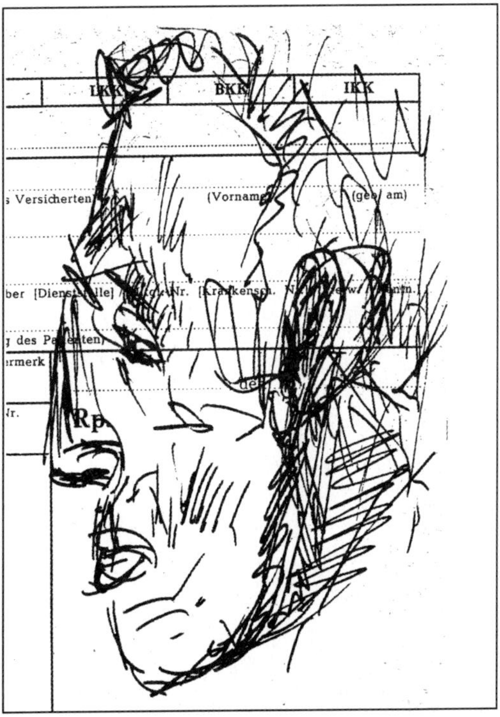

Bild Nr. 30 - Die Depressionen waren schon lange bei ihm bekannt und er kam immer wieder zum Gespräch, seine Frau war längst gestorben und er hatte sonst niemand mehr außer dem alten Landdoktor.
Kugelschreiberzeichnung 1978

“Liebe Patienten, bitte sind Sie mir nicht böse, aber ich muß dringend zu einem Hausbesuch, ein Kind hat sich verletzt und es duldet keinen Aufschub ...”
Allgemeines Kopfnicken, hie und da ein verstohlener Blick auf die Armbanduhr, aber keiner stand auf, alle blieben sitzen und warteten geduldig.

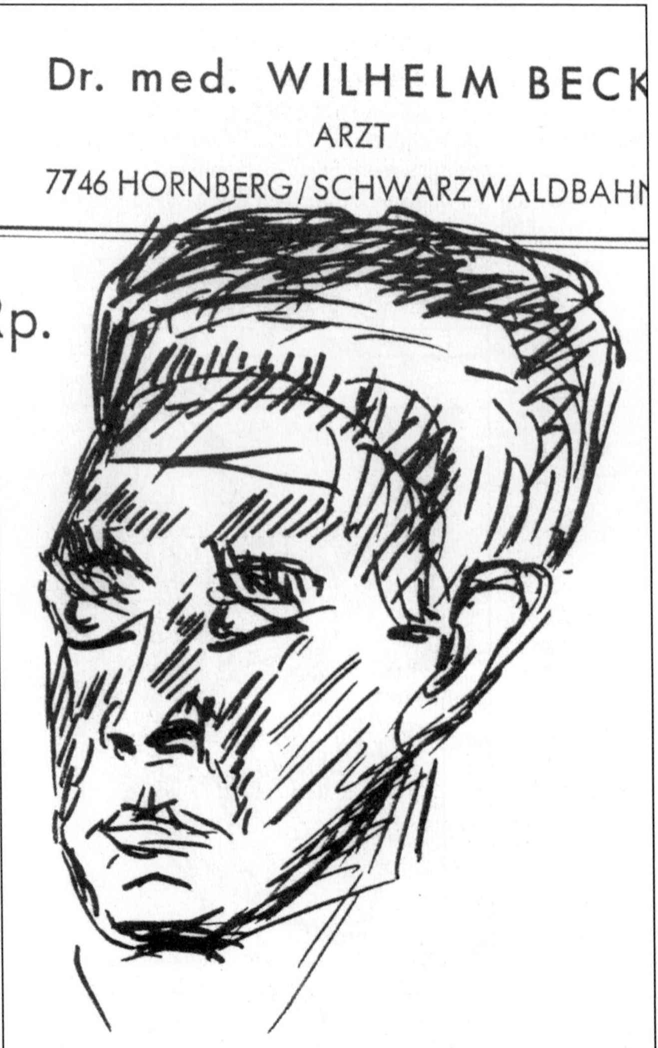

Bild Nr. 31 - Frau Schulrätin, sehr verbittert über ihre Migräne, die sie schon seit Jahrzehnten plagt. Ihr Zug um den Mund ist hart geworden und sie hadert mit allem.

Filzstiftzeichnung 1978

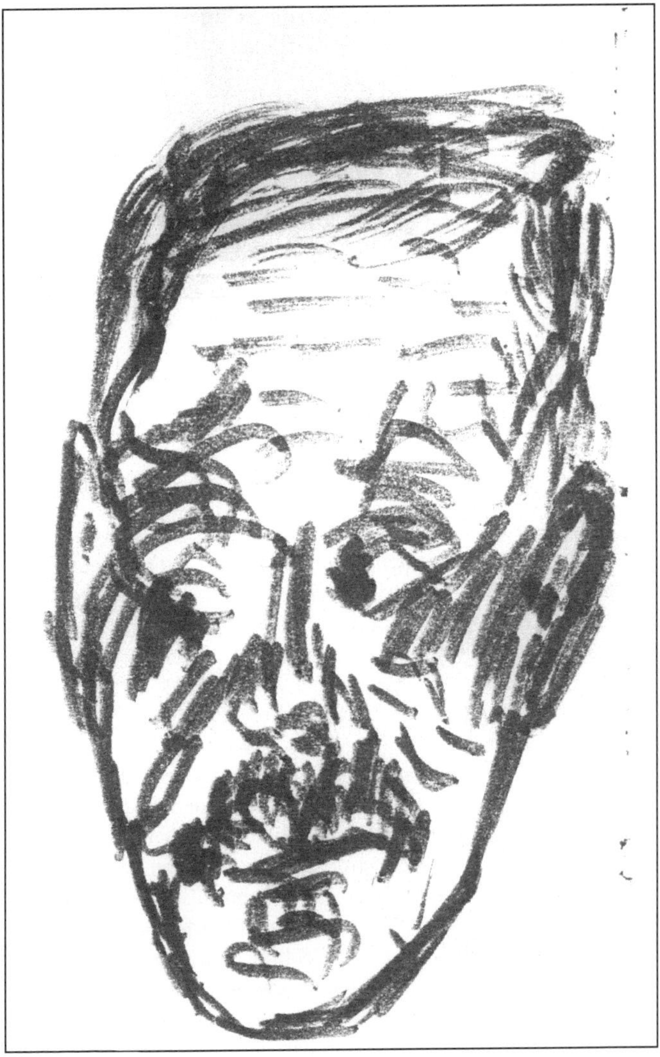

Bild Nr. 32 - Der Heilbauer aus dem Vordertal. Einer meiner intelligentesten Patienten. Über seinem ausdrucksvollen Gesicht wölbt sich eine riesige, zerfurchte Stirn, in der mehr Wissen um die Natur vorhanden war als in jedem Biologiebuch.

Filzstiftzeichnung 1979

Noch schnell ein paar Hinweise, wo dieser Hof wohl liegt, denn er war mir nicht geläufig gewesen von meinen täglichen Besuchen her im weiten Tal.
"Ganz unten, dort wo das Tal breit wird, der zweite, große, stattliche Hof. Ich selbst war noch nie dort, aber ich weiß, daß es ganz zurückgezogene Leute sind mit kleinen Kindern, vielleicht so 5, 6, 7 Jahre alt."
Wenn Anna einen Hof nicht kannte, dann mußte dies schon viel heißen, denn über Generationen wußte sie über jeden Patienten Bescheid, woher er kam, wer wen geheiratet hatte, wer mit wem verschwägert war und wo Familienfehden und latente Konflikte seit Jahrzehnten schwelten.
Dabei reichte sie mir noch ein kleines, sorgfältig in Leinen eingewickeltes Instrumentenbesteck zum Nähen von Wunden, um vielleicht gleich vor Ort eine kleinere oder größere blutende Wunde versorgen zu können.
"Jetzt bringst Du das Kind halt mit, wenn Du nicht zurecht kommst und dann gibt es ja noch unser kleines Krankenhaus. Der Krankenwagenfahrer wohnt auch gleich dort unten um die Ecke, vielleicht kannst Du den im Vorbeigehen noch mitnehmen. Ich glaube, daß diese Leute auch Telefon haben und wenn Du nicht klar kommst, dann ruf eben ..."
Mit solchen guten Ratschlägen ließ sich's etwas leichter leben, wenn ich auch wußte, daß die ganze Verantwortung plötzlich auf mir lag.
Auf der einen Seite war ich stolz, den Routen der Dogmatik und Rechthaberei entsprungen zu sein, auf der anderen Seite war mir die große Verantwortung immer klarer geworden, die ich auf einmal allein gegenüber vielen Mitmenschen zu tragen hatte.
Noch vor wenigen Jahren war ich einsam ausgezogen, um das Viaticum, die christliche Wegzehrung den Sterbenden zu bringen oder mit ihnen ein Gespräch zu führen, kurz bevor sie in die Ewigkeit abberufen wurden. Ich hatte das gern gemacht, wußte ich doch, daß vorher alle möglichen Wege der Lebenserhaltung, soweit es eben nur möglich war, durchgeführt waren und nicht selten habe ich mit Verwandten und beim Patienten jene stille Ergebenheit bemerkt, die nach einem Kampf auftritt, wenn nur noch eines wichtig ist, den Schmerz vorübergehen zu lassen oder - den

heimlichen Wunsch der umstehenden Verwandten und Freunde zu erfüllen, nämlich den Patienten sterben zu lassen, weil es das beste für alle wäre.
Und nun war ich plötzlich wieder in derselben Situation, nur nicht mit endgültiger Mission, sondern mit den Mitteln der Vorläufigkeit, den Werkzeugen der Lebenserhaltung und ich sah mit Zuversicht das kleine Leinensäckchen mit den sterilisierten Nadelhaltern, Pinzetten, Scheren, großen und kleinen Nadeln und der Flasche mit dem in Äther schwimmenden Fadenknäuel, mit dem ich schon so oft häßliche, klaffende Wunden zu einem einigermaßen aussehenden genähten Leiterchenmuster zusammengefügt hatte. Hoffentlich hält das Kind still, sonst muß ich ihm noch eine Kurznarkose machen.
Der Weg führte das Tal hinab und es war trotz des warmen Sommerwetters, in dem sich meist Touristenströme das Kinzigtal herauf- und hinabbewegten, merkwürdig leer, zu leer für einen normalen Tag. Sollte es sich um einen Verkehrsunfall handeln, mit Sperrung der ganzen Straße?
Aber nichts dergleichen. Nach mehreren Kurven fand ich den Hof, einen stattlichen, großen Kinzigtäler Hof mit tief herabhängenden Seitendächern und einer stolzen Front. Kein Mensch war zu sehen und nur oberhalb des Hofes stand am Waldrand ein Traktor, verbunden mit einem langen Stahlseil, an dessen unterem Ende ein Pflug hing. Mühsamste bäuerliche Arbeit. Wo war der Unfall? Kein Rotkreuzwagen zu sehen, keine Aufregung, keine Menschen. Ich war mir sicher, daß ich mein Ziel verfehlt hatte, aber nein, da stand es: Jakobihof, erbaut 1620. Es mußte hier sein. Der Hof vor dem Haus war leer, auf mein Klopfen an der Haustür keine Antwort, der Gang war dunkel und leer.
Zögernd ging ich an der leeren Wohnstube vorbei, immer auf der Hut, daß in dieser unwirklichen Ruhe plötzlich etwas Widerwärtiges geschehen könnte. Innen hörte man Kinderstimmen. Mehrere kleinere Kinder saßen um den Tisch in einer geräumigen, großen Küche und die Mutter setzte ihnen gerade den dampfenden Suppentopf vor.
“Ihr habt mich gerufen, ich soll ganz schnell kommen, was ist passiert, was ist denn los?”
“Es ist gut, daß Sie kommen, Herr Doktor, ich glaube, es ist was

Schreckliches passiert." Dabei schob sie den anderen Kindern das Essen hin und ging dann mit mir in die große Stube. Hier lag in der Ecke ein blasses, etwa achtjähriges Mädchen wie schlafend auf dem Rücken, mit einem langen, karierten Rock und einem braunen Pullover bekleidet. Ihre beiden Füße steckten in braunen Strümpfen und kleinen Sandalen. Was mir zuerst auffiel war, daß der Rock an einer Seite leicht zerrissen war, außerdem war er deutlich schmutziger als die gesamte übrige, tadellose Kleidung des Mädchens.

Am Kopfende saß eine alte Frau mit einem schwarzen Kopftuch und weinte still vor sich hin.

"Sie ist tot, meine liebe kleine Marie, sie ist tot!"

Unsicher ging ich auf diese fast unwirklich erscheinende Szene zu und bemerkte, daß das Kind mit seinem wachsbleichen Aussehen entweder tief schlief oder bewußtlos war.

"Was ist denn passiert?"

"Es war oben auf dem Acker, Sie glauben es nicht, Herr Doktor ..."

Und die Erzählung, die ich nicht verstand, ging in leisem Schluchzen unter. Ich hatte dabei noch versucht, den Puls des Mädchens zu fühlen, was mir jedoch nicht gelang. Auch war die Hand zu kühl für einen Lebenden. Ich setzte mein Stethoskop auf die Brust des kleinen Mädchens und hörte nichts mehr.

Jetzt wurde ich ungeduldig.

"Was ist denn passiert, wo ist denn die Verletzung?"

"Da schauen Sie, Herr Doktor, am Hinterkopf, eine große Wunde ..."

Ich nahm den Kopf des Mädchens in beide Hände und wollte es aus dem Kissen herausholen, da stockte mir der Atem. Der gesamte Hinterkopf des Mädchens war nicht mehr da und dort hinter ihren beiden Zöpfen war ein mannsfaustgroßes Loch zu sehen und von hinten konnte man den gesamten Hirn- und Gesichtsschädel ansehen, bis zum Stirnhirn, keine Spur mehr von Hirnstrukturen. Ich schaute mir diese Verletzung fassungslos an und legte den Kopf wieder in das Kissen zurück. Jetzt war von einer Schädelverletzung nicht das geringste mehr zu sehen und nur kleine Blut- und Gewebefetzen auf dem blütenweißen Kissen verrieten, daß hier etwas Furchbares geschehen war.

Das Mädchen war tot.

“Exitus.”
Diese Diagnose fiel mir zum ersten Mal ungeheuer schwer, denn ich konnte nur noch konstatieren. Meine Kunst war nicht mehr gefragt und ich blickte hilflos von der Mutter zur Großmutter.
“Was ist denn passiert?”
“Sie hat dem Vater geholfen, oben auf dem Acker ...”
Noch immer begriff ich gar nichts, sondern kam mir jeden Moment hilfloser vor.
“Oben auf dem Traktor ...” kam’s immer verworrener von beiden Frauen auf mich eingeprasselt. Ich schaute mir wieder das Kind an und es war keinerlei weitere Verletzung zu erkennen, außer den Schmutzspuren und dem leicht zerrissenen langen Rock.
“Herr Doktor” kam’s von der Mutter, “bitte schauen Sie mir in den Hals, ich hab seit Tagen so furchtbare Halsschmerzen!”
Ich mußte mich zusammennehmen, um nicht zu platzen.
“Was haben Sie? Halsschmerzen, seit einer Woche?”
Ich war perplex und konnte nichts mehr sagen, nahm aber mechanisch meinen Holzspatel heraus und leuchtete der Mutter neben dem toten Kind in den Hals.
“Na ja, es ist ein wenig rot, da müssen Sie eben ein bißchen gurgeln, ein bißchen Aspirin schlucken und einen Schal tragen, dann wird es sicherlich schon wieder besser werden.”
Ich konnte meinen Blick nicht von ihrer toten Ältesten lassen. Halsschmerzen seit einer Woche! Daneben die tote Erstgeborene und ich wußte nicht einmal, warum.
Dann setzten beide Frauen ihr leises Weinen wieder fort.
Irgendwann begriff ich blitzartig, daß das Ganze etwas mit der Psychiatrie zu tun hatte, die mir der alte chirurgische Chefarzt des kleinen Krankenhauses immer wieder empfohlen hatte, zu studieren.
“Über 80 % meiner ganzen lebenslangen chirurgischen Tätigkeit waren Psychiatrie und angewandte Psychologie ...” meinte er bei fast jeder Auseinandersetzung um unklare Diagnosen.
“... Bitte sagen Sie mir doch, was ist denn passiert ...?”
Ich versuchte es immer wieder und bekam nichts anderes heraus als “... da oben, der Traktor, beim Pflügen ...”
Ich erhob mich langsam mit meiner Tasche und ging nach draußen. In der Küche saßen die übrigen Kinder und aßen mit gutem Appetit

und lautem Schüsselklappern. Ganz oben war ein Teller unberührt. Draußen um den Hof herum war nach wie vor kein Mensch zu sehen, nur oben über dem Feld saß ein großer, massiger Mann am Wegrand, wohl der Bauer des Hofes, in groben Schuhen und einer blauen Latzhose.
“Hallo Bauer, was ist denn passiert?”
Er saß still an seinem Acker und schaute ausdruckslos hinunter ins Tal. Dann deutete er unendlich langsam und ungeschickt auf seinen Traktor hin. Hinten am Rad war eine große, breite Eisenleiste angebracht, die bei näherem Hinsehen blutig-weiß in der Sonne glänzte. Daneben einige Fetzen vom Kleid des Kindes, das ich gerade bemerkt hatte.
“Die Zapfwelle” meinte er fast tonlos, “die Zapfwelle war’s, Herr Doktor. Sie ist mit dem langen Rock in die Zapfwelle gekommen, dann hat sie sich aufgewickelt und ist mit dem Kopf gegen die Stange geschlagen ...”
Erst jetzt sah ich unter dem Rad des Traktors eine handvoll rötlich-weißlicher Gehirnmasse.
Ich setzte mich neben ihn und wollte ihn trösten, aber es fiel mir nichts ein und so blieben wir nur einige Minuten beieinander sitzen und blickten wortlos ins Tal hinunter.
“Bauer, Du kannst es nicht mehr ändern, Du hast noch ein paar andere Kinder, um die mußt Du Dich nun kümmern.”
Von ferne hörte man jetzt das herbeigerufene Rote Kreuz mit seinem Martinshorn, gefolgt von Polizei und Feuerwehr, die, wohl von Nachbarn angerufen, versuchen wollten, zu retten oder zu helfen. Ich ging hinunter, nicht ohne ihm die Hand gegeben zu haben, ohne etwas zu sagen. Unten war der Hof plötzlich voll mit Menschen, fragenden, aktiven, unruhigen, hilfsbereiten und standesbewußten Menschen, die ihre Pflicht tun wollten.
Der bescheidene Dorfpolizist nahm mich auf die Seite mit fragendem Blick.
“Das kleine Mädchen ist tot. Es war ein grauenhafter Unfall. Jetzt sind Sie dran, aber lassen Sie die Mutter und vor allen Dingen den Vater, denn sonst haben wir noch mehr miteinander zu tun. Die Schuld dieses Mannes wird auf ihm ein Leben lang lasten ...”
Nach einigen Minuten saß ich wieder an meinem Schreibtisch und das Wartezimmer war noch gleich voll wie zuvor.

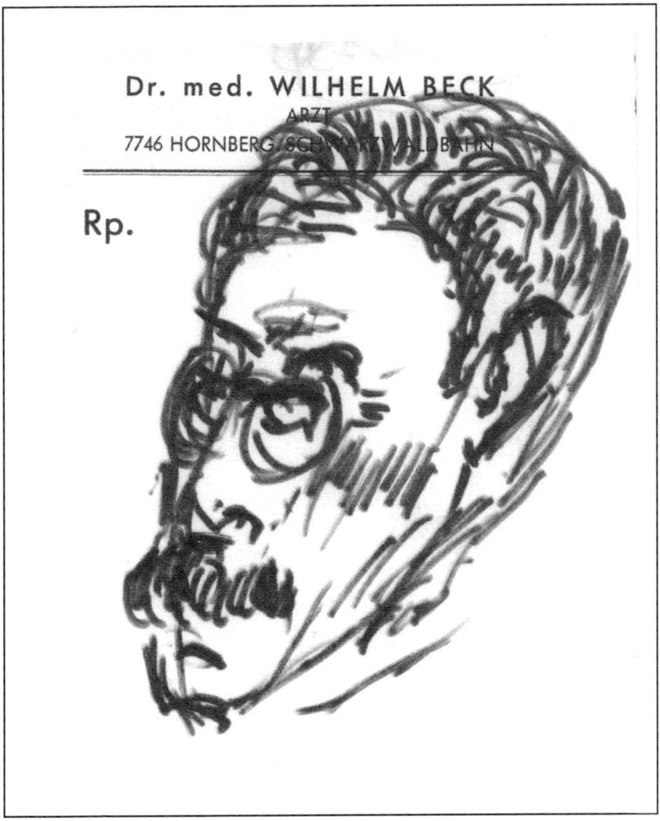

Bild Nr. 33 - Herr Studienrat, ein fröhlicher Geselle mit einem riesigen Gedächtnis. Keiner konnte mehr als er Goethe's Faust seitenweise auswendig zitieren und wir unterhielten uns viele Stunden faustisch-mephistophelisch ... *Filzstiftzeichnung 1979*

"Der Nächste bitte!"

"Tag Herr Doktor, seit Wochen tut mir die Schulter weh, ich schlafe nachts schlecht, Verdauungsstörungen habe ich auch und den eingewachsenen Zehnagel sollten Sie sich ansehen ... aber zuerst schauen Sie mir einmal in den Hals, ich glaube, daß ich Halsweh habe ..."

Ich nahm einen langen Blechspatel und sah - nichts ...

Die Routine hatte mich wieder.

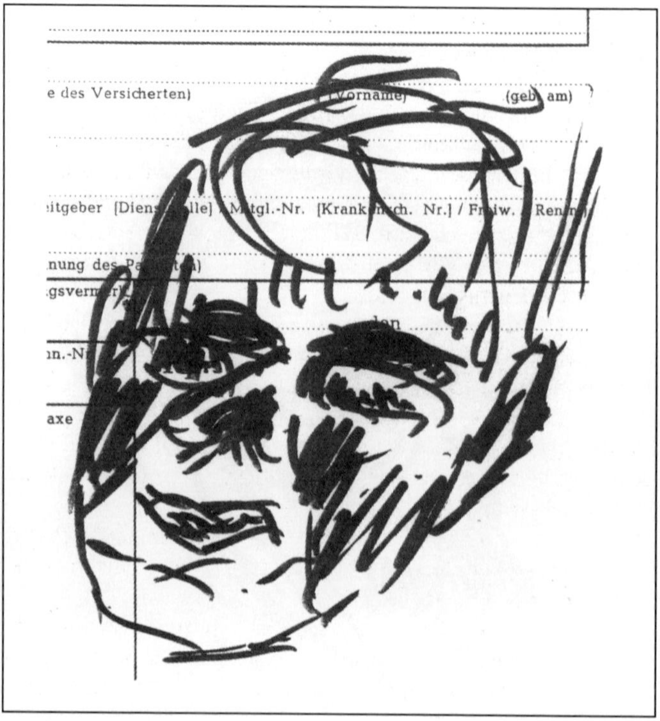

Bild Nr. 34 - Ein Junge im Wartezimmer, dem man das hohe Fieber ansah. Trotzdem saß er geduldig mit seinen 14 Jahren zwischen den anderen, fröhlich schwätzenden Patienten und wartete auf Hilfe. *Filzstiftzeichnung 1979*

Kapitel XXXI
Die ungleichen Zwei

“Ich denke, es ist eine ganz normale Cholecystitis mit Steinen, siehst Du hier im Infundibulum scheint einer zu sitzen ...”
Der alte Chefarzt hielt ein kleinformatiges Röntgenbild gegen die Milchglasscheibe, hinter der eine unruhige und blakende Neonleuchte ihr braun-rotes Licht verstreute. Schwach sah man wirklich eine runde bis birnenförmige Blase und eine winzige Aussparung am Hals des Ductus cysticus.
“Das paßt sehr gut zu den Beschwerden, die der Rainbauer hat. Schau ihn Dir mal an, er sieht ja noch ganz gut aus, aber die Schmerzen bringen ihn fast um, und zwar nach jedem Glas Schnaps und den trinkt er gerne ...”
Dabei hängte er das noch nasse Röntgenbild samt seinem Drahtgestell wieder in den großen Bottich mit dem Fixiersalz zurück, wo es ruhig auspendelte.
“Lern die Röntgenologie, mein Junge, die kann Dir die Beschwerden dieses Patienten sichtbar machen und morgen werden wir das Problem angehen.”
Mit diesen Worten drehte er sich um und ging einige Schritte hinüber in den röntgenologischen Untersuchungsraum, in dem nichts weiter stand als ein Holztisch und eine an der Decke angebrachte Röhre mit einem kleinen, viereckigen Kasten an der Austrittsstelle zur Einblendung der Filmgröße. Der Patient wurde bei jedem einzelnen Bild noch auf eine Platte gelegt und dann mit der großen Erfahrung der alten Röntgenschwester beleuchtet, manchmal schon eine ganze Minute lang, bis endlich ein Schattenbild entstand. Das Schattenbild des schwachen Röntgenlichtes hatte mich bereits voll in den Bann geschlagen.
“Rainbauer, wir haben des Rätsels Lösung, bei der Magendurchleuchtung kam nichts raus und jetzt haben wir einen Gallenstein gefunden, der gut zu Deinen Beschwerden paßt ... ich glaube, wir sollten Dich operieren und dann hast Du Ruhe, sonst ist es ja für Dich kein Leben mehr.”
Der Patient drehte sich behende um und vor uns lag ein kräftiger Bauer in den besten Jahren und blickte vertrauensvoll in das Gesicht seines alten Hausarztes und Chirurgen.

Bild Nr. 35 - Der Rainbauer, wie ich ihn in Erinnerung hatte, nach seiner Cholecystektomie. Er hatte ein ausdrucksvolles, schmales Gesicht mit hoher Stirn und schütteren Haaren. Eine faszinierende Bauernfigur, der nur eines hatte nach wenigen Stunden im Tal: Heimweh nach seinem Hof und seinen Wäldern.

Bleistift-/ Tuschezeichnung 1978

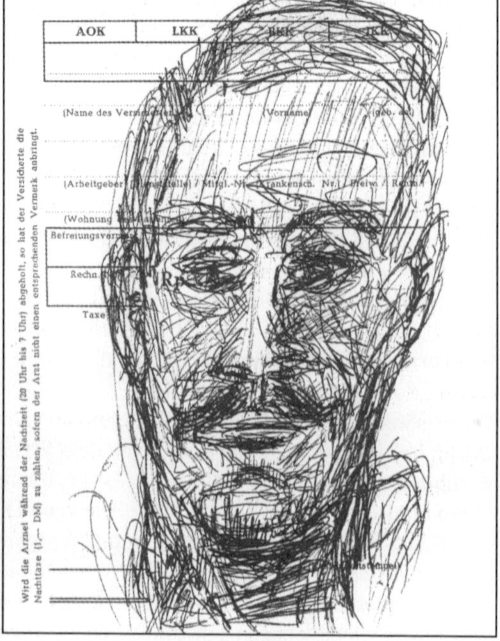

Wenn Sie meinen, Herr Doktor, wie lange muß ich hierbleiben? Und vor allen Dingen, schaff ich's noch, wieder voll zu arbeiten, bis die Aussaat kommt?"

Keine Frage nach der Gefährlichkeit der Operation, nach den Problemen und Komplikationen, nach den Schmerzen und dem Krankenhausaufenthalt. Die einzige Sorge galt der Aussaat der Sommerfrucht, seinem Hof. Die Sorge der Gesundung hatte er getrost in die Hände seines Hausarztes gelegt, der ihn schon auf die Welt gebracht hatte und der ihn kannte wie niemand anders sonst. Sein Hausarzt hatte ihn begleitet durch alle Kinderkrankheiten, durch die ersten Verletzungen bei der schweren Wald- und Feldarbeit, bei den Geburten seiner Kinder und den Kinderkrankheiten seiner Söhne und Töchter.

Der alte Chefarzt blickte ihn bestimmt an.

"Rainbauer, geh noch nach Hause und hol Dir einen Schlafanzug. Morgen mach ich Dir die Gallenblase raus und dann sehen wir weiter. Sag Deiner Frau noch, daß sie zwei Wochen lang ein Gedeck weniger auflegen muß, aber dafür kommst Du nach der Operation in die Obhut der Krankenhausköchin und da geht's Dir noch besser ..."

Dabei zwinkerte er seinem Patienten zu, der inzwischen aufgestanden war und seine grobe Bauernjacke über dem karierten, dicken Wollhemd wieder zuknöpfte. Mit seinen riesigen, verschwielten Händen verabschiedete er sich, kein Auge von seinem morgigen Operateur abwendend.

"Ich komm nachher wieder, Doktor, und behüt Sie Gott."

Behüt Sie Gott? Wie war das gemeint? Beim Hinausgehen verabschiedete er sich noch freundlich von der alten Röntgenschwester und von dem noch ziemlich grünen, jungen Assistenzarzt, der ihm interessiert nachsah.

"Chef, müssen wir nicht noch einige Voruntersuchungen planen? In der Klinik in Freiburg machen sie immer eine Thoraxaufnahme, den ganzen Blutstatus und seit ganz neuer Zeit auch eine Ultraschalluntersuchung."

"Alles gut und recht, mein Junge. Das mit der Blutuntersuchung sehe ich ein, aber bedenke, daß ich den Patienten nun seit 40 Jahren kenne und er ist kerngesund, außerdem ist er nicht gelb oder hast Du einmal seine Augen angesehen?"

Die Frage kam messerscharf und ich mußte gestehen, daß mir dies entgangen war. Ich verneinte.

"Und wenn wir jetzt einen hohen Bilirubinwert herausbekommen, was ändert's? Wir machen morgen den Bauch auf und sehen nach und wenn wir im Gallengang einen Stein finden, dann nehmen wir ihn raus. Und was war da noch mit dem Ultraschall ...?"

Bei dieser Frage hatte er sich bereits rumgedreht und den nächsten Patienten, einen dicklichen, freundlich dreinblickenden alten Herrn in den Röntgenraum hereingebeten.

"Die neue Ultraschallmethode mit den Compoundscannern. Ich habe in der Freiburger Klinik die ersten schönen Bilder gesehen mit einem wunderbar abgebildeten Stein in der Gallenblase. War ganz leicht zu sehen und der Patient merkte von dieser Untersuchung überhaupt nichts. Brauchen wir so etwas nicht?"

"Natürlich, aber ich glaube nicht, daß unser Verwaltungsleiter da drüben über dem Gang mit Deinem Vorschlag einverstanden wäre.

Aber frag ihn doch: Morgens ist er ja auch Ratschreiber und nachmittags arbeitet er hier, der weiß, wieviel Geld in der Kasse ist."
Der Ultraschall war schneller wieder beerdigt, als er überhaupt ins Leben diskutiert wurde. Und außerdem, was würde er uns weiterhelfen? Die Antwort schien mir einleuchtend.
"Ganswirt, grüß Dich herzlich, jetzt wollen wir halt auch bei Dir mal sehen, wo Du Deine Oberbauchbeschwerden her hast. Wie lange hast Du denn schon die Schmerzen?"
Bei der Gelegenheit tasteten die großen Chirurgenhände über die dicken, gelblich-weißen, fetten Bauchdecken seines Gegenübers. Ganz oben unter dem Rippenbogen zuckte er zusammen und wehrte sich.
"Genau da, lieber Herr Doktor, es ist manchmal unerträglich. Aber ich habe ja sowieso keine Lust mehr und seit meine Frau gestorben ist, wird mir sowieso alles egal ..."
Die beiden schauten sich lange an und der alte Chirurg nickte.
"Ich weiß, daß Dir alles sehr schwer fällt, aber das kleine Problem mit Deiner Gallenblase werden wir auch noch schaffen."
Dann blieb er noch eine Weile sitzen und hielt die gelbliche Hand seines Gegenübers.
Nach umständlichem Umlagern des Patienten auf seinen Bauch bekam er eine kleine Nadel in eine Armvene gelegt und das Kontrastmittel tröpfelte langsam vor sich hin.
"Sagen Sie, wie lange haben Sie denn die Beschwerden schon?"
Ich war allein mit ihm, der alte Chirurg war bereits wieder seiner Arbeit nachgegangen und die Röntgenschwester werkelte in der benachbarten Dunkelkammer laut herum, Türen klapperten, Schubladen wurden aufgezogen, die Aufbelichtungsapparatur schepperte und die Drahtrahmen der Röntgenbilder klirrten bis hierher.
"Ach, wissen Sie, lieber Herr Doktor, schon seit geraumer Zeit, aber das ist nicht mein Hauptproblem ..."
Der große Mann legte seinen Kopf mutlos auf den Röntgentisch, wollte mit mir nicht mehr viel reden und wartete still das Ende der Untersuchung ab.
Jetzt kam aus dem Fixiersalztrog ein grau-schwarzes Bild zum Vorschein, das ich noch naß dem Chirurgen zeigte, der im oberen Stockwerk gerade dabei war, eine Abrasio vorzunehmen.

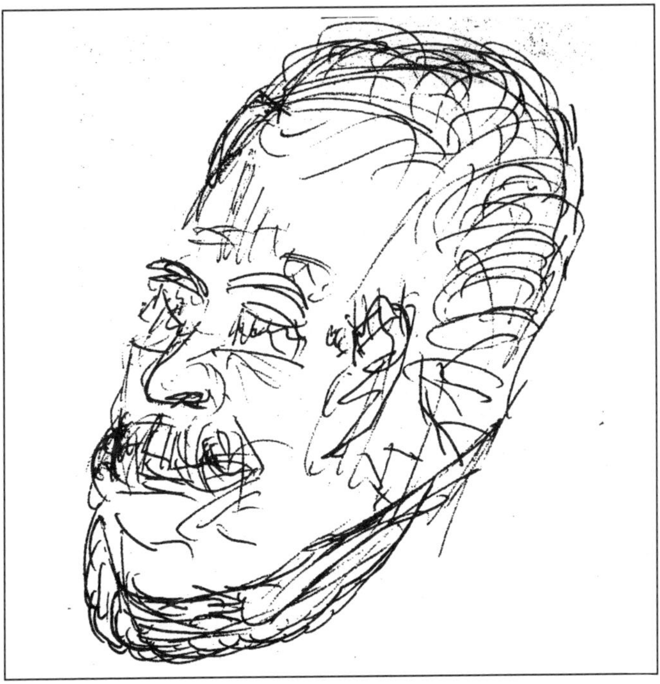

Bild Nr. 36 - Der Ganswirt, als er mir zum ersten Mal von seinen schweren Bauchschmerzen berichtete. Es waren aber nicht nur die Bauchschmerzen, sondern seine Augen waren stumpf und er wollte nicht mehr. Er lebte auch nicht mehr lange.

Bleistiftzeichnung 1978

“Siehst Du, Junge, genau dasselbe wie beim jungen Rainbauer, eine Gallenkolik und die Steine darin werden wir jetzt bergen, wenn Du willst, kannst Du eine Galle unter meiner Aufsicht morgen mal beginnen, aber dazu nimmst Du am besten den dünnen, nicht den dickeren, den schaffst Du noch nicht ...”
Mit großer Begeisterung trug ich mein noch nasses Bild in die kleine Röntgenabteilung zurück, um es ausfixieren zu lassen.
“Also, bis morgen. Bringen Sie etwas Wäsche mit, dann werden wir noch einige kleine Blutuntersuchungen machen und Sie möglichst bald operieren. Sie sind ja steinreich, zumindest was die Gallenblase angeht und morgen werden wir Sie dieses Problems entledigen. Einverstanden?”

Er war es, nickte nur und verabschiedete sich.
Es schien ihn nicht allzusehr zu tangieren und das kleine Problem in seinem Oberbauch, das ihm in den letzten Wochen so starke Schmerzen verursacht hatte, war allem Anschein nach nur ein Nebenschauplatz der Probleme, die er wirklich hatte, der Mutlosigkeit wegen des Todes seiner Frau.
Aber morgen würden wir beide, den jungen Bauern und den alten Wirt, operieren, beide gleich gut, beide würden wieder weiterleben können.
Am nächsten Morgen standen die beiden in ihren Betten vor dem OP, mit weißen Flügelhemdchen versehen und waren bereits prämediziert.
Wir begrüßten sie beide.
"Guten Morgen, Rainbauer, geht's gut? Haben Sie Angst?"
Fröhlich kam's aus dem Bett zurück.
"Angst? Vor was? Den alten Doktor kenne ich seit meinen Kindertagen und meine ganze Familie auch. Er hat uns bisher immer gut behandelt und wird es auch diesmal tun ..."
"Und Sie, Ganswirt, wie ist es mit Ihnen" fragte ich den neben ihm auf dem Gang liegenden, blaßgelben Patienten.
"Angst? Nein, das haben wir beide nicht, aber er da drüben, der Rainbauer, der immer bei mir sein Bier trinkt, der kann abends nach Hause gehen zu seiner Familie, zu seinen Kindern, das kann ich alles nicht mehr. Leider könnt Ihr Mediziner uns nicht die Frau wieder ersetzen, an der ich so gehangen habe ..."
Er war nicht bitter, sondern nur unendlich traurig. Beide schickten sich in die anstehende Operation, beide lachten und waren gleich freundlich und zuversichtlich.
Nach dem Waschritual unter der strengen Aufsicht der Oberschwester wurde der Patient auf den Operationstisch gelegt, die Äther-Lachgas-Narkose begann schnell zu greifen, der Patient wurde abgedeckt, bis nur noch der kleine Rippenbogen rechts vom gleißenden Licht der Operationslampe beleuchtet war.
"Der Rainbauer ist was für Dich, lieber junger Doktor, jetzt fang an! Bei der geringsten Unsicherheit nehme ich Dir das Messer aus der Hand. Also, hierher nach rechts und ich geh nach links."
Wie oft hatte ich jetzt bei Cholecystektomien assistiert, aber noch nie so ein mulmiges Gefühl in der Magengegend gehabt.

Nachts im Schlaf wären mir die einzelnen Handgriffe eingefallen, so waren mir diese Operationsmethoden des alten Chefs in Fleisch und Blut übergegangen, den ich noch nie unsicher mit einem Instrument hatte hantieren sehen. Wie viele andere Chirurgen hatte ich beobachten können, wie sie mit großer Vorsicht Stück um Stück präparierten, Ligaturen setzten, koagulierten, um an einen bestimmten Situs zu kommen, dann zeigte sich die wahre Meisterschaft dieses alten Chirurgen: Mit ein - zwei Scherenschnitten war er genauso weit wie nach der mühsamen Sicherheitspräparation und Umstechung des Oberarztes.

Die ersten Schnitte saßen zur Zufriedenheit meines großen Gegenübers und die Operation ging ihren gewohnten Gang, es sah nicht nach Komplikationen aus, bald war der Stein im Gallenblasenhals gut zu tasten.

Die elektrische Uhr an der Stirnseite des OP's hatte die Angewohnheit, bei jeder Minute laut einen Teilstrich vorwärts zu springen, fast wie eine Schwarzwalduhr, deren hölzernes Ticken an das Zerrinnen der Zeit erinnert. Irgendwann einmal war ich schweißgebadet mit der letzten Hautnaht fertig und die freundlichen Gesichter der Oberschwester, des Springers und der Narkoseschwester tauchten hinter den grünen Tüchern auf, um mich zu beglückwünschen.

“Die erste Galle, das ist bestimmt ein Abendessen für die Krankenschwestern wert oder ein ausgiebiges Frühstück, wäre das keine gute Idee?”

Ich war mächtig stolz, in der chirurgischen Ausbildung meine erste Galle allein operiert zu haben. Der Rainbauer wurde zugedeckt in sein Krankenzimmer geschoben, wo er von seinem Nachbarn bereits begrüßt wurde. Der hatte aber wegen seiner eingegipsten Füße sich nicht recht im Bett bewegen können und gar nicht bemerkt, daß der frisch operierte Patient noch ganz tief schlief.

“Schwester, Doktor, ich paß auf den schon auf, wenn er aufwacht, Sie können mich getrost mit ihm allein lassen” meinte der Bettnachbar, indem er sich fürsorglich aufsetzte, seine beiden eingegipsten Unterschenkel zum Bett heraushängen ließ und das Nachttischchen wegschob.

“Haben Sie keine Angst, Herr Doktor, daß ich irgend etwas falsch mache, ich habe im Krieg immer assistiert und war lange Sanitäter, wissen Sie, bis nach Stalingrad hinein ...”

Wir machten schnell die Tür von außen wieder zu und zogen uns zur zweiten Operation zurück, wohl wissend, daß der soeben operierte Patient in guten Händen war, in den Händen der Stationsschwester und eines fürsorglichen Patienten. Man half sich gegenseitig.

Zwischenzeitlich wurde der zweite Patient aufgelegt, der Ganswirt, nachdem er noch einmal lange mit dem Chirurgen gesprochen hatte. Ergeben und still lag er da, wobei kein großer Unterschied war vor oder nach dem Einsetzen der Narkose, er war immer gleich still und in sich gekehrt.

Die Operation verlief genauso problemlos, aber mit dem einen Unterschied, daß ich nicht damit gerechnet hatte, daß eine Fettleibigkeit einem Chirurgen so viel zusetzen konnte, wie dieser arme Mann es uns tat. Von wegen einfache Gallenblasenoperation, schwieriger konnte es gar nicht werden, alles war zwar anatomisch da, wo es hingehörte, aber alles unübersichtlicher, es mußte viel mehr präpariert werden und der ganze Operationsbezirk lag in einer Tiefe, die ich nicht erwartet hatte. Aber auch hier lag irgendwann einmal nach einer Stunde die braun-grüne Gallenblase mit ihren klickernden Steinen in einer blechernen Nierenschale und der Bauch wurde schichtweise wieder geschlossen. Der Ganswirt wurde in seinem Bett von mir und dem Springer in sein Krankenzimmer gefahren, neben den zwischenzeitlich wieder ganz wach gewordenen, aber noch sehr schwachen Rainbauer. Der dritte im Zimmer war nun voll verantwortlich für die beiden anderen, frisch operierten Patienten und er hatte sich inzwischen in seinen Rollstuhl zurückgezogen und pendelte von einem Bett zum anderen, um in rührender Weise der vielbeschäftigten Stationsschwester über die Patienten zu berichten.

Besonderheiten gab es eigentlich keine und so wurde das große Operationsprogramm an diesem Tag beendet, nur noch gefolgt von kleineren gynäkologischen Eingriffen und einigen schlecht stehenden Radiusfrakturen, die unter Narkose schnell fertig gemacht werden mußten.

Die zwei Gallenblasenpatienten erholten sich recht unterschiedlich.

Am nächsten Tag trafen wir sie beide an, wach, den Rainbauer bereits wieder fröhlich erzählend, obwohl noch mit schmerzver-

zerrtem Gesicht, wenn er sich auch nur ein wenig räuspern mußte, den Ganswirt blaßgelblich und schlaff. Jeder erzählte von seinen Erlebnissen, der Ganswirt aber nur von seiner toten Frau, wobei er oft beim Erzählen die Sätze nicht zu Ende brachte, nicht weil er zu schwach war, sondern weil er nicht mehr erzählen wollte.
Beide fingen nach einigen Tagen an, wieder zu essen, nachdem die Infusionen beendet waren, der eine mit großem Appetit, der andere ohne große Aufmerksamkeit, zu gar nichts. Langsam, aber sicher begann ich mir Sorgen zu machen, und zwar weniger um den jungen Bauern, der sich wieder prächtig erholte, als um den Ganswirt, der so gar keine rechte Lust mehr am Leben hatte.
Eines Abens kam der alte Chirurg mit sorgenzerfurchter Stirn aus dem Krankenzimmer, genau in dem Moment, als ich mich verabschieden wollte, um nach langer Arbeit ein Bier trinken zu gehen.
"Junge, jetzt muß ich Dir was Unangenehmes sagen, was Du in Deinen Lehrbüchern sicher noch nie gelernt hast. Der Ganswirt wird sterben, so viel steht fest, ich habe es aufgegeben, ihn vom Gegenteil zu überzeugen, er will einfach."
"Aber in der Histologie war alles gutartig, die Operation ist doch prächtig gelaufen und die Vitalfunktionen sind alle in Ordnung. Er will nur nicht mehr, das ist doch kein Grund. Sollen wir nicht einen Psychiater holen?"
Ich war einigermaßen entsetzt über diese Art des Fatalismus und wollte mich damit nicht abgeben.
"Hol nur Deinen Psychiater, ich habe dieses schon 40 Jahre mitgemacht und weiß, daß auch deren Kunst hier zu Ende ist. Er will nicht mehr und er hat Sehnsucht nach seiner Frau, die in einer anderen Welt wohnt und zu der will er. Weißt Du, Du hast ihn in früheren Zeiten nicht gekannt. Er und seine Frau, die sind gar nicht so gut miteinander ausgekommen, aber trotzdem waren sie wie Philemon und Baucis. Laß von Deinen maximalen Therapien vielleicht ab, wenn Du es mit Deinem Gewissen vereinbaren kannst. Infusionen möchte er nicht mehr haben und essen will er auch nicht. Alle Gemütsaufheller, die wir schon gegeben haben, brachten nichts. Er verweigert strikt alles."
"Und die beiden netten Gesellen, die bei ihm im Zimmer liegen, können die auch nichts für ihn tun?"
"Ich glaube nicht, sie haben schon alles getan, was sie konnten. Im

übrigen werden sie in ein paar Tagen sowieso entlassen, der Ganswirt aber nicht."
Es kam so, wie es der alte Chirurg sagte. Nach wenigen Tagen war die Gallenblase des Rainbauern vergessen und er ging mit sicheren Schritten, etwas abgemagert, aber schmerzfrei und glücklich nach Hause, der mit seinen gebrochenen Füßen rechts von ihm gelegen hatte, war ebenfalls mit seinen Krücken wieder in die Schwarzwaldberge gegangen. Allein zurück blieb der Ganswirt.
Jetrt begann er auch das Reden einzustellen.
Manchmal hatte ich den Eindruck, daß er bereits nicht mehr nach vorne sah, sondern in sich hinein und gelegentlich ertappte ich ihn dabei, wie er leise sprach, nicht mit einem Menschen, sondern mit sich selbst oder mit seiner verstorbenen Frau. Er wurde immer elender, seine Haut war gelb und fahl, Nahrung nahm er keine mehr zu sich, er verweigerte alles, die Schwester mit dem Tablett, den Pfleger mit der Spritze, den jungen Assistenten, der ihm gut zureden wollte. Einzig und allein nahm er noch den alten Chirurgen wahr, der ihm nicht mehr abriet, zu sterben. Lange, oft 20 Minuten, 30 Minuten saßen sie beide Auge in Auge und schauten sich an, ohne ein Wort zu sagen. Es war ein Abschiednehmen und nur die beiden wußten voneinander, daß es für einen von ihnen auf dieser Welt keinen Weg mehr gab.
Der Ganswirt starb friedlich, ohne Medikamente, ohne Schmerzen und großes Leid. Seine Kinder begruben ihn nach einigen Tagen. Es gab die eine oder andere Frage, ob man vielleicht in einer großen Klinik nicht doch noch hätte mehr machen können, also alles Menschenmögliche, aber nach einem Gespräch mit dem Chirurgen war dieses Argument nicht mehr aufgetaucht.
Zwei Gallenblasenentzündungen, die eine lief wie im Lehrbuch schnell und unkompliziert, die andere lief genauso schnell, auch wie im Lehrbuch und auch ohne jede Komplikation, aber er wollte nicht mehr. Ich hatte davon noch keine Ahnung, daß ein Mensch beschließen kann, zu sterben und er jeden medizinischen Kenntnisstand hohnlachen läßt. Er stellt um auf Sterben, auf Katabolismus, und zwar ganz bewußt und ohne jeden meßbaren Grund.
Ich hatte viel gelernt durch den armen Ganswirt. Häufig habe ich später dieses Symptom noch gefunden, aber noch nie eine große wissenschaftliche Arbeit darüber gelesen.

Kapitel XXXII
Die Kochsalzspritze

Nicht selten kam es auch in einer kleinen Schwarzwaldpraxis samt dem Krankenhaus vor, daß blitzgescheite Menschen einem mit ihren Problemen überfielen.
“Sehen Sie, junger Herr Doktor, seit 20 Jahren arbeite ich nun schon als Studienrat im benachbarten Städtchen und unterrichte Mathematik. Ich brauche Ihnen nicht zu sagen, daß dies eine schwierige Arbeit ist, aber was mich noch viel schwerer betrübt ist, daß ich jeden Morgen mit größerer Mühe aufstehe und mein Tagewerk fast nicht mehr schaffe.”
Ein alter Hagestolz mit einem gläsernen Kneifer auf der Nase saß vor mir und schaute mich halb vorwurfsvoll, halb erwartungsvoll an. Soweit ich sehen konnte, war er gesund, Puls, Blutdruck, Aussehen waren normal und ein Blick auf die Karte zeigte mir, daß es eigentlich ein gut erhaltener, 65jähriger Mann war, der hier mit dem Leben nicht zurecht kam.
“Haben Sie Schmerzen? Tut irgend etwas weh?”
Die Frage war scheinbar nicht richtig gestellt.
“Sie verstehen mich nicht richtig, Herr Doktor, ich fühle etwas, was ich nicht mit Worten ausdrücken kann, ich fühle einen schleichenden Zerfall und je länger ich darüber nachdenke, desto mehr bekomme ich davor Angst. Ich habe einfach keine Lust mehr, morgens in die Schule zu gehen und noch weniger Lust, mich mit meiner Frau zu unterhalten, die seit 25 Jahren mich jeden Tag dasselbe fragt!” Dabei verdrehte er seine Augen nach oben, wie wenn er zu einem unsichtbaren Heiligen aufblicken würde.
“Also Sie fühlen sich schwach und elend. Da würde ich Ihnen einfach raten, daß wir die Sache nachsehen, wie es sich gehört: Blutabnahme, Röntgenaufnahme der Lunge im Krankenhaus und dann sehen wir bestimmt weiter. Einverstanden?”
Er war keineswegs begeistert von meinen Ausführungen, sondern erhob sich langsam und mühsam und wurde draußen vor dem Sprechzimmer von der alten Schwester Anna in Empfang genommen.
“Schwester Anna, nehmen Sie Herrn Studienrat mit, Blut abnehmen, die Senkung, vielleicht zwei Leberwerte und ein Blutbild. Ah, eh ich’s vergesse, den Hb bestimmen wir auch noch.”

"Junger Doktor, übertreiben Sie's nicht zu sehr mit Ihren Laborwünschen, das sieht der Chef nicht gerne. Der sagt immer, man soll seine Hände, seine Augen und seine Nase benützen, nicht diese teuren Untersuchungen, davon wird nur der Professor Clotten in Freiburg noch reicher!"
Dabei führte sie mit großer Freundlichkeit, aber bestimmt den alten Oberstudienrat ins Labor, um ihm Blut abzunehmen.
Fast hätte ich ihn schon vergessen, denn auf der Karte habe ich nur vermerkt: Allgemeiner Erschöpfungszustand. Keine Diagnose möglich. Ein paar Tage später kam er wieder und setzte sich mit fast denselben Worten in den alten Ledersessel vor meinem Schreibtisch.
"Ich fühle mich müde und Lust habe ich schon gar nicht mehr, morgens aufzustehen, wenn ich nur an meine Schüler denke. Was ist aus meinem Blut geworden?"
In der einfachen graubraunen Karteikarte war ein schöner, mit Sütterlinschrift ausgefüllter Laborzettel drin. Ein schneller Blick auf das Ergebnis zeigte mir, daß der 65jährige Herr nichts, aber auch gar nichts an pathologischen Werten hatte. Nach den Laborbefunden müßte er eigentlich ganz gesund sein.
"Ich habe nicht viel gefunden, lieber Herr Studienrat. Darf ich Sie noch einmal gründlich abhorchen?"
"Sicher, bitte bitte, junger Kollege" und umständlich zog er sein gestärktes Hemd aus, legte seine Jacke weg und präsentierte sich zum Abhorchen der Lunge.
"Hoffentlich finden Sie was, Herr Doktor."
In diesem Moment ging mir auf, daß er eigentlich etwas finden wollte, obwohl gar nichts da war. Meine Fragen zielten immer mehr in diese Richtung.
Er suchte etwas, um einen Grund dafür zu haben, lustlos und apathisch zu sein. Aber die klinische körperliche Untersuchung ergab nichts.
Da war guter Rat teuer, was nun? Ihm dies sagen? Das war sehr riskant, denn der alte Studienrat wird wohl von mir als jungem Assistenzarzt nicht eine psychosomatische Krankheit akzeptieren und die Bemerkung, daß ihm eigentlich gar nichts fehle, sondern er nur ein bruttliger, alter, unzufriedener Mann sei, würde ihm wohl auch nicht schmecken.

Also, was tun?
“Bitte ziehen Sie sich an, ich komme sofort zurück.”
Mein Weg führte mich vom Sprechzimmer hinauf in die Wohnung, in welcher der alte Chirurg am Kaffeetisch saß und brummig auf die Störung durch mich reagierte.
“Was gibt’s so Eiliges, kommst Du mit der Sprechstunde nicht allein zurecht, Junge?” Dabei raschelte die Frankfurter Zeitung vor seiner großen Nase hin und her und er schaute nur kurz auf.
“Unten sitzt der alte Studienrat und erzählt mir, daß er lustlos und krank sei, aber ich kann nichts finden, weder im Labor noch bei der Untersuchung.”
Was nun kam, war mir ein dauerndes Lehrstück.
“Der alte Studienrat, den kenne ich nun fast 50 Jahre. Der war noch ganz lustig, im Krieg, als er noch ledig war. Seit er mit seiner jetzigen Frau zusammen lebt, ist er griesgrämig und negativ. Hast Du das nicht gewußt?”
“Nein, keine Ahnung, woher soll ich das wissen?”
“Das merkt man doch, wenn ein Mensch mit einer derartigen Symptomatik kommt. Der ist nicht krank, der leidet an einem anderen Menschen. Ich kenne sie, seine Frau, die ist per se gar nicht so übel, aber da haben sich zwei Falsche gefunden und die machen sich das Leben zur Hölle. Ein Wort gibt das andere und manchmal haben sie nichts mehr miteinander zu reden, über Wochen ...”, dabei schaute er kein einziges Mal aus der Zeitung heraus.
“Also, was soll ich tun? Ich bin doch kein Psychiater!”
Die Zeitung raschelte und faltete sich zusammen, dahinter kam ein freundliches Gesicht zutage, das mich fröhlich ansah.
“Er war sicher schon zwanzigmal bei mir in den letzten Jahren, immer mit denselben Symptomen, dabei ist er kerngesund wie ein Holzfäller. Ich habe ihm in den letzten Jahren immer wieder eine kleine Spritzenkur verordnet, lange mit ihm gesprochen und ihm gut zugeredet. Du mußt diesen Menschen führen und ihm einfach wieder die Zuversicht geben. Das kann man, mit fröhlichem und festem Herzen sogar ganz leicht.”
Dabei lachte er vergnügt in sich hinein.
“Was für ein Glück, daß Du noch nicht verheiratet bist. Überleg Dir’s gut, sonst brauchst Du auch sehr viele Spritzenkuren, viel Zureden!”

“Aber was soll ich ihm jetzt spritzen, das mit dem Reden kann ich ja versuchen.”
“Unten im Schrank ist eine große Flasche mit Kochsalz. Nimm 5 ml heraus und spritze sie glutaeal, bestell Dir den Patienten dafür diese und die nächste Woche zweimal ein, ab nächste Woche übernehme ich die Gesprächstherapie, einverstanden?”
“Eine Spritze Kochsalz und Du glaubst, das hilft?”
“Ungläubig wie Du bist wirst Du bald sehen, daß diese wenig belastende Therapie ihm am besten helfen wird, und zwar mindestens für ein Jahr und dann kommt er wieder. Ich habe ihm dabei mit Psychopharmaka oder ähnlichem Zeug nicht geschadet, sondern er hat ein wenig Zeit gehabt, sich geistig auszuruhen und auf die Effekte der Spritze zu warten. Übrigens gibt’s da eine Arbeit aus Amerika, die das Injizieren von NaCl als sehr effizient für die Immunabwehr bezeichnet. Also, siehst Du, meine Thesen werden untermauert von der Wissenschaft! Allein das Warten, mein lieber Junge, setzt Kräfte frei, von denen Du noch nichts ahnst und nichts wissen kannst, weil sie in Deinen Büchern nicht vorkommen. Das Warten auf das Besserwerden, die Hoffnung auf etwas Besseres, das macht den Menschen gesund, nichts sonst.”
Dabei begann er wieder den Feuilletonteil der Frankfurter Allgemeinen aufzuschlagen und interessiert weiterzulesen. Er war nicht unfreundlich, sondern einfach beschränkt auf das Wesentliche: Die Therapie war angesagt und wenn sie mir auch komisch erschien, so war sie zumindest eine.
Unten im Sprechzimmer wartete der alte Studienrat freundlich und ergeben.
“Wir beginnen heute eine Spritzenkur, wie Sie sie schon mehrmals beim alten Chef hatten. Einverstanden? Er hat mir gerade gesagt, daß sie Ihnen jedes Mal gutgetan hat.”
Der alte Studienrat schaute mich streng an und begann dann zu lächeln.
“Gut, lieber Herr Doktor, Sie haben sich mit dem alten Doktor abgesprochen, das finde ich ganz gut, eigentlich wollte ich aber wissen, was Ihr Jungen bei solchen Erkrankungen macht, wie ich sie jetzt habe, aber es scheint Euch auch nicht viel Besseres einzufallen. Also, ich bin einverstanden, machen wir diese Kur wieder und dann sehen wir weiter ...”

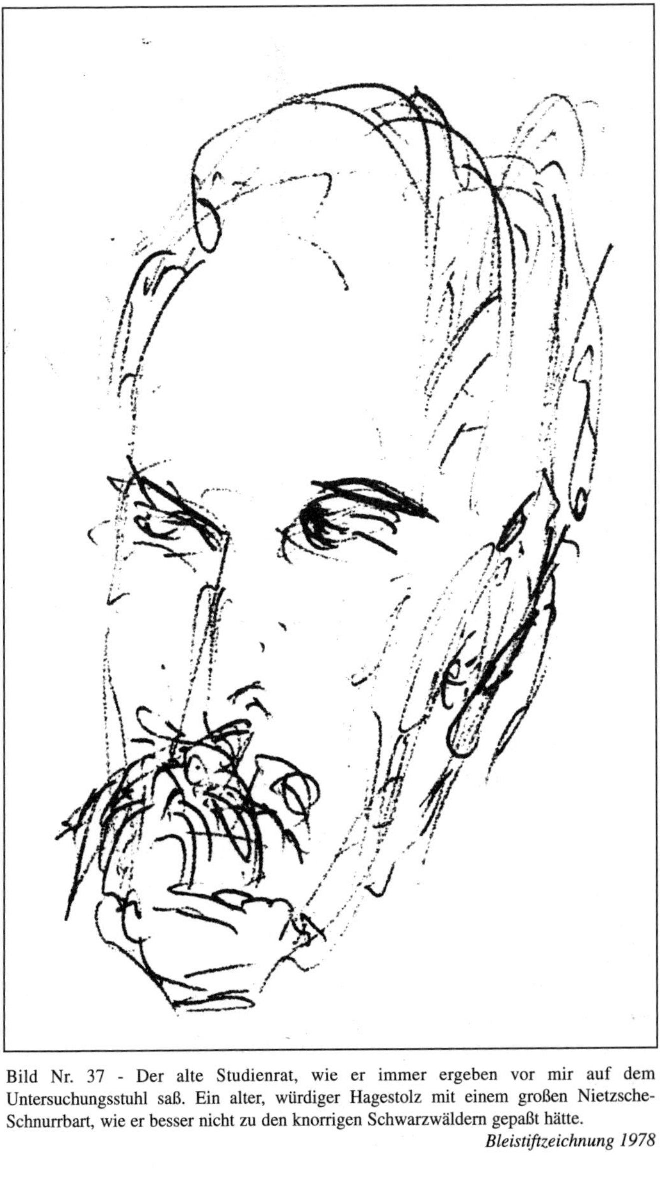

Bild Nr. 37 - Der alte Studienrat, wie er immer ergeben vor mir auf dem Untersuchungsstuhl saß. Ein alter, würdiger Hagestolz mit einem großen Nietzsche-Schnurrbart, wie er besser nicht zu den knorrigen Schwarzwäldern gepaßt hätte.

Bleistiftzeichnung 1978

Und dann sehen wir weiter, da hatte er ganz recht. War es nicht unsere ganze medizinische Tätigkeit, etwas hinauszuzögern, den Tod wegzuschieben, ihn zu verhängen, zu verundeutlichen oder ihm sonstwie seinen Schrecken zu nehmen?
Die erste Spritze mit 5 ml Kochsalz war schnell verabreicht und das nachfolgende 20minütige Gespräch über sein Leben und seine derzeitige Situation schloß sich an. Schon beim zweiten und dritten Mal erzählte er mir von der Freude, die er früher hatte, den Kindern die Mathematik beizubringen. Ab der 5. und 6. Sitzung fing er an, von den lustigen Streichen der kleinen Racker zu erzählen, die er jeden Morgen unterrichten mußte und spätestens ab der 7. oder 8. Sitzung konnte er wieder erzählen und war deutlich froher gestimmt als zuvor. Selbst auf die Kontrollfrage, wie es seiner Frau gehe, reagierte er gelassen.
"Ach die, habe ich jetzt ganz vergessen, darauf hinzuweisen. Sie ist im Augenblick wieder friedlich und sieht, daß es mit mir aufwärts geht, das hat uns alle wieder froh gemacht."
In die Kartei kam als Diagnose: Leichte Depression, aber ich war mir sicher, daß sie falsch war. Es war einfach der Mangel eines geeigneten Gesprächspartners. Das konnte er natürlich nicht zugeben, daher die Spritze. Und die hat auch einen Platz in der Therapie. Davon habe ich von den Naturheilkundlern mehr als einmal gehört.

Kapitel XXXIII
Neue Zeiten

Die alt gewordene Anna auf dem Kräherkapfgütle war schon lange hinfällig, die Karte, auf der ihre Krankheiten der letzten 50 Jahre standen, war voll geworden, und zwar mit allen Erkrankungen, die das Alter so hergab. Bei jedem Besuch wußte ich schon von weitem, wenn sie mir die Tür öffnete, ob die Herzinsuffizienz diesmal im Vordergrund stand, die Beine wieder einmal offen waren oder eine fiebrige Pleuritis sie plagte. Sie hat ihr Leben lang bescheiden in einer Umgebung gelebt, die nach heutigen Gesichtspunkten nur noch als mittelalterliche Unterkunft gelten würde. Ihr Häuschen stand in einem kleinen Wiesengrund hoch über dem Städtchen mit einem schönen Blick bis hinunter in die Rheinebene und die darüber blau aufsteigenden Vogesen. Sie liebte diesen Blick sehr, denn ich fand sie nicht nur einmal auf einer hölzernen, kleinen Bank sitzend und das Schauspiel des Sonnenuntergangs bewundernd. Langsam, aber sicher wurden die Erkrankungen immer mehr und auch immer schwerwiegender. Wo noch am Anfang eine Penicillinspritze für die Pleuritis genügte, waren es am Schluß lange Infusionstherapien, die sie tapfer über sich ergehen ließ. Sie wußte, daß ihr Ende gekommen war und hatte mich ganz in ihr Herz geschlossen.

"Wissen Sie, lieber junger Doktor, wenn ich Sie hierher kommen sehe, dann meine ich manchmal, Ihren alten Vater zu sehen, der schon über 50 Jahre hier herauf kommt. Und Sie scheinen auch so ein Mediziner zu sein wie er, denn wie oft haben mich Vertreter aus Ihrer Praxis wegen meines schlechten Gesundheitszustandes schon sofort in die Klinik einweisen wollen, am besten nach Freiburg hinaus, das fehlte mir gerade noch."

Das Wort Freiburg klang in den Ohren der einfachen Schwarzwälder Bauern besonders schlimm und war mit der Schwere der Krankheit korrelierend, übertroffen wurde die Ortsangabe nur noch durch den Namen Emmendingen, der aber etwas mit einer psychiatrischen Erkrankung zu tun hatte, die diese Menschen hier besonders ablehnten: Dort stand das nächstgelegene psychiatrische Landeskrankenhaus.

Eines Tages rief die Bäuerin einen Nachbarn mit der Bitte, den

Doktor anzurufen, ein Telefon war nämlich weit und breit nicht in der Nähe. An diesem Nachmittag war ich bereits in einem ganz anderen Teil der Praxis und konnte nicht erreicht werden.
Erst nach vielen Stunden erhielt ich die Nachricht von ihrem Besuchswunsch.
"Geh vielleicht doch schnell hin" meinte unsere alte Anna, die Perle der Praxis, "wenn die ruft, dann ist es sicherlich wichtig. Ich habe in den vergangenen 50 Jahren sie nicht oft auf der Besuchsliste gehabt. Sie ist zwar sehr dankbar, wenn man kommt, aber wirklich schwer krank habe ich sie nie gesehen."
Wohl mit dem Gedanken an irgendwelche kleinen, unwichtigen Alterserkrankungen machte ich mich langsam auf den Weg, den Schwarzwald hinauf bis in die höchsten Seitentäler und dann über diese hin bis an ihr Häuschen. Je näher ich kam, desto unruhiger wurde die ganze Region, ein Auto jagte mit großer Geschwindigkeit über einen Waldweg, von weitem hörte man das Martinshorn in allen Höhen und Tiefen durch den stillen Wald tönen und am Himmel kreiste ein Rotkreuzhubschrauber, der gerade auf einer Lichtung unmittelbar am Waldrand sich anschickte, zu landen. Um das kleine Häuschen der alten Anna waren sicher 10 Leute gestanden und noch einmal soviel leuchtend rot uniformierte Helfer des Roten Kreuzes und einer Notarztcrew.
Es mußte doch etwas Grauenhaftes geschehen sein, zumindest stellte ich mir das vor.
"Die alte Anna ist wohl tot" meinte ihr Nachbar, der mich gleich erkannte und zu mir kam.
"Was ist denn passiert?"
"Anna hat mir gesagt, daß sie sich nicht wohl fühlt und ich habe vor vielen Stunden bei Ihnen in der Praxis angerufen, aber Sie waren nicht greifbar, dann habe ich den Notarzt verständigt und der hat sie in der Stube leblos gefunden."
Ich ging langsam über die Wiese am Brandweiher vorbei bis zu ihrem kleinen Holzbänkchen, auf dem sie so lange in ihrem Leben gesessen hatte. Die Tür war fast nicht zu passieren, überall standen medizinische Gerätschaften, Sauerstofflaschen, offene große Notfallkoffer und gewichtige Herren in Rot mit allen Insignien der Sach- und Fachkunde des Helfens. Das Rote Kreuz, der Notarzt und jetzt im Dauerlauf aus dem Hubschrauber heraus der Flugarzt.

Ich zwängte mich durch die niedrige Tür in das noch niedrigere Wohnzimmer, in dem Anna friedlich und wächsern auf ihrem alten Kanapee lag.
Die Augen waren leicht geöffnet - sie war tot, seit sogar längerer Zeit. An ihren Armen hingen noch die Infusionsbestecke und die Infusionsflaschen tropften vor sich hin. Irgend jemand muß ihr auch die Bluse geöffnet und eine Herzmassage vorgenommen haben.
Ich hielt mich ganz zurück, stellte mein Köfferchen in die Ecke und ließ den Kollegen von der Flugrettung vorbei. Man einigte sich zusammen mit dem Notarzt schnell darauf, daß der Patient tot sei und keine weitere Maßnahme indiziert war.
“Und wer sind Sie?”
Die Frage war nicht höflich und schon gar nicht verbindlich, sondern recht ruppig an mich gestellt worden.
“Verzeihen Sie, ich bin der Hausarzt dieser Patientin und kenne sie seit vielen Jahren, zuvor war sie 40 Jahre in der Behandlung meines alten Vaters, ich kenne sie gut ...”
“Ah, Sie sind der Hausarzt, der nicht erreichbar ist, wenn Notfälle sind!”
Ich schluckte kräftig durch und wollte schon etwas sagen, konnte mich aber mit einem Blick auf die arme, tote Anna gut beherrschen.
Die Notärzte packten ihren Wiederbelebungskram zusammen, die halbleeren Infusionen wurden herausgezogen und in einen Papierkorb geworfen, danach verließen Notarzt samt Flugrettung das kleine Bauernhaus.
Unfreundlich waren sie alle gewesen, die Herren von der hohen Zunft der Rettungsmedizin, die ich sonst so sehr schätzte.
Zum ersten Mal merkte ich, was die Landmedizin hier draußen im letzten Zipfel des Schwarzwaldes wert war, wenn sie nicht in ihrem eigenen Kreis blieb - nicht viel. Geringschätzig haben mich die Kollegen beim Hinausgehen noch taxiert, um mit einem schnellen “Wiedersehen” das Weite zu suchen.
Draußen hörte ich noch etwas von “viel zu spät gerufen” und “man sollte uns eben früher Bescheid sagen” und ähnliche Unfreundlichkeiten.
Drei Stunden war ich nicht erreichbar, bei einem anderen Kranken

auch ganz weit weg in einem anderen Zinken des Schwarzwaldes. Es wurde langsam still und alle Umstehenden verabschiedeten sich. Zum Schluß blieben Anna und ich allein in der kleinen Stube übrig, die alte tote Anna mit den vielen Erkrankungen, die sie hatte bis kurz vor ihrem Tod. Jede einzelne dieser Erkrankungen hätte am Schluß schon ausgereicht, um einen Totenschein auszufüllen, aber sie war 84 geworden und hatte alles brav erduldet bis zum heutigen Tag. Es muß ein schneller Tod gewesen sein, denn ihr Herz war nicht mehr allzu gut und so wie sie jetzt aussah, wird es wohl ein massiver Infarkt gewesen sein.
Ich überlegte mir, was die eilends angereisten Notfallkollegen denn hier noch bewirken wollten. Einen 84jährigen Menschen in Würde sterben zu lassen, das hatte ich in der Universität in der Form nicht gelernt, hatte es aber häufig bei den Landpraktikern draußen gesehen. Anna und ich sahen uns noch lange an. Auf dem Tisch in der unverschließbaren Stube, die genauso offen war wie die zweigeteilte Haustüre, lagen einige Papiere. Ich stand auf, um zu sehen, ob es etwas Wichtiges war, was ich vielleicht auf dem Rathaus melden müßte. Es waren 20 oder 25 Kontoauszüge und auf jedem stand nichts anderes als Rente Januar, Rente Februar, Rente März und dahinter stand nichts weiteres als DM 253,30. Anna hatte ein Leben lang von DM 253,30 gelebt, war glücklich und zufrieden und gab von dem wenigen, was sie hatte, noch einem minderbemittelten, geistig Behinderten ab. Ich glaube, sie hätte sich sehr gewundert, wenn ich ihr noch hätte sagen können, was der ganze Aufwand des Hubschraubers und des Notarztes gekostet hatte, mindestens soviel wie drei ganze Jahresrenten und ich bin fast sicher, daß sie laut hinausgelacht hätte, wie sie es immer tat, wenn ich ihr aus der großen, weiten Welt erzählte: "Oh je, Ihr seid doch alle verrückt da draußen, ich hier hab schon lange Lust auf die Ewigkeit, wie uns der Dekan früher immer gesagt hat."
Lust auf Ewigkeit. Irgendwie kam es mir vor, daß die moderne Medizin mit all ihrer Macht und Herrlichkeit die Lust auf die Ewigkeit von klugen, weisen und friedvollen Patienten vergällte. Ich bin schon lange überzeugt, daß es für sie schlimm gewesen wäre, wenn diese Horde der hilfswütigen, hochtechnisierten Mediziner sie wieder zurückgeholt hätte, denn Lust auf die Diesseitigkeit hatte sie schon lange nicht mehr.

Kapitel XXXIV
Das Abendkleid am Blechspind

“Herr Doktor, es wäre mir schon recht, wenn Sie in den nächsten Tagen einmal vorbeikommen würden, ich glaube, meine Frau stirbt!”
Ich glaubte meinen Ohren nicht zu trauen, in den nächsten Tagen einmal vorbeikommen, weil seine Frau stirbt!
“Ich komme natürlich nachher sofort! Woher wissen Sie, daß Ihre Frau stirbt?”
Ich konnte meine Verwunderung kaum verbergen, aber der Mann am Telefon antwortete gelassen.
“Wissen Sie, ich habe schon zwei Frauen beerdigt und dies ist meine Lebensabschnittspartnerin Nr. 3 und so, wie ich die Sache einschätze, wird sie heute oder morgen sterben. Wissen Sie, sie hat doch schon lange Metastasen, aber jetzt geht es bald zu Ende. Also, vielleicht haben Sie die Güte, einmal vorbeizukommen, falls Sie die Frau nochmals sehen wollen. Sonst müssen Sie halt wegen des Totenscheins kommen.”
Ich war perplex. Eine derartige Gefühlskälte war mir nun doch noch nicht untergekommen, obwohl ich nun schon viele Monate die Landpraxis versorgte. Mit gemischten Gefühlen machte ich mich auf den Weg in die kleine Arbeitersiedlung am Rande des Städtchens, in dem diese telefonisch gemeldete Ungeheuerlichkeit sich abspielen sollte: Die Frau stirbt heute und ich soll sie noch einmal vor dem Totenscheinausfüllen besuchen. Ich kannte die Frau nur flüchtig, als sie mehrmals mit langen Briefen aus der benachbarten Universitätsklinik zu uns gekommen war, um die fälligen Chemotherapien über sich ergehen zu lassen. Ein großes Engramm hatte sie mir nicht hinterlassen, eher ein flüchtiges. Ich erinnerte mich an eine kleine, abgehärmte Frau mittleren Alters, die von ihrem Mammakarzinom, den Metastasen sowie den nachfolgenden, belastenden Therapien schon recht mitgenommen war. Was mir aber blieb, waren die geistige Regsamkeit und der fröhliche Gesichtsausdruck, den sie sich trotz allem bewahrte. Stets waren die Arzthelferinnen um sie herum versammelt und sie wurde getröstet und - tröstete die Helferinnen bei ihren kleinen Sorgen. Daß sie jetzt plötzlich im Sterben lag, war mir völlig entgangen und niemand hatte es mir gemeldet.

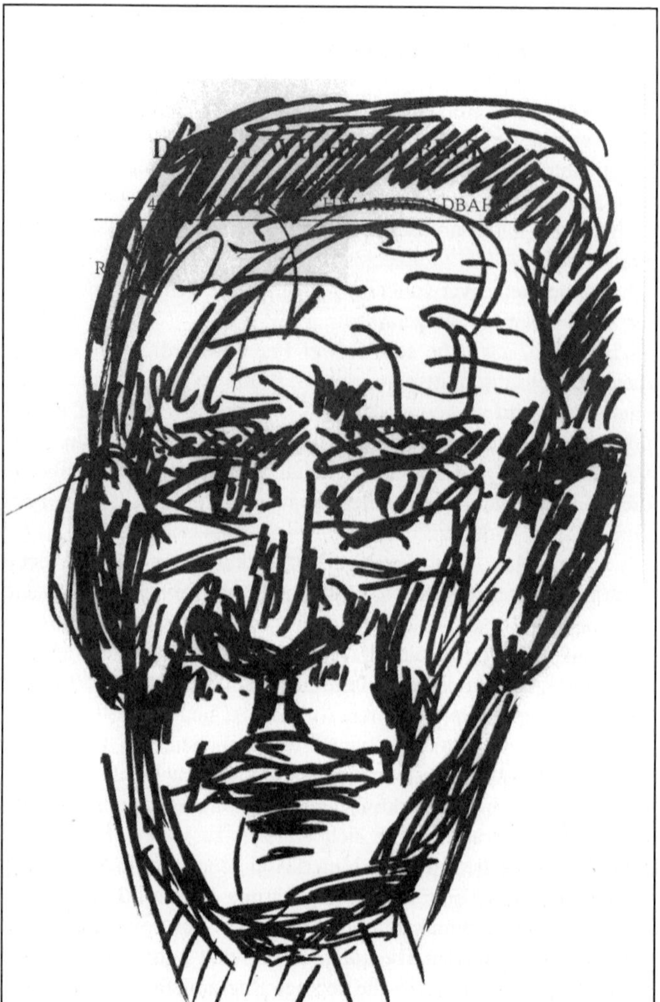

Bild Nr. 38 - Er war der Ehemann von Maria, die ich nur noch sterbend angetroffen habe. Er hatte schon drei Ehefrauen und begrub sie, eine nach der anderen. Aus seinen Augen und seiner Haltung waren geschäftige Demut und Fatalismus zu sehen.

Filzstiftzeichnung 1979

Sie wohnte in einem Mehrfamilienhaus in einer Arbeitersiedlung ganz oben unter dem Dach, zumindest erklärte mir Anna, unsere alte Assistentin, den Weg. Zugig war es in einem grün gekachelten Gang nach einer ungepflegten Eingangstür, die durch einen Lederballen am Zufallen gehindert wurde, dahinter die schmale Treppe, die sowohl von der Reinigung als auch vom Alter her schon bessere Tage gesehen hatte. Ganz oben in der Mansardenwohnung öffnete sich auf mein Klingeln langsam eine Tür und der Lebenspartner zeigte sich am schmalen Türspalt, der noch von der Kette gesichert war.
"Ah, Herr Doktor, Sie kommen zur rechten Zeit, meine Frau ist noch wach und ansprechbar. Ich glaube, sie will Sie gerne noch sehen!"
Er führte mich durch einen schmalen Korridor, vorbei an einer kleinen, engen Küche, einem winzigen Wohnzimmer mit altmodischen Möbeln, der Bananenstehlampe und dem obligaten Fernsehapparat in der Ecke in ein schmales Schlafzimmer, in dem eigentlich kein Platz mehr war, wenn das große Ehebett in der Mitte sich ganz ausgebreitet hatte und das war hier der Fall. An der Stirnseite des Raumes stand ein blecherner, großer Spind, der wohl als Kleiderschrank diente und dessen eine Tür aus einem mannshohen Spiegel bestand, wobei gegenüber ganz klein und schmal die Patientin mit ihren großen Augen mich musterte und mir freundlich zunickte. Schon unter der Decke sah man, daß der Bauch grotesk angeschwollen war und sie Mühe hatte beim Atmen.
"Guten Tag, Frau Maria, wie geht es Ihnen heute? Ihr Mann hat mich angerufen, also nicht so ganz gut, wie ich annehme? Haben Sie Schmerzen?"
Alle möglichen Fragen fielen mir ein und keine wurde ganz schnell beantwortet, denn sie war offensichtlich zu schwach dazu. Die körperliche Untersuchung ergab ein verheerendes Ergebnis. Der Aszites hatte bereits den Bauch voll eingenommen und er war massiv gespannt. Das Atmen fiel ihr schwer und der große, geschwollene Leib stand in groteskem Gegensatz zu den schmalen, knochigen Armen, mit denen sie müde ihre wenigen Worte unterstrich.
"Lieber Herr Doktor, ich glaube, jetzt muß ich bald in die Ewigkeit, ich merke, daß mir die Kraft ausgeht, um mich zu wehren."

Die Worte kamen leise, mühsam aus ihr heraus und es war leicht zu merken, daß jede Silbe sie Kraft kostete.
"Ich hatte Pech in meinem Leben, Herr Doktor, alles was ich angefangen habe, ist nichts Gescheites geworden und jetzt bin ich allein und wenn mein Partner nicht wäre, müßte ich in ein Heim. Aber ich glaube, dazu wird's nicht mehr kommen ..." Sie schaute mich langsam mit großen Augen von der Seite an, gleichsam als ob sie wüßte, daß ihr nicht mehr allzuviel Zeit blieb.
Gegenüber des Bettes stand ein unglaublich häßlicher, blecherner Spind mit leicht verbogenen Türen und vielen abgeplatzten Lackstellen. Außen hing an einem Bügel ein langes, braunes Abendkleid, das schon bessere Tage gesehen hatte und nicht mehr ganz modern war. Darüber, am selben Bügel, war eine blondgraue Perücke aufgehängt, die wohl auf ihre Besitzerin wartete.
"Ach, Sie meinen das, was da hängt, Herr Doktor?" kam's geschäftig von der anderen Seite des Ehebettes. Ihrem Lebenspartner war wohl mein fragender Blick zu diesen Requisiten nicht entgangen.
"Haben Sie vor, noch tanzen zu gehen oder steht ein Fest ins Haus?"
"Oh nein, Herr Doktor. Das ist das Totenkleid, das ich ihr nachher anziehen werde. Es wird wohl ihr letztes sein und die Perücke dazu haben wir auch schon gemeinsam ausgesucht. Wissen Sie, wir haben auch schon dem Herrn Schondelmüller vom Bestattungsinstitut angerufen und er wird den Sarg richten. Meine Partnerin hat sich immer so sehr einen hellen Eichensarg gewünscht und der steht schon bereit ..."
Ich war geschockt und rang nach Worten, dabei schaute ich in die mich ruhig anblickenden Augen der schwachen Patientin, die mich bejahend ansah.
"Wissen Sie, Herr Doktor, ich möchte meinem Partner noch helfen, daß er nicht allzu viele Sorgen mit mir hat, wenn ich nicht mehr da bin, deshalb haben wir das Totenkleid und die Perücke schon einmal herausgesucht und wenn ich sie so vor mir hängen sehe, dann kann ich mir auch besser vorstellen, wie ich im Sarg aussehe. Meinen Sie nicht, daß mir das stehen wird, auf meiner letzten Reise?"
Ich rang nach Luft und wußte nicht, was ich sagen sollte. Es kam so etwas heraus wie "das können Sie doch nicht machen" oder

“jetzt kümmern Sie sich doch um Ihre Gesundheit” oder ähnliches hilfloses Zeug. Es kam aber ganz anders.
“Hören Sie, Herr Doktor, Sie haben Ihre Pflicht getan, Ihre Kollegen in der Universitätsklinik haben ihre Pflicht getan, mein Partner hat alles getan, was er konnte und nun ist es an mir, meine letzte Pflicht zu tun. Ich habe keine Angst vor dem Tod, ich gehe nicht ungern und wenn Sie recht haben, wie Sie immer sagen, dann gibt es da drüben eine Ewigkeit, die vielleicht etwas gerechter ist als hier auf dieser Welt ... Ich weiß, daß Sie von diesen Dingen, die ich jetzt sage, auch sehr viel halten, aber ich bin jetzt ein klein wenig vor Ihnen dran und Sie folgen mir ja bald ...”
Über soviel Offenheit war ich perplex geworden und wußte nichts Rechtes mehr aus der Sicht der Medizin hinzuzufügen. Wir waren auch sehr weit von medizinischen Fragen entfernt oder vielleicht sogar jenseits aller medizinischer Fragen angelangt. Meine Patientin schaute mich sehr lange an, nickte dann mühsam mit dem Kopf.
“Wenn alles so kommt, wie wir es uns überlegt haben, dann gehe ich jetzt ein kleines Stückchen vor. Wir sehen uns bald wieder, wenn auch anders als wir uns vorgenommen haben, meinen Sie nicht auch? Ihr letzter Beruf, den Sie aufgegeben haben, der war mindestens genauso wichtig wie das, was Sie jetzt tun, Doktor!”
Das war mir noch nie passiert, daß ein Sterbender nicht meinen Trost brauchte, sondern mich als hilflos dabeisitzenden Medikus auf die richtigen Gedanken bringen konnte. Ich hatte keine Antworten mehr parat und das medizinische Arsenal war sicher weitestgehend ausgeschöpft.
Sie legte ihre knochige, schmale, gelbliche Hand auf meinen Arm.
“Das Sterben ist entsetzlich schwer, das können Sie mir glauben, aber ich habe schon eine ganze Strecke davon zurückgelegt und jetzt ... jetzt habe ich einfach Lust auf Ewigkeit ...” Dabei war sie sehr müde geworden und jeder Satz kostete sie Kraft. Ich legte ihre kalte Hand wieder unter die Bettdecke zurück und sie blickte mich ein letztes Mal freundlich an, um in einen weiteren Schlaf zu versinken. Ihr Partner schien dies schon öfters mitgemacht zu haben, denn er stand leichtfüßig auf und kam um das Bett herum.
“Jetzt schläft sie bestimmt für zwei bis drei Stunden. Das Sprechen hat sie angestrengt, das kenne ich schon seit drei oder vier Tagen

und die Schlaf- und Erschöpfungsphasen werden immer länger."
Bedrückt und nachdenklich verließ ich die enge und ärmliche Dachkammer, nicht ohne vorher noch einmal vor dem blechernen Kleiderschrank das alte, braune Abendkleid genau angesehen und betastet zu haben.
Eine medizinische Hilfe war nicht mehr möglich, Schmerzen hatte sie keine und so war mein ärztlicher Rat hier nicht mehr gefragt. Ich merkte sehr wohl, daß die jetzige Tätigkeit sich auf einem Gebiet bewegte, das fast ausschließlich ein Mitleiden oder allerhöchstens ein Hinüberführen war, das ich mit einigen Morphinpräparaten hätte noch erleichtern können. Aber auch dieser Wunsch wurde nicht an mich herangetragen. Ein letzter Blick auf die nun schlafende Patientin und ihr Totenhemd, das sie bereits vor sich hängen hatte, zeigten mir, daß wir schon weit in einem anderen Bereich waren als auf dieser engen Welt. Draußen vor der Tür empfing mich ihr Freund wieder mit ganz menschlichen Problemen.

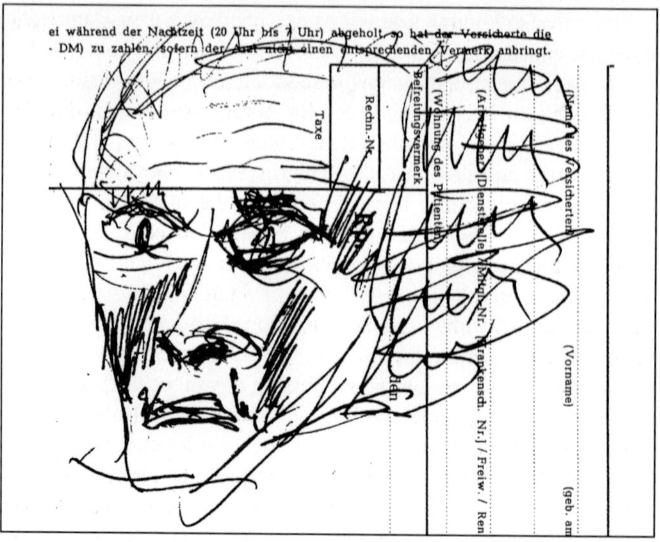

Bild Nr. 39 - Maria, wie ich sie kurz vor ihrem Tod mit großen, weiten Augen noch gesehen hatte, als sie alles regeln wollte. Ihr Geist war schon weit drüben in einer anderen Welt, aber ihr Abendkleid, mit dem sie begraben werden sollte, starrte sie noch mit großem, stieren Interesse an. *Kugelschreiberzeichnung 1979*

“Was sollen wir denn tun, wenn sie jetzt gleich stirbt, soll ich den Sarg bestellen, den Leichenbeschauer, machen Sie das oder können Sie einfach von sich aus noch einmal in zwei oder drei Stunden vorbeischauen ...”

Seine geschäftsmäßigen Fragen schienen mir derart deplaziert zu sein, daß ich fast schon ärgerlich werden wollte, war doch noch nicht einmal die Tür zum Schlafzimmer geschlossen und die Lautstärke seiner Fragen war mehr als geeignet, daß die Sterbende sie verstehen konnte. Aber er hatte nicht im geringsten ein Gefühl der Ungerechtigkeit in seiner Stimme, so daß ich ihm bereitwillig Auskunft gab. Ich bat ihn darum, mich sofort anzurufen, wenn es zum Sterben kommen würde.

“Gut, ich danke Ihnen.”

Ich verabschiedete mich, meine Gedanken hingen an dem Satz: Ich habe Lust auf Ewigkeit. Er ließ mich auch nicht mehr los, als ich zwischenzeitlich schon wieder zwei fiebernde Kinder besucht, eine eitrige Zehe verbunden und eine Platzwunde genäht hatte, auch war der Blick in das gefüllte Wartezimmer zum jetzigen Zeitpunkt fast ein Trost für mich.

Wer konnte die Lust auf Ewigkeit am eigenen Leib so selbstverständlich miterleben wie diese vorbildliche Patientin, vorbildlich bis ins Sterben hinein. Die kleinen und großen Sorgen des ganzen Wartezimmers lenkten mich für einige Stunden ab.

“Du sollst heute abend nach der Sprechstunde, falls Du Zeit hast, noch bei der schwerkranken Patientin vorbeischauen. Aber es hätte keine große Eile, meinte ihr Freund.”

Unsere alte Praxisassistentin stand neben mir und reichte mir das Besuchsbüchlein mit vielen Namen und Adressen über den Schreibtisch.

“Vielleicht kannst Du den Besuch am Ende machen. Er meinte, sie sei gestorben und er wolle Dir dies nur mitteilen wegen der Todesbescheinigung ...”

Der erste Weg führte mich nicht zu den zahlreichen grippalen Infekten, den Bauchkrämpfen oder den Lungenentzündungen, die auf meiner Liste standen, sondern zu meiner verstorbenen Patientin, die ich vor wenigen Stunden noch gesehen hatte. Es war nichts verändert in dem Haus, das Treppenhaus war schmutzig wie zuvor, die Dielen knarrten und die Wohnung in der Mansarde war genauso, wie ich sie zuvor verlassen hatte. Auf mein Klingeln wurde mir geöffnet und ein erleichtert aussehender Mann führte mich ins Schlafzimmer.

“Schauen Sie, Herr Doktor, wir haben es genauso gemacht, wie wir es vorher besprochen hatten, sie hat mir sogar noch geholfen, sich selbst anzuziehen und die Perücke hat sie sich auch selbst aufgezogen. Dann hat sie sich ganz brav hingelegt und die Augen zugemacht.”

Ich blickte gebannt auf die in ihrem Abendkleid und ihrer Perücke ruhig daliegende tote Patientin. Sie hatte eine so große Lust auf Ewigkeit und war einfach schon einmal dahin gegangen.

“Sie kommen bald nach, Herr Doktor, das haben Sie mir doch so oft gesagt und versprochen. Ich warte auf Sie ...”

Kapitel XXXV
Der große Respekt

“Hast Du eigentlich eine Ahnung, wieviel Prozent meiner Patienten mit der Psychiatrie zu tun haben?”
Ich war auf die Frage nicht gefaßt, da wir uns gerade mit der Durchsicht von einem ganzen Stapel Röntgenbildern beschäftigt hatten.
Der alte Chefarzt lehnte sich zurück und schaute nach wie vor mit großer Aufmerksamkeit einen Thorax an, den er vor sich an den alten Lichtkasten gehängt hatte.
“Keine Ahnung, Chef, aber Sie werden es mir sicher gleich sagen.”
Gleichmütig legte ich ihm noch einen weiteren Stapel unbefundeter Röntgenbilder vor den Kasten und er war mit seinen Gedanken bereits wieder stirnrunzelnd mit beiden wachen Augen dabei, sich die nächste Folie zu besehen, nicht ohne in der beiliegenden Krankenakte einige Notizen zu machen.
“Siehst Du den Rundherd?”
Plötzlich war die Frage eine ganz andere und ich dachte eigentlich gerade mehr an die psychiatrische Verteilung der Patienten.
“Da oben, der Rundherd, ganz schwach kann ich ihn sehen, aber genauer zuordnen - da brauche ich noch weitere Bilder.”
Der alte Chefarzt schüttelte seinen Kopf, der zwischen seinen beiden Händen lag, abgestützt mit den Ellenbogen auf der Tischplatte des Röntgenraumes.
“Nein, brauchst Du nicht, Du mußt nur das, was Du vor Dir hast, richtig betrachten, dann siehst Du auch, wo dieser kleine Rundherd hingehört.”
Nach längerer Pause einer stillen Betrachtung, in der er offensichtlich durch Näherkommen an das Röntgenbild verschiedenartig zu fokussieren schien, fragte er mich unvermittelt:
“Siehst Du eigentlich dreidimensional oder nur zweidimensional?”
Ich blickte das Röntgenbild von der Seite an und war mir natürlich darüber im klaren, daß es nur eine Dimension war, was denn sonst?
“Eindimensional oder zweidimensional natürlich. Die dritte Dimension, die berühmten 3D-Bilder, werden uns doch immer von Spezialisten empfohlen, aber alle Versuche sind bisher an mangelnder Qualität steckengeblieben. War’s nicht so?”

"Ja ja, es ist alles gut und recht, was Ihr gehört habt in Euren Vorlesungen. Ich habe bei einem alten Radiologen gelernt, daß das Bild das wieder hergibt, was es aufgenommen hat, nämlich einen dreidimensionalen Körper. Hinter Dir steht die Röhre, dazwischen stehst Du mit Deinem Thorax und alles wird auf einer vielleicht einen Zehntelmillimeter dicken Folie aufgefangen, sozusagen plattgedrückt oder soll ich sagen verzeichnet?"
Ich verstand nicht recht und konnte den Sprüngen, die er gerade machte, nicht folgen. Etliche Operationen lagen schon hinter uns, die Visite auf zwei Stationen war gerade gemacht, fast 100 Patienten versorgt und ich hatte den Eindruck, daß sie alle gut versorgt worden waren. Der alte Chef hatte es wieder hingebracht, daß allen geholfen wurde, obwohl nicht alle heilbar waren, weiß Gott nicht. Und jetzt saß er da an seinem alten Schreibtisch vor einem noch älteren Lichtkasten, hinter dessen Milchglasscheibe einige alte Neonröhren unruhig flackerten. Die Röntgenaufnahmen, die wir gerade besprochen hatten, waren zum Teil schon getrocknet, zum Teil noch in Drahtrahmen halbnaß in einem kleinen Gestell auf einem Wägelchen eingehängt, auf dessen Boden sich eine schillernde Pfütze von abtropfendem Wasser und Fixiersalz sammelte. Das Anschauen der Röntgenbilder war jeden Tag fast eine heilige Handlung, die sehr viel mehr an Zeit und Intensität des Geistes brauchte als beispielsweise das Überfliegen der zahlreichen Labordaten.
"... Schau doch mal, der Rundherd, siehst Du's nicht, daß er ganz hinten liegt?"
Ich beugte mich vor, um dieser Diagnose etwas näher zu kommen, war aber nur in der Lage, einen kleinen, gezackten, weißen Herd von der Größe eines Reißnagels, der noch dazu sich nicht recht gegenüber dem übrigen Lungengewebe abhob, zu verifizieren.
"Woher weißt Du, daß er hinten liegt, willst Du ihn denn operieren?"
"Nein, das nicht, das wäre eine Nummer zu groß für uns drei", damit meinte er sich, Bernhard den Chirurgen und mich als kleinen Assistenten, "das habe ich früher gemacht, bei Ferdinand Sauerbruch in Berlin. Aber dazu bedarf es eines riesigen Aufwandes an Apparaten, Unterdruckkammern, einer Anästhesie und vielem mehr. Aber gesehen und Haken gehalten habe ich dabei schon.

Wenn der Tumor zum dorsalen Segment des Oberlappens gehört, dann ist er leicht rauszubringen ... Locken tät's mich schon wieder einmal, wenn ich jetzt auch schon zu alt geworden bin ..."
"Aber woher, in Dreiteufelsnamen, weißt Du, daß dieser Tumor hinten liegt, der kann doch strahlengeometrisch auch ganz vorne liegen?"
Er rutschte auf die Seite und zog meinen Drehstuhl vor den Lichtkasten.
"Setz Dich einmal ganz bewußt vor dieses Bild und schalte alles ab, was Du sonst siehst, vergiß es einfach. Dann fokussiere nur das Bild, stell Dir vor, wie das Herz schlägt und die Lunge atmet ... Du siehst doch, wie der Rundherd mit der Lunge mitgeht nach oben und nach unten ... Dann geh näher ran und plötzlich wird dieser zweidimensionale Film wie zu einem gotischen Dom ... Siehst Du's nicht?"
"Ehrlich gesagt, noch nicht oder überhaupt nicht, ich brauche dazu das seitliche Bild ..." wehrte ich mich gegen diese intuitive Betrachtungsart. Erzogen war ich in Freiburg bei einem nüchternen Radiologen, Professor Wenz, der zwar ähnlich dachte wie der alte Chef, aber trotzdem immer wieder auf die naturwissenschaftliche Betrachtungsweise zurückkam.
Ich kramte in den vorliegenden Bildern und fand wirklich die zweite Ebene, die seitliche desselben Patienten von demselben Tag. Triumphierend knallte ich sie an den Lichtkasten.
"Hier ist das Seitbild, warum konntest Du wissen, daß der Rundherd hinten liegt? Es stimmt wirklich, er liegt ganz hinten, fast an der Pleurakuppel! Wie konntest Du das sehen?"
"Die Röntgenologie hat etwas mit der Vorstellungskraft zu tun, etwas aus der zweiten Dimension in die dritte zu holen und zu wissen, daß man etwas Plastisches vor sich hat. Also müssen wir uns mit unseren Sinnen und Augen an die Plastik halten. Du schaust doch zu Hause auch immer die kleine griechische Figur, die im Wohnzimmer steht, von allen Seiten an und freust Dich daran, warum also nicht hier in der Röntgenologie auch? Der Röntgenstrahl hat alle Teile des Menschen durchdrungen, dieses armen Menschen mit seinem Rundherd im Oberfeld doch auch, wie Du sehr schnell verstehst, also mußt Du es nur wieder zusammensetzen, was Du hier auf diesem Bild findest. Das Röntgenbild

lügt nie, aber Deine Vorstellungskraft läßt manchmal zu wünschen übrig, meine übrigens auch ..."
Ich bemühte mich wieder vor dem Lichtkasten zu fokussieren, wie er es mir beigebracht hatte und ganz allmählich begann ich, den Augen freien Lauf zu lassen und still das Bild in mich aufzunehmen. Ganz langsam merkte ich, daß aus einem zweidimensionalen Bild die dritte Dimension wieder vorsichtig zum Vorschein kam, aber nur ganz flüchtig. Der alte Chef saß neben mir und beobachtete mich lachend.
"Gell, es ist etwas schwierig, den Verstand abzuschalten, um sich nur einmal der Intuition zu widmen, beides, lieber junger Kollege, ist notwendig, um diese hohe Kunst der Röntgenologie zu begreifen. Du brauchst sie, die zweite Ebene, um diesen Tumor zu lokalisieren, ich ja eigentlich auch, aber ich wußte vorher, daß er da lag, wo ich annahm und nirgendwo anders ..."
Ich übte mich minutenlang in dieser gerade neu erworbenen Kunst des Sehens und merkte, daß zum besonders genauen Hinsehen auch beim Röntgenbild eigentlich das Abschalten der Schärfe des Sehens wichtig war: Um das Röntgenbild zu begreifen, durfte man also nicht ganz scharf hinsehen, sondern eher etwas unscharf! Ich probierte es an den nächsten zwei, drei Bildern und ganz langsam kam ich mit der Hilfe des alten Chefarztes dahin, daß mir hier der Hilus, dort das Bronchial-Ca, hier die Atelektase und das schlagende Herz immer gegenwärtiger wurden, plastisch, so wie sich's im großen Dom des Thorax abspielte. Meine Vermutungen über die Lage des einen oder anderen Prozesses waren in der ersten halben Stunde zwar noch fehlerhaft und wurden verbessert, aber nie so für falsch erklärt, daß ich mutlos wurde. Es war schon eigenartig, eine Nachhilfestunde in der Betrachtung von Röntgenbildern zu bekommen, die darin gipfelte, nach dem genauen Hinsehen und Absuchen das Bild auch auf sich wirken zu lassen, es sozusagen mit anderen Augen noch einmal zu betrachten. Fast kam ich mir vor wie in einer Kunstausstellung, beim Vorbeilaufen an hunderten von Bildern, meiner absoluten Lieblingsbeschäftigung.
Das Betrachten der Röntgenbilder machte mir immer mehr Freude und ich nahm eines nach dem anderen, hing es vor mich an den Lichtkasten und versuchte, die gerade gelernte Fähigkeit unter der Aufsicht des alten Chefs zu erproben.

“Der Herd liegt nach hinten, das ist wohl eine Atelektase im Mittellappen und nicht im Unterlappen ...”
Es war einfach großartig, wie er mir die Augen geöffnet hatte. Ich probierte und probierte und er saß neben mir, bereits wieder in anderen Gedanken versunken.
“Über 90 % ... weit über 90 % ...”
“Wie meinst Du? Was meinst Du mit den 90 %?”
Ich war mitten im Betrachten einer Fraktur und versuchte, sie mir dreidimensional vorzustellen, als mich seine Stimme aus einer anderen Welt traf, einer Gedankenwelt, in die er jetzt wieder weggegangen war und ich hatte seine Flucht gar nicht bemerkt, war ich doch noch fasziniert von der neuen Röntgenlektion.
“Ich hab Dich doch gefragt, wieviel Prozent unserer Patienten wohl eine psychische Therapie benötigen oder psychiatrisch krank sind. Nach meiner Erfahrung in einem langen Chirurgenleben sind es weit über 90 %. Du hast Freude an den Röntgenbildern, das ist gut so, Du versuchst Dich hineinzuversetzen und das Ganze plastisch werden zu lassen, noch besser. Aber am besten ist es, wenn Du Dich in die Patienten hineinversetzen kannst, ohne im Meer der Klagen, ihrer Diagnosen, ihrer Ängste und ihrer Probleme und Schmerzen zu versinken. Wenn du das recht schnell schaffst, dann wird Deine medizinische Diagnostik besonders gut, genauso wie die Freude, die Du an den Schwarz-weiß-Folien hast. Heute morgen, unsere Visite ... trotz aller chirurgischer und geburtshilflicher Tätigkeit waren wir doch bei weit mehr als 90 % mit der Psyche beschäftigt, unter der die Menschen leiden. Sie haben nicht gelernt, zu betrachten, sondern die meisten sehen nur schnell hin, wünschen schnell die Gesundung und vergessen, daß sie ein Teil des Ganzen sind, ein Teil des Ganzen der Schöpfung, das wird und vergeht.”
Der alte Chefarzt sprach jetzt nicht mehr mit mir, sondern mit sich selbst.
“Ein großer Teil ihrer Krankheiten kommt daher, daß sie sich selbst für den Mittelpunkt der Schöpfung halten, aber sie sind nur ein kleines Teilchen, wie eine Sternschnuppe, und das wollen sie nicht wahrhaben. Wenn sie dies alles wüßten und beherzigten, dann wären sie gelassener und die meisten Schmerzen würden vergehen ... und wir bräuchten nicht mehr so viel Morphium und Beruhigungsmittel ...”

Dann drehte er sich zu mir herum und lachte "... und auch nicht mehr so viele Röntgenbilder, auf denen wir sehen können, was sie so alles falsch machen mit ihrer Gesundheit ..."
Ich versuchte, diesen kleinen philosophischen Ausflug zu verstehen und nickte, obwohl mir der Inhalt noch nicht ganz klar geworden war. Zwischenzeitlich war er müde aufgestanden, hatte seinen altmodischen, weißen Kittel an den Nagel gehängt und ihn mit dem noch altmodischeren, grünen Lodenmantel vertauscht, der auch schon viel bessere Tage gesehen hatte. Aus der einen Tasche schauten ein Stethoskop und allerlei zerbeulte Medizinschachteln heraus, aus der anderen Tasche sah man den Knauf einer uralten Rebschere mit einem Lederbändchen daran, mit der er den Wildwuchs in seinem kleinen Waldstückchen im Schwarzwald zu bekämpfen suchte.
"Komm, wir gehen in die Praxis und leeren die Wartezimmer aus! Und denk daran, weit über 90 % dessen, was Du nachher tust, ist Psychiatrie, wenn auch nicht formal, so doch inhaltlich. Wenn Du das weißt, hast Du noch mehr Respekt vor den Menschen ..."
Sprach's und ein alter, gebeugter, weißhaariger Mann mit einem uralten, grünen Lodenmantel, geflickten, zerbeulten Hosen, in deren Aufschlägen sich noch Reste vom letzten Waldspaziergang befanden und mit abgelaufenen Schuhen verließ mit gesenktem Kopf das Ambulanzzimmer im Krankenhaus und ging hinaus auf die große Freitreppe.
"Herr Doktor, Herr Doktor, Sie haben mir von dem Rundherd oder Tumor erzählt in meiner Lunge, ist das was Schlimmes?"
Eine ältere Dame mit weißen Haaren, freundlichem Gesicht und flinken, grauen Augen fixierte den alten Chefarzt durch eine dicke Brille.
"Nein, Emma, er ist nicht gefährlich, der kleine Herd da oben in der Lunge. Da hast Du schon ganz andere Dinge hinter Dich gebracht, als Dein Sohn nicht mehr aus dem Krieg kam und Dein Mann als vermißt gemeldet wurde. Den ganzen Hof hast Du hochgebracht und alle Deine Kinder sind brave Leute geworden, da wird Dich doch dieser kleine Tumor nicht schrecken?"
Im Hinuntergehen nahm er die alte Frau in den Arm und drückte sie für Sekunden an sich.
"Jetzt mach Dir keine allzu großen Ängste, Du hast für alle gesorgt

und alles hast Du gut hingekriegt, jetzt laß andere sorgen für Dich. Nächste Woche gehst Du nach Hause und dann besuch ich Dich jeden Tag, wenn ich oben meine Tour mache und schau, daß alles recht wird ..."

Getröstet ging die Patientin mit einem unbeholfenen Lachen wieder auf ihre Station zurück, mit ihrem 2 cm großen, gefährlich aussehenden Rundherd im rechten Oberfeld, den ich nicht nur eindimensional gesehen, sondern zum ersten Mal dreidimensional intuitiv erfaßt hatte, auch ohne weitere Hilfsmittel.

Als er die Tür seines alten Käfers aufschloß, rief mich der alte Chefarzt.

"Du weißt, daß das Dein Rundherd war, Du weißt, was er bedeutet und Du verkennst seine Therapie. Du weißt auch, daß der Tumor den Ort des Geschehens im Darm bereits verlassen hat und im Körper an einer anderen Stelle aufgetreten ist, also keine effektive Therapie mehr, aber trotzdem kannst Du eine Menge tun!"

"Was denn nur?"

"Mitgehen, mit ihr gehen, aber nicht nur einmal oder ein Stückchen weit, sondern die ganze Zeit, bis sie es geschafft hat ..."

Er setzte sich in seinen alten, grünen Käfer, dessen Anlasser sich unwillig und mühsam in Bewegung setzte, dann fuhr er langsam am Trottoir des Krankenhauses vorbei in kleinen, kaum merklichen Schlangenlinien, eingehüllt in den blauen Dunst eines nicht gut gewarteten Autos.

Er dachte, glaube ich, schon wieder an andere, die er auch begleiten mußte, und von denen gab es unendlich viele.

Was hatte ich heute alles gelernt, Röntgenbilder dreidimensional zu erfassen, das nahm ich mir ganz besonders vor, weiterhin zu üben. Überhaupt war die Röntgenologie ein Fach, das mir Spaß machen könnte ...

Aber wie war das noch einmal?

"Über 90 % meiner chirurgischen Patienten leiden an ihrem Geist ..."

Ich nahm mir vor, darauf zu achten.

Kapitel XXXVI
Wie ist das mit dem Sterben?

In einem kleinen Seitental des an sich schon sehr schlecht zu findenden und auf kaum einer Straßenkarte eingezeichneten Dorfes Gremmelsbach mitten im tiefen Schwarzwald stand ein kleiner, wunderschön gelegener Hof oder man könnte schon eher sagen ein größeres Leibgedinghaus, nur erreichbar über eine kleine, mit einer Grasnarbe bewachsene, einspurige Straße, deren Abzweigung man aber kennen mußte, um dieses Haus zu finden. Kein Wunder, daß mir der Patient, den ich zu besuchen hatte, immer wieder davon erzählte, daß die Franzosen 1945 beim Einmarsch in die Schwarzwaldtäler dieses winzige Seitental bis 1946 einfach vergessen oder, besser gesagt, nicht gefunden hatten. Wenn man von der Hauptstraße in das Dörfchen hineinfährt, das eigentlich nur aus einigen wahllos dahingesetzten Häuschen am steilen Schwarzwaldhang bestand, dann verläßt einem spätestens nach 100 Metern die Zivilisation und nur noch der festgetretene, von Traktoren und Vieh gestampfte Pfad läßt darauf schließen, daß hier doch der eine oder andere lebende Mensch oder ein Tier diesen Weg nimmt. Kurz vor der letzten Biegung, es ist noch gar nichts zu sehen außer einer wunderschönen Landschaft, eröffnet sich der Blick hinüber zu den großen Hängen der Schonacher Berge und darüber wölbt sich ein ungeheuer großer Himmel, der die Seele weit schweifen läßt, zumindest bis ganz dort unten in die Rheinebene, zu den Vogesen und zum Kandel hinüber, das ist aber für einen einfachen und bescheidenen Schwarzwälder, wie den einsam lebenden Kohlerhof-Erben, schon ein weiter Gedanke, denn er hat sein Leben lang seine Täler nie verlassen. Schon einige Mal habe ich ihn besucht und bereits in jungen Jahren hatte er eine unheilbare Krankheit an der Leber, die ich mit dem neuen Ultraschallgerät sofort feststellen konnte. Eine Punktion in der Praxis ergab dann die Diagnose und das gleichzeitige Achselzucken aller Koryphäen der Universitätsklinik Freiburg, die ich gefragt hatte. Eine Therapie war nicht möglich und so hielt ich mich an den Satz meines alten Chefs, mit diesem Patienten mitzugehen, mitzuleiden, und zwar nicht nur dann, wenn er einmal zufällig ruft, sondern auch ungefragt dieses letzte Stück mit ihm zu gehen.

Das alte Auto mußte ich schon weit vor dem kleinen Gehöft stehen lassen und so bin ich meist die letzten Tage fast jeden Nachmittag bei ihm gewesen, dem jungen Kohlerhofbauer oder, wie man hier im Schwarzwald diese Art von Gehöften nannte, dem Kohlerhof-Gütler.

Nebenher trug er seinen größeren Bauernhof-Kollegen einen halben Tag zu Fuß die Post aus und seine große Gestalt mit dem schweren Postsack, vollgefüllt mit Briefen und Zeitungen, war eine gerngesehene Figur und er war bei allen wohlgelitten. Dem Hans, so hieß der Kohlerhof-Gütler, stand in jedem Bauernhof, auch wenn die Bauersleute samt ihrem Gesinde auf den Feldern oder in der Waldarbeit beschäftigt waren, immer in der Stube oder in der Küche ein kleines Vesper bereit, so daß er die Post nie ohne Gegenlohn, auch wenn er nur sehr klein war, abliefern mußte. Und das ging viele Jahre so. Er war es zufrieden, hatte er doch sein kleines Haus, das schuldenfrei war und in einem der schönsten Seitentälchen ganz allein vor sich hin stand, seit Jahrhunderten, so schön und friedlich, wie es nirgendwo anders hätte sein können. Nur von ganz weit weg hörte ich gelegentlich ein Brummen und Summen von der großen Schwarzwaldstrecke unten im Tal, wo sich Touristen und Einheimische die Schnellebigkeit dieser Welt durch noch schnelleres Fahren und Aggressivität vermiesten. Hier oben war die Welt stehengeblieben oder zumindest schien es nur so, denn in dieser Idylle hatte der nahe Tod auch bereits seine Hand auf das Uhrwerk gelegt.

Die letzten Meter gingen meist durch grünes, sauber gemähtes Gras und begrüßt wurde ich stets von zwei Gänsen mit langgereckten Hälsen, die auf den unangemeldeten Besuch recht aggressiv schnatternd reagierten, aber nur so lange, bis sie mich kannten und wußten, daß der Landarzt ein Stückchen Brot für sie mitgebracht hatte. Zwei, drei Hühner gackerten noch um die Haustür, die Hundehütte war leer und manchmal waren streunende Katzen auf dem Balkon zu sehen, die sich in der Südseitensonne des Holzhauses meist auf den Fenstersimsen dick aufgeplustert zum Schlafen hingelegt hatten.

Eine Klingel gab es nicht in diesem Haus, obwohl eine aus dem Wald reichende Leitung, die auf dem Dach des kleinen Gütles endete, auf Elektrizität hinwies.

Mit dem Eintreten und dem gleichzeitigen Klopfen stand ich in einer sauberen Diele, von der eine Tür in die Küche, eine in die Stube und eine nach hinten in den Stall und den Futtergang führte.
"Hallo, Hans, ich bin's. Hans, bist Du da?"
Unnütze Frage! Wohin sollte er denn gehen ohne Auto, ohne Motorrad oder sonstige Fahrgelegenheit. Und zum Laufen war er schon seit einigen Wochen viel zu schwach. Er trug fast seinen großen, aszitesgefüllten Bauch nicht mehr und die Füße wurden immer schmaler, genauso wie die Arme und sein Gesicht. Ich öffnete die Stubentür, die den Blick durch kleine Fensterchen nach draußen, in die Berge und den hellen, blauen Himmel freigab. Ein kleiner Raum, in dem neben einem Kachelofen nur noch ein Sofa stand, eine kleine Eckbank und ein kleiner Tisch davor. In der Ecke über dem Tisch hing, wie in katholischen Familien üblich, der Herrgottswinkel mit einem schönen, grob geschnitzten Kruzifix. Ich habe oft vor diesem Kruzifix gesessen, meine Rezepte geschrieben und mich mit Hans unterhalten. Dieses Kruzifix kam mir immer so vor, wie wenn Jesus am Kreuz lachte oder zumindest vielleicht etwas spöttisch die Mundwinkel nach oben verzog. So ganz verstanden habe ich ihn nie, diesen Jesus in dieser Stube, denn es gab fast nichts mehr zu lachen oder positiv zu sehen. Hans war mindestens genauso nahe dran am Tod wie eben der am Kreuz. Soweit ich mich erinnere, war er gerade 34 Jahre alt geworden, also fast ein biblisches jesuanisches Alter!
"Hier, Herr Doktor, hier bin ich, wie immer auf dem Sofa! Wo sollte ich denn sonst hin? Ich habe auf Sie gewartet und freue mich, daß Sie kommen. Sie wissen, wenn man eine solche Krankheit wie ich hat, dann wird die Zeit lang und ich habe mehrmals jetzt schon auf die Uhr gesehen, weil ich fast ahnte, daß Sie heute noch vorbeikommen wollten." Dabei schaute er auf eine kleine Schwarzwälder Lackschilduhr, deren kurzer Pendel über seinem Sofa hin und her zappelte und gelegentlich ein melodisches, drahtiges Gongen hören ließ.
"Ich weiß, daß Sie mein kleines Häusle sehr gern haben und auch gern mit mir sprechen und deshalb war ich ziemlich sicher, daß Sie bald kommen werden."
Kein Wort der Klage, keine Frage der Rettung, kein Nachfragen nach einem Rezept oder einer Medizin, keine hilfesuchende Frage,

ob irgendein gescheiter Professor der nahegelegenen Universitätsklinik in Freiburg noch etwas wüßte, um ihn zu retten.
"Herr Doktor, gestern und heute ist es mir nicht gut gegangen, es wird immer schwerer, alles zu ertragen. Mit schwerer meine ich einfach meinen Bauch und meine immer weniger werdenden Kräfte, sonst habe ich mich nicht zu beklagen."
Dabei wies er auf seinen mächtigen, aufgetriebenen Bauch hin, den er nicht einmal mehr mit seinem alten Schlafanzug bedecken konnte. Ein kurzer Blick darauf zeigte mir, daß er in den letzten 48 Stunden an Umfang deutlich zugenommen hatte und jetzt zum Zerreißen gespannt war. Bläuliche, fingerdicke Venen schlängelten sich am Unterbauch bis in Höhe des Nabels. Die Farbe wurde jeden Tag graugrüner und sein Gesicht aschfahl-gelb. Die Augen, die ich noch vor wenigen Wochen fröhlich und klar in Erinnerung hatte, waren jetzt matt und gelblich. Seine Bewegungen mit den Armen erinnerten mich eher an das unkoordinierte Flügelschlagen eines sterbendenVogels.
Kein Wort der Klage.
"Hans, brauchst Du was, soll ich Dir irgendetwas tun?"
"Nein, Herr Doktor, gelegentlich kommen meine Verwandten und schauen nach mir und kochen mir auch etwas, aber sonst bin ich ganz gern allein. Endlich habe ich einmal Zeit, über vieles nachzudenken ..."
Wie wenn dieser einfache und bescheidene Mensch, der sein Leben lang in diesem Tal lebte, nicht genug Zeit für sich selbst zum Nachdenken gehabt hätte. Aber so, wie er über die täglichen Dinge des Lebens nachgeforscht hatte, so dachte er mit derselben Selbstverständlichkeit jetzt an die letzten Tage seines Lebens und an den Tod, den ich ihm nicht verheimlichen konnte.
"Soll ich Dich in den letzten Wochen nicht doch lieber in das benachbarte Krankenhaus schicken? Weißt Du, da sind Schwestern, die Dir, wenn's allzu arg wird, doch hie und da eine Spritze geben können."
Er blickte mich aus seinen trüben Augen freundlich und schwach an.
"Natürlich nicht. Sie haben mir doch meine Notration schon gegeben, schauen Sie, hier liegt sie und ich weiß, was ich mit diesen Tabletten machen soll, wenn's allzu arg wird ..." Dabei deutete er auf eine kleine Schachtel mit morphiumhaltigen Tabletten, von

denen ich ihm einen kleinen Vorrat dagelassen hatte, damit er sich selbst je nach Belieben versorgen konnte. Natürlich hatte ich ihm gesagt, welches die Höchstdosis ist, die er auf keinen Fall überschreiten sollte. Dabei hatte er nur freundlich gelacht und mit einem Blick festgestellt, daß die Menge der dagelassenen Tabletten die erlaubte Höchstdosis um ein Vielfaches überschritt.

"Aha, lieber Doktor, ich kann also das Licht ausmachen, wenn's allzu schlimm wird. Ich brauche dann nur ein paar mehr zu nehmen ...?"

Ich nickte, versuchte ihn aber gleichzeitig darauf zu bringen, daß das nicht gerade im Sinne des Erfinders wäre. Er lachte und bedankte sich artig. Die körperliche Untersuchung ergab eine deutliche Verschlimmerung des ganzen Befundes. Die Leber war groß und gespannt, kleine Knötchen waren bereits außen unter der Haut zu tasten und die riesigen, geschlängelten Venen des Medusenhauptes sahen ihrem griechischen Vorbild schon sehr ähnlich oder übertrafen es. Seine schmalen Füße und Beine wurden immer knochiger und die gelbe, fahle Haut lag in Falten darüber, das Unterhautfettgewebe war weitgehend schon weggeschmolzen, die Kniegelenke waren breiter und knochiger als der gesamte Oberschenkel.

"Also nichts Neues, Herr Doktor? Geht's noch lang so weiter mit mir?"

Seine Frage kam nicht aus einer Verzweiflung heraus, sondern war ganz nüchtern gestellt, etwa wie: Sind Sie gut hier herauf gekommen?

"Hans, Du weißt, daß es Dir nicht gut geht und ich Dir keine neue Leber verschaffen kann. Der Herrgott hat es so gewollt, daß Deine Leber von einem Tumor durchsetzt wird. Denk dran, Hans, wenn Du jetzt vor mir dran bist, dann nur einige kurze Jahre, wir kommen alle, wenn unsere Organe nicht mehr so wollen oder es der Herrgott nicht mehr will."

Hans nickte und sah mich ruhig an.

"Ja, ich weiß, das haben Sie mir ja schon einmal gesagt, zwar nicht so deutlich, aber schon ausreichend, daß ich's verstanden habe. Wissen Sie, lieber Doktor, ich habe schon seit mehreren Wochen mit dem da drüben erhebliche Widerworte gewechselt, aber jetzt sind wir uns einig und haben einen Vertrag geschlossen, daß wir

uns bald einmal von Angesicht zu Angesicht sehen werden, um über alles zu reden ..."
Dabei wies er mit seinem Kopf auf den Herrgottswinkel und den darin hängenden, lachenden Gekreuzigten.
"Die Zeit, die er mir geschenkt hat, läuft gerade ab und das lustige Gebimmel dazu jede Stunde erinnert mich immer daran, daß ich's ja nicht vergesse, das mit der Zeit, das mit dem Ende ..."
Er wurde sehr still.
"Hans, schau öfters auf die Uhr, sie tut ja allen gleichmäßig ticken und für jeden von uns ist das Ticken gleich lang, wenn wir auch etwas versetzt voneinander am Ende dastehen, wenn die Uhr die Endzeit zeigt. Schau, Hans, die alten Schwarzwälder haben immer Herbstblumen, Apfelrosen und Astern auf ihre Uhren gemalt, um zu zeigen, daß eigentlich die Zeit immer reif ist."
"Ja ja, die alte Uhr, die hier hängt, die hat meinem Großvater schon das Ende gezeigt, und zwar an derselben Stelle, dann meinem Vater, als er fortging nach Rußland und nie mehr wiedergekommen ist. Sie hat eine große Rolle gespielt in meiner Familie und jetzt wird sie wohl in irgendeinem Antiquitätengeschäft verschwinden, denn meine Nachkommen haben mit solchen alten Dingen nichts mehr am Hut ... Aber was soll es! Alle haben nichts mitnehmen können in die neue Welt. Wenn ich könnte, würde ich gern den Herrgottswinkel mitnehmen und die alte Uhr vielleicht und oben im Himmel in meiner neuen Wohnung als kleine Erinnerung an den Schwarzwald aufhängen. Ich hoffe nur, daß es dort oben wenigstens ein kleines Fensterchen gibt um hinunterzuschauen auf meine Berge und Wiesen. Ich muß doch wissen, was aus meinen drei Hühnern und zwei Gänsen geworden ist. Alles andere ist mir sonst ziemlich egal."
Er hatte sich beim Sprechen sehr angestrengt und hob die Hand, als ich seinen Blutdruck messen wollte. Er war fast nicht mehr meßbar, so tief waren die Werte gefallen. Ich überlegte lange, ob ich ihm noch etwas zur Kreislaufstabilisierung geben sollte, aber er erriet meine Gedanken und schüttelte nur leise den Kopf.
Ich steckte meinen Notizblock wieder weg und wir blieben minutenlang beieinander sitzen, ohne uns direkt anzusehen. Es war deutlich zu spüren, daß ihm täglich die Kräfte schwanden und ihm jede Bewegung und jedes Wort schwerfielen. Die Sonne schien

durch die kleinen Fenster und beglänzte die gegenüberliegenden Schwarzwaldhügel braun-grün und die wenigen Birken setzten ihre farbigen Tupfer auf die Wiesen und die Waldränder. Der Brunnen vor dem Haus plätscherte und gelegentlich war ein Gänsegeschnatter zu hören, wenn sie sich in den kleinen Ententeich, der unterhalb des Hauses angelegt war, begaben. Ansonsten war es friedlich, wenn da nicht das schwere Atmen des jungen Mannes gewesen wäre, der bis vor wenigen Tagen noch mit jeder Faser seines Leibes an diesem Leben gehangen war.
Zum Abschied gab er mir noch einmal beide Hände und blickte mich traurig von unten an.
“Kommen Sie wieder, Herr Doktor?”
“Gerne, morgen bin ich wieder hier und dann reden wir weiter über den lachenden Christus am Kreuz und dann wollen wir doch sehen, ob die zerhackte Zeit von Ihrer alten Uhr nicht auch noch was Lustiges bringen kann. Kommt jemand von den Angehörigen heute abend?”
“Ich weiß nicht, Sie wissen ja, ich bin ein Einzelgänger, eine Frau hat’s hierher noch nie verschlagen, meine Familie sorgt schon für mich, von denen, die mir halt geblieben sind.”
Wir schieden schwer voneinander und beider Gedanken hingen wie bleierne Schwaden in der kleinen Stube, wie wenn sie sich nicht verflüchtigen wollten. Ich verließ Hans mit einem freundlichen Winken, schloß Stuben- und Haustür hinter mir. Draußen schauten die Gänse nicht einmal mehr auf und die Hühner pickten ruhig weiter, ohne sich durch meine Anwesenheit stören zu lassen. Es wurde langsam Abend und die Schatten des gegenüberliegenden großen, bewaldeten Bergrückens wurden dunkler und dunkler. Als letztes sah ich, bevor ich um die Wegkurve bog, daß Hans eine kleine Lampe angemacht hatte, die sein Lager neben dem Kachelofen nur ein klein wenig erleuchtete.
Die Gedanken gingen weiter und blieben nicht stehen. Welchen Glauben haben diese Menschen und sie nehmen ihn als ein Teil ihrer selbst bis an die Lebenskante hinan und, wie ich bald sehen sollte, auch mit hinüber.
Insbesondere der lachende Christus am Kreuz ging mir nicht aus dem Sinn und ich hatte vor, mit ihm wegen Hans’ grauenhaftem Schicksal noch einiges zu rechten.

Der Zufall wollte es, daß ich ihn am nächsten Tag nicht besuchen konnte, am Abend nach einem arbeitsreichen Tag im Krankenhaus und in der Praxis hörte ich von unserer Assistentin, daß Hans von den Angehörigen bewußtlos aufgefunden und ins benachbarte Krankenhaus eingewiesen wurde. Dort habe er noch zwei Stunden gelebt und sei friedlich verstorben.
Ich hätte so gerne noch etwas mit ihm besprochen, die Sache mit dem lachenden Christus am Kreuz, aber jetzt war es zu spät. Ich dachte ganz intensiv an ihn und glaube, daß ich verstanden hatte, was er mir vor einem Tag noch sagen wollte: Keine Angst, ich bin auf dem Weg schon weiter als Du, lieber Doktor, und da wo ich jetzt stehe, da kommst Du auch bald hin, also mach's gut, Du, der Doktor und ich, der einfache Postbote und Kleingütler aus dem hintersten Gremmelsbachtal ...
Einige Tage später kamen ein paar entfernte Verwandte von Hans abends nach der Sprechstunde zu mir mit einem Paket, das in altem Zeitungspapier eingewickelt war.
Hans hatte wohl am letzten Lebenstag auf einem kleinen Zettel mir die alte Uhr und das Kreuz vermacht, eben jenes Kreuz mit dem lachenden Christus, mit dem ich so viele Schwierigkeiten hatte.
Da lag es nun vor mir und ich wußte nicht, was ich damit anfangen sollte. Die alte Uhr hing gleich an meinem Arbeitsplatz in meinem Studierzimmerchen und mahnte mich von ersten Ticken an den Herzschlag von Hans, der jetzt aufgehört hatte und hier bei mir mechanisch weiterschlug. Als ich es genauso versuchte, mit einem Nagel und einer Schnur den lachenden Christus daneben zu hängen, hemmte mich etwas, nämlich die Überzeugung, diesem lachenden Sterbenden einen Platz bei mir zu geben, hatte ich doch noch nie gesehen, daß der Tod ein freundliches Gesicht hatte. Trotzdem hängt er bis auf den heutigen Tag in meiner Reichweite, Hans, die tickende und oft stehenbleibende, alte Uhr und der lachende, leidende Christus am Kreuz.
Fremde Leute wohnen jetzt auf dem Hof, junge mit kleinen Kindern, das Haus ist nicht restauriert, sondern gleich geblieben wie vorher und draußen scharren ein paar Hühner mehr und zetern noch einige neue Gänseriche um ihren Futterplatz.
Hans hatte dieses Paradies nur für kurze Zeit verlassen, um in ein anderes hinüberzugehen, das in seinem Glauben so existent war

wie der lachende, sterbende Christus am Kreuz. Das war für ihn kein Widerspruch.
Komisch, daß ich mir später die Heiligen so vorgestellt habe. Sein Glaube war tragfähiger als unser brüchiges Wissen ...

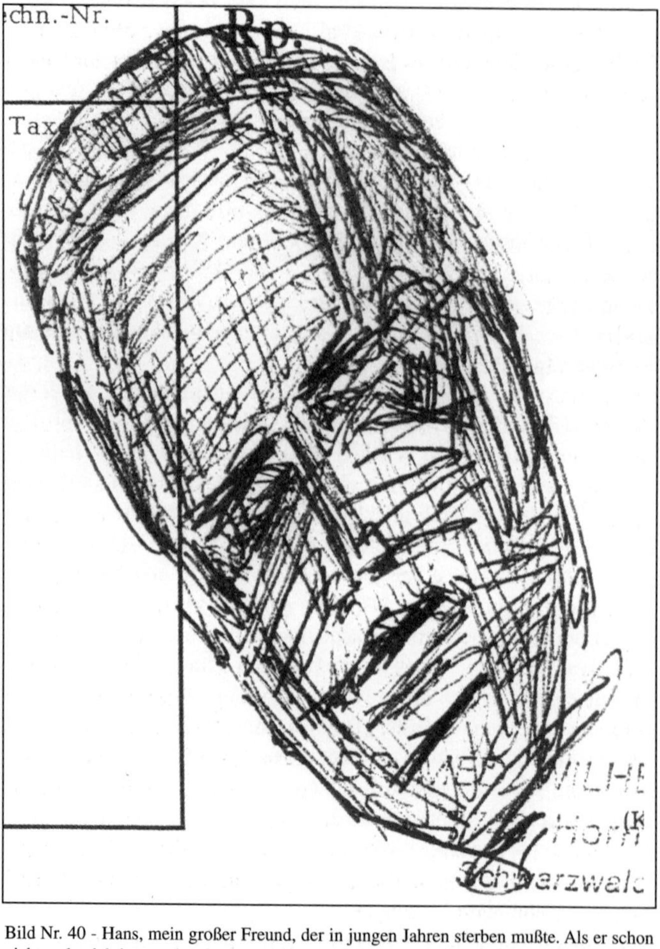

Bild Nr. 40 - Hans, mein großer Freund, der in jungen Jahren sterben mußte. Als er schon nicht mehr richtig sprechen konnte, habe ich versucht, ihn mit Bleistift aufs Papier zu bannen. Er kämpfte und verlor mit der größten Gottergebenheit.

Bleistiftzeichnung 1979

Kapitel XXXVII
"... Um's am Ende gehen zu lassen, wie's Gott gefällt ..."

In einem schönen Seitental an der oberen Gutach mitten im tiefsten Schwarzwald geht ein schmaler Weg einen sanften Hügel hinauf, der oben von einem großen, typischen Schwarzwaldhof gekrönt ist. Ein besonders schönes Exemplar ist dieser Hof nicht nur wegen seiner beherrschenden Lage, sondern auch wegen seines schönen Türmchens, das wie ein Bleistift oder ein spitzes bayerisches Kirchtürmlein in den blauen Himmel ragt. Seit vielen Generationen lebt eine brave Familie darin, arbeitet, gründet neue Familien, um am Ende immer weniger zu werden, nicht so sehr wegen der mangelnden Kinderfreudigkeit, sondern weil seit dem letzten Krieg auf solchen Höfen nach Ansicht der meisten Menschen hier in diesem Tal nicht mehr so viel Platz ist, um alle ernähren zu können, zudem gilt bei den Leuten nur noch jemand, der unten in der Keramikfabrik arbeitet oder Hilfsdienste in einer Metallpresse leistet oder kleine Elektrostöpselchen in Schalttafeln steckt, was immerhin mehr Geld einbrachte, als der größte Hof im prächtigsten, breiten Gutachtal.

Die alte Bäuerin war mir schon seit langem bekannt, meistens hatte sie mit ihrer Gallenkolik zu tun und mich nächtens schon das eine oder andere Mal an ihr Krankenlager gerufen, in dem sie sich meist vor Schmerzen hin und her wand, für leichtere Schmerzen brauchte sie nie einen Arzt. In der Familie lebte nur noch der alte Bauer, der recht und schlecht die Arbeit auf dem Feld verrichten konnte, aber der Wald war schon längst in Lohnarbeit vergeben, weil er das Hantieren mit der schweren Motorsäge nicht mehr schaffte. Der Sohn war nur noch abends auf dem Hof und versorgte notdürftig, was die alten Eltern ihm an Arbeit übrig ließen und war ansonsten im Akkord am Band unten im Tal beschäftigt. Vor kurzem hat man ihn mit einem gesund aussehenden, stämmigen, rotwangigen Mädchen auf dem Heckenfest gesehen, so daß man allgemein annahm, daß die Misere der aussterbenden Höfe zumindest in diesem Fall ein gutes Ende nehmen könnte.

"Die Oma Antonia hat einen Besuch angemeldet, Herr Doktor, Sie wissen, wenn sie ruft, dann ist es wirklich ernst ..." meinte unsere Anna, die langjährige Assistentin der Praxis. "Ich hab auch schon gefragt, ob es wieder das alte Leiden mit der Gallenblase ist, aber sie meinte, es wäre alles viel schlimmer und der Doktor solle doch noch einmal vorbeikommen."

"Notiert ... was noch?"

Es war die typische Zeit, die Besuche auf den Höfen in den abgelegenen Seitentälern zu beginnen, meist am späten Nachmittag, bevor die Nacht ganz hereinbrach, denn dann waren die Wege nicht mehr so sicher zu befahren. Also trollte ich mich mit einer langen Liste von 20 hilfesuchenden kranken Menschen aus dem ganzen Sprengel der weit verzweigten Gemeinde. Es war schon früher Abend, als ich mit dem letzten Licht den schönen Hof hoch über dem Tal erreichte, der in der untergehenden Sonne gerade noch oben am Türmchen ein warmes Licht reflektierte, während der übrige Hof bereits im Schatten eines steil aufsteigenden, gegenüberliegenden Waldhügels stand. Es war still auf dem Hofplatz und nur das gelegentliche Murren und Stampfen der Tiere im Stall zeugte von Leben. Vom Federvieh war nicht mehr viel zu sehen außer zwei oder drei Enten, die sich im Hofweiher tummelten. Der alte Bauer kam mir an der Tür bereits entgegen.

"Gut daß Sie kommen, Herr Doktor, wir wissen uns alle nicht mehr zu helfen, ich glaube, die Oma ist widersinnig geworden ..."

"Verrückt geworden, wieso denn das? Ich hab sie doch noch vor sechs Wochen besucht, da war es nur die Gallenblase ..."

Er hielt mich am Ärmel fest.

"Herr Doktor, Sie müssen wissen, daß es das alte Leiden ihrer Familie ist, ihre Schwester und ihr Vater, die sind alle keines normalen Todes gestorben, wenn Sie wissen, was ich meine ...", dabei blickte er mich mit traurigen, vielsagenden Augen von der Seite an.

"Ist eine Depression in der Familie? Das habe ich nicht gewußt!"

"Sie nicht, aber der alte Doktor hatte sehr viel damit zu tun, auch schon in der letzten Generation, da sind viele schlimme Dinge vorgefallen."

Langsam ging er vor mir her, auf seinen Stock gestützt, öffnete die Haustür und wir verschwanden beide im Halbdunkel des Ganges, in dem die Türen zur Stube und zur Küche weit offenstanden. Es war unordentlich überall und man merkte deutlich, daß die Frau des Hauses fehlte und die alte Oma es nicht mehr schaffte, alles so

in Ordnung zu halten, wie es sein sollte. In der Stube ging es über eine schmale, nur etwa mannsbreite Stiege hinauf ins elterliche Schlafzimmer. Ein beißender Geruch empfing mich schon beim Öffnen des kleinen Treppenhauses.
"Herr Doktor, gehen Sie bitte vor, ich brauch sehr lange, bis ich oben bin, wissen Sie, mein Hüftgelenk ..."
Oben angekommen fand ich die alte Mutter Antonia mit aufgelösten, wirren, grauen Haaren. Nichts mehr von der streng gescheitelten Frisur der alten Mutter Antonia mit dem zerfurchten, aber liebevollen Gesicht, das sich ganz besonders dann zeigte, wenn der Hofhund an ihr hochsprang, die Hühner sich um sie herum versammelten, wenn sie auch nur schon mit dem Futtertrog kam und die Gänse laut schnatternd an ihr herumzupften, wenn für sie nichts mehr übrig blieb. Es lag ein völlig anderer Mensch im Bett, den ich so noch gar nie gesehen hatte. Die Bettlaken waren schmutzig, überall standen Reste von Essen herum und zahlreiche dicke Wassergläser halb gefüllt an verschiedenen Stellen des Bodens. Das Kissen war bereits seit Wochen nicht mehr gewechselt worden. Ich war erschrocken. Konnte innerhalb von so kurzer Zeit ein alter Mensch, der auf sein Äußeres und vor allen Dingen auf seine Haltung größten Wert legte, derart abstürzen?
Vor mir lag ein Wrack, ein Schattenbild der einstigen Würde einer alten Bauersfrau, die vor wenigen Wochen noch jedem Familienmitglied und den Besuchern Respekt abverlangte.
"Oma Antonia, was ist mit Ihnen? Haben Sie Schmerzen?"
Sie blickte mich wirr und wie aus einer anderen Welt an.
"Wer sind Sie? Was wollen Sie von mir? Ich habe Sie nicht gerufen, also gehen Sie bitte wieder."
Ich kramte nach meinen Utensilien, nach Stethoskop, Blutdruckgerät, Spatel und Taschenlampe und begann meine Untersuchung, die sie anfänglich widerwillig über sich ergehen ließ. In den schmutzigen Laken fand ich beim Abhören ein abgegriffenes Gebetbuch, eine Bibel, die halb aufgeschlagen zwischen die Matratzen eingeklemmt war, dazu lag sie noch auf ihrer Brille, von der ich jedoch glaubte, daß sie über ihren Gebrauch jetzt in diesem Zustand nicht mehr Bescheid wußte.
Physisch war sie gleich wie immer, der Bauch war in Ordnung, die Gallenblase nicht schmerzhaft verändert, die Neurologie

unauffällig, das einzige, was äußerlich auffiel, war die welke Haut - sie muß in den letzten Tagen nicht mehr viel gegessen und getrunken haben.
“Oma Antonia, was ist denn? Ist etwas passiert, was ich wissen müßte?”
“... Nein, nein, es ist alles immer dasselbe, ich hätte nie hierher kommen dürfen, es ist alles schief gegangen und jetzt bin ich an allem schuld ...”
Ich konnte mir keinen Reim darauf machen, setzte mich geduldig neben das Bett, begann die Essensreste zusammenzustellen und gab sie dem alten Bauern mit, sie nach unten zu versorgen, was er auch widerspruchslos tat. Als er an der Treppe verschwunden war, setzte sie sich plötzlich auf und fing schrill an zu reden:
“Der ist schuld, der alte Bauer, was mußte er mich auch hier in den Schwarzwald ziehen, wo ich unten auf der Ebene zu Hause war, glücklich und zufrieden ...”
“Aber Oma Antonia, das ist doch nun schon lange her, über 40 Jahre, seit Sie aus dem Untertal hierher gekommen sind” begann ich vorsichtig eine Entgegnung, um zu testen, wie weit sie noch bei Sinnen war. Aber es kam ganz anders, glasklar und scheinbar ganz sinnvoll.
“Und wenn es über 40 Jahre her sind, so hat man mich doch vor 40 Jahren wie einen Gefangenen hierher gebracht, ich mußte ein ganzes Leben arbeiten, für andere Leute den Dreck wegmachen, erst die schwere Feldarbeit, dann zu Hause den Alten versorgen und jetzt kann ich einfach nicht mehr, ich will nicht mehr ...”
Das Wirre des ersten Momentes meines Besuches war jetzt wieder einer ziemlichen Klarheit gewichen, was ich in der kurzen Zeitspanne gar nicht für möglich hielt.
“Alles habe ich ihnen gegeben, dieser Familie, meine Gesundheit, meine Jugend unten im schönen Tal und jetzt muß ich in diesen schwarzen Bergen wie in einem Gefängnis sitzen. Kein Mensch war mehr da, der mit mir lachte und scherzte, sondern nur noch Arbeit, Arbeit, Arbeit ... Und Sorgen dazu, jede Menge. Ich will nicht mehr, ich kann das nicht mehr” und dann sank sie weinend in ihrem schmutzigen Kissen zusammen und rieb sich mit ihren knochigen Fingern die Augen und das Gesicht.
Ein Bild des Jammers.

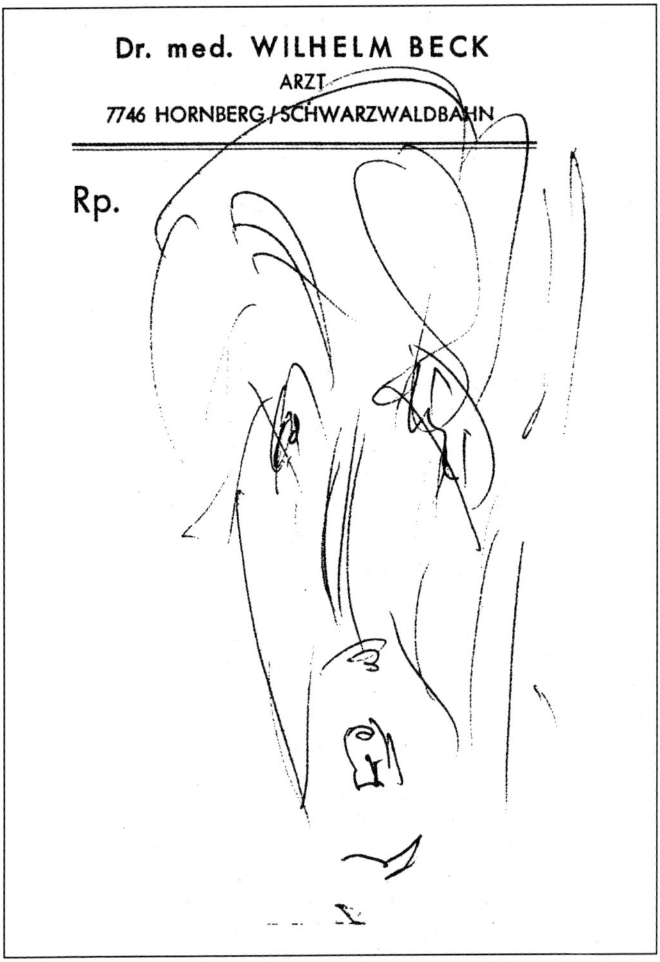

Bild Nr. 41 - Oma Antonia, wie ich sie noch in Erinnerung habe. Ihr Geist war weit weg, manchmal aber wieder ganz verständig. Man konnte sich tiefsinnig mit ihr unterhalten, aber nach außen hin galt sie als verrückt. *Bleistiftzeichnung 1978*

“Ich brauche jetzt jemand, mit dem ich reden kann, ich brauche jemand, der mir hilft. Wo ist der alte Doktor?”
“Der alte Doktor kann nicht kommen, er ist selbst krank und

schafft den Weg hier herauf im Augenblick nur sehr schwer. Jetzt nehmen Sie halt mit mir vorlieb, ich werde auch mein bestes tun. Oma Antonia, soll ich Sie in ein Krankenhaus einweisen?"

Die Wirkung war unerwartet. Unartikulierte Laute und gestikulieren waren die Folge, daß ich eventuell daran dachte, sie hier schnell wegzuholen. Der Gedanke wurde auch sofort wieder fallengelassen. Recht ratlos standen ich und der zwischenzeitlich wiedergekommene Bauer um das Bett und jede Gallenkolik, jeder Nierenstein oder sogar ein Tumorleiden wären mit größerer Akzeptanz aufgenommen worden als das Daliegen der alten Bäuerin mit ihren wirren Augen. Aus meinen Vorlesungen in der Psychiatrie erinnerte ich mich noch an einige Medikamente, die man in einem solchen Fall verabreichen sollte. Die Liste auf dem Rezept wurde lang, die genaue Dosierung eingetragen und in meiner Tasche fand sich nach längerem Suchen auch das wichtigste Fläschlein mit Atosil-Tropfen, das ich dem danebenstehenden Bauern versuchte, zu erklären. Mit ungelenker Handschrift wurde ein Zettel beschrieben, der anschließend mit einem Reißnagel an die Bretterwand des Schlafzimmers befestigt wurde: Dreimal täglich 10 Tropfen Atosil nach dem Essen.

Keine Ahnung, ob die Therapie anschlagen würde oder nicht und ob die zusätzlichen Medikamente das Equilibrium der alten Patientin wieder zulassen würden, das war auch höchst fraglich. Am liebsten hätte ich die gute Mutter Antonia in die benachbarte Landesklinik eingewiesen, aber sie wollte nicht.

Gedankenverloren über die Macht dieser psychischen Erkrankung und vor allen Dingen meine Ohnmacht verließ ich den alten Hof, vorbei an Kapelle, Scheune, Mühlrad, grünen Wiesen - in diesem Fall eine fröhliche Idylle, in der man einen derartig schwerwiegenden geistigen Defekt eigentlich gar nicht vermutet hätte. Hier war alles Postkarten-Harmonie und drin war die Welt zerbrochen.

Viele Stunden später, als ich bereits wieder im Wartezimmer die noch verbliebenen Patienten nach angestrengter Tagesarbeit abzählte, kam mir der Gedanke, nach Mutter Antonia zu fragen. Die Verbindung mit dem alten Hof, der neuerdings auch Telefon hatte, war schnell hergestellt.

"Lieber Doktor, Ihre Medizin hat gut gewirkt. Sie liegt jetzt schon seit etlichen Stunden und schläft. Zwischendurch hat sie sogar etwas gegessen. Ich denke, daß wir sie so hinbekommen, wie Sie es gesagt haben."

Die Nachrichten waren sehr beruhigend und ich schärfte den Bauersleuten ein, daß sie sie ja nicht aus den Augen lassen und bei der geringsten Änderung mich anrufen sollten.

"Die Krankheit von Mutter Antonia ist schwer und es gibt in ihrem Alter keine Heilung, sondern nur eine gute Pflege. Also, paßt rund um die Uhr auf sie auf und wenn Ihr's nicht mehr schafft, dann müßt Ihr Euch mit dem Gedanken abgeben, sie doch einmal in eine Klinik zu tun ..."

Die psychiatrischen Landeskliniken der Umgebung waren aber bei den einfachen Leuten gefürchtet, geradezu ein Fanal. "Geh nach Fußbach!" war so etwas wie eine schlimme Todesnachricht.

Für den nächsten Morgen hatte ich mir vorgenommen, sie gleich vor der Visite im Krankenhaus zu besuchen, um zu sehen, wie sie die Nacht verbracht hatte. Ein klein wenig war ich stolz darauf, daß meine Standard-Psychosen-Therapie, die ich mir genau aus den Vorlesungen der Pharmakologie und der inneren Medizin abgeschrieben hatte, so gut wirkte. Einen schizophrenen Menschen mit Medikamenten zu therapieren, das war unmöglich, aber das Eingreifen in seinen Hirnstoffwechsel versprach doch zumindest das Atenuieren seiner Symptome. Und da gab es ja auch noch immer den Rat, die Patienten keinen Moment aus den Augen zu lassen ...

Etliche Stunden später wurde ich unsanft aus der Lektüre der Zeitung geweckt. In der Ferne quälte sich ein Martinshorn durch die weit verbreiteten Täler, kam aber immer bedrohlicher dem Dorf näher. Nun muß man wissen, daß ein Martinshorn für einen Städter eher eine Lärmbelästigung darstellt, nicht so für einen Landarzt, insbesondere wenn er am betreffenden Tag Dienst hat oder wenn er gar einen schwierigen Fall in irgendeinem Außenbezirk liegen hatte, der eine lebensbedrohliche Situation bieten konnte. Ich wurde unruhig, vergaß meine Zeitung und versuchte sofort, die Notrufzentrale der benachbarten Stadt anzurufen.

Besetzt.

Erneuter Versuch ... wieder besetzt.

Nun, es wird ja wohl nicht so schlimm sein, denn sonst hätte man mich ja gleich angerufen. Jetzt war es deutlich zu hören, daß gleich mehrere Notfahrzeuge unterwegs waren und die schwachen

Stimmen des Rotkreuzautos wurden durch die noch lauteren Signale der Feuerwehr verstärkt.
Das Telefon klingelte.
"Endlich, Herr Doktor, warum ist Ihr Telefon immer belegt? Es ist etwas Schlimmes passiert. Es gibt einen brennenden Hof im oberen Tal und es scheint, daß man Sie braucht. Bitte gehen Sie gleich dorthin, Genaueres weiß ich auch noch nicht."
Im Vorbeigehen nahm ich das Notfallbesteck, die Tasche mit den Medikamenten und rannte los zu meinem alten Käfer, der natürlich in solchen Fällen besonders langsam anzuspringen gedachte.
Ein Hof brennt? Solche Katastrophen gab es hier nur ganz selten, aber wenn überhaupt, dann war es meist schwierig, Menschen und Tiere aus der Enge der alten Bauernhäuser herauszubekommen.
Ich fuhr den Notfallsignalen einfach hinterher, immer das Städtchen hinauf, dann hinein in ein kleines Seitental. Menschen standen schon an der Fahrbahn und zeigten auf eine dicke Rauchsäule, die aus dem Ende des Tales zu kommen schien.
Aus dem Ende des Tales? Menschenskind, das war doch der Hof, wo ich noch vor wenigen Stunden war, der Hof von Mutter Antonia?
Ein paar Kurven weiter und die Frage wurde zur Gewißheit. Dicke Rauchschwaden kamen aus dem großen roten Dach, das zum Teil bereits abgedeckt war und aus dem meterhohe Flammen schossen. Um den Hof herum blinkte es bereits blau von vielen Autodächern und ganze Schwärme von Feuerwehrleuten versuchten vergeblich, die riesigen Flammen zu löschen. Auf dem Hof standen die gesicherten Maschinen, dazwischen rannten Hühner, Schweine und Kühe durcheinander, die mühsam von den Feuerwehrleuten eingesammelt wurden.
"Ist jemand im Haus?"
Meine Frage wurde kaum gehört, denn alles rannte und beeilte sich.
"Nein, Herr Doktor, alle sind herausgekommen, auch das Vieh, aber die Oma Antonia fehlt ..."
Ich wollte mit Tasche und Notfallbesteck auf das Haus zugehen, aber zwei Dinge hielten mich gleichzeitig ab, der Rauch, die enorme Hitze und ein schützender Feuerwehrkommandant, der mit Kopfschütteln auf mein Vorhaben reagierte und mich an der Schulter zurückhielt.

“Lieber Doktor, was Sie auch vorhaben, da hinein geht niemand mehr, das Haus ist verloren und wir versuchen auch nur, die umliegenden Gebäude zu retten. Wenn noch jemand drin ist, dann haben wir jetzt keine Chance ...”
Mit hochrotem Gesicht und schmutzigem Schweiß darauf drehte sich der helmbewehrte Mann wieder seinen Kollegen zu.
“Mehr links, ein Rohr vorne in die Stube ...”
Währenddessen trieb man das Vieh in den großen, angrenzenden Schopf, der vom Haus etwa 100 Meter entfernt und einigermaßen sicher vor der Feuersbrunst war.
Meine Aufgabe war beendet, bevor sie überhaupt anfing. Ich hatte alle gesehen, die ich vor wenigen Stunden bei Mutter Antonia noch bemerkte. Sie waren alle mit heiler Haut und ohne jede Blessur herausgekommen, wenn ihnen auch der Schock im Gesicht stand. Mutter Antonia muß wohl im Haus gewesen sein, denn die Angehörigen blickten mit erschreckten Augen auf das, was von ihrem Haus noch übrig war. Immer wieder erhob sich ein riesiger Funkensturm, wenn einige Balken in das Haus hineinstürzten und mit Knistern zu Asche verbrannten.
Ich wollte eben meine gutgemeinten, lebensrettenden Utensilien wieder verpacken, da fiel mir oberhalb des Hofes am Waldrand eine weiße Gestalt auf, mit weißem, langem Kleid, einem grauen Kopf ... Mutter Antonia! Ich rannte weit um den brennenden Hof herum und war nach wenigen Minuten in ihrer Höhe oberhalb des grausigen Schauspiels. Sie saß, mit Nachthemd und Pantoffeln bekleidet, am Wegrand und hatte wohl den besten Überblick über den brennenden alten Hof, der seit Generationen die Heimat ihrer Familie war.
Sie lachte, lachte still vor sich hin und nur manchmal, wenn wieder ein großer Teil des Hauses in sich zusammenstürzte und eine gewaltige Funkengischt in den Himmel schmauchte, lachte sie etwas lauter. Dabei hielt sie ihre Hände vor sich wie zum Gebet gefaltet.
Sie bemerkte nicht, daß ich plötzlich neben ihr stand.
“Mutter Antonia, ist alles in Ordnung, was ist denn passiert? Wie sind Sie aus dem Haus herausgekommen?”
Gerade eben fiel ein großer Teil des hinteren Hauses in sich zusammen und sie klatschte mit Begeisterung Beifall.
Das Stroh und das Korn samt der ganzen Ernte brannten jetzt

lichterloh und der verbrannte Geruch verbreitete sich im ganzen Tal.
“Grüß Gott, grüß Gott” meinte sie, ohne ihr Gesicht von dem Schauspiel abzuwenden, “es hat so kommen müssen, Großmutter hat es schon gesagt, es hat so kommen müssen ...”
Dabei klatschte sie in ihre Hände und sah mit irrsinnigen Augen und lachendem Gesicht auf die brennenden Reste.
“Wenn niemand mehr das schöne alte Gut weiterführen möchte und alle nur gehen, dann kann ich’s doch auch anzünden, nicht ...?”
Ich war entsetzt und wußte nicht, was ich dazu sagen sollte.
Langsam hob ich die alte Bauersfrau vom Wegrand auf und sie ging widerwillig mit mir in Richtung der schon auf mich zurennenden Rotkreuzkollegen, die von ferne wohl darauf aufmerksam wurden, daß ich noch einen Angehörigen des Hofes unversorgt gefunden hatte.
Freundlich wurde die alte Dame in Empfang genommen, was sie ohne großen Widerstand auch geschehen ließ.
“Was hat sie, Herr Doktor, ist sie verletzt?”
“Nein, nicht wirklich, aber sie ist im Kopf nicht mehr ganz richtig ...”
Der fachmännische Blick des Rotkreuzführers schätzte die Großmutter ein.
“Schock, klassischer Schock, sofort Schocktherapie einleiten. Bitte Herr Doktor, legen Sie gleich einen Zugang, die Medikamente kommen in zwei Minuten”, sprach’s und rannte seinen beiden Untergebenen, die Oma Antonia zwischenzeitlich auf die Bahre gelegt hatten, voraus. Man hatte den Eindruck, daß er über den Fund der alten Großmutter recht froh war, denn jetzt gab es auch für die Herren des Roten Kreuzes etwas zu tun und nicht nur für die eifrig vergeblich löschenden Kollegen aus der Feuerwehrzunft.
Die wirren Worte von Oma Antonia waren mir noch im Ohr. Niemand hatte sie gehört außer mir. Was sollte ich mit meiner Kenntnis jetzt tun?
Ich ging zurück zu Oma Antonia, die nun ordentlich auf einer Rotkreuztrage lag.
Sie sprach jetzt nicht mehr und ihr linker Arm hing schlaff nach unten. Ein Zugang war gleich gelegt und ich wunderte mich über den plötzlich nachgelassenen Widerstand, den ich eigentlich beim

Stechen in den Arm mit einer großkalibrigen Kanüle in der Regel erwartete.
Die Infusion lief und ein Blick auf Oma Antonias Gesicht verriet mir, daß sich etwas anderes eingestellt hatte. Der linke Mundwinkel hing tief herunter, das linke Augenlid war eingefallen und aus dem Mund kamen nur noch unartikulierte Laute, die Zunge gehorchte ihrer Besitzerin nicht mehr - Oma Antonia hatte einen schweren Schlaganfall erlitten.
"Ihr Herren vom Rotkreuz, bitte fahren Sie Oma Antonia ins nächste Krankenhaus, das am Weg liegt, Ihr seht ja, sie hat einen Schlaganfall und ob sie sich von dem wieder erholt, wissen wir nicht."
Vom Hof waren nun nur noch Teile übrig, die mit ungeheurer Hitzeverbreitung herabglühten. Die Luft war unerträglich heiß und es roch intensiv nach Verbranntem, als man versuchte, Oma Antonia mit Blaulicht in höchster Eile ins nächste Krankenhaus zu fahren.
Für mich gab es nichts mehr zu tun und ich bedankte mich beim Kommandanten und beim Rotkreuzführer und wollte gehen, nicht ohne noch zu fragen, ob etwas zu tun war.
Die Angehörigen des Hofes waren damit beschäftigt, das Vieh zu bändigen und man begann sich schon darüber zu unterhalten, wie man wohl über den Winter kommen würde ohne die jetzt brennende Ernte ...
Auf meine Frage, wie denn das Feuer entstanden war, meinte der junge Bauer nur etwas von einem Generator im Stall, den er für die Milchmelkmaschine brauchte und der ihm schon längere Zeit funkensprühend Ärger gemacht hatte.
Das Entsetzen stand ihnen allen ins Gesicht geschrieben ...
"Herr Doktor, auf ein Wort."
Der Rotkreuzführer hielt sein Funktelefon krampfhaft an sein Ohr gepreßt und nickte nur.
"Herr Doktor, gerade ruft mich die Leitstelle an, um uns mitzuteilen, daß die alte Mutter kurz vor Eintreffen ins Krankenhaus gestorben ist. Jetzt haben wir doch ein Opfer, ein indirektes ..."
Die Macht der Psyche und die Ohnmacht der Psychiatrie, sie beeindrucken mich bis heute.
Die Ursache des Brandes wurde am nächsten Tag im Offenburger Tageblatt als überhitzter Stromgenerator angegeben.

Kapitel XXXVIII
Ungeahntes

“Komm, geh einfach mit und schau Dir die alte Bäuerin einmal an. Sie ist ein Lehrstück für Eure medizinischen Vierfarbdruck-Hochglanzfolianten, so wie es nämlich nicht da drin steht ...”
Der alte Landarzt setzte seinen alten Filzhut in den Nacken und machte ein trotziges Gesicht.
“Ich weiß, daß ich damit Deine hohe medizinische Fakultät anlästere samt den Skribifaxen der Lehrbuchdidaktik, aber ich will Dir hier einmal ein Krankheitsbild zeigen, das Du so sicherlich nicht finden wirst ...”
Der alte Käfer holperte mühsam über tiefe Schlaglöcher, Wiesenraine und Waldwege einem kleinen Hof im oberen Seitental des Reichenbachs zu.
Ich war gespannt, was ich jetzt wieder zu sehen bekommen würde, denn eine derartige Aufforderung, mir etwas Außergewöhnliches anzusehen, bekam ich fast täglich. Nichts hatte meinen Erfahrungsschatz so sehr bereichert wie eben diese Ankündigungen, mir einmal etwas anzusehen, was nicht in den Hochglanzbroschüren der medizinischen Fakultät stand, nicht deshalb, weil man hier davon nichts wußte, sondern eher deshalb, weil man in dieser Gegend der äußersten Abgeschiedenheit des hinteren Schwarzwaldes gar nicht an solche hohen medizinischen Probleme dachte.
Auf einem schönen Vorplatz steht ein alter Hof mit wuchtigem Dach, wie er in den Schwarzwaldhöhen üblich ist. Nur an der Stirnseite war zu sehen, daß man über viele Jahrhunderte daran herumgearbeitet hatte, sein ursprüngliches Gesicht war durch viele Überarbeitungen verändert und die Fenster der ersten Reihe standen windschief zueinander. Der alte Volkswagen kam inmitten einer aufgeregten Hühner- und Gänsevereinigung, die federstiebend auseinanderging, zum Stehen und an der Türe wartete schon Andres, der alte oder, besser gesagt, zu schnell alt gewordene Bauer, mit seinem massigen Oberkörper an dem unteren Teil der Haustüre lehnend.
Kaum stand der Motor, da tönte auch schon aus dem angrenzenden Hausflur: “Ernestine, kumm, der Doktor ischt do.”
Der freundlich, aber mit auffallend leerem Gesicht und stumpfen

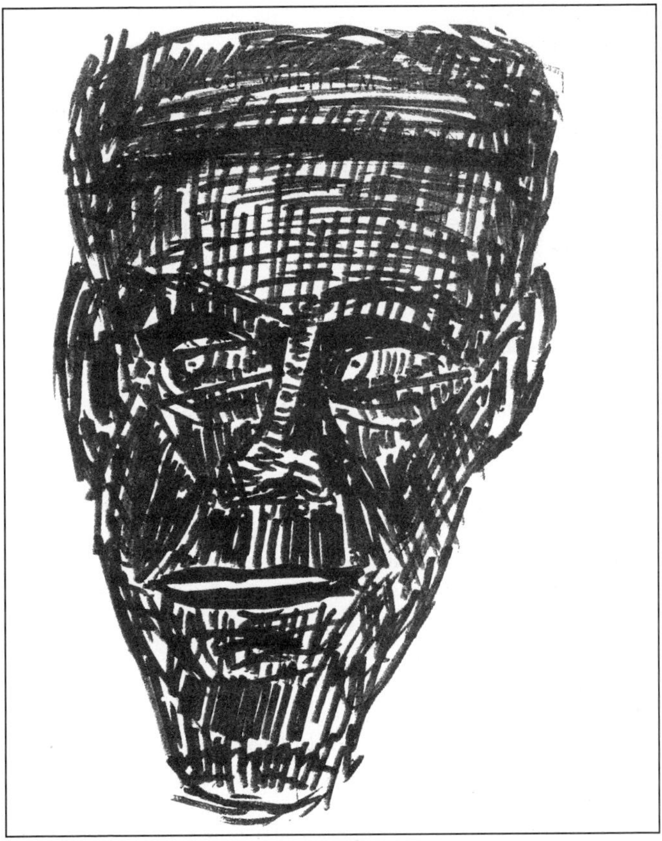

Bild Nr. 42 - Andres hatte seit vielen Jahren einen Morbus Korsakow, eine alkoholbedingte Demenz, was aber nicht hieß, daß er nur noch dumm war. Unter einer tiefen Schale blitzte gelegentlich die Intelligenz eines alten Fürstenbergischen Oberjägers samt seiner unübertrefflichen Originalität.
"Doktor, gibscht Du mir eine Zigarette? ..." *Filzstiftzeichnung 1978*

Augen uns mühsam ansehende Bauer verzog keine Miene, als er das sagte und man merkte deutlich, daß es in seinem Kopf nicht mehr ganz so richtig voranging, wie es eigentlich üblich war.
"Ein Korsakow, hast Du es noch nicht gemerkt?"
Ganz leise, aber überdeutlich kam es zwischen dem Filzhut und Lodenmantel aus den Mundwinkeln heraus.

“Ah ja ...”.
“Du weißt hoffentlich, was ein Korsakow ist. Und ich hoffe, daß Du nicht erst eine ausgiebige neurologische Feindiagnostik erheben mußt, um dieses Krankheitsbild schon über einen großen Schwarzwälder Hofplatz diagnostizieren zu können, auch wenn der Bauer mit dem Unterteil noch hinter seiner halben Tür steht” kam’s knochentrocken zu mir herüber. Zwischen all den Hühnern hindurch, an den zeternden Gänsen vorbei stand ich vor dem Bauern, der mich immer noch mit demselben Blick maß wie zuvor.
“Doktor, gibscht Du mir eine Zigarette?”
“Andres, ich rauche leider nicht, aber ich bin hergekommen als Arzt, um Sie zu untersuchen ...”
“Doktor, hast Du mir eine Zigarette?”
Jetzt erst merkte ich, daß ich gar nicht der Doktor war, sondern der alte Chefarzt, der nach einem kurzen Blick in den Stall wieder zu uns herüberkam.
“Natürlich, Andres, ich hab Dir eine Zigarette, aber erst dann, wenn Du Deine Spritze bekommen hast, vorher nicht ...”
Langsam ging die Tür auf und anstatt auf den Landarzt zuzugehen, ließ er die Hose ein Stückchen herunter, und zwar nur soviel, wie man gerade brauchte, um eine intramuskuläre Spritze zu verabreichen.
“Doktor, do hosch’s Fidle, gibscht mer jetzt e Zigarett?”
Währenddessen wurde eine Fertigspritze aus der Tasche genommen und eh man sich’s versah, war zwischen Tür und Angel die intramuskuläre Injektion bereits fertig.
“Da, Andres, hier hast Du Deine Zigaretten” und aus seiner ausgebeulten Tasche des alten, verfilzten Lodenmantels klaubte der alte Medikus zwei Zigaretten heraus, krumm, bucklig und eingerissen, wie sie schon waren.
Der Kranke nahm sie begierig und verschwand sofort in der Stubentüre, hinter der man ein altes Benzinfeuerzeug vergeblich ratschen hörte.
“Ernestine, hesch Du Füer, gib mir en Span ...”
Und aus dem nächsten, der Stube angrenzenden Raum kam eine alte, schwarzgekleidete, gebeugte Frau mit einem Holzspan, der an einer Seite noch glimmte. Andres nahm ihn gierig aus ihrer Hand und steckte sich die erste Zigarette an, die er genußvoll inhalierte.

Damit war seine ganze Konversation bereits beendet, weder kam ein Danke noch eine Bitte nach mehr Zigaretten.
Die alte Bäuerin war wegen ihrer schwarzen Kleider, dem langen Rock und ihrem Kopftuch fast nicht richtig zu erkennen, aber jetzt langsam, als sich die Augen an das dunkle Licht der Stube und der Küche gewöhnt hatten, fiel mir auf, daß ich sie schon mehrfach in der Praxis gesehen hatte, dann aber blitzsauber angezogen in der alten, schönen Schwarzwälder Tracht. Jetzt war sie in einem dunklen, trachtenähnlichen Gewand, das bis zu den Füßen reichte, darunter lugten zwei uralte und zerfledderte Strohschuhe heraus, unter die ein Stückchen Autoreifen gebunden war. Freundlich begrüßte sie den alten Doktor und nicht minder freundlich auch den jüngeren, den sie auch schon das eine oder andere Mal bei ihren Besuchen im Städtchen gesehen hatte.
“Lieber Doktor, es ist schön, daß Sie wieder einmal hier herauf kommen und ich bin besonders froh, daß Sie vor dem Wochenende gekommen sind, denn der Andres braucht dringend seine Spritze, sonst hätte er mir die nächsten drei Tage zur Hölle gemacht und Sie wissen doch, ich gehe so gerne am Sonntagmorgen in die Kirche hinunter, wegen der schönen Predigt vom Herrn Dekan Sütterlin ...”
Im Vorbeigehen schaute ich mir die Fertigspritze an, die noch leer auf der Fensterbank lag. Ein altes Antidepressivum und Neuroleptikum, sicherlich etwas, was es bereits vor dem Krieg gegeben hatte.
Andres, der gar nicht so alte Bauer, rauchte in tiefen Lungenzügen seine geschenkten Schätze und sagte kein Wort mehr.
“Kommen Sie doch herein in die Küche, die Doktoren, aber ich weiß nicht, ob sie gut genug für Sie ist ...” meinte die Bäuerin freundlich und setzte uns zwei alte Hocker an die Wand der dunklen und an der Decke rußgeschwärzten Küche. Der Fußboden bestand aus gestampftem Lehm und in der Mitte waren einige grobe Steine altarmäßig aufeinandergeschichtet, worauf ein Feuer lustig flackerte. Ein Abzug war nirgendwo zu erkennen und das rauchende Feuer gab seine Schwaden an die Küchendecke ab, unter der sie dicht wie eine Hochnebelwand stehen blieben. Dazwischen baumelten armdicke Würste und halbmeterbreite Speckseiten an langen Schnüren von den Deckenbalken herunter und erst jetzt im

Sitzen konnte man das ganze Küchenszenario gut erkennen. Die kleine Bäuerin auf ihrem niedrigen Schemel war der Umgebung fast schon angepaßt, wenn sie in ihrer gebückten Haltung stand, dann erreichte sie mit ihrem bunten Kopftuch gerade die Rauchwolke, die merkwürdig gerade wie ein dichter Hochnebel in der Küche stand.
Aus einer Ecke holte sie einen Holzzuber und legte noch einige Scheite mitten auf das Feuer, das sofort zu knistern und zu funken begann.
“Bäuerin, komm setz Dich her, erzähl dem jungen Kollegen einmal, unter was Du leidest ...”
“Leiden? Meinen Sie, Herr Doktor, daß der Junge das schon versteht? All die gescheiten Herren in der Universität haben mich von einer Vorlesung in die andere gefahren, um den vielen hundert Studenten das zu zeigen und keiner hat's gewußt.”
Dabei setzte sie sich auf den steinernen Rand der Feuerstelle und zeigte mir ihr Bein, indem sie den weiten, schwarzen Rock etwas nach oben streifte. Ein riesiger, unförmiger Unterschenkel, der wie eine Säule über das Kniegelenk in den Oberschenkel überging, blau mit breiten Gefäßen, die an der Außen- und Innenseite nach oben zogen, zeigte sich völlig unerwartet und kaum war dieser diagnostische erste Eindruck von mir kommentarlos weggesteckt worden, schob sie ihren alten Pullover auf derselben Seite des Körpers nach oben und - zeigte mir einen gleichartigen Arm. Doppelt angeschwollen mit fingerdicken Gefäßen, die blau durch die faltige Haut durchschienen. Vom Oberarm bis zur Handmitte war alles gleichmäßig geschwollen, ein Gelenk war nicht mehr zu sehen, aber sie hantierte doch ganz lebendig damit herum.
“Na, Junge, hast Du es gesehen? Du brauchst dazu etliche Semester, um so etwas wieder zu sehen. Hast Du eine Ahnung, worum es sich handelt?”
“Nie gesehen, aber hören Sie, tut das weh?”
Ich war mir meiner Sache nicht sicher, denn einen derartigen grotesken Befund hatte ich allerhöchstens in einem Pathologieatlas einmal gesehen, konnte mir aber nicht recht vorstellen, daß ein lebendiger, noch dazu humorvoller Mensch wie diese alte Bäuerin Trägerin einer solchen Krankheit sein konnte.
Sie blickte freundlich von einem zum anderen und verneinte.
“Ich merk schon, Sie haben so etwas auch noch nicht gesehen, aber

machen Sie sich nichts draus, die vielen hundert Studenten der Freiburger Universität sind auch immer nur staunend um mich herumgestanden und haben dasselbe gefragt. Am lustigsten sind immer die Professoren gewesen, die dann eine Stunde über mich erzählt haben und am Schluß nicht wußten, was sie mit mir anfangen sollten. Nett waren sie alle und höflich, meistens auch die Jungen, die an mir studieren sollten. Die meisten wußten mit mir aber nichts anzufangen, vor allen Dingen dann, wenn es darum ging, wie man mir helfen sollte. Ich weiß, wie die Krankheit heißt, aber ich kann mir nicht vorstellen, daß es noch mehr solche Menschen gibt wie mich, mit denen ich einmal sprechen könnte. Aber so schlimm ist sie auch nicht, andere haben viel schlimmere Schmerzen als ich zu ertragen und so bin ich ganz zufrieden."
Sprach's und streifte ihren Rock und ihren Ärmel wieder herunter und begann mit dem alten Doktor ein Gespräch über Rehböcke - der alte Doktor war ein großer Nimrod vor dem Herrn -, über die schlechten Milchquoten, über das viele Sturmholz und über den Andres, der in letzter Zeit immer unruhiger würde und dem man wohl die Dosis der Spritzen etwas anheben müßte. Nach einer Viertelstunde fröhlichen Plauderns in der fast faustisch anmutenden Küchenumgebung stellte sich heraus, daß sie eigentlich gar nichts wollte, sich recht gesund fühle und das Leben so nähme, wie es eben komme bis auf den armen Andres, der würde jetzt nicht erst nach einer Woche, sondern schon nach wenigen Tagen ohne Spritze fast unerträglich werden. Die alte Bäuerin und ihr Hausarzt verstanden sich auch ohne große Worte, denn man hatte den Eindruck, daß die Last des Lebens in dieser harten und unendlich bescheidenen Welt sie beide geprägt hatte. Sie setzte sich wieder auf ihren kleinen Hocker neben der gemauerten Feuerstelle und nickte vor sich hin.
"Ja ja, lieber Herr Doktor, Sie haben vorher schon gewußt, was das für eine Krankheit ist und daß man da nichts machen kann. Die Professoren in Freiburg haben's auch gewußt, nur jeder von ihnen hat so getan, als ob er die Krankheit erfunden habe und sie haben mich überall herumgezeigt. Ich hab's ja gern gemacht, aber genützt hat's nichts."
Dabei wiegte sie lachend ihren schmalen Kopf mit den grauen Haaren hin und her.

"... Und jetzt sind wir wieder genauso hier am Anfang wie damals, lieber Doktor, als Sie zum ersten Mal gekommen sind. Damals war die Krankheit ja noch nicht richtig zu sehen, aber Sie haben gleich gesagt, was es ist."

Bei der Gelegenheit merkte ich, daß ich eigentlich gar nicht richtig existent, sondern allenfalls als kleine Nebenbeigabe im ärztlichen Gespräch zwischen dem alten Doktor und der nicht mehr ganz jungen Bäuerin dabei war. Ich hatte nicht gerade den Eindruck, zu stören, aber die Welt samt ihrer Probleme war zwischen den beiden längst gelöst. Es konnte keine größere Ähnlichkeit geben als zwischen den beiden, die sich nur verständnisvoll und freundlich anlachten. Die Bäuerin, vielleicht gerade des Schreibens und Lesens mächtig und das Gegenüber, der alte Doktor, ein belesener, intelligenter Humanist, hier die Bäuerin mit ihrer abgeschabten, geflickten und ausgefransten Tracht und drüben neben dem Feuer auf dem Schemel das passende Gegenstück, der alte Arzt mit seinem löchrigen, grünen Lodenmantel, seinem alten, zerbeulten Filzhut und seiner abgeschabten Krawatte, bei der am viel zu großen Knoten die tägliche Mühe des Krawattenbindens schon mehr als genug zu sehen war. Einzig und allein zählten die beiden offenen Gesichter, die sich scheinbar mit einfachen Blicken verstanden und nicht mehr die Sprache dazu benutzen mußten, um sich gegenseitig die Gedanken auszubreiten. Der eine konnte Gedanken formulieren wie kaum sonst jemand und die andere war in ihrer schwerfälligen Sprache nicht geübt, sich auszudrücken und trotzdem hatte ich den Eindruck, daß eine lebendige Konversation bei beiden vorhanden war. Nach langer Pause faßte der alte Doktor das Schweigen zusammen.

"Wir werden alt, Bäuerin, Du und ich und irgendwann brauchen wir das ganze Elend hier nicht mehr. Du nicht mehr Deine Landwirtschaft und Deine Sorgen um den Andres und ich nicht mehr die Last des Krankenhauses und der Praxis ..."

"Ich weiß, Doktor, dann sollen die Jungen einmal dran, wenn wir draußen auf dem Kirchhof sind. Ich muß Ihnen sagen, daß ich keine Angst davor habe. Wir haben doch weiß Gott genug erlebt vor etlichen Jahren, daß uns diese Aussicht nicht mehr schreckt."

Die alte Bäuerin nickte und faltete ihre schwieligen und knochigen Hände über ihrem Schoß.

"Gott sei mir Sünderin gnädig. Ich hoffe, daß er mich später beim jüngsten Gericht nicht allzu hart bestraft."

Ich wußte zwar nicht, worum es ging, war mir aber ziemlich sicher, daß bei dieser Armut und harten Arbeit der Herrgott bestimmt am jüngsten Tag ein Einsehen hatte und konnte mir gar nicht vorstellen, was für große Sünden hier in dieser Einöde des hintersten Schwarzwaldes begangen worden waren.

"... Ich denke auch, Bäuerin, daß Du keinerlei Bedenken haben mußt. Du hast nichts Böses getan. Laß die alten Geschichten ruhen, sie interessieren niemand mehr, außerdem war schlimme Kriegszeit."

Die beiden sahen sich wieder lange an.

Inzwischen war der Andres, nach Tabak riechend, wieder in die Küche gekommen und bedrängte seine Frau.

"Bitte, gib mir noch eine Zigarette. Oder kannst Du mir eine geben?" wandte er sich plötzlich an mich. Als Nichtraucher konnte ich ihm damit nicht dienen, wußte aber, daß im Handschuhfach des alten Käfers für solche Zwecke ein kleiner Vorrat lag, obwohl niemand von uns rauchte. Ich ging kurz gebückt hinaus durch die Küchentür, rumpelte den Flur entlang, gefolgt von den gierigen Blicken des völlig desolat dreinschauenden Bauern. Er hatte offensichtlich nur noch ein Interesse, das waren die Zigaretten und vielleicht der Wunsch, an den Schnaps zu kommen, der hier in den Bauernhöfen weit und breit ja selbst hergestellt wurde.

Und wirklich fand ich im Handschuhfach eine angebrochene Zigarettenschachtel, die noch halb gefüllt war. Ich wollte Andres eine oder zwei Zigaretten geben, aber er griff gierig mit seiner schwieligen Hand nach der Schachtel, steckte sie schnell in seine Hosentasche, verschwand gnomenhaft mit einem kleinen Diener, rannte so schnell er konnte den kleinen Waldsaum hinauf und verschwand im Unterholz. Fast wie ein kleiner Junge, der erstmals dem Vater einige Zigaretten gestohlen hatte.

In die verrauchte Küche zurückgekommen, saßen die beiden Alten immer noch im stillen Zwiegespräch, das nur manchmal durch Worte unterbrochen wurde.

"Wie viele Zigaretten hast Du ihm gegeben?"

"Er hat sich den Rest der Schachtel genommen und ist den Wald hinauf."

Beide lachten still vor sich hin und der alte Doktor raunzte mich von der Seite an:
"Du verdirbst die ganzen Preise. Seit Jahren bekommt er für eine Spritze immer zwei Zigaretten, manchmal drei, aber nicht mehr. Ich hab das mit der Bäuerin doch so ausgemacht und nun kommst Du mit Deinem weichen Herzen und verlangst, daß ich ihm pro Spritze eine Schachtel gebe. Wohin soll das führen ...?"
Die Bäuerin lachte mit: "Jetzt sitzt er oben im Wald auf dem Hochsitz und raucht alle Zigaretten zu Ende, bis es ihm schlecht ist. Heute abend weiß er dann nichts mehr mit sich anzufangen, der Andres. Und morgen früh ist das erste, nach dem er fragt, der neue Doktor, der ihm so viele Zigaretten geschenkt hat!"
Nach einigen weiteren Gesprächen stellte sich heraus, daß die Medizin für den Andres und für sie selbst nicht mehr ausreichte und ein Rezept wurde auf dem Boden ausgefüllt, wobei die Arzttasche als Tisch diente.
"Da, Bäuerin, kommst Du wieder einmal runter ins Tal? In die Apotheke? Soll ich es Dir heraufschicken lassen?"
"Nein nein, Doktor, der Milchmann kommt diese Woche noch zweimal und der kann mir's mitbringen, das macht er ja schon seit vielen Jahren."
Die beiden erhoben sich, schüttelten sich lange ihre Hände und wünschten sich beide eine gute Zeit. Man hatte den Eindruck, daß es nicht nur ein inniges Verhältnis zwischen einem alten Landarzt und seiner von Krankheit gezeichneten Patientin war, die noch dazu mit einem völlig ausgebrannten Bauern zu tun hatte, sondern daß da noch etwas war, was die beiden verband.
Beim Hinausgehen fragte ich den alten Chef danach.
Er gab mir zunächst keine Antwort, sondern setzte sich schweigsam hinter das Steuer seines Käfers, den er ungeschickt, röhrend anließ.
"Mach's gut, Bäuerin, halt Dich wacker und leb weiter", ging's durch das offene Wagenfenster, an das sie nach der Verabschiedung noch einmal gekommen war, in der Hand eine Schachtel mit vier Eiern, eingeschlagen in eine alte, vergilbte Wochenzeitung.
"Ich dank Dir ... ich komm bald wieder ... und wenn der Andres seine Spritzen häufiger braucht, dann sag's dem Milchmann, daß er vorbeikommen soll ..."

Langsam fuhr der Doktorwagen über die Wiese vor dem alten Hof und suchte irgendwo den Feldweg, der zur Seitenstraße führte, wieder zu gewinnen.
"Du hast keine Ahnung, was die Menschen hier alles erdulden mußten und noch mitmachen. Dazu bist Du noch zu jung, um das zu verstehen, und trotzdem heißt das Ganze Leben."
Der alte Doktor redete nicht mehr mit mir, sondern erzählte aus sich selbst heraus.
"... aber wenn Du's schon wissen willst, dann kann ich Dir wenigstens ein klein wenig eine Andeutung machen. 1945, als der Krieg noch nicht ganz beendet war, kamen hunderte von marodierenden Soldaten der Siegerarmeen hierher und hatten es nur auf eines abgesehen, auf Alkohol und auf die Frauen der Besiegten. Und irgendwann einmal kam auch einer der wilden Mordgesellen, wie ich sie alle noch erlebt habe, hierher in diese Einöde. Es gab hier nicht viel zu holen, die Leute waren damals genauso arm wie heute, die Bäuerin war noch jünger und ganz ansehnlich. Und dann ist er auf sie los ... Es war niemand hier, der ihr helfen konnte ... der Bauer war noch irgendwo in Rußland ... er war mit dem Schnaps nicht zufrieden, der Bursche mit dem Gewehr und wollte sie vergewaltigen ..."
Der alte Doktor schwieg und langsam begann der Käfer nach dem Überqueren eines Ackers und zweier Wiesen wieder so etwas wie einen Weg zu finden, irgendwo an einem Waldrain vorbei, von dem man einen wunderschönen Blick hinunter auf das verdeckte rote Dach des alten Hofes hatte.
"Ja und dann?"
Die Antwort kam nur sehr zögerlich und war eigentlich gar nicht für mich bestimmt, sondern sie erzählte sich von selbst.
"... und sie hat sich gewehrt. Weißt Du, Junge, eine Bauersfrau, die ein Leben lang die schwerste Arbeit tun muß, tagaus, tagein, von der Du nicht einmal eine Ahnung hast, die macht auch hart ... sie hat sich gewehrt mit der Mistgabel ... und sie hat ihn erledigt ... da drüben", der grüne Filzhut wies ein wenig in eine imaginäre Richtung im Wald, "da drüben haben sie ihn verscharrt und das lastet auf ihr bis auf den heutigen Tag ... das Leben war damals im Krieg und auch am Ende nicht viel wert."
Der Wald schien mir jetzt dunkler zu sein, obwohl die Sonne ihn in

ein schönes, dunkelgrünes Licht brachte. Der Hof in der Tiefe, der mit dem Dach zwischen den grünen Blättern zweier Kastanien noch rötlich herüberschien, war jetzt nicht mehr ganz so postkartenartig und der neben dem Haus liegende Weiher erschien metallisch blau. Wir hatten den sandigen Weg wieder erreicht, der durch ein kleines Wäldchen und oberhalb des Anwesens über die Kuppe hinüber wieder in ein anderes Tal führte.
"Und wenn sie noch so schön ist, diese Landschaft, sie tragen alle viel mit sich herum. Es ist damals gottseidank nichts passiert. Ich kam kurze Zeit später zu ihr und habe ihre Geschichte gehört. Ich weiß, wo er liegt. Ein paar beherzte Leute haben später Tannen darüber gepflanzt und die sind jetzt schon groß, aber sie erinnern die Bäuerin halt auch immer wieder daran, daß da etwas war mit Schuld und Strafe ... aber sie wird es in die nächste Welt hinübernehmen und wenn ich nicht mehr da bin, dann weiß niemand mehr etwas davon."
Der alte Volkswagen war zwischenzeitlich in einem anderen Tal angekommen, vorbei an großen, stattlichen Tannen, die alle ungefähr so 30 bis 40 Jahre alt waren, manche davon waren kleiner, manche größer ...

Kapitel XXXIX
Fast ein Unglück

Oben auf der Höhe, fast an der schwäbischen Grenze, steht ein großer, stattlicher Hof, der schon seit mehreren hundert Jahren nicht verändert wurde, der Hof des Bauern Müller und er hatte, was im Schwarzwald selten ist, auch diesen Namen behalten, der Müllerjörghof. Er war nur zu erreichen über eine kleine Fahrstraße, die oben an der schwäbisch-badischen Grenze verlief und im Sommer gut und im Winter besser nicht befahren werden sollte. Unten am Hof vorbei lief ein schmaler Pfad, der bestenfalls für einen Traktor geeignet war, aber meist vom alten Landdoktor mit seinem Volkswagen gemeistert wurde, mehr abwärts als aufwärts freilich.
Er schüttelte immer den Kopf, wenn man auf diesen alten Hof zu sprechen kam, jedesmal dann, wenn ein Besuch gemeldet wurde, was weiß Gott nicht allzu häufig vorkam.
“Das Wasser ist's, das die Leute verrückt macht, das ist schon seit Generationen so” orakelte der alte Mediziner ungefragt am Mittagstisch herum, “die werden dort alle verrückt, mit dem wenigen Jod im Wasser und noch dazu mit der typischen Schwarzwälder Schwermut, die diese Familie hat. Der Josef, der den Hof jetzt hat, ist schon als kleiner Junge immer recht schwermütig gewesen, da habe ich schon viel Zeit investiert, um ihm die Schönheiten seiner Landschaft, den großen Hof, die vielen Kühe und die mächtige Forstwirtschaft wieder schmackhaft zu machen, wenn er mal wieder gar zu sehr auf dem Hund war. Er hat's von seiner Mutter, die ist in der Schizophrenie verstorben. Sein Vater aber war gesund und deswegen wollen wir einmal warten, was sich daraus ergibt. Eine junge Frau hat er sich genommen, ich glaube sie ist jetzt zum fünften Mal schwanger und die stammt aus einer gesunden Familie eines anderen Tales. Die ist sogar katholisch, wenn ich mich nicht täusche, also könnte sie ein gutes Erbe mitbringen ...” räsonierte er und empfahl mir, den Hof nicht aus den Augen zu lassen, wenn gerufen wurde. Kurze Zeit später hatte ich diese Aufforderung fast schon vergessen, als ich den alten Doktor winkend in seinen Urlaub fahren sah. Dies kam meist jedes Jahr nur für wenige Tage infrage, und zwar nur dann, wenn er einigermaßen sicher war, daß für seine Leute richtig gesorgt wurde.

Klaus, ein freundlicher Gynäkologe aus der benachbarten Universitätsklinik, hatte für einige Tage die Vertretung angenommen, wohl weniger aus Gründen des hohen Verdienstes als deswegen, weil er einige Wochen des Vertretungsnachweises brauchte, um sich in Bälde selbst niederlassen zu können.
Er war ein freundlicher, netter Kollege, dem ich gerne an die Hand ging. Ich selbst konnte die Vertretung noch nicht allein ausführen, da mir das wichtigste noch fehlte, was man in einer Praxis dieser Größe brauchte, die Approbation, sozusagen Brief und Siegel der medizinischen Gilde, die bescheinigte, daß man Patienten behandeln konnte.
"... und da ist noch ein dringender Besuch gemeldet auf dem Müllerjörghof."
Anna, unsere alte Assistentin, reichte mir ein vollgeschriebenes kleines Büchlein mit vielen Namen und Adressen herüber, alles Patienten, die wir heute nachmittag aufsuchen mußten, die Besuchsliste. Sorgenvoll unterstrich sie den Besuch Nr. 20 mit roter Tinte.
"Der Müllerjörghof, da müßt Ihr zuerst hin. Wie der alte Chef gesagt hat, kümmert Euch besonders um den, wenn sie rufen. Gerade eben kam ein Anruf, daß der Bauer außer Rand und Band seine Frau verprügelt hat und die ist, wenn ich mich nicht sehr täusche, sogar schwanger. Moment, ich seh mal nach ..."
Anna verschwand hinter ihrem riesigen Schreibtisch und suchte in der Kartei. Nach kurzem Suchen wurde sie fündig.
"Natürlich, wie ich schon gesagt habe. Eintrag vom Chef. 20. Schwangerschaftswoche."
Das Notfallbesteck wurde verstaut, die Arzttasche wanderte wohlpräpariert aus den Händen von Anna unter meinen Arm, Klaus nahm den gynäkologischen Notfallkoffer und los ging die Fahrt, hinauf in den äußersten Zinken unserer weit verbreiteten Landpraxis, die für einige Tage kopflos war, kopflos einfach deshalb, weil der alte Doktor mit seinen Ferien doch vieles an Wissen um die einzelnen Patienten einfach mitnahm.
Es war ein grauer, windiger Tag und der Schwarzwald in seiner ganzen Schönheit nur zu erahnen. Jetzt war er eher unwirtlich und die hochgeschlagenen Krägen und tief auf die Nase gezogenen Mützen des Landarztes und seines Gehilfen zeigten dies deutlich. Ganz oben am Scheideweg zwischen dem badischen und

schwäbischen Teil unseres Landes pfiff der Wind, so daß das kleine Auto ins Schlingern kam. Noch einige Wege hinab und in der Ferne tauchte zwischen riesigen Bäumen ein großes, dunkelrot-grau-grünes, langgezogenes Dach auf, eingezwängt in zwei Bergrücken, die steil hinunter in den Schwanenbach führten.
Es war totenstill, als wir den Hofplatz anfuhren, kein Mensch war zu sehen.
"Komisch, so dringend einen Besuch anmelden und dann, wenn der Doktor kommt, nicht einmal vor die Haustür zu kommen ..."
Klaus räsonierte still vor sich hin und ich konnte mir auch keinen Reim darauf machen, war doch meist beim seltenen Eintreffen eines Wagens vor der Tür irgendeine menschliche Regung zu sehen, sei es durch den Patienten selbst oder durch einige Angehörige, die den richtigen Weg in dem weitläufigen Hof zeigen konnten.
Das Klopfen an der großen, zweiteiligen Haustür brachte ebenfalls keinen Erfolg.
"Bauer, wo stecken Sie denn, hier ist der Doktor, der Vertreter vom alten Landdoktor, den Sie kennen."
Wir traten vorsichtig in den dunklen Hausflur, fanden aber niemand und ich ging als erster durch die Stubentür, die nur angelehnt war, hinein in die noch dunklere Stube, vorbei am kalten, grünen Kachelofen, vor bis zum langen Tisch, der unter dem Herrgottswinkel stand. Einige halbgeleerte Flaschen, umgestürzte Gläser und Essensreste waren darauf zu finden, ein Stuhl an der Stirnseite des Tisches war umgefallen, die Tür zum Schlafzimmer, das oberhalb der Stube gelegen war, stand breit offen.
"Bauer, wo seid Ihr denn?"
Etwas regte sich in der Ecke hinter dem Kachelofen. Zunächst dachte ich an ein paar Stiefel, die achtlos zwischen der Wand und dem Kachelofen in der Kunst gelegen waren, aber sie bewegten sich langsam und hervor kam ein wirr dreinschauender, junger Bauer mit zerzaustem Haar und roten Augen, sein Gesicht war rußverschmiert, auch hatte er sich viele Tage nicht rasiert. Die Bartstoppeln standen grau, wirr um seinen Mund herum.
"Was ist denn? Wer seid Ihr und vor allen Dingen, wer hat Euch gerufen?"
"Bauer, Sie kennen mich doch, ich bin doch schon oft mit dem alten Doktor hier gewesen. Ich hab gehört, daß Ihr Probleme habt

und vor einer Stunde ging ein Anruf bei uns ein, daß wir nach Ihnen schauen sollen ..."
Er blickte unsicher von einem zum anderen und seine rotgeränderten Augen glänzten fiebrig.
"Was war denn mit Ihnen und mit Ihrer Frau?"
Diese Frage schien ihn jedoch völlig zu verstören.
"Was wollen Sie mit meiner Frau, die hat hier zu sein und die Wirtschaft zu führen, was wollen Sie denn mit der?"
"Aber Bauer, wissen Sie denn nicht, was in den letzten Stunden vorgefallen ist? Man sagt uns, daß Sie Ihre Frau mißhandelt haben ..."

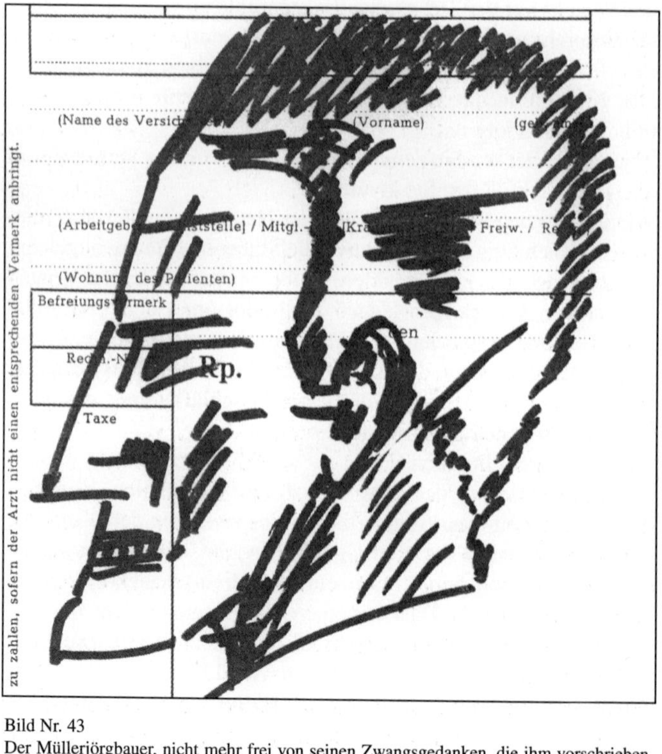

Bild Nr. 43
Der Müllerjörgbauer, nicht mehr frei von seinen Zwangsgedanken, die ihm vorschrieben, was er zu tun habe. Ein armes, getriebenes Tier und die medizinische Hilfe unsererseits bestand darin, ihn noch mehr in die Enge zu treiben. *Filzstiftzeichnung 1978*

Der Müllerjörgbauer wurde böse und verstockt. Er hatte sich jetzt aufgerichtet und man sah, daß er sich seit Tagen nicht mehr gewaschen hatte und wohl auch nicht aus den Kleidern gekommen war. Er bot ein Bild des Jammers.
"Jetzt setzen Sie sich erst einmal hierher zu uns und dann unterhalten wir uns einmal über alles."
Klaus betrachtete den ungewöhnlichen Patienten von der Seite, warf mir einen Blick zu und schüttelte den Kopf. Das sollte soviel heißen, daß wir den völlig aus den Fugen geratenen Patienten am besten in die Psychiatrie einweisen mußten.
Nachdem er sich umständlich hingesetzt hatte, sein Puls und sein Blutdruck gemessen waren und die grob neurologischen Untersuchungen keine Besonderheiten ergeben hatten, begannen wir auf ihn einzureden.
"Meine Frau, ich weiß nicht, wo sie ist, die Kinder sind auch weg, die hat sie wahrscheinlich mitgenommen ... wir hatten keinen Streit, wie Sie vielleicht annehmen, aber sie hat halt das zu machen, was ich sage ... schließlich bin immer noch ich hier der Müllerjörgbauer ..." Dabei glotzte er aus seinen rot umränderten Augen uns langsam an vom einen zum anderen. Alkoholisiert war er nicht, das hätten wir bestimmt gleich gemerkt, aber er bot das Bild eines schwerkranken Patienten, der seine Umwelt nur noch zum Teil wahrnahm.
"Sie sind alle fort, alle glaube ich ..."
In diesem Moment wurde die Stubentür von außen aufgestoßen, so daß sie mit einem Krachen gegen den Ofen schrammte. Wir standen erschrocken auf, um nach der Ursache zu sehen. Viel Wind war nicht zu spüren, so daß ich erst annehmen mußte, daß ein weiterer Hausgenosse sich einen Spaß erlaubt hatte und die Tür aufstieß. Ich bewegte mich in Richtung der immer noch vibrierenden Stubentür, schaute hinaus auf den dunklen Gang und konnte niemand erkennen.
"Ist hier jemand, ist vielleicht eines von den Kindern hier ...?"
Keine Antwort.
Klaus hatte sich mit dem Bauern wieder an den Tisch gesetzt und versuchte weiterhin, auf ihn einzureden. Ich schloß die Tür und wollte mich gerade wieder auf meinen Platz am Stubentisch setzen, da wurde die Tür von außen erneut aufgestoßen, weit weniger

heftig als zuvor, aber doch knallte sie erneut an die Ofenbank und blieb stehen. Draußen im Gang war nichts zu sehen, es blieb alles im Halbdunkel und auf mein erneutes in den Gang Hineinfragen, ob denn da jemand wäre, erhielt ich keine Antwort. Klaus war jetzt sehr unruhig geworden.
“Andreas, mach die Tür zu und setz Dich hierher, wir müssen überlegen, was wir jetzt mit dem Herrn Müllerjörg anfangen. Vielleicht nehmen wir ihn gleich mit ...”
In diesem Moment war wie von Geisterhänden die Tür erneut von außen aufgedrückt worden und donnerte wie zuvor an die Ofenbank, wo sie zitternd zum Stehen kam.
“Ist denn noch jemand hier außer Ihnen?”
Klaus schickte mich noch einmal zum Eingang der Wohnstube. Ich blickte erneut durch die Tür hinaus in den dunklen Gang und konnte niemand erkennen. Ein Schritt vor die Tür ließ mir den Blick auf die steile Treppe zu, jedoch war auch dort niemand zu sehen. Unter dem Treppenhaus war es völlig dunkel. Normalerweise war hier eine Tür zum Futtergang, der in den Stall führte, vorhanden. Ich ging in das Dunkel hinein, um diese Tür zu finden. Plötzlich reckte sich eine große Gestalt in einem blaugrauen Kittel mit wirren Augen, weit aufgerissenem Mund und dunklen Haaren, in denen Strohreste hingen, auf mich zu. In der rechten Hand schwang sie einen großen Holzknüppel und stieß mich in den Gang zurück, so daß ich mit dem Kopf am Rahmen der Stubentür anstieß. Ein scharfer Schmerz war im Hinterkopf zu spüren und ich versuchte mich mit beiden Händen gegen den jetzt aus dem Dunkel herausgetretenen Mann zu wehren, der mit seinem Holzknüppel unbarmherzig auf mich eindrosch. Rechts und links prasselten die Schläge, derer ich mich im ersten Moment gar nicht erwehren konnte. Ich hatte mit keinem Angriff gerechnet.
Mit schrecklich entstelltem Gesicht brüllte der Angreifer auf mich herab, ohne einen Moment von seiner Prügelorgie abzulassen:
“Wenn ich die Tür aufmache, dann hast Du sie nicht zuzumachen. Merk Dir das!”
Klaus war zwischenzeitlich vom Tisch aufgestanden und rannte schreiend auf den Angreifer los. Bevor er ihn jedoch erreichen konnte, war dieser laut polternd mit seinen Gummistiefeln um die Ecke in der Dunkelheit verschwunden. Er kannte hier wohl jeden

Winkel, so daß er nicht einmal Licht brauchte, um sich genau orientieren zu können.
“Ich erschieß Euch alle, Euch beide, wenn Ihr meinen Bruder nicht in Ruhe laßt ...”
Jetzt war’s heraus, es war der Bruder des völlig desolaten Bauern, der mich angegriffen hatte.
“Müllerjörgbauer, was hat Ihr Bruder da gemacht, den jungen Doktor blutig geschlagen! Was fällt Euch eigentlich ein?”
Klaus’ Stimme überschlug sich vor Zorn. Er hob mich vom Boden auf und betrachtete sein blutendes Gegenüber genau. Ich hatte mehrere Platzwunden und blutunterlaufene Stellen an der Stirn und am Hals, dort wo er mich direkt mit seinem Holzbengel erwischt hatte. Ich blutete offensichtlich sehr stark.
“Müllerjörgbauer, kommt denn Ihr Bruder auch an ein Jagdgewehr?”
Die Drohung, uns alle zu erschießen, hatte Klaus hellhörig gemacht.
“Ein Jagdgewehr?” glotzte der Bauer aus seinen rotgeränderten Augen uns an, “ja, das hat er, aber ich glaub nicht, daß er was anfängt ...”
Klaus faßte mich am Kittel und rannte, mich im Schlepptau, stolpernd durch die Stube und den dunklen Gang hinaus auf den Hof. Ich konnte ihm kaum folgen, aber sein kräftiger Griff an meinem Kittel ließ mich schnell mitlaufen.
“Die Tasche, Deine Tasche, Du hast sie vergessen ...” meinte ich noch an der Eingangstür, “der Autoschlüssel, der ist auch noch drin auf dem Tisch”, aber Klaus ließ nicht locker. So schnell wir konnten, rannte er geduckt voraus über den großen Hof bis zu den breiten Holzgattern, die ein klein wenig Sichtschutz vor der Breitseite des Hofes abgaben.
“Los, duck Dich, der Mann hat ein Jagdgewehr, was hält ihn ab, uns beide abzuknallen?” Und weiter ging’s an den Zäunen entlang in den Wald hinein und hier über Äste, Reisighaufen und Dornengestrüpp den Wald hinauf. Was der Bruder des Müllerjörgbauern nicht geschafft hatte, nämlich mich am ganzen Körper blutig zu schlagen, das schafften jetzt die Dornen und die dürren Äste der Tannenschonung, in die wir beide hineingeprescht waren, ohne Rücksicht auf Kleidung oder Verletzungen. Atemlos standen wir

nach einigen Minuten mitten in einer Tannenschonung und blickten hinter uns. Der Hof war nicht mehr zu sehen und ein Verfolger war nicht auszumachen.
Trotzdem hatten wir beide ganz erhebliche Angst, denn der offensichtlich bewaffnete Bruder konnte uns ja überall hier im Wald stellen und einen nach dem anderen in seinem Wahn abschießen.
Auto, Tasche, Schlüssel befanden sich noch unten im Hof. Vorsichtig begannen wir uns durch die Tannenschonung nach oben in Richtung der Straße vorzuarbeiten. Nach einer halben Stunde hatten wir den Weg erreicht. Ein alter Opel schnaufte heran. Auf unser Winken verlangsamte der alte, mir bekannte Säghofbauer seine Fahrt und drehte das Fenster herunter. Auf unsere kurze Erklärung hieß er uns einsteigen.
“Ja ja, ich hab’s dem alten Doktor immer wieder gesagt, daß das eines Tages mal schlecht ausgeht ...”
Der alte, schnaufende Opel brachte uns bis zu einem kleinen Landgasthaus an der schwäbisch-badischen Grenze. Die Wirtsleute waren nicht schlecht erstaunt, einen blutigen Assistenzarzt zu sehen, dessen Kleidung teilweise in Fetzen herunterhing, auch sah sein Begleiter nicht wesentlich besser aus. Klaus hatte zwischendurch sogar seine Brille verloren, als wir auf der Flucht vor dem vermeintlichen Schützen waren. Erst jetzt fühlten wir uns wieder einigermaßen sicher. Klaus rief die Leitstelle des Roten Kreuzes an und erklärte den Fall haarklein, auch die Flucht wegen des bewaffneten Patienten ließ er nicht aus. Man versprach ihm, sofort jemand vorbeizuschicken.
In der Wirtsstube gab es schon wieder einen Schnaps und langsam, aber sicher hellte sich unsere Angst auf. Wir waren noch einmal davongekommen, aber knapp. Jeder von uns wußte, daß ein schizophrener Patient niemals zur Rechenschaft gezogen würde, wenn er in seiner geistigen Umnachtung einen Menschen erschoß. Es gab genug Gutachter und Richter, die diesen Vorfall als bedauerlichen, aber nicht zu ändernden Vorgang bezeichnen würden und den Patienten freiließen. Eine Handhabe gegen einen solchen Patienten gab es nicht. Was konnten wir tun? Den Müllerjörgbauer wollten wir in die benachbarte psychiatrische Landesklinik einweisen - und seinen verrückten Bruder? Auf jeden Fall vom Gewehr trennen, falls er wirklich eines besaß, denn wenn er davon

Gebrauch machen würde, dann wären die Folgen unabsehbar. Ein fernes, lautes Motorengebrumm ließ uns von unseren Therapievorstellungen abrücken. In der Tat kamen zwei Rotkreuzwagen mit vier Mann bis vor das Gasthaus gefahren, aber - begleitet von einem großen Omnibus, vollbesetzt mit 50 Polizisten in Tarnanzügen, bewaffnet bis an die Zähne mit Pistolen, Maschinenpistolen und sonstigem Gerät.
Der Rotkreuzführer erklärte diensteifrig, daß er gleichzeitig den Fall an die Polizei weitergegeben und die adäquat reagiert habe, wie man in seinem Schlepptau sähe.
Vor so viel geballter staatlicher Macht war kein Widerspruch mehr möglich. Und so setzte sich ein kleiner Zug aus zwei Krankenwagen, gefolgt von einem großen Mannschaftswagen der Polizei in Richtung des Müllerjörghofes in Bewegung. Irgendwo oben auf der Höhe, kurz vor der Abzweigung hinunter in das Tal zum Hof, war eine kurze Lagebesprechung. Längst waren wir zwei Mediziner nicht mehr wichtig, sondern ein älterer Polizeioffizier verteilte die Rollen. Der eine sollte sichern, der andere vorauskundschaften, der dritte den gesamten Hof mit seinen Leuten einkreisen und von der Schußwaffe sei nur im äußersten Notfall defensiv Gebrauch zu machen. Wenn der Bewaffnete jedoch zum Angriff übergehe, dann solle man auch adäquat reagieren.
Wir standen nur staunend dabei.
Die einheimischen Kräfte des Roten Kreuzes wurden gebeten, den ortsunkundigen Polizisten den Weg bis zum Hof zu zeigen. Plötzlich war jedoch die Dienstbeflissenheit ins Gegenteil verkehrt.
“Warum sollen wir vorangehen, wir sind unbewaffnet und wenn er auf uns zukommt, wird er uns als erste erwischen” meinte der dicke, schnauzbärtige Rotkreuzler, der ansonsten immer das große Wort führte, sei es in den Betriebsversammlungen des Roten Kreuzes wie auch in den Wirtshäusern. Der Polizeioffizier grinste nur leicht und befahl seinen Leuten, die Führung zu übernehmen, ließ sich aber vorher genau den Weg beschreiben. Wir zwei Mediziner trotteten mit dem großen, teils schwerbewaffneten Troß hinterher.
Kaum war der Hof in Sichtweite - es war Abend geworden und das Licht war schon einem besseren Büchsenlicht gewichen -, verteilten sich die Beamten rund um den Hof, so daß keine Maus hätte entwischen können. In unmittelbarer Nähe des Eingangs wurde ein

Maschinengewehr postiert, zwei Mann legten sich dahinter und ein Polizist mit einer schußsicheren Weste ging zum Hoftor und klopfte laut.
Nichts.
Noch einmal lautes Klopfen: "Aufmachen, Polizei!"
Nichts rührte sich. Auf den Wink des Beamten kamen zwei weitere mit Brechstangen herbei und brachen ohne großen Widerstand das hölzerne Eingangstor auf.
Dahinter - stand der Müllerjörgbauer blaß, mit schlotternden Knien und sah sich von zahlreichen Taschenlampen ins Gesicht geleuchtet und gleichzeitig kam der Ruf: "Nicht bewegen!"
Die Handschellen klickten vor dem völlig verdutzten Mann und er wurde abgeschoben, weit hinter die polizeilichen Linien, dort wo Rotes Kreuz und Hausarzt zu warten verpflichtet waren.
"Na, Müllerjörgbauer, wo ist der Bruder mit seiner Waffe?"
Der völlig verdatterte Mann, der in seinem Leben noch nie eine Handschelle gesehen hatte, geschweige denn an seinen Armen verspüren mußte, stand wie gelähmt. Seine rotgeränderten Augen, sein bleicher Gesichtausdruck und die wirren Haare erklärten auch dem letzten medizinischen Laien, daß hier ein psychisch schwerkranker Mann vor ihnen stand.
Klaus hatte bereits ein Glas Wasser gerichtet.
"Komm, Müllerjörgbauer, trinken Sie das, dann wird's Ihnen besser gehen."
Mit einem gierigen Schluck trank der zitternde Bauer den gereichten Becher leer und nur wenige Augenblicke später knickten ihm die Füße weg. Die Helfer des Roten Kreuzes betteten ihn in den Krankenwagen und fuhren ihn nach vorheriger Absprache ins benachbarte Psychiatrische Landeskrankenhaus.
"Gut gemacht, Klaus! Was war denn das, doch nicht Wasser?"
"Nein, eigene Mixtur! Schreibe ich Dir mal auf für solche Fälle! Wirkt fast immer - und ganz schnell. In der Unterwelt sagt man auch K.O.-Tropfen dazu, aber es sind meine eigenen Mischungen!"
Die Stimmung fing langsam bei ihm wieder an, fröhlich zu werden und die Angst war im Angesicht einer derartig großen Polizeitruppe wie weggeflogen. Außerdem hatte er seine Brille auf dem Hof wiedergefunden, verkratzt zwar, aber noch brauchbar.

Trotzdem war der Bruder samt seiner Waffe auch nach genauer Durchsicht des ganzen verlassenen Hofes nicht zu finden. Er mußte sich wohl, bevor sich die feindlichen Linien um den Hof geschlossen hatten, mitsamt seiner Waffe entfernt haben.
Nach kurzer Zeit wurde der Alarmzustand aufgehoben, der Hof lag völlig verlassen von seinen Bewohnern da. Über das Feldtelefon kam auch die gute Nachricht, daß die geflüchtete Ehefrau samt den Kindern zwar verletzt, aber guten Mutes im heimischen Krankenhaus angekommen waren. Keinem war ein wesentliches Leid geschehen.
Ein kleiner Polizist in Uniform kam zu mir und fragte nur beiläufig:
“Alles gut gelaufen, Herr Doktor, aber was machen wir jetzt mit den Tieren? Wer melkt sie, wer sorgt dafür? Wissen Sie, ich bin auch von einem Hof ein paar Kilometer von hier weg. Sie können doch jetzt nicht alles so liegen lassen.”
Das war einleuchtend.
Nach einem kurzen Gespräch mit dem Polizeioffizier, der den ganzen Einsatz aufhob und lediglich über das Telefon die Beschreibung des Bruders samt seiner möglichen Bewaffnung an die Zentrale weitergab, war dieser von dem Argument des jungen Polizisten überzeugt. Wo an diesem Abend noch jemand finden, der das Vieh versorgte? Aus dem weitläufigen Stall muhte es schon ganz heftig. Der junge Polizist bot sich spontan an, mit einem Kameraden das allererste und notwendigste zu tun.
“Mit der Melkmaschine kenne ich mich aus und es ist wohl so wie in allen Höfen des Kinzigtals ...”
Und so kam es, daß zwei Polizeibeamte eine halbe Stunde, nachdem der große Troß samt Rotem Kreuz wieder abgefahren war, im Stall standen, die Melkmaschine anwarfen, die Tiere fütterten und neue Streu herbeiholten. Der Hof war versorgt, wenigstens bis zum nächsten Morgen, dann würde man weitersehen. Klaus und ich hatten zwischenzeitlich sowohl unsere Arzttasche als auch den Schlüssel des alten Käfers wiedergefunden.
“Die Art von Landmedizin hättest Du Dir wohl nicht vorgestellt, daß sie Dich eines Tages betrifft?”
Meine blutverkrusteten Platzwunden schmerzten zwar noch etwas, auch war die eine oder andere blutunterlaufene Stelle am Kopf und

am Hals noch gut zu sehen, aber ich hatte meine Fröhlichkeit wiedergefunden.
“Bei uns in der Klinik geht’s etwas zivilisierter zu, das ist schon so, aber das ist wohl voll aus dem Leben gegriffen ... bis jetzt haben wir’s überlebt! Komm laß uns gehen, nicht daß er zurückkommt und uns beide noch als Grund für den Mordseinsatz ansieht. Das könnte das Ende unserer medizinischen Laufbahn sein ...”
Und so kam es, daß zwei ramponierte Landmediziner, einer mit blutigem und verschorftem Kopf, beide jedoch mit zerrissenen Kleidern langsam den steilen Weg nach unten ins Tal fuhren, auf dem Rücksitz zwei nach Kuhstall riechende uniformierte Ordnungshüter, die aus der Situation das beste gemacht hatten.

Kapitel XXXX
Hilf mir, Doktor

Der blasse Bauersmann, der schwitzend vor mir auf seinem karierten Kissen lag, bot eigentlich nicht das typische Bild eines herben Landarbeiters, er hatte eher feingeschnittene Züge und große, unruhige Augen, auch seine Hände wären eher als die eines Lehrers anzusehen gewesen als die eines hart arbeitenden Menschen. Und doch wußte ich von Anna, daß er ein braver Mann und vom Schicksal sehr gezeichnet war.

Ein Eilbesuch war angemeldet. Eine Magd aus dem großen Himmelsbachhof hatte angerufen und von der Bettlägrigkeit des Bauern berichtet. Der Himmelsbachbauer war in den letzten Jahren nie krank geworden. Man sah ihn immer nur sonntags in der Kirche, wie er brav in der letzten Bank in einer Ecke saß und gläubig den Worten des evangelischen Dekans folgte, dessen Predigtkunst er für sehr hoch ansah. Auch dies war nicht gerade typisch für die Bauern unserer Gegend, die sich während des Gottesdienstes schon gerne einmal in den Mohren verzogen und dort bei Bier und anderer bäuerlicher Gesellschaft den Vormittag anders angehen ließen. Man sah ihn auch nie auf den Dorffesten und seit seine Frau nicht mehr im Hof arbeiten konnte, lebte er ganz allein mit einer angestellten Magd und trieb den großen Hof mehr schlecht als recht um.

“Wie geht's Ihnen, Himmelsbachbauer, haben Sie Schmerzen?” Die Frage war eigentlich fast überflüssig, denn er verzog weder sein Gesicht noch sah man sonstige Anzeichen für Beschwerden. Er lag einfach still auf dem Rücken und schaute mich ruhig an.

“Nein, Herr Doktor, ich fühle mich nur schwach, sehr schwach und ich habe die letzten Tage gar nichts mehr essen können, zum einen, weil es mich würgt, etwas zum essen zu sehen und zum anderen, weil ich auch nicht mehr essen kann wegen dieser Faust da drin ...” Dabei zeigte er mit seiner Faust auf den Oberbauch. Bei der Untersuchung seines Bauches war zuerst nicht viel zu sehen. Bei der Palpation fiel jedoch gleich eine faustgroße, derbe, kugelige Raumforderung auf, die nur wenig unterhalb des Xiphoids zu tasten war, unverschieblich, nicht eindrückbar, einfach nur höckrig und hart, bösartig ...

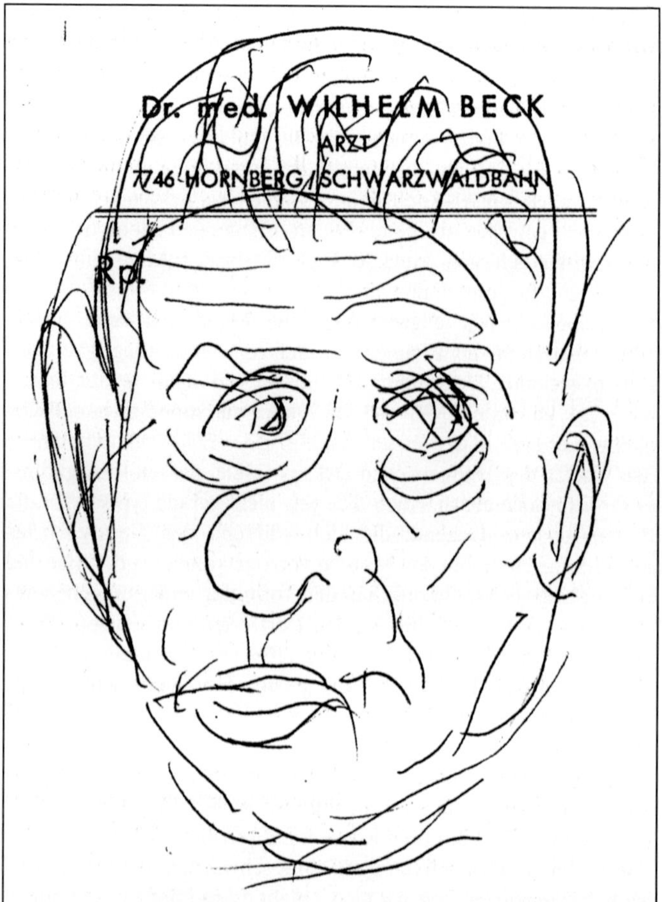

Bild Nr. 44 - Der Himmelsbachbauer, ein mit sich und der Welt zufriedener Mensch. Ein Mann, der in seinem Leben mehr erdulden mußte, als es gemeinhin vorstellbar ist.

Bleistiftzeichnung 1978

“Um Gottes Willen, Himmelsbachbauer, seit wann haben Sie denn das?”

Die Antwort kam langsam.

“Gelt, Herr Doktor, ich hab’s doch gewußt, ich seh’s an Ihren Augen an, daß dies mein Ende sein wird. Wissen Sie, mit dem alten

Doktor habe ich mich ein Leben lang immer gut verstanden und wir haben uns auch ohne Worte unterhalten. Aber aus Ihren Augen habe ich jetzt genauso entnommen, daß es nicht gut steht und ich habe es auch schon geahnt."

Ich palpierte weiter den Bauch entlang und fand zahlreiche kleine Knoten in seiner Flanke, unzweifelhaft bereits abgrenzbare Metastasen. Es gab keinen Zweifel mehr, der Patient hatte einen metastasierenden Pankreastumor, dem weder eine Operation noch eine Chemotherapie helfen konnte. Es war nichts mehr zu tun oder allerhöchstens das eine oder andere an palliativen Maßnahmen.

"Wie lange spüren Sie denn das" versuchte ich wieder den Gesprächsfaden aufzunehmen.

"Bis gestern abend habe ich noch gearbeitet, mühsam zwar, fast wäre mir die Säge aus der Hand gefallen und ich bin im Gehen vor lauter Schwäche fast auch eingeschlafen. Aber Schmerzen habe ich bisher nie gehabt."

Er legte sich flach auf den Rücken und sah mich ruhig an.

"Wissen Sie, Herr Doktor, das ist für mich nicht schlimm und ich freue mich fast schon, daß ich jetzt aus dieser Welt gehen kann. Ich habe alles verloren, was ein Mensch verlieren kann und habe alles gehalten für einen Nachfolger, den es nicht gibt, vielleicht habe ich mich in den letzten Jahren nur selbst beschäftigt ..."

Und dann begann er mit leiser Stimme zu erzählen, was ich vorher schon andeutungsweise von unserer alten Assistentin in der Praxis gehört habe.

"... Als ich den Hof hier übernommen habe von meinen Eltern, war gerade der Krieg aus und alle sorgten wir uns nur darum, wie es weitergehen konnte. In der Nachbarschaft war die Tochter des Jungwirtbauern zu haben und besonders die alte Jungwirtbäuerin", dabei verkrampften sich seine Hände auf der Bettdecke in großem Zorn, "besonders die Alte hat meinen Eltern ihre Tochter angeboten, auf unseren Hof einzuheiraten, und zwar so lange, bis ich irgendwann einmal ja gesagt habe. Wir wußten ja nicht, was noch kommen würde mit unseren Höfen bei den marodierenden marokkanischen Soldaten und einer unsicheren Lage. Irgendwann einmal habe ich sie halt genommen und wir haben angefangen mit der Baurerei hier auf diesem Hof."

Er machte die Augen zu und besann sich.

“Eine schlechte Bäuerin ist sie gewesen, faul und bösartig. Ich habe viel unter ihr gelitten, aber als die beiden Kinder gekommen sind, der kleine Hermann und die kleine Katharina, da habe ich gedacht, daß ich sie allein groß bekommen könnte. Es hat auch geklappt, sie in die Schule zu bringen und sie machten gut mit. Meine Frau zu Hause war immer mehr auf Achse, sie ließ den Hof verludern und kümmerte sich um ihre Kinder überhaupt nicht mehr. Das war der Anfang vom Ende ...”

Der Bauer lag jetzt ganz still und hatte meine Hand genommen.

“Gell, Herr Doktor, das bleibt unter uns. Ich hab’s noch nicht vielen Leuten erzählt, aber Sie sollen es wissen, was mit diesem Hof war, wenn er demnächst ganz untergehen wird. Bei meiner Frau stellten sich langsam Zeichen einer schweren Geisteskrankheit heraus. Sie war nicht mehr diejenige, die ich kennengelernt hatte, sondern ein unruhiges Mensch, das mit anderen Männern durchging und zu Hause ihre Kinder überhaupt nicht mehr beachtete. Einmal hat sie bei ihren Ausflügen zu den Bauarbeitern sogar den kleinen Hermann mitgenommen. Es gab nur noch Streit und die Kinder wurden immer schlechter in der Schule. Bald mußten sie in eine besondere Schule im Nachbarstädtchen, wo sie sich als gar nicht dumm herausgestellt hatten, sondern nur als ziemlich verwahrlost. Wissen Sie, ich habe einen ganzen großen Hof hier umzutreiben und konnte mich nicht täglich um die Wäsche und die Kleider der Kinder kümmern, obwohl ich ihnen abends immer die Aufgaben nachgesehen hatte. Und dann brachten wir meine Frau in die Psychiatrie ins benachbarte Psychiatrische Landeskrankenhaus. Sie war jetzt nicht mehr richtig beieinander im Kopf, brachte alles durcheinander, war völlig haltlos, begann zu trinken. Das einzige, was sie wirklich wußte, war, wie sie mich böse beschimpfen und treffen konnte. Sie glauben nicht, wie wir unter dieser psychischen Krankheit gelitten haben. Und dann das Schönste: Ich habe mit der Jungwirtbäuerin lange gesprochen und gefragt, ob eine geistige Krankheit in der Familie verborgen war, die sie mir vielleicht verschwiegen hatte. Der Jungwirtbauer war damals gerade gestorben, ein ehrlicher und braver Mann. Und diese böse Alte erzählte mir hohnlachend, daß das Kind eine Adoptivtochter aus einem Freudenhaus in Berlin war, ein verlassenes Kind, das sie in den Wirren des Krieges für ein paar Flaschen Schnaps mitgenommen hatte, da sie selbst keine eigenen Kinder mehr bekommen konnte. Und wissen Sie, Herr Doktor, als ich weiter nachforschte habe ich herausbekommen, daß ihre leibliche Mutter eine Alkoholikerin und Prostituierte war, die zudem in geistiger Umnachtung wenige Jahre später gestorben ist. Meine Frau war also das Produkt einer geistig schwerkranken, haltlosen Frau und das kam alles wieder bei ihrer Tochter, meiner Frau heraus. Die Jungwirtbäuerin hatte mir dies absichtlich verschwiegen, denn sie wußte, daß ich niemals ein solches Mädchen geheiratet hätte, um mit ihr Kinder zu haben, wenn eine solche Familiengeschichte vorlag."

Es rumorte an der Tür, die vierschrötige, rotbackige Magd kam bis ans Bett und legte ihre schwieligen, nassen Hände auf die Bettkante.

"Jetzt hab ich grad zwei Hennen gerupft und dann geh ich in den Stall. Ist es recht? Was wollt Ihr zu essen heute?"

Ein nur leichtes Lächeln ging über das Gesicht des Schwerkranken.

"Ist schon gut, Maria, Hunger habe ich keinen, mach nur Deine Arbeit wie immer."

Schwerfällig trampelte die gutmütige Dicke wieder hinaus und ging mit ihren Holzschuhen die Treppe hinunter.

"Jeder Trampel, der so gutmütig ist wie die Maria, ist besser zu haben als die Tochter aus dem reichen Nachbarbauernhof, das können Sie mir glauben, Doktor. Es gab keine Möglichkeit mehr, mich von dieser Frau zu trennen, obwohl ich in der Stadt die Sache mit meinem Advokaten einmal durchgesprochen hatte. Er sagte mir, daß ich mich unter diesen Umständen ganz leicht von meiner Frau trennen könnte, wegen Vorspiegelung falscher Tatsachen und wegen bösartigem Verschweigen der wahren Identität des Menschen, den ich geheiratet hatte. Aber was sollte ich tun, der kleine Hermann und die Katharina waren ja da und brauchten meine Hilfe. Meine Frau war inzwischen endgültig in der Psychiatrie gelandet und es sprach nichts dafür, daß sie jemals diese wieder verlassen würde. Man stellte sie mit Medikamenten ruhig und sie arbeitete nach mehreren Monaten der Therapie in der Wäscherei, geistig völlig weggetreten, ganz mechanisch. Und dann ging es Schlag auf Schlag. Sie wissen sicher, daß beide Kinder nicht mehr leben. Der kleine Hermann war ein intelligenter, lieber

Junge, der mir immer mehr ans Herz gewachsen war, aber auch bei ihm sah ich bald die zerstörerische Wirkung der furchtbaren Krankheit meiner Frau. Er zog sich immer mehr zurück, manchmal war er tagelang nicht zu sprechen und wenn, dann war er nicht in der Lage, auch nur den kleinsten Disput auszuhalten. Hermann hat sich das Leben genommen, auf furchtbare Art und Weise ..."

Vor soviel Elend stockte mir der Atem. Ich hatte noch selten eine solche Lebensgeschichte zu hören bekommen und schon gar nicht von einem, der kurz davor war, sein eigenes Leben auch zu beenden. Es kostete den Himmelsbachbauern einige Mühe, weiterzusprechen, aber ich hatte das Gefühl, daß er es zu Ende bringen wollte.

"Und dann die Katharina. Sie ist inzwischen auch schon tot, hat einen ähnlichen Weg genommen wie mein kleiner Hermann. Auch sie habe ich bereits beerdigt, auch in fürchterlicher Weise gezeichnet von der geistigen Zerstörung ihres ganzen Denkens. Sie war sehr intelligent und hatte sogar eine Lehre als Buchdruckerin gemacht, aber dann alles wieder abgebrochen. Und jetzt bin ich allein, die Kinder tot, die Frau wahrscheinlich noch am Leben und ich bin der nächste, der dann den Untergang meines Hofes und meiner Familie besiegelt. Und das alles nur, weil die bösartige Alte mir diese Frau untergeschoben hatte."

Seine Hände ballten sich auf der schmutzigen Bettdecke, wie wenn er sie heute noch gern packen und schütteln würde.

"Das ist die traurige Geschichte meines Hauses, junger Doktor, ich hab sie Ihnen erzählt, damit Sie vielleicht später verstehen, was auf diesem Hof abgelaufen ist, der in ein paar Monaten wahrscheinlich leer steht oder in völlig andere Hände kommen wird. Ich weiß, daß ich nicht mehr allzu lang zu leben habe, vielleicht noch ein paar Tage und ich wollte Sie einfach bitten, mir über diese Zeit zu helfen. Ich hab keine Angst vor den Schmerzen und schon gar keine vor dem Jenseits. Der Herrgott hat mich schon tief fallen lassen, viel tiefer, als er es eigentlich einem Menschen zumuten kann, also werde ich im Jenseits auch nicht mehr tiefer fallen. Vielleicht gibt's auch die eine oder andere Möglichkeit zur Aussprache, wo ich ihn fragen kann, warum er alles Leid der Welt ausgerechnet wie mit einem Trichter in mich hinein gefüllt hatte."

Er lag jetzt ganz still da und wollte offensichtlich nicht mehr weiterreden. Ich überlegte fieberhaft, was ich mit dem Himmelsbachbauern anfangen konnte, eine Unterbringung in der nahen Universitätsklinik war nicht mehr möglich, denn es gab keinen Ansatz, ihn irgendwie zu heilen und von dem riesigen Pankreastumor war ich fest überzeugt. Also entschloß ich mich, ihn in das kleine Krankenhaus im Tal zu bringen, in dem die Schwestern mit solchen Fällen durchaus vertraut waren: Viele der Schwarzwaldbauern kamen oft nur zum Sterben in den letzten Wochen und Monaten ihres Lebens in diese kleine, aber segensreiche Institution.

“Bauer, wenn ich Sie mitnehme, hinunter ins kleine Krankenhaus und Ihnen einige Infusionen mache, daß Sie nicht verdursten und Ihnen auch etwas gegen die Schmerzen geben kann, sind Sie damit einverstanden?”

Er nickte nur schwach.

“Wenn’s sein muß, Herr Doktor, machen Sie’s und bringen mich dorthin. Maria kann mich hier nicht pflegen, das sehen Sie ja und ich wäre gerne ein wenig in Gesellschaft gestorben, vielleicht sogar in Ihrer ...” Dabei lachte er ein klein wenig, verzog aber dann gleich wieder schmerzverzerrt das Gesicht, als er sich ein wenig aufrichten wollte. Der Tumor war weit fortgeschritten.

“Bitte sagen Sie Maria, sie soll mir einige Dinge richten, das Bild mit meinen Eltern und das mit den beiden Kindern möchte ich gern mitnehmen, sonst nichts.”

Ich hatte den Eindruck, daß dies noch seine ganze Habe war, alles andere hatte er entweder weggegeben oder war bereits ganz weit weg aus seinem Gesichtsfeld. Den Hof samt seinen Tieren, die Äcker, die großen, ausgedehnten Wälder und Wiesen, all das hatte er innerlich bereits aufgegeben und das war für einen bodenständigen Schwarzwaldbauer das Ende.

Und das alles nur wegen einer furchtbaren Ehe, einer schizophrenen Bäuerin, die man ihm noch untergeschoben hatte. Ich konnte es nicht fassen, daß ein solches Tun ein derartiges grauenhaftes Schicksal hervorbrachte.

Der Himmelbachbauer kam wirklich einige Stunden später mit dem Krankentransport ins Krankenhaus, wo er ein kleines Zimmerchen bekam, eines der wenigen Einzelzimmer, die es damals schon gab - ein Sterbezimmer, denn nach der klinischen Diagnose,

die auch der alte Medikus und der Oberarzt Bernhard bestätigt hatten, gab es keine Heilung mehr.
Ich besuchte ihn einige Male in seinem kleinen Einzelzimmer mit dem schönen Blick hinaus auf die Schwarzwaldwiesen. Meist hatte er das Fenster weit geöffnet und von unten hörte man das Gebimmel der Rinder, die um das kleine Krankenhaus herum weideten. Er schien in den letzten Tagen voll und ganz in dieser Welt des Sehens und Hörens aufzugehen und ich hatte den Eindruck, daß er zum Teil schon nicht mehr in dieser Welt war. Sein Tumor wuchs und man konnte ihn jetzt mit bloßem Auge schon bei seinem immer kachektischer werdenden Äußeren unter dem Brustbein hervortreten sehen.
"Dem Himmelsbachbauer geht's schlecht, er nimmt immer mehr ab und will seit heute auch keine Infusionen mehr", meinte die Schwester Oberin mit einem leichten Kopfschütteln. "Aber der Herr Doktor hat gemeint, wir sollen ihm das geben, was er möchte."
Dabei zog sie gerade eine kleine Spritze mit Morphium auf und setzte sich in Richtung des kleinen Einzelzimmers in Bewegung.
Meist lag er im Bett, schaute zum Fenster hinaus oder saß in einem überdimensionalen alten Lehnsessel, den ihm die Schwestern aus dem Keller geholt hatten. Die Infusionen mochte er schon seit Tagen nicht mehr und er wurde immer schmaler, faltiger und anämischer. Die Augen waren stumpf geworden, aber noch recht lebendig und er blickte mich immer von der Seite an, wenn ich sein Zimmer betrat.
"Na Herr Doktor, jetzt werde ich bald sehen, was ich mir ein Leben lang vorgestellt hatte. Mein Glaube sagt mir, daß ich meine beiden Kinder wiedersehen werde und das ist der einzige Trost in meinem Leben gewesen, einen anderen hatte ich ja nicht mehr."
Kein Wort mehr von seiner Frau, die irgendwo in einer Irrenanstalt noch lebte und auch kein Haßausbruch mehr gegen seine Schwiegermutter, die ihm dies alles eingebrockt hatte.
Einen Tag später war er tot.
Am Grab waren nur wenige, die ihn kannten, denn durch seine Einsiedlerei war er bei den Leuten im Dorf und im Städtchen ziemlich aus dem Blickfeld geraten, so daß der Pfarrer, zwei Ministranten, einige benachbarte Bauern und ich sehr verloren um den offenen Sarg mit dem schmal gewordenen Himmelsbachbauer

herumstanden. Die Exequien des Priesters trösteten mich, denn das Leid, das diesem Mann vom Schicksal zugefügt wurde, hatte mich sehr berührt.
Tags darauf kam ich in der Nähe von Freiburg auf die Idee, mir die Jungwirtbäuerin doch einmal persönlich anzusehen. Sicher hatte ihr auch niemand vom Ableben ihres Mannes erzählt und so steuerte ich die benachbarte Psychiatrische Landesklinik an. Wirklich, in der Tat lebte dort die Jungwirtbäuerin bis auf den heutigen Tag. Der Pförtner blickte mich mißtrauisch von der Seite an.
"Wer sind Sie, dürfen Sie überhaupt hier nachfragen? Sind Sie ein Angehöriger?"
Ich erklärte ihm, daß ich der langjährige Hausarzt des soeben verstorbenen Ehemannes wäre und sie ganz gerne besuchen würde. Auf diese Anwort hin hellte sich seine Miene auf und er wies mir den Weg durch viele kleine Pavillons, die in einem großen Garten mit uralten Bäumen versteckt standen. Ganz hinten im letzten, der Wäscherei, dort sollte ich noch einmal fragen.
Nach längerem Suchen fand ich sowohl den kleinen Pavillon als auch die angegebene Wäscherei und dort mehrere Frauen vor, die Bettlaken und Kissenbezüge unter großen Pressen zu ansehnlichen Wäschestapeln verarbeiteten.
"Die Frau Jungwirt, ja die sitzt dort hinten und faltet Kissenbezüge ..."
In der Ecke saß eine Dame undefinierbaren Alters mit graumelierten Haaren, die hinten zu einem strengen Zopf gebunden waren. Das Gesicht war rund, die Augen stumpf und der gesamte Ausdruck von einer Leere, wie ich sie noch nie gesehen hatte. Den Mund bewegte sie dauernd rhythmisch auf und zu und heraus trat eine große, unförmige, dunkelbläuliche Zunge, mit der sie sich permanent die Lippen befeuchtete. Vor ihr war ein kleiner Stapel gebügelter Kissen, die sie auf einen noch kleineren Stapel zusammenfaltete. Man hatte nicht den Eindruck, daß sie eine sinnvolle Arbeit verrichtete, sondern daß sie beschäftigt war. Nach Aussage der Pflegerin ging dies nun schon seit vielen Jahren so, tagaus, tagein.
"Guten Tag Frau Jungwirt, wie geht es Ihnen?"
Ich setzte mich neben sie und sah sie mir genau an. Ein blaukarierter Schaffschurz bedeckte ihren schmalen Oberkörper bis zu

den Knien, darunter waren braune Anstaltsstrümpfe, von denen einer unter das Knie gerutscht war, bis zu den Lederpantoffeln zu sehen. Sie schien eigentlich bei guter äußerlicher Gesundheit zu sein.

"Heut habe ich schon viele Kopfkissen gefaltet, ganz viele, aber nicht so viele wie letzte Woche, wissen Sie, da hatten wir Hochsaison ..."

Sie schien meine Frage nicht verstanden zu haben. Ich versuchte es noch einmal.

"Jungwirtbäuerin, wissen Sie, wo Sie hier sind? Wissen Sie, woher Sie stammen? Was machen Ihre Kinder?"

"Ich bin immer hier gewesen, hier arbeite ich und da drüben wohne ich. Wieso fragen Sie mich das? Kinder habe ich auch gehabt, aber die sind schon groß ..." Dabei hob sie ihren blödsinnigen Blick nach oben, gleichsam als ob sie die Größe der Kinder damit ausdrücken wollte.

"Meine Kinder, was wollen denn Sie von ihnen?"

"Ich bin der Hausarzt Ihres Mannes und wollte Sie einfach besuchen."

Ihre Miene verfinsterte sich und sie stieß nur ärgerlich heraus: "Einen Mann? Meinen Mann? Hab ich doch gar nicht mehr, ist doch gestorben, oder nicht?"

Ich nickte nur und gab ihr recht.

"Ja ja, Frau Jungwirt, Ihr Mann ist gestorben, Sie haben recht ..."

Zwischenzeitlich hatte sie sich schon wieder ein weiteres Kissen geholt, das sie mit beiden Händen linkisch faltete und auf den zweiten Stapel legte. Ihr Mund zuckte und sie streckte mir ihre dicke Zunge entgegen, gleich wie zum Hohn für meine Fragen. Ihre Augen waren jedoch fest auf mich gerichtet und sie sah mich wie wissend von der Seite scharf an. Es kam kein Gespräch mehr zustande und ich verabschiedete mich. Auch aus der Ferne sah sie mir noch böse nach, oder vielleicht interpretierte ich es nur so. Die schizophrene Frau im Endstadium ihrer Erkrankung hatte vielleicht doch noch geahnt, daß sie den Tod ihrer zwei Kinder unwillentlich heraufbeschworen und damit auch gleich ihren braven Ehemann ins Elend gestoßen hatte. Jetzt war er tot und sie faltete in ihrer Ecke blödsinnig die Kissen der Psychiatrie, seit vielen Jahren und, wie es aussah, noch in vielen Jahren ...

Kapitel XXXXI
Der alte Bachbauer

Er rief eigentlich fast nie, der alte Bachbauer auf seinem Hof, gerade am Wasser des kleinen Reichenbachs gelegen. Ein schöner, großer Hof, vor dem nicht selten die Touristen standen, um ihn zu fotographieren. Alt war er geworden inzwischen, weit über 80, seine Frau lebte noch und sie führten eine zufriedene Ehe, an der ich mich bei meinen Besuchen immer freute. Aber heute hatte er gerufen und ich solle ein wenig Zeit mitbringen, meinte er am Telefon. Trotz des alten Hofes war er bereits einer der ersten, die sowohl Elektrizität als auch Telefon hatten und er machte eifrig Gebrauch davon. Sein Hof lag im schönsten Abendlicht, als ich die beiden Alten draußen vor der Tür sitzen sah und mein stinkender, alter Käfer zur Ruhe kam.
“Hallo, Bachbauer, hallo Bachbäuerin, wie geht's Euch denn?”
Die beiden Alten erhoben sich von ihrem Lieblingsplätzchen vor der Tür, das gerade in das schönste Sonnenlicht eingetaucht war und kamen hinkend auf mich zu. Die Bäuerin führte ihren Mann an der Hand und er schaute mich nicht direkt an, sondern wandte sein Gesicht nur in meine Richtung, aus der er die Stimme hörte. Dabei lachte er und sein weißer Schnurrbart wurde immer breiter und unterstrich seine fröhliche Grundhaltung. Die beiden Augenhöhlen - waren leer, der Bachbauer war seit vielen Jahren blind und ganz auf seine Frau angewiesen. Das hieß aber nicht, daß er mit dem Leben abgeschlossen hatte, im Gegenteil. Jedes Mal, wenn ich die beiden Alten und die Jungen mit ihren vielen Kindern besuchte, saß er vor seinem altertümlichen Radiogerät und hörte Berichte und Sendungen aus der ganzen Welt, wobei nach dem ersten Gespräch schon feststand, daß er wohl der bestinformierte Bauer der ganzen Umgebung war. Sein fehlendes Augenlicht hatte ihn zum hören gebracht und er konnte nicht nur hören wie ein Luchs, sondern auch noch zwischen den Zeilen lesen.
Er gab mir seine knotige und schwielige Hand, indem er seinen Gehstock seiner Frau reichte.
“Es freut mich sehr, Herr Doktor, daß Sie gekommen sind, ich muß mit Ihnen etwas besprechen, was mir am Herzen liegt.”
“Aber gerne, lieber Bachbauer, wo fehlt's denn, ist es der Blutdruck, haben Sie Schmerzen?”

Er schüttelte bedächtig den Kopf.
“Nein, ich weiß nicht, was ich damit anfangen soll, ich hatte gestern Besuch vom Herrn Pfarrer und seit der Zeit stimmt mit mir etwas nicht mehr.”
Ich hatte schon viele seltsame Indikationen für Hausbesuche erhalten, aber noch nie so eine, kannte ich doch eigentlich den Herrn Pfarrer im Dorf als einen sehr klugen und direkten Menschen, der im allgemeinen keine Inquisitionsblutspur hinter sich herzog, wenn er Hausbesuche bei seinen Schäfchen machte.
“Das müssen Sie mir näher erklären.”
Und so saßen wir alle drei nebeneinander auf dem Bänkchen vor dem schönen Bauernhof und der Bauer erzählte ohne Umschweife sein Problem.
“Gestern habe ich mit dem Herrn Pfarrer lange diskutiert über das Elend in dieser Welt und über die Schuld, die wir uns aufgeladen haben. Er hat mir gesagt, daß in der Bibel steht, daß wir alle schuldig geworden sind, und zwar durch die Erbsünde und jeder einzelne von uns trägt diese mit sich herum bis zum jüngsten Tag. Nur durch die Taufe, meinte er, sei ein wenig davon weggekommen, aber eigentlich unterliegen wir noch immer der Sünde von Adam und Eva.”
Ich wußte, daß das ein Steckenpferd des Dekans gewesen war, konnte mir aber nicht vorstellen, daß mein Bachbauer, den ich schon so lange kannte, unter dieser Aussage zu leiden hatte.
“Ja und? Das kann stimmen, kann aber auch nicht stimmen, ich wäre mit solchen dogmatisierenden Aussagen sehr vorsichtig, Bachbauer.”
“Ja, deswegen habe ich ja Sie gebeten und nicht sonst irgend jemand, da ich weiß, daß Sie von der anderen Fakultät sind.”
“Jetzt sagen Sie mir aber mal, Bachbauer, Sie haben mich doch bestimmt nicht hierher gebeten, um mit Ihnen über ein dogmatisches Problem des 12. Jahrhunderts zu diskutieren, oder etwa doch?”
“Aber nein, Herr Doktor. Ich habe wirklich ein Problem. Er hat mich gestern so fertiggemacht mit seinen sicher gutgemeinten Aussagen über die Schuld, daß ich ganz irre geworden bin. Er meinte, im übertragenen Sinn bin ich auch schuld an meiner Blindheit, genau wie für mein Alter und genau wie für das Alter

meiner Frau. Wir haben irgendwann einmal zu Beginn der Schöpfung Schuld auf uns geladen und jetzt läuft alles in dieser fürchterlichen Weise, wie wir es jeden Tag sehen. Ich bin schuld an meiner Blindheit - ich hab's nicht verstehen können und als der Pfarrer gegangen ist, bin ich so traurig geworden", er setzte mühsam aus und stützte sein Kinn auf den derben Knotenstock, den er wieder neben seinen Beinen stehen hatte, "seit gestern nachmittag habe ich ganz furchtbare Visionen oder wie soll ich sagen, ich sehe überall alles rot - oder zumindest ist diese Farbe das, an was ich mich erinnere, was früher für mich rot war oder vielleicht auch ganz anders, aber ich leide ganz entsetzlich darunter. Bitte, Doktor, helfen Sie mir, dieses furchtbare Licht wieder auszuschalten, das ich in meinem ganzen Kopf spüre ..."
Jetzt war es heraus. Der alte Mann hatte wirklich ein sehr unglückliches Aussehen, ganz anders, als ich ihn die letzten Male verlassen hatte. Er zitterte, war äußerlich als sehr leidend zu erkennen, wenn auch seine Augen, die erloschen waren, als diagnostisches Kriterium dem Hausarzt nicht zur Verfügung standen.
"Sie sehen rot in Ihrem ganzen Kopf?"
Er nickte. Ich begann, seinen Puls und seinen Blutdruck zu messen, tastete nach seinen Gefäßen am Hals, hörte darauf mit dem Stethoskop, konnte aber nichts wegweisend Diagnostisches erkennen. Am Ende der Untersuchung fand ich meinen alten Patienten eigentlich genau so, wie ich ihn vor wenigen Tagen verlassen hatte. Seine Frau blickte besorgt auf ihn.
"Doktor, irgend etwas ist nicht mehr so wie vorher. Seit dem Disput mit dem Herrn Pfarrer sieht er plötzlich seine Farben und er ist doch schon über 20 Jahre blind. Er hat Angst und ich kann ihm nicht helfen ..."
Dann begann er mir zu erzählen, was er empfand.
"Es fängt hinter den Augen, wo es bisher immer dunkel war, plötzlich an hell zu werden und dann fallen ganze Feuerschwaden vom Himmel auf mich herab und ich bin ganz im roten Licht der großen Hitze ausgesetzt. Dies geht sehr lange so, ich weiß nicht, ob für Stunden oder Minuten, aber jedes Mal denke ich, daß so Schuld aussehen muß, wie der Herr Pfarrer gesagt hat."
"Und Sie haben vorher noch nie solche Sensationen im Kopf gehabt, nie ein Farbensehen?"

Er schüttelte den Kopf.
“Nein, Herr Doktor, ich habe auch vergessen, was Farben sind. Als damals vor vielen Jahren noch beim alten Doktor plötzlich von einem Tag auf den anderen das Augenlicht ausging, habe ich es so genommen, wie es war, eben dunkel. Die Gedanken waren hiervon immer unbenommen, lediglich die Vorstellungskraft ist mir geblieben. Ich habe auch nach meiner Erblindung noch versucht, Zeichnungen auf Papier zu bringen über das, was ich in meinem Inneren gesehen habe, aber meine Familie hat immer über mich gelacht. Bei den Farben ist es dann ganz schwierig geworden, denn hier wußte ich wirklich nicht mehr, was ich tun sollte. Meinem Enkelchen habe ich damals gesagt, in diesen mittleren Teil mußt Du rot und in den äußeren Teil blau oder grün hineintupfen, so sieht’s Euer Opa ...”

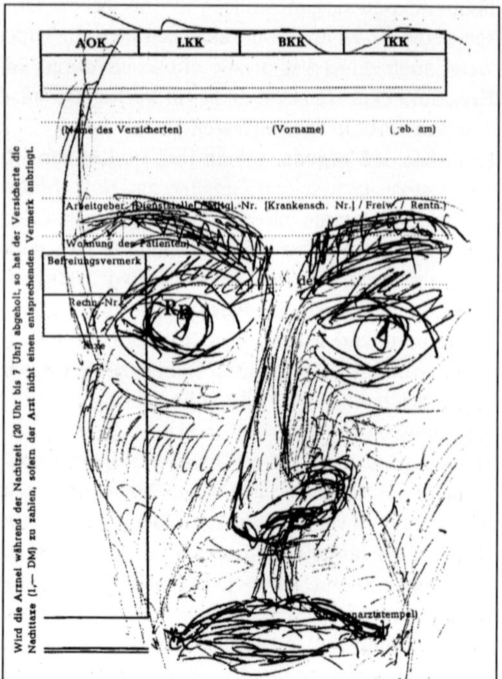

Bild Nr. 45 - Der alte Bachbauer, so wie er mich immer faszinierte, mit seinen toten Augen. Er sah seit langem nichts mehr, aber nur das, was wir gemeinhin als Sehen bezeichnen. Im Inneren war das Licht hell und er erzählte mir immer von einer anderen Welt.
Bleistiftzeichnung 1978

“Also wissen Sie nicht mehr, was Farben sind? Etwa rot oder grün oder blau?”
“Nein, ich verbinde nur mit dem furchtbaren Rot, das von oben auf mich herabkommt das, was der Pfarrer mir gestern gesagt hat, daß ich schuld bin und für diese Schuld zur Rechenschaft gezogen werde, wann auch immer. Er sagte zwar, daß wir es alle werden, aber ich halt auch. Wahrscheinlich hat er recht, der Herr Pfarrer. Die Schuld und das Rote, das in meinem Kopf mich so ängstigt, ist dasselbe, ich kann es nicht voneinander trennen, wenn das Wort Schuld auftaucht, dann höre ich es wohl, aber sobald ich mir darüber Gedanken mache, dann brennt der Kopf. Sie sind doch auch früher einmal Theologe gewesen, können Sie mir nicht sagen, ob ich davon wieder wegkomme? Habe ich wirklich eine so große Schuld, daß ich jetzt Angst haben muß?”
“Bachbauer, ist die Angst rot?”
Er nickte.
“Angst und Schuld müssen etwas Rotes sein, etwas ganz Gefährliches, etwas was den Menschen ungeheuer bewegt, so wie wenn ein Klatschmohn so groß wäre, daß er den ganzen Himmel bedecken und sich dann herunter in meinen Kopf begeben würde, so rot stelle ich es mir vor ...”
Die Diagnose war eigentlich formal leicht zu stellen. Er hatte optische Halluzinationen, obwohl sein primäres Sehen seit vielen Jahren nicht mehr vorhanden war, auch nicht in Ansätzen, das wurde in der nahegelegenen Universitätsklinik oft geprüft. Aber seit gestern hatte ihm nun ein Theologe einen Floh ins Ohr gesetzt, nämlich den mit der Schuld, und seither sah er rot mit Angst oder Angst mit rot.
Ich versuchte auf alle nur erdenkliche theologische Weise, ihn vom Gegenteil zu überzeugen. Es half aber nur halbwegs.
“Und wenn jemand wenig Schuld hat in seinem Leben, dann sind Sie es, Bachbauer, denn Sie haben, wenn es überhaupt solche Schuldtheorien gibt, die Ihre in den letzten 20 Jahren weiß Gott abgetragen. Sie haben mehr als Buße geleistet für etwas, was Sie nicht getan haben! Sonst müßten wir alle blind sein ... Aber denken Sie daran, derartige Mechanismen sind auch schon an unseren Jesus herangetragen worden, als sie ihn fragten mit Blick auf einen Blinden, Gelähmten am Straßenrand: Wer hat Schuld? Der, der da

sitzt oder seine Eltern und Anverwandten? Und die Antwort war: Keiner hat Schuld. Über dieses Thema lassen wir doch bitte unseren Vater im Himmel richten."
Er war ein wenig beruhigter als vorher und lehnte den Kopf an die Hauswand zurück.
"Also Sie meinen, es gibt zwar Schulden auf der Bank oder sonstwo, aber mit der Schuld hat der Herr Pfarrer sicherlich es etwas zu gut gemeint?"
Ich nahm seine beiden Hände und drückte sie fest.
"Bachbauer, Sie haben weder Schulden und schon gar keine Schuld und der Herr Pfarrer soll sich in Zukunft mit solchen dummen Theorien zurückhalten. Die Schuld gibt es nicht, es ist alles blödes, theologisches Zeug, mit dem ich auch viele Jahre mir das Leben versauert habe. Vergessen Sie's einfach. Theologen brauchen Schuld, um ihre Existenz zu beweisen und um ihre Daseinsberechtigung zu erklären. Ohne diese Theologen gibt es keine Schuld, diese haben sie erst erfunden und zu hoher Blüte gebracht ..."
Er begann, still und friedlich zu lächeln und seine Frau nickte dankbar. Die letzten Sonnenstrahlen des Abends beleuchteten ein unwirkliches Bild, zwei steinalte Leute, die friedlich nebeneinander saßen und sich gegenseitig festhielten und einen jungen, unsicheren Landarzt, der in diesem Fall einmal ziemlich sicher war, etwas Richtiges gesagt zu haben. Von diesem Tag an hatte der Bachbauer die angstmachenden, roten Sensationen in seinem Hirn nicht mehr. Es kann sein, daß es Zufall war, aber die beiden alten Leute waren mir sehr dankbar.
Als der Bachbauer starb, begrub ihn der Pfarrer und noch am offenen Grab erzählte er etwas von Schuld und Blindheit und daß Gott ihn nur erlösen könne und er richtete an die wenigen Umstehenden, die ihm das letzte Geleit gegeben hatten, den eindringlichen Appell, unsere Schuld einzugestehen und sie ganz klein vor Gott zu tragen, um ihn um Entschuldung zu bitten. Krankhaft.
Der alte Doktor meinte nach der Beerdigung, als ich ihm alles erzählte, nur kurz lakonisch: "Ohne Pfarrer kein Teufel und ohne Theologen keine Erbschuld ..."

Kapitel XXXXII
Doktor, kommen Sie ...

“Eigenartig, wie viele alte Leute heute angerufen haben und über Bauchschmerzen klagen, aber halt, da ist ja auch noch ein Wickelkind mit denselben Beschwerden.”
Unsere alte Praxisassistentin legte mir wie jeden Tag eine lange Liste von Besuchen auf den Tisch, die ich am selben Nachmittag noch zu absolvieren hatte. Mit dem spitzen Bleistift zählte ich durch. Erst bei 33 kam ich langsam zum Ende.
“Anna, heute hast Du es wieder mal gut mit mir gemeint und ich denke, ich brauche sicherlich bis heute abend gegen 10, bis ich die alle geschafft habe.”
Ich war nicht ärgerlich und schon gar nicht unwillig, aber da ich meine Kräfte kannte, wußte ich, daß ich nach 20 Besuchen regelmäßig sehr müde wurde und vor allen Dingen nicht mehr auf die Patienten eingehen konnte. Die Eindrücke verwischten sich und man wußte mit der Zeit bei der meist ausgeprägten Eloquenz und Logorrhoe meiner kleinen und großen Schutzbefohlenen nicht mehr, wer was hatte.
Anna schaute mich mitleidig von der Seite an und meinte: “Morgen ist operationsfreier Tag und somit sind die Besuche heute sicher auszuhalten.” Sprach’s und ging ihrer Arbeit im kleinen Labor nach, in dem die Blutzuckerröhrchen wie preußische Soldaten nebeneinander standen, abgewechselt mit kochenden Uringläschen und umgarnt von hunderten von kleinen Objektträgern, die auf einem alten Drahtgestell ihrer Färbung harrten. Ich konnte mich über die 33 Besuche weiß Gott nicht beschweren, wenn ich in dieses noch zu erledigende Arbeitspensum unserer alten Praxisassistentin schaute, denn das waren mindestens fünf Stunden Arbeit und das in einem nach gekochtem Urin stinkenden Labor und nicht in der herrlichen freien Natur des Schwarzwaldes.
Mein zerbeulter Käfer setzte sich willig in Bewegung und bald war das erste Haus angefahren. Die alte Frau, die allein wohnte, kannte ich von verschiedenen Besuchen und sie war in den letzten Monaten eigentlich nicht mehr krank gewesen, so daß ich mich sehr wunderte, sie wieder auf der Liste zu haben. Auf mein Klingeln öffnete sich die Tür vorsichtig einen Spalt breit und dahinter kam

ein altes, freundliches, aber graues und recht krank aussehendes Gesicht zum Vorschein.
"Herr Doktor, kommen Sie schnell, es geht mir gar nicht gut, und zwar schon seit gestern ..."
Ich schloß die Tür und die Alte schlurfte in ihr Schlafzimmer und legte sich gleich wieder in ihre schmuddeligen, seit Tagen nicht gewaschenen Bettücher. Überall standen kleine Essensreste herum, halbvolle Gläser und Flaschen und dazwischen Medikamentenschächtelchen, von denen, die ich ihr vor etlichen Wochen verschrieben hatte.
"Na was ist denn, geht's gar nicht gut? Haben Sie Schmerzen?"
Sie nickte nur stumm und deutete auf ihren aufgetriebenen Bauch. Gelblich-fahl sah die Haut darüber aus und fühlte sich bei der Palpation an wie ein prallelastisches Fell auf einer Trommel. Die Peristaltik war noch durch die Decke zu vernehmen und ich konnte gut hören, wie sich der Darm bewegte und sogar zu plätschern schien. Die Frage nach dem letzten Stuhlgang konnte sie mir präzise schildern, denn es schien damit gar nicht aufhören zu wollen. Wohl ein einfacher Fall, eine Diarrhoe mit einer begleitenden Enteritis, woher sie auch immer gekommen sein mochte.
Nach Puls- und Blutdruckkontrolle war schon leicht zu erkennen, warum sich die alte Frau nicht wohlfühlte, denn der Kreislauf sackte auch in den Keller. In solchen Fällen gab es eigentlich nur alte medizinische Regeln, nämlich Wasser in den Körper hineinzubekommen, Kohletabletten zu verschreiben und den Darm zur Ruhe zu bekommen. Ein einfaches Problem und ich war mir sicher, daß sie am nächsten Tag wieder auf den Beinen sein dürfte. Eine leise Ahnung beschlich mich doch, als ich ihre schweißnasse Hand tastete und das Fieberthermometer mehr als 38 Grad zeigte.
"Jetzt machen wir es so wie immer in einem solchen Fall, Sie nehmen die Medizin ganz regelmäßig ein, die ich Ihnen nachher vom Apotheker bringen lasse und dann hinein ins Bett und morgen sehe ich wieder nach Ihnen."
Sie bedankte sich wie immer freundlich, verkroch sich bis zu ihrer Nasenspitze in die alten Bettlaken und ich verließ sie, um Besuch Nummer 2 zu beginnen. Auch hier war eigenartigerweise ein ähnliches Symptom festzustellen, eine alte, alleinstehende Bäuerin mit einem aufgetriebenen Bauch, massivem Erbrechen, einem flatt-

rigen Kreislauf und leichtem Fieber. Ich überlegte mir nicht viel mehr, sondern verordnete auch dieser Patientin dieselbe Kur, nicht ohne ihr zu versprechen, am nächsten Tag wiederzukommen. Beim dritten Besuch war es bereits auffälliger, denn die alte Dame war an ähnlichen Symptomen erkrankt wie die beiden vorausgegangenen Patientinnen, nur daß ihr alter Ehemann noch schlimmer erkrankt war, ebenfalls an einem aufgetriebenen Bauch, diesmal spärlichen Darmgeräuschen und einem fiebrigen Zustand, den ich nicht weiter deuten konnte. Muß wohl irgendein Virus im kleinen Städtchen herumgehen. Auf zu Besuch Nr. 4, 5 und 6 und auch hier waren mit wenigen Ausnahmen die Symptome ähnlich. Das Rezeptschreiben dieser Fälle ging schon ganz automatisch und ich hoffte nur, daß der Apotheker diese Dinge auch alle auf Lager hatte, denn für so viele gleichförmige Erkrankungen am selben Tag war er wohl nicht gerüstet. Aber es sollte noch schlimmer kommen. Besuch Nr. 7 und 8 waren alte Bekannte ohne Bauchsymptomatik, fast schon ein erholsamer Zustand, denn zur Abwechslung waren hier eine Herzinsuffizienz und ein offenes Bein zu versorgen. Dann wieder weitere Besuche mit ähnlichen Symptomen. In einem ganz entlegenen Leibgedinghaus fand ich einen alten Großvater, neben dem hilflos die Angehörigen standen. Aufgedunsener Leib, nur geringe Darmgeräusche, Fieber und das Gefühl einer schweren Krankheit.
Hier begann ich zu zweifeln, ob meine bisherige Therapie wohl auch in diesem Fall anschlagen würde? Der alte Holzfäller war mir schon zu krank, als daß ich ihn hätte so liegenlassen können, wie er jetzt war, zwar umsorgt von seinen Angehörigen, aber ohne wirksame medizinische Hilfe. Mittels eines Telefons im Nachbarhaus wurde das Rote Kreuz verständigt und nach einer halben Stunde trafen zwei Träger ein, die den alten Herrn mitnahmen ins benachbarte kleine Krankenhaus. Nach einer kurzen Besprechung mit der dortigen Schwester Oberin und der Schilderung der Symptome ging ich, etwas wacher, zu den restlichen Besuchen über und fand in manchen Häusern immer dasselbe Symptom, in anderen auch wieder nicht. Irgendwann einmal wurde es mir zu mulmig. In einer kleinen Kneipe an der Straße war ein Telefon. Der alte Doktor war dran.
"Hallo Chef. Ich komm hier nicht recht weiter mit meiner Medizin.

Jetzt hab ich schon über 15 Leute besucht, alle mit denselben Symptomen, Bauchweh, Erbrechen, Durchfall oder auch nicht, Fieber und allen zusammen ist nur eines gemeinsam, sie fühlen sich hundeelend und sind klapprig. Einer ist schon im Krankenhaus, aber ich glaube, es kommen noch viele nach ... Was soll ich denn machen?"
Vom anderen Ende der Leitung kam nur ein brummiges "Mhm".
"Was soll ich den Leuten denn in diesem Fall geben? So viele Infusionen hat unser Dorfapotheker doch gar nicht hier, wie ich schon bräuchte! Soll ich sie alle in die Uni-Klinik schicken? Mach ich mich da nicht lächerlich?"
"Mhm ..."
"Was würdest Du denn tun?"
"Mhm ... mhm, komisch ..."
"Soll ich das Gesundheitsamt benachrichtigen? Es könnte ja eine Epidemie sein!"
"Eine Epidemie ist es sowieso ... mhm ...Stuhl untersuchen lassen, um den Rest kümmere ich mich. Sag, wo sind die Leute überall erkrankt, im ganzen Städtchen oder nur teilweise in manchen Gebieten?"
Ich zählte ihm die lange Liste der betroffenen Kranken auf, nur immer unterbrochen vom telefonischen "mhm". Bei der Gelegenheit hatte ich den Eindruck, daß er sich etwas auf ein Stückchen Papier schrieb, denn es kratzte im Hintergrund unwirsch.
Klick! Das Gespräch war schnell beendet und ich wußte, daß ich auf der anderen Seite jetzt einen Verbündeten hatte, in welcher Form natürlich nicht. Die übrigen Besuche auf der Liste verliefen fast alle gleich.
"Herr Doktor, helfen Sie mir, ich habe furchtbare Bauchschmerzen ..."
"... Ich habe seit einem Tag Durchfälle und bin ganz schwach ..."
"... Die Müdigkeit ist gar nicht mehr wegzubekommen und außerdem komme ich nicht mehr von der Toilette herunter ..."
Mein Latein oder besser gesagt, das, was ich auf der Universität gelernt hatte, war schon am Ende. Ich wußte nicht mehr, in welchen Zusammenhang ich diese Erkrankungen bringen sollte.
Hundemüde kam ich spätabends nach Hause, nicht ohne zum dritten Mal beim alten Apotheker vorstellig geworden zu sein, ob er

nicht noch mehr Infusionen bereitstellen könnte. Er wunderte sich nicht schlecht, daß ich an einem Nachmittag 20 Beutel mit Ringerlösung benötigte, was doch sonst allerhöchstens in einem halben Jahr zusammen anfiel. Fast hatte ich den Eindruck, daß er mich etwas geringschätzig ansah, ganz in dem Sinne, daß die neuen, jungen Kollegen von der Universität mit ihrem neumodischen Zeugs bis in den letzten Winkel einer Schwarzwaldpraxis vordringen würden. Aber er sagte nichts und erkundigte sich nur nach den Patienten. Nachdem er sich die ganze Sache angehört hatte, kratzte er sich hinter seinem Ohr und schaute mich von der Seite an:

"Herr Doktor, ich bin jetzt schon so lange hier, mein Vater hat mir erzählt, daß es so etwas Ähnliches schon einmal gegeben hat. Damals war es die Cholera, aber das war im ersten Weltkrieg."

Die Cholera? Dieses Krankheitsbild hatte ich zwar intensiv gelernt, aber nie einen Patienten zu Gesicht bekommen, da unsere Hygienevorschriften doch sehr genau eingehalten wurden. Nachdenklich ging ich nach Hause. Aber anstelle eines schon friedlich schlafenden Arzthauses fand ich sämtliche Fenster hell erleuchtet vor und darin ein eifriges Diskutieren, schon am Hauseingang zu hören. Die Tabakschwaden hingen halb in der Luft und waren nur mühsam zu durchblicken. Am langen Eßtisch saßen vier Herren, zwei davon in grün, die ich als Jagdkameraden des alten Herrn kannte, über eine Karte des Städtchens gebeugt. Einige Punkte waren schon mit roter Tinte eingetragen, mit blauer Tinte waren einige Kreise herumgelegt, welche die roten Punkte bis auf einen einschlossen.

"Gut, daß Du da bist" brummte der alte Landarzt, "ich hab mir schon sehr viel Gedanken gemacht über das, was Du mir erzählt hast und die Herren sind von der Verwaltung, vom Wasserwirtschaftsamt und von der Jagd. Ich glaube, ich weiß, was Du für ein Problem gefunden hast und was wir alle morgen noch für ein Problem bekommen werden, wenn auch die Untersuchungen noch ausstehen" meinte er, ohne den Blick von der Zeichnung zu lassen. "Schau, diese roten Punkte sind Deine etwa 25 Kranken und alle, bis auf einen, gehören der Wasserversorgung aus diesem Tal an. Also liegt der Schluß nahe, daß das Problem aus dem Wasser stammt. Cholera hatten wir einmal vor vielen, vielen Jahren, aber die Diagnose steht noch nicht hundertprozentig fest. Wir werden es morgen aus dem Clotten'schen Labor hören, aber ich glaube, wir müssen vorher auf die Suche gehen."

Auf die Suche, wohin? Wie war es möglich, daß der alte Fuchs schon wieder soviel an Erkenntnis mehr besaß als ich und bereits einen kleinen Stab von Leuten um sich geschart hatte, die ihm interessiert zuhorchten?

"Du, Fritz, und Du, Hermann, Ihr geht morgen sämtliche Brunnenstuben im vorderen Gremmelsbachtal durch, macht sie alle auf und schaut bis auf den Grund. Ich bin fast sicher, daß dort das Problem für unseren Ärger liegt. Und Sie würde ich bitten, ganz schnell die Wasserproben beurteilen zu lassen" meinte er zu den beiden Herren, die ich noch nicht gesehen hatte.

Wasserproben?

"Während Du, junger Grünschnabel, Dich mit Deinen Patienten bis ins kleinste unterhalten hast, was ja sehr verdienstvoll ist, bin ich hinter Dir hergefahren und habe mir vom Wasser bei den Leuten eine Flasche mitgenommen, es kann ja fast nirgendwo anders liegen als in diesem Rohstoff, den alle Patienten in gleicher Weise zu sich genommen haben." Dabei wies er noch einmal auf meine Besuchstour hin, die sich jetzt in den einzelnen roten Punkten auf der Landkarte des Städtchens ausmachen ließ. Meine Visitentour konnte ich hier auf dem Papier noch einmal mitverfolgen.

Anscheinend galt auch in der Medizin, den Kopf herauszunehmen aus den Alltagsproblemen, um sie in einen größeren Zusammenhang zu setzen. Es war mir klar geworden, daß nur durch intensives Nachschauen dieses Problem behoben werden konnte. Ich durfte also nicht am Symptom flicken, wie ich es bisher in der Hauptsache getan hatte, sondern die Ursachen mußten bekämpft werden.

Die Lösung kam bald, und zwar genau so, wie es der alte Doktor vorausgesagt hatte. Erst kam die aufregende Nachricht vom Hygieneinstitut und den Freiburger Laboratorien, daß es sich bei den Erkrankungen wirklich um eine Cholera handelte. Alle meine Diagnosen des Vortages, die ich auf die Krankenscheine geschrieben hatte, mußten ergänzt und berichtigt werden. Ein paar Stunden später kamen die beiden Herren in grün, die ich tags zuvor in Tabakschwaden noch so undeutlich wahrgenommen hatte, von ihrer Erkundungstour zurück.

“Ein Reh war’s, ein totes Reh im oberen Wasserreservoir, genau wie Sie gesagt haben, Herr Doktor ...”
Die beiden Jäger saßen dann mit uns zusammen am Frühstückstisch und berichteten, daß eine der Brunnenstuben im Wasserreservoir offenstand, wahrscheinlich durch spielende Kinder und unten in der Tiefe sei ein verendetes Reh gelegen, schon halb verwest ...
“Siehst Du, mein Junge, manchmal braucht man in der Medizin nur etwas Spürsinn. Zu Deiner Ehrenrettung muß ich sagen, daß ich so etwas schon etliche Male in meinem Leben gesehen hatte und vor allen Dingen in Rußland erleben mußte, wie viele Menschen dadurch gestorben sind. Und nun liegt das ganze Problem an einem nicht geschlossenen Blechdeckel oben im Wald, so frappant einfach kann die Medizin manchmal sein. Jetzt kümmere Dich wieder um Deine Enteritispatienten. Es werden wahrscheinlich noch ein paar dazukommen, aber in etlichen Wochen ist das Ganze Episode.”
Und so war es dann auch. Mit den ähnlichen oder fast gleichen Symptomen vermehrte sich das Krankheitsbild im Städtchen für zwei bis drei Tage und nachdem die Maßnahmen des Gesundheitsamtes gegriffen hatten, wie das Abkochen von Wasser oder die Bereitstellung von Mineralwasser zum Trinken und Waschen von Lebensmitteln, versank die Krankheit wieder, wie sie gekommen war, im Lehrbuch auf einigen hinteren Seiten unter der Rubrik: Seltene Infektionskrankheiten.

Kapitel XXXXIII
Blut ist ein ganz besonderer Saft ...

Gegenüber dem alten Freiburger Bahnhof stand das erste futuristische Haus in Freiburg, eine Art Hochhaus mit nach außen hin golden verglasten Fenstern, das mir konservativem Freiburger anfänglich ein architektonischer Dorn im Auge war. Aber das sollte nicht mehr lange so sein: Eines Tages besuchte ich meine alten Bekannten, den Professor Roman Clotten und seine Frau, die in diesem Gebäude in den beiden obersten Stockwerken ein Großlabor betrieben. Bekannt waren sie mir seit vielen Jahren, da die Senioren sich häufig mit dem alten Doktor in den Schwarzwälder Auen trafen, um ihrer Lieblingsbeschäftigung, der Pirsch, nachzugehen.
Labormedizin, das klang doch insgesamt von vorneherein langweilig und sehr theoretisch. Als Studenten wußten wir wohl, daß eine "Laborlatte" zur Diagnostik einer Erkrankung sehr wichtig war, jedoch wie man zu einer solchen Laborkonstellation kam, das war wohl einer besonderen Spezies von Menschen vorbehalten, die sich wahrscheinlich in tiefen Kellern über heiße Erlenmeyer-Kolben, Pipetten und Objektträger hermachten und hier ihre Erfüllung fanden.
Weit gefehlt! In diesen beiden Stockwerken habe ich letztendlich zwei Jahre meines Lebens zugebracht. Aber wie kam es dazu?
"Ah, da kommt unser junger Studiosus und hat ein medizinisches Problem."
Der kleine, freundliche, untersetzte Mann kam mir lachend entgegen, seine Pfeife schmauchte vor sich hin und verbreitete einen nicht labormäßigen, guten Geruch. Seine Frau drehte sich inzwischen von ihrem Computerbildschirm weg, eine Einrichtung, die es damals in der ganzen Universitätsklinik noch nicht gab und begrüßte mich ebenfalls freundlich.
"Ach sieh an, der Fast-Doktor schaut einmal in unsere Laborwelt hinein, das freut mich", dabei drückte sie mir die Hand. Beide waren der Inbegriff der Fröhlichkeit und des sprühenden Geistes, wie ich es nur selten im späteren Leben traf. Die Aussicht über die alte Stadt Freiburg war von jedem Punkt dieses Labors aus atemberaubend, vielleicht weil es das erste Hochhaus in der alten Stadt war. Die großen Labors waren alle bereits mit Computerarbeits-

plätzen ausgestattet, die ich noch nirgendwo in den Kliniken zu sehen bekommen hatte. Ganze automatisierte Enzymstraßen liefen wie von Geisterhand bewegt in Analysiergeräte hinein, die gewonnenen Ergebnisse wurden gleich ausgedruckt und an einen zentralen Rechner gegeben, an dem Frau Dr. Clotten saß, um die Plausibilität der geleisteten Arbeit der Automaten zu kontrollieren. Viele junge technische Assistentinnen wuselten durcheinander, meist bewaffnet mit ganzen Gestellen voll von Blutproben, Computerausdrucken, Impfösen oder Agarplatten, die alle einem bestimmten Gesetz folgten und irgendwo wohl ihren Sinn und Platz hatten. Über zwei Stockwerke hinweg hantierten fröhliche

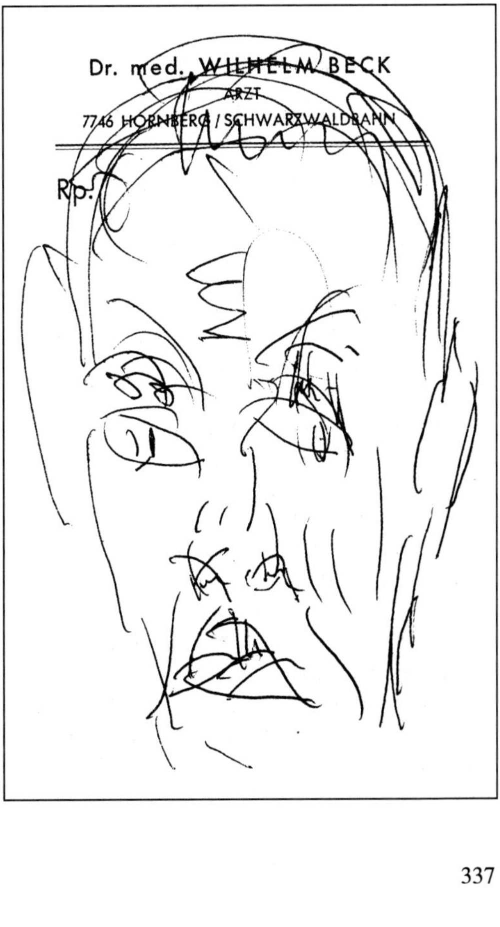

Bild Nr. 46 - Professor Roman Clotten, wie ich ihn in Erinnerung habe. Tiefe Weisheit mit einem kleinen Schuß Misanthropie, großer Humor und ausgeprägte Menschlichkeit kennzeichneten diesen großen Mediziner.
Bleistiftzeichnung 1979

Menschen emsig an ihren Teilgebieten, seien es die klinisch-chemischen Untersuchungen, die bakteriologischen Auswertungen oder die ganz sophistischen Untersuchungsmethoden, die Professor Clotten gerade aus Amerika mitgebracht hatte. Radiomarkierte Proben waren zu sehen hinter großen Sicherheitswänden und überall an jedem Arbeitsplatz hatte der Professor ein Scherzwort übrig und, meist nicht maulfaul, kam es von dort zurück.
"Schnurle, hör einmal, die Bilirubinwerte von dem Patienten sind heute mittag aber eigenartig hoch gewesen."
"Herr Professor, als ich dem Patienten das Blut abgenommen habe, dachte ich erst, es wäre ein Chinese ..."
Und dann war die Leutseligkeit in Sekundenschnelle verflogen, als Professor Clotten und seine Frau sich in der Computerzentrale trafen, um die gesamten Werte auf ihre Plausibilität hin zu überprüfen.
"Das kann nicht sein, hier müssen wir noch einmal nachforschen ..."
"Glaubst Du wirklich, daß der einen Tumor hat, mit dieser Konstellation?"
Dann wurde die ganze Ergebnislatte nach langer Diskussion meist telefonisch durchgegeben.
"Herr Doktor Maier, ich denke, wir müssen bei dem Patienten halt doch schon an einen kleinen Morbus Wilson denken, ich leg mich jetzt dafür ins Zeug und bin sicher, daß ich recht habe ... Glauben Sie's inzwischen auch? Also, dann therapieren Sie so, wie Sie's gedacht haben und schicken uns das Ganze in einigen Wochen noch einmal zu ..."
Die Pfeife war dem alten Professor längst ausgegangen, aber trotzdem nuckelte er gemütlich darauf herum und hatte schon den nächsten Kollegen an der Strippe. So ging das mehrere Stunden und ich bewunderte dieses Fach Laboratoriumskunde und vor allen Dingen seine zwei sprichwörtlichen Vertreter dieser Spezies immer mehr.
"Sehen Sie, man kann auch hier etwas weiter weg vom Patienten gute Arbeit leisten und sie brauchen uns, die Herren Mediziner, von der Dermatologie über die Innere und Chirurgie bis zu den kleinsten Fächern. Wir sind zwar nicht das schlagende Herz der gesamten Medizin, aber wir sitzen vielleicht ganz hinten beim

Hotelausgang und kriegen den ganzen Müll zu spüren, was die feine Gesellschaft am selben Tag oder tags zuvor zu sich genommen hat. Und am Müll sollen wir dann diagnostizieren, ob das Essen gut verträglich war und wie sich der Patient jetzt fühlt ..."

Dann verschwand er in seiner hintersten Laboratoriumsecke, nebelte sich mit seiner wieder angezündeten Pfeife zeusähnlich ein und machte höchstpersönlich einige Versuche mit den neuartigen Antikörpern, ein Verfahren, das er vor wenigen Monaten in Amerika gesehen und sogleich mitgebracht hatte. Alle wußten, daß der Chef jetzt keinesfalls gestört werden konnte und sogar das leise durch den großen zentralen Laboratoriumsraum klingende Kofferradio wurde respektvoll zurückgedreht. Als der Dampf sich dann lichtete, kam er mit zwei vollgeschriebenen Manuskriptseiten von seinen Laboratoriumstischen zurück und schaute mich über seine halben Brillengläser freundlich an.

"Die Laboratoriumsmedizin ist erst am Anfang, junger Freund, wenn das alles später einmal ganz leicht durchzuführen ist, für was ich jetzt noch mehrere Stunden brauche, dann kommen wir in eine ganz neue Dimension. Gar nicht auszudenken, wenn wir im molekularen Bereich Diagnosen stellen können und vielleicht sogar Krankheiten verhüten. Bis jetzt sind wir immer noch hinter ihnen her, wir müssen einmal den Spieß umdrehen und dann passiert es vielleicht, daß wir nicht nur hinter ihnen her sind, sondern sie vielleicht sogar einholen."

Er war den Krankheiten ein bißchen näher als viele andere Mediziner, dieser Professor Roman Clotten und seine fleißige Frau lächelte bei solchen Aussagen immer still vor sich hin, um nur mit größerer Emsigkeit sich wieder ihren realen Computerbögen zuzuwenden, auf denen die in Druckerschwärze verschachtelten und verschlüsselten Krankheiten abgebildet waren, die realen, die irdischen, die man kannte ...

Kapitel XXXXIV
Die Wunderheilungen

Im hinteren Schwarzwald, wo die öffentlichen Straßen immer rarer werden und langsam in Feldwege übergehen, finden sich die schönsten alten Bauernhöfe, teilweise noch mit Stroh gedeckt, in denen seit vielen Jahrhunderten eigensinnige, fleißige und knorrige Menschen ihr mühsames, arbeitsreiches und einfaches Dasein fristen. Die Menschen darin sind von einer gescheiten, aber geradlinigen Denkweise, fromm und aufsässig zugleich, vertrauensselig und mißtrauisch, sehr zurückhaltend, aber manchmal auch offen, vielleicht sogar zu offen.

Wie paßt das zusammen?

Ganz einfach: Wer sich in ihr Herz geschlichen hat und den sie seit vielen Jahren kennen, den sie als einen der Ihrigen erkannt haben, dem öffnet sich auch dieser zunächst verschlossen erscheinende Bevölkerungsteil.

Einmal abgesehen von den neueren Maschinen und der zum Teil schon vorhandenen Elektrizität hatte sich nämlich in den letzten zweihundert Jahren nicht sehr viel geändert und so manche Küche trägt noch stolz auf den rußgeschwärzten Balken eine Jahreszahl, an welcher der Dreißigjährige Krieg noch nicht zu Ende war. Pfarrer aller Herkunft hatten es oft schwer, diese Menschen von ihrer Heilslehre zu überzeugen, waren es zuerst die katholischen Priester, die eher sporadisch auf die Schwarzwaldhöhen kamen oder dann nach dem Augsburger Religionsfrieden die protestantischen Reformatoren aus Schwaben. Fast jeder Bauernhof, den ich in den Jahren angetroffen hatte, war mit seinen Familien meist sehr religiös geprägt und schon am Eingang zum Hof konnte man sehen, ob die katholische oder protestantische Religion hier vorherrschte, meist gekennzeichnet durch kleine Kapellen, große Wegkreuze oder Kruzifixe an den Stirnseiten der Häuser, in denen Katholiken lebten, bei letzteren war manchmal sogar ein schönes Türmchen mit einem Glockenstuhl auf den riesigen Walmdächern zu sehen. Die protestantischen Gegenden, oft nur durch einen einzigen kleinen Bergrücken voneinander getrennt, waren in der Regel puritanischer, es fehlten bei ihnen die äußerlichen Zeichen der Religiosität, aber manchmal waren diese Äußerlichkeiten eher verinnerlicht. Auch in den Stuben fiel der Unterschied gleich auf, lag doch in der evangelischen Ecke über dem Bauerntisch meist eine alte, zerlesene, viel gebrauchte Bibel, an derselben Stelle war bei den Katholiken ein Herrgottswinkel mit einem großen Kreuz und allerlei kleineren, mehr oder weniger kitschigen Heiligenfiguren.

So wenig wie es für einen Landarzt einfach war, die äußersten Zinken sommers wie winters, meist zu Fuß oder auf Skiern, zu erreichen, so schwierig war das Auskommen dieser Menschen mit den offiziellen Vertretern ihrer Landeskirchen oder Ordinariate. Häufig traf ich mich bei meinen Hausbesuchen im Winter mit dem Postboten oder der Hebamme, die meist denselben Weg hatten und man kannte sich nach kurzer Zeit bestens. Die Eigenwilligkeit dieser liebenswerten Menschen erstreckte sich jedoch nicht nur auf die religiösen und weltanschaulichen Fragen, sondern auch sehr stark auf die Medizin. Es war nicht so, daß der Arzt prinzipiell mit Mißtrauen konfrontiert war, eher im Gegenteil, aber es bildete sich seit vielen Jahrhunderten eine Art Pseudomedizin heraus, die bis auf den heutigen Tag ihre fröhlichen Urstände erlebt.

“Herr Doktor, bitte helfen Sie mir, der Arm will und will nicht heilen. Zuerst war ich beim Apotheker, nachdem ich mir den Holzspreißel selbst herausgezogen habe und er hat mir alles mögliche verschrieben. Da, schauen Sie mal ...” Und dabei entleerte er nicht einmal lieblos eine ganze Reihe von Schachteln mit Tuben, Tübchen, Salben und Gelen, die ihm mein Nachbar, der Apotheker, vor wenigen Tagen verkauft hatte.

Der Arm sah gefährlich aus mit seiner blauen Verfärbung und seiner deutlichen Schwellung am Unterarm. Bei der genauen Untersuchung des Jungbauern vom Eichenhof im Schwanenbachtal waren kleinfingerdicke Striemen an der Innenseite des Oberarmes zu sehen, die auf eine massive Entzündung hinwiesen.

“Ja Eichbauer, warum sind Sie denn nicht gleich zu mir gekommen? Das sieht nicht gut aus!”

Der Bauer mußte wohl mein besorgtes Gesicht gesehen haben und meinte nur entschuldigend: “Wissen Sie, Herr Doktor, das Ganze ist ja jetzt schon mehr als 14 Tage her, daß ich mir beim Holzhauen den großen Spreißel hier am Ellenbogengelenk hineingeschlagen habe. Ich habe ihn aber gleich selbst herausgeholt, was furchtbar weh getan hat und dann hat mir's die Marie erst einmal mit Vorlauf abgewaschen und es tat noch einmal weh und dann hat sie mir's mit einem alten, aber sauberen Taschentuch verbunden. Die ersten zwei, drei Tage habe ich gedacht, daß ich ein wenig leiden muß, denn das gehört ja dazu, wie wir wissen, aber dann wurde es schlimmer. Vor einer Woche hat der Apotheker auch schon ein bedenkliches Gesicht gemacht, hat mir aber trotzdem alle diese Sachen gegeben. Er meinte halt, ich soll's probieren und wenn es nichts würde, soll ich halt zum Doktor rübergehen. Es wurde und wurde aber nicht besser und dann hat die Marie gesagt, wissen Sie, Marie ist eine Heilerin, aber das wissen Sie ja ..."

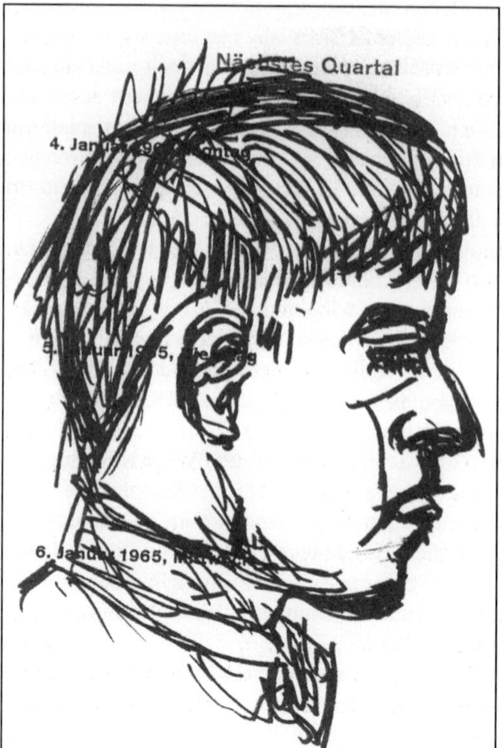

Bild Nr. 47
Der junge Eichbauer, mißtrauisch gegen alle Arten der Schulmedizin. Nur widerwillig rückte er mit der Wahrheit heraus, und zwar nur dann, wenn es ihm schlecht ging und er bereits alle Wunderheiler erfolglos aufgesucht hatte. Er war das Urbild des Mißtrauens.

Filzstiftzeichnung 1965

Und dann kam eine unglaubliche Geschichte heraus. Die Marie, seine Frau, war eine tiefgläubige Person aus dem protestantischen Teil des Städtchens und es war eine alte Regel bei diesen Menschen, daß vor dem Besuch eines säkularen Doktors zunächst noch einmal die Gesundbeter und die Heilpraktiker an den Patienten herangelassen wurden. So auch in diesem Fall. Marie besprach erst die Verletzung mit allerlei Sprüchen aus der Schrift, legte die Hände auf, berührte den Arm mit der Bibel und empfahl ihrem Mann, die Schmerzen in christlicher Demut zu ertragen. Als dies alles nicht half, wurden Tinkturen aufgetragen, wobei nicht geklärt werden konnte, wie und woraus sie zubereitet wurden. Anschließend, als auch diese Mittelchen nicht halfen, wurden kleine Fläschchen über der Wunde ausgegossen, über deren Inhalt stets geschwiegen wurde. Bei näherem und intensiverem Nachfragen kam dann heraus, um was es sich handelte: Um den Urin eines als besonders heilkräftig bekannten alten Bauern und mit diesen Ingredienzen wurde im oberen Schwarzwald eifrig Handel getrieben.
Heilbrunzer wurden derartige Aktivitäten genannt und erst wenn solche groteske und skurile Therapien nichts mehr halfen, steuerte man einen der examinierten Ärzte an, von denen es in den letzten Jahrzehnten auch in den wenig attraktiven Schwarzwaldtälern immer mehr gab. Keine Frage, daß diese magischen Wunderheiler alles daran setzten, ihre neue Konkurrenz aus den Universitäten madig zu machen und es wäre nicht das erste Mal gewesen, daß nach meinen Bemühungen oder manchmal sogar gleichzeitig mit ihnen die Wunderheiler ans Bett gebeten wurden, sozusagen als Unterstützung zu den offensichtlich nur sehr langsam wirkenden Medizinpräparaten des Landarztes.
Der Unterarm war also durch alle möglichen Heilweisen der Kräutermedizin, des Schröpfens, des Scarizierens sowie des Auftragens von Urins gegangen, einmal davon abgesehen, daß in manchen katholischen Zinken, aber durchaus auch in urprotestantischen Gegenden noch jede Menge an Lourdes-Wasser aufgetragen wurde - in der Beziehung war man sogar schon ökumenisch eingestellt. Der Arm war hoch entzündet, angeschwollen und bewegungseingeschränkt.
Die erste Röntgenaufnahme zeigte sofort den Übeltäter, nämlich einen Splitter von der Größe eines Fünfmarkstücks, der tief in der

Muskulatur steckte und von einigen Luftblasen umgeben war. Eine Viertelstunde der kleinen Chirurgie war notwendig, um dieses Problem zu beheben, aber die gefürchtete Phlegmone war bereits vorhanden. So blieb nichts anderes, als den Arm zu immobilisieren und im übrigen die ganze Bandbreite der Antibiotika wirken zu lassen, die man kannte. Auch hier war schon wieder das Mißtrauen ausgebrochen, als ich meinem Patienten mitteilte, es könne doch etliche Wochen gehen, bis das Problem geheilt sei.

"Was, mehrere Wochen und dann auch noch eine mögliche weitere Operation? Genau das hat mir der Heiler oben auf dem Hof auch gesagt, daß man bei Euch Ärzten wieder nur lange herumdoktern müsse."

Dabei blickte er mich von der Seite zweifelnd an, obwohl das Corpus delicti, der große, dreiecksförmige Holzspreißel, der mit alter Farbe bemalt war und somit im Röntgenbild gut sichtbar wurde, eitrig und blutig auf einem Tupfer vor ihm lag, nachdem die alte MTA den Eichbauer sorgfältig verbunden hatte und an seinem Dreieckstuch nestelte.

"Jetzt machst Du's so, wie's in jedem Lehrbuch steht, diese Medizin, viel Ruhe, keine Arbeit und jede Woche dreimal vorzeigen!"

Es wurde langsam besser und nach spätestens drei Wochen konnten Verband und Dreieckstuch abgelegt werden. Die anfängliche, groteske, bläuliche Schwellung ging zurück und es stellte sich langsam wieder die Gesundheit ein, die für einen Schwarzwaldbauern so notwendig war.

Begräbnis des alten Mißtrauens gegenüber den Landärzten? Weit gefehlt!

"Doktor, ich danke Ihnen für Ihre Hilfe, ich glaube, ich kann bald wieder voll arbeiten und es geht mir wirklich wieder gut. Aber ich muß Ihnen eines sagen: Der Heiler hat mir gesagt, die Antibiotika, oder wie das heißt, nur für einige wenige Tage zu nehmen und dann wieder Arnikakräuter aufzulegen. Er hat gesagt, daß Sie zwar gute Arbeit geleistet haben, daß aber er für die Schwellung und die blaue Farbe zuständig sei und so habe ich halt beides gemacht, Ihre Tabletten zur Hälfte genommen und zur anderen Hälfte die Arnikasalbe aufgetragen. So, und jetzt schulde ich Euch beiden den Lohn."

Sprach's und zog aus seiner alten Tasche ein großes Stück Speck

heraus, das in der Mitte mit einem scharfen Messer deutlich halbiert worden war.
"Das eine gehört Ihnen und das andere bringe ich jetzt gleich dem Vizenz ..."
Die Wunderheiler und die Landmedizin, beide waren sie nicht so einfach zu trennen und keiner von beiden durfte allzu dogmatisch werden, denn sonst wäre das Leben hier oben in den engen Bergtälern sehr schwierig geworden. Übrigens waren nach Aussage des alten Pfarrers die Wunderheiler auch genau die, welche den Spaltpilz in die Gemeinden hineinbrachten, denen es nicht genug war, am Sonntag die gute Predigt des Dekans zu hören, sondern die sich untereinander nachmittags auf den Höfen trafen, um beides zu machen, rechtgläubige Protestanten zu sein, aber mit ihren eigenen Schwarzwälder Beigaben.

Kapitel XXXXV
Der Notfall

Auf der großen Straße, die vom Rheintal bis an den Bodensee führt, ist meist ein reger Verkehr und riesige Lastwagen, gefolgt von ganzen Rudeln von auswärtigen Touristen, befahren die engen Gassen der alten Städtchen im Kinzigtal, manchmal nicht ohne gefährliche Folgen.

Wenn das Telefon einen schweren Verkehrsunfall ankündigte, war es meist um die Ruhe des Tages geschehen.

"Ihr müßt schnell gehen, oben an der Glasträgerbrücke hat es einen Unfall gegeben. Das Rote Kreuz war schon ganz aufgeregt am Telefon."

Unsere alte MTA Anna versuchte uns die nicht ganz schmackhafte Botschaft mit großer Ruhe zu überbringen.

Nur wenige Minuten später war ich mit meinem klapprigen Volkswagen an einer langen Schlange von Stoßstange an Stoßstange stehenden Touristenautos vorbeigefahren, irgendwo im Schlepptau auch den alten Chirurgen, der als jahrzehntelanger Notarzt den Dienst hier in den Tälern versehen hatte und mir eine große moralische Hilfe war. An einer unübersichtlichen Stelle hatte ein alter Herr sein Auto wohl etwas zu sehr über die Mittellinie gezogen und einen entgegenkommenden Motorradpulk gestreift. Eigentlich fast unverständlich, als ich den nur leichten Blechschaden sah, denn es war halt wieder wie immer gewesen, daß die Rechthaberei ihre fröhlichen Urstände gefeiert hatte: Die Motorradfahrer waren am Mittelstreifen gefahren und der alte Herr wohl auch und dabei traf man sich.

Der Schaden war schnell festzustellen, ein offensichtlich frakturierter Unterschenkel, eine Unterarmfraktur bei einem zweiten Motorradfahrer und einige Platzwunden der nachfolgenden Motorradfahrer, die nicht mehr rechtzeitig bremsen konnten. Der alte Herr in seinem Auto war blaß und konsterniert und wußte offensichtlich nicht mehr, was er angestellt hatte. Ich kümmerte mich zunächst um den Unterschenkel, die Herren des Roten Kreuzes waren in höchster Erregung und überall blitzten ihre roten Jacken mit der zugehörigen Aufschrift in reflektierenden Buchstaben, die im angenehmen Kontrast zu den gebügelten weißen Hosen und den makellos weißen Schuhen standen. Alles flitzte hin und her, obwohl eigentlich auch die Hilfe meiner alten MTA in der Praxis durchaus genügt hätte, um das Bein zu schienen, die Schmerzspritze zu geben und das Ganze in das nächste Krankenhaus zu fahren.

"Ich habe mit Ihrer Erlaubnis bereits den Hubschrauber bestellt und ein zweiter kommt noch nach ..."

Der Rotkreuzbedienstete blickte mich ermunternd an, als ob er eben eine große Tat als vollzogen gemeldet hätte, wahrscheinlich ein altes Relikt aus der Bundeswehrzeit.

"Einen Hubschrauber?"

Derweil wurde gerade die Fußmanschette aufgeblasen und das Bein war transportfähig. Über die bereits gelegte Infusion träufelte langsam das schmerzstillende Mittel ein und der Patient war eigentlich ganz zufrieden.

"Ist das nötig? Ein einfacher Transport ins nächste Krankenhaus tut's doch auch. Den Patienten können wir doch selbst versorgen."

Das Gesicht des Rotkreuzlers wurde immer wichtiger.

"Ich war zuerst am Unfallort und habe so entschieden. Der Patient bleibt jetzt hier liegen, bis der Hubschrauber kommt!"

Das war das Evangelium, verkündet von einem, der dazu überhaupt nicht befugt war.

Ich wagte leisen Protest.

"Ich bin zwar noch nicht lange bei Euch, aber wer bezahlt das?"

Das Gesicht des Rotkreuzangestellten wechselte die Farbe.

"Ich bin schon sehr lange hier im Dienst und laß mir von einem jungen Notarzt nichts sagen ..."

Nichts zu machen, die Würfel waren schon gefallen und ich hatte am Schluß wohl nur die ehrenvolle Aufgabe, die teuren Transportzettel zu unterschreiben.

In dem Moment kam der alte Chirurg mit seinem verbeulten, klapprigen Auto vorbei an der langen Autoschlange am Unfallort an, um den sich schon ganze Pulks von Gaffern eingestellt hatten. Inzwischen war die Polizei mit vier Mann aufmarschiert und sicherte den Unfallort, an dem es eigentlich gar nicht viel abzusichern gab, denn die einzige Straße, von der rechts und links die Berge steil nach oben gingen, war vollständig gesperrt, nichts ging mehr hindurch.

Der alte Chirurg kümmerte sich um den alten Herrn in seinem Auto und redete begütigend auf ihn ein.
"Nehmen Sie's jetzt gelassen, es ist zwar ein Unfall passiert, aber alle werden's überleben. Passen Sie lieber jetzt auf Ihr Herz auf. Kommen Sie, ich gebe Ihnen ein Beruhigungsmittel und dann lege ich Sie in unser kleines Krankenhaus, Sie können ein, zwei Tage ausruhen, bis es Ihnen wieder besser geht."
Der alte Herr nahm dankbar an und der alte Doktor holte aus seinem ledernen Täschchen eine Spritze, zog sie auf und injizierte sie langsam. Dabei waren sein grüner Jägerhut und sein alter Lodenmantel ganz und gar im scharfen Kontrast zu den elegant uniformierten Herren aus der Rotkreuzriege, die mit gebügelten weißen Hosen, makellos weißen Schuhen und hellroten Jacken die Inkarnation der Hilfe schlechthin darstellten. Als sich der alte Mann beruhigt hatte, stand der alte Chirurg am Autofenster und unterhielt sich mit ihm, worauf der anfänglich ängstliche Mensch die Situation, die er offensichtlich angerichtet hatte, wieder realistisch einschätzen konnte.
Aber die Hilfe wurde falsch eingeschätzt. Ein elegant gekleideter Notarzt mit schimmerndem silbernem Schriftzug 'Rettungsarzt' auf dem Rücken und schneeweißen Hosen samt eleganter Frisur trat dem alten Chirurgen in den Weg:
"Was machen Sie altes Arschloch hier überhaupt am Unfallort? Von nichts eine Ahnung, gaffen und die Rettungsarbeit stören. Hauen Sie ab ..."
Dabei ging er drohend auf den alten Arzt los.
"Gestatten Sie, junger Herr Kollege, ich bin doch nur gerufen worden und tue hier meine Pflicht ..."
Der elegante Notarzt wurde immer wütender.
"Ich sagte Ihnen schon, hauen Sie ab, Sie sind hier nicht erwünscht und Leute wie Sie brauchen wir hier nicht."
Der alte Doktor blickte den jungen Aktivisten nur traurig an, packte seine alte Arzttasche zusammen und ging recht betroffen durch die gaffende Zuschauermenge zu seinem alten Auto.
Ein junger Polizist, der den Unfall aufnahm, hatte die Szene beobachtet und war hinter dem alten Mann hergegangen.
"Was machen Sie überhaupt hier, wer hat Sie gerufen?"
Der alte Doktor antwortete nicht mehr und wollte gerade in sein

Auto einsteigen, als der Polizist ihn von hinten am Kragen packte: "Wer sind Sie überhaupt, was haben Sie hier zu suchen?"
Ich ließ meinen Verletzten am Boden liegen und versuchte einzugreifen.
"Bitte lassen Sie den alten Doktor in Frieden, wissen Sie überhaupt, wer der alte Herr ist?"
"Es interessiert mich überhaupt nicht, er ist mir nicht bekannt und außerdem stört er hier die Rettungsarbeiten."
Auf das Wort 'alter Doktor' war der Polizist ein klein wenig freundlicher geworden und ließ ihn wenigstens aus seinem stählernen Griff frei, so daß er sich ins Auto setzen konnte, um wegzufahren.
"So ist das, Söhnchen, wenn Du alt wirst. Die meisten von den Wichtigtuern hier waren noch nicht einmal auf der Welt, als ich die Mägen operiert habe. Aber der alte Löwe bekommt noch Tritte vom Esel ...", dabei schob er seinen alten, grünen Filzhut in die Stirn, faßte zitternd an sein Lenkrad und fuhr unsicher unter den Argusaugen des Polizisten davon.
Inzwischen waren zwei Hubschrauber in der engen Kehre des Kinzigtales auf der Straße gelandet, die beiden Frakturen wurden weggeflogen, ins etwa 60 Kilometer entfernte große Krankenhaus. Das eine war eine Unterschenkelfraktur, das andere eine Radiusfraktur, also Befunde, die im nächsten kleinen Krankenhaus als Routine behandelt werden konnten, aber das war plötzlich alles nicht mehr gut genug. Aus den Erzählungen der letzten Wochen wußte ich, daß schon ein Hubschraubertransport den Preis für die gesamte Versorgung beider Patienten sehr wahrscheinlich überschreiten würde.
Als endlich die beiden Hubschrauber mit großem Getöse und Geknattere über die nächsten Berghügel verschwunden waren und der Verkehr langsam wieder begann, über die Straße zu rollen, befreiten sich die Rotkreuzler vom Straßenstaub und luden ihre Utensilien wieder in die Bereitschaftswagen. Auf meinen fragenden Blick zum Bereitschaftsführer, der die ganze Ungeheuerlichkeit des Hinauswurfs ihres eigenen Begründers mitbekommen hatte, meinte er nur achselzuckend: "Jetzt hat's ihm halt jemand gesagt, daß er alt und trottelig geworden ist und eigentlich immer untragbarer wird. Wir können es ihm nicht sagen, da er unseren

Verein ja vor 50 Jahren gegründet hat, aber notwendig war das schon ..."

Breite Risse im Gefüge meines Medizinverständnisses taten sich von diesem Tag an auf, wenn ich daran dachte, mit wieviel Freude und Elan der alte Doktor den Rotkreuzverein gegründet, hochgebracht und jahrzehntelang kostenlos mit seiner ärztlichen Tätigkeit versorgt hatte. Die Dankbarkeit der Patienten, auf die ich mich bis jetzt immer verlassen konnte, war plötzlich zu einem sehr zerbrechlichen Gut geworden, das offensichtlich ein Verfallsdatum besaß, das man nicht vergessen durfte.

In der Praxis angekommen, wollte ich den alten Herrn etwas trösten, aber der war schon wieder bei einer Geburt in seinem Krankenhaus zugange, vielleicht auch im Wissen, daß ihm der Neugeborene, den er jetzt mit viel Liebe auf die Welt bringen würde, in 20 Jahren einen Tritt gäbe.

"Hauen Sie ab, wir haben Sie nicht gerufen!"

Kapitel XXXXVI
Therapie am Karfreitag

“Es ist ja ganz lieb von Ihnen, Herr Doktor, daß Sie mich trösten wollen, aber ich merke, daß Sie genauso unsicher sind wie der Pfarrer, der vor einer Stunde bei mir war.”

Vielleicht etwas mehr als 50 Jahre ist er gewesen, der junge Grundkapfbauer, und es kam nicht sehr oft vor, daß er mich gerufen hatte. In seiner Kartei standen in den letzten Jahren zwar einige schwerwiegende Diagnosen wie Vereiterungen am Kopf mit nachfolgender Operation, eine Pankreatitis und zunehmende rheumatische Beschwerden ohne eindeutig nachweisbare Ursache. Seinen Beruf hat er zum Teil schon aufgeben müssen und der Hof, schön gelegen in einem kleinen Seitental des oberen Niederwassers, fing an, langsam aber sicher wieder zuzuwachsen. Schwierig genug war schon der Weg bis dahin über schmale, unbefestigte Wege, vorbei an mannshohen Büschen, bis er endlich vor mir stand, der stattliche, alte Grundkapfhof. Die Eltern des Bauern hatte ich gut gekannt, aber sie waren auch schon in jungen Jahren hinunter auf den Friedhof gebracht worden. Irgendeine Krankheit war in dieser Familie drin, nur war sie medizinisch noch nicht zu fassen gewesen, obwohl der Grundkapfbauer schon mehrmals in der Universitätsklinik in Freiburg untersucht worden war.

“Ja warum holen Sie mich erst jetzt, Grundkapfbauer, wenn’s Ihnen schon so schlecht geht, wäre das nicht in der letzten Woche auch schon mal gegangen?”

Er blickte mich nur freundlich an.

“Sie wissen doch, wo ich schon überall gewesen bin und niemand hat mir helfen können. Jetzt habe ich halt so weitergelebt, bis es nicht mehr ging und jetzt müssen Sie mir helfen, oder auch nicht ...”

Die körperliche Untersuchung war vernichtend. Der einst kräftige, athletische, große Mann hatte mehr als 30 kg seines Gewichtes verloren und der Rest, der vor mir lag, war im Gesicht leicht aufgedunsen, mit ausgemergelten Oberarmen und Beinen und der Bauch wölbte sich gelblich fahl.

“Ja um Gottes Willen, Grundkapfbauer, haben Sie denn seit Tagen nichts mehr gegessen?”

“Doch, natürlich, aber es hat mir alles nicht mehr geschmeckt, meine Frau hat’s zwar gut gemeint, mir immer wieder mal Zeugs aus der Stadt mitzubringen, aber ich hab’s nicht mehr brestiert.”
“Ich weiß noch nicht recht, was Sie haben. Ich glaube aber, daß Sie so schwer krank sind, daß ich Sie noch einmal in die Innere Medizin in Freiburg schicken sollte” versuchte ich den schwerkranken Mann zu dieser fast unmöglichen Tat zu motivieren. Die Reaktion war auch dementsprechend.
“Nein nein, Herr Doktor, Sie haben Ihre Pflicht getan und jetzt bitte ich Sie eigentlich nur noch, mir über die nächsten Tage und Wochen zu helfen. Sie wissen doch so gut wie ich, daß es abwärts geht, oder aufwärts ...”
Dabei blickte er bedeutungsvoll zu einem kleinen Kruzifix, das in der Ecke eines grob getäfelten Schlafzimmers seines Bauernhauses hing. Es war ein eigenartiges Kreuz, das scheinbar sehr alt sein mußte. Auf schmalen, schwarzen Latten hing ein grob geschnitzter Christus, dessen Proportionen nicht ganz stimmten. Die Arme waren zu lang, der Körper zu kurz und der Kopf blickte eigenartigerweise nach oben.
“Ja, Herr Doktor, mit dem da drüben rede ich eigentlich den ganzen Tag. Haben Sie’s auch schon bemerkt, daß dieser Christus nur noch in den Himmel schaut?”
Ich war eben mit dem Blutdruck und dem Abhören fertig geworden und hatte mich noch einmal ganz darauf konzentriert, doch noch irgendeinen Tumor ertasten zu können, den ich bei ihm vermutete.
Die Blutwerte waren aus dem Freiburger Universitätsspital gekommen und zeigten - nichts. Nicht ein einziger Laborparameter war angekreuzt und ich hatte in der vergangenen Woche die gesamte mögliche Untersuchungsreihe angeordnet, die das Labor überhaupt machen konnte. Nach dieser Aussage waren Leber, Herz, Nieren alle in Ordnung, eine Entzündung spielte sich im Körper nicht ab, ein Tumor war nicht herauszubekommen und eigentlich müßte der Träger dieser Blutprobe kerngesund sein. Und was lag vor mir? Ein schwerkranker, vom Tode gezeichneter Mann, dessen Herz nicht mehr ausreichend pumpte, der in beiden Füßen bereits im Liegen Oedeme einlagerte, dessen Bauch deutlich geschwollen war, der schlecht durchatmen konnte und in

beiden Schultern und Hüftgelenken nur mit einem schmerzverzerrten Gesicht und leisem Stöhnen reagierte, wenn ich versuchte, ihn zu bewegen. Vom Aufstehen war schon fast nicht mehr die Rede und selbst das Abhören war für ihn bereits sehr anstrengend.
“Grundkapfbauer, ich kann Ihnen nicht sagen, wie ich Ihnen hier helfen soll. Wir müßten uns wirklich noch einmal Gedanken machen, Sie nach Freiburg ...”
“Nein nein, jetzt möchte ich gerne sterben, um dahin zu gelangen, wo ich eigentlich ein Leben lang immer hingehen wollte. Ich finde es sehr schön, daß Sie auch heute am Karfreitag zu mir gekommen sind, lieber Herr Doktor, aber Karfreitage müssen wir alle durchstehen, sagt unser Dekan immer, um zum Ostersonntag zu kommen.”
Der einfache Mann erzählte mir unverrückbare Glaubenssätze aus seiner braven evangelischen Religion, die hier in vielen Höfen einen ganz festen Platz hatte. Er ließ sein Leben Revue passieren und hatte dabei gar nicht viel zu erzählen als glückliche Schulzeit und dann Arbeit, Frau, Kinder und nochmals Arbeit und Sorge. Nur war der Grundkapfbauer noch nicht 80 Jahre alt geworden, sondern eben erst 50 und das machte die Sache sehr schwierig. Für einen Schwarzwaldbauern hatte er eine stattliche kleine Bibliothek in der Ecke des Schlafzimmers aufgebaut und ich konnte neben den obligaten Romanen und Geschichten von Heinrich Hansjakob, dem Dichter dieser Täler, eine Menge an allgemeinbildender theologischer Literatur erkennen, die im Vergleich zu den reichen Bürgerhäusern, in die ich oft kam, deutliche Gebrauchsspuren aufwiesen. Dostojewskij stand da, Tolstoi, Goethe und Schiller und unten auf einer kleinen Ablage fand sich nicht etwa das obligate Wochenblättchen aus dem Dorf oder nahe gelegenen Städtchen, sondern die unordentlich zusammengefaltete ‘Zeit’. Der Grundkapfbauer hatte in den letzten Jahren neben seiner schweren Arbeit sich um Literatur gekümmert und so weitergebildet, wie ich es eigenlich bei kaum einem dieser schwer arbeitenden Schwarzwaldbauern angetroffen hatte: Sie hatten einfach keine Zeit dafür.
Aber er hatte sie sich dafür genommen und es war eine große Freude, wenn er, selten genug, in die Praxis kam, um sich mit mir oder dem alten Chirurgen zu unterhalten.
“Lesen Sie noch viel?”

Der Grundkapfbauer blickte liebevoll auf seine kleine Bibliothek und schüttelte langsam den Kopf.
"Nein, nicht mehr so viel, weil auch die Augen schlecht geworden sind. Aber es hat mir große Freude gemacht, in den langen Winternächten an der Petroleumlampe zu sitzen, um das lesen zu können, was uns der Dorfschullehrer mit großer Liebe empfohlen hat, nämlich zu lesen und uns darüber zu freuen, daß wir überhaupt lesen können ..."
Das Sprechen strengte ihn schon an und er lag wieder still in seinen Kissen und blickte mich ruhig an.
"Lieber Doktor, Sie sind doch früher auch einmal Theologe gewesen. Glauben Sie denn noch, daß da droben einer sitzt, der mich in den nächsten Tagen empfangen wird?"
Die Frage kam unerwartet, ich war gerade dabei, mir zu überlegen, ob ich eine Infusionsreihe anfangen wollte, damit der arme Mensch wieder etwas auf die Beine kommen würde.
"Wie meinen Sie? Ob da oben jemand sitzt, der auf Sie wartet? Ich glaube, ja ..."
Er blickte mich freundlich an und legte seine Hand auf meinen Arm.
"Schauen Sie, ich hab keine Angst mehr: Sie können nichts mehr für mich tun, das weiß ich, fast jedes meiner Organe ist zerstört, meine Kraft aus den Armen ist verschwunden, meine Hände versagen ihren Dienst - es ist einfach ein Ende abzusehen. Heute am Karfreitag ist ja schon einmal einer gestorben, der auch nicht recht wußte, wie es weitergehen sollte!"
Dabei blickte er auf den rechts in der Ecke neben ihm hängenden Christus mit dem eigenartigen, zweifelnden Blick nach oben. Unten am Kreuz war eine weitere Figur an die Holzlatte angebracht, die ich erst jetzt beim zweiten Hinsehen bemerkte, eine kleine, betende Figur mit gefalteten Händen, der züngelnde Feuerflammen bis zu den Schultern reichten und sie völlig einschlossen: Eine arme Seele im Fegefeuer, wie sie in der Volksfrömmigkeit des Schwarzwaldes sehr oft dargestellt war.
"Schauen Sie mal, Doktor, die kleine Figur von der armen Seele, die ihr ganzes Leben lang geplagt wird. Unser Pfarrer hat uns immer gesagt, Ihr müßt sein wie diese, das ganze Leben ist ein einziges Leid und nur durch das Leid kommt Ihr zu Gott. Ist das nicht ein fürchterlicher Irrtum?"

Ich versuchte abzuwiegeln.
“Lieber Grundkapfbauer, machen Sie sich nicht so viele Gedanken über theologische Fragestellungen, man weiß nie so ganz genau, ob das alles stimmt ...”
“Die letzten zehn Jahre, lieber Herr Doktor, habe ich nichts anderes gehabt als Schmerzen und es ging alles bei mir den Bach hinunter, das haben Sie ja auch draußen schon gesehen. Die meiste Arbeit bleibt liegen und manchmal habe ich nicht einmal gewußt, wie ich die noch verbliebenen Tiere versorgen soll. Wenn mir nicht meine Frau mit ihrem praktischen Verstand helfen würde, dann hätte es schon längst eine Katastrophe gegeben. Und so bin ich nun seit langer Zeit damit beschäftigt, mein Leben aufzuräumen. Der Pfarrer hatte nicht recht, unser Leben kann nicht nur ein einziges Fegefeuer sein, in dem wir nichts anderes tun müssen als beten und dankbar sein, daß wir hier sind und - das dauernde Fegefeuer ertragen sollen. Schauen Sie einmal auf diesen Karfreitagsmenschen da oben. Haben Sie nicht gemerkt, daß der alte Herrgottsschnitzer, der dieses Kreuz vor 300 Jahren gemacht hat, einen theologischen Fehler geschnitzt hat? Schauen Sie einmal, wie verloren und hoffnungslos dieser Jesus, auf dem die Hoffnung aller Fegefeuerseelen wie mir beruht nach oben blickt, um Hilfe oder Verständnis zu erhalten.”
Dabei schaute er das Kreuz in der Ecke nicht mehr an, sondern hielt seine Augen geschlossen und redete schwach, aber bestimmt vor sich hin.
“Auch er ist gescheitert am Kreuz und der Schnitzer vor 300 Jahren hat das auch schon gewußt, sonst hätte er nicht diesen hoffnungslosen Ausdruck in seinen Kopf und das Gesicht hineingegraben. Die Fegefeuerseele vertraut auf Christus und Christus vertraut auf Gott und dem ist alles egal ...”
“So sollten Sie nicht denken, Grundkapfbauer, auch wenn es Ihnen jetzt schlecht geht. Uns bleibt doch immer noch die Hoffnung, daß es eben anders ist, als wir es uns mit unserem Verstand ausmalen ...”
Die argumentativen Umstimmungsversuche scheiterten kläglich.
“Wissen Sie, ich bin nach wie vor Christ geblieben, obwohl mir meine ganze Umgebung mit Sprachlosigkeit immer bedeutet hat, diese Sache nicht mehr weiter zu verfolgen. Nicht einmal der Pfarrer oder die Gemeindeschwester wußten so richtig, was sie mir

auf mein Elend und meinen Verfall antworten sollten. Es gab immer nur die Tröstungen auf eine Gerechtigkeit im Jenseits. Und jetzt sage ich Ihnen, wie ich's mache, doch noch so ruhig geblieben zu sein: Ich werde die nächsten Tage nicht überleben, das wissen Sie sicher auch und dann werde ich es halt so machen, wie es als einziger Ausweg übrig bleibt: Ich werde krepieren wie der da vor 2000 Jahren. Wissen Sie, der hat auch verloren und niemand hat ihm geholfen. Keiner. Am Schluß sind alle davongelaufen und jetzt, 2000 Jahre später, sind sie plötzlich alle auf seiner Seite und haben's immer gewußt, daß er auferstehen würde. Ich habe gelesen, daß das mit der Auferstehung gar nicht so gewesen sein soll. Er soll gestorben und begraben sein, wie jeder andere von uns auch. Er wird halt im Geist weiterleben und das habt Ihr alten Theologen die bessere Welt genannt. Es ist jetzt Karfreitag, Herr Doktor, und ob ich den Ostersonntag erlebe, weiß ich nicht, Lust dazu hätte ich ja schon, aber die Schmerzen und die Schwäche sind zu schlimm geworden. Wissen Sie, Herr Doktor, ich bin Christ geworden und geblieben und gleichzeitig Atheist. Verstehen Sie das? Der da hat genauso verloren wie wir alle und hat uns trotzdem gezeigt, wie wir hier auf der Welt leben sollten. Der da oben, der kann mir gestohlen bleiben, mit dem will ich nichts zu tun haben ..."
Dabei blickte er so wie der linkisch geschnitzte Herrgott an seinem Wandkreuz, wobei die Proportionen des Geschnitzten so ähnlich waren wie die meines armen Patienten, des Grundkapfbauern aus dem oberen Niederwassertal. Seine Arme waren schon genauso lang wie die des Gekreuzigten und sein Körper war verkrümmt, genau wie der seines Vorbildes.
Wir verabschiedeten uns lange voneinander und ich ließ ihm noch die Medikation für die nächsten Tage da.
Aus der Küche hörte man Geklapper und Geschäftigkeit seiner Ehefrau, die von dem ganzen wohl nichts wußte und ahnte, was ihren Mann bewegte.
Zwei Tage habe ich nichts mehr von ihm gehört bis zum Ostermontag, dann nämlich, als seine Frau mit einem kleinen Handwägelchen voller Bücher zu mir kam, obendrauf das Kreuz mit der armen Seele und dem gekrümmten, dysproportionierten, alten, bäuerlichen Korpus.
"Kaum waren Sie fort," sagte die abgehärmte junge Bäuerin, "Sie

waren noch nicht einmal vom Hof, da hat er mich gerufen und gesagt, daß ich seine Bibliothek und das Kreuz zusammenrichten soll, um es Ihnen zu bringen, wenn er gestorben war. Gestern ging es ihm ganz schlecht und ein Kollege von Ihnen war im Notdienst da, konnte ihm aber auch nicht mehr helfen. Jetzt habe ich mir halt gedacht, bringe ich Ihnen gleich die Bücher und das Wandkreuz, an dem er sehr gehangen hat ..."

Am Nachmittag war dann die Beerdigung. Der evangelische Dekan hielt eine eindrucksvolle Grabrede, in der alles vorkam, was am Christentum lieb und teuer war, nur nicht der Name Gott, den hatte sich der Grundkapfbauer eigens verbeten.

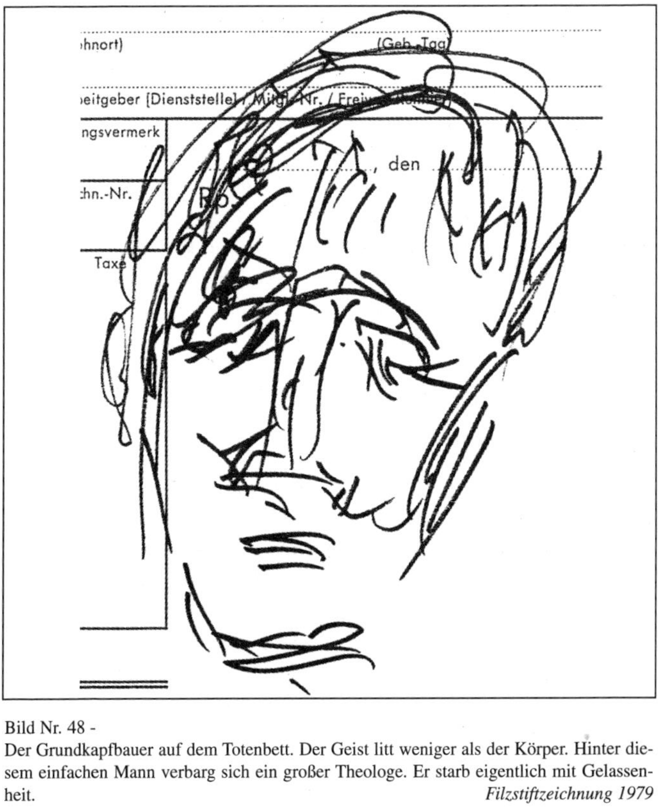

Bild Nr. 48 -
Der Grundkapfbauer auf dem Totenbett. Der Geist litt weniger als der Körper. Hinter diesem einfachen Mann verbarg sich ein großer Theologe. Er starb eigentlich mit Gelassenheit. *Filzstiftzeichnung 1979*

Kapitel XXXXVII
Gespräche am Ostersonntag

Der Ostersonntag des alten Landarztes: Es ging ihm schon eine ganze Zeitlang nicht besonders gut, aber die Gedanken des alten Chirurgen waren fast ausschließlich bei seinen Patienten.
"Warst Du gestern schon beim Grundkapfbauer? Was macht das Mariele?"
Geduldig habe ich ihm alle Fragen beantwortet, die weniger aus der Neugier als aus der tiefen Sorge kamen.
"Paß auf, Junge, heut ist ein ganz besonderer Tag. Es gibt noch einige ganz wichtige Besuche, die Du heut machen mußt und vergiß nicht, diese ärmsten der Armen von ihrem alten Doktor herzlich zu grüßen."
Im Nu hatte ich acht Schwerkranke aus der allernächsten Umgebung mit ihm abgesprochen, die ich am heutigen Tag besuchen sollte, und zwar noch vor dem Abend.
Es war Ostersonntag und ich hatte wieder einmal für das ganze Städtchen Dienst, so eine richtig schöne, anstrengende Beschäftigung zwischen Husten und Schnupfen der Kinder, uralten Erkrankungen, die schon seit Jahren vorhanden waren, aber jetzt am Ostersonntag sich besonders bemerkbar machten und echten Notfällen. Schon war der halbe Tag mit allen möglichen Rennereien abgehakt, da kamen noch zusätzlich die Besuchsaufträge des alten Doktors, dem es heute gar nicht gut ging und der selbst sicherlich einen Besuch nötig gehabt hätte. Aber davon war keine Rede. Es fiel ihm schwer, aufzustehen und er lag auf seinem Sofa, manchmal schon etwas verwirrt, aber in seinen klaren Momenten bestimmend wie immer.
"Weißt Du, Junge, besuch diese ärmsten der Armen, die haben's notwendiger als viele andere am heutigen Ostersonntag. Denk dran, die Medizin, die Du in diese armen Häuser trägst, ist nichts Heroisches, das weißt Du selber, aber sie ist vielleicht so wie ein älterer Bruder, der das arme schwache Menschlein zumindest vorläufig vor einer Klassenprügelei bewahrt - der arme Patient hat einen wenigstens temporären Verbündeten bekommen gegen den übermächtigen Feind, den Tod. Weißt Du, wenn Du jetzt nicht hinauf in diese Höfe gehst am heutigen Tag, dann verführt Dich die Medizin

zu einem angenehmen Hiersein und, noch schlimmer, zu einer selbstgerechten Wurstigkeit, also mach's, wie ich's ein Leben lang gemacht habe - wenn Du Dich ausruhen mußt, dann besuch sie erst recht, Deine armen, anvertrauten Menschen."
Ich zweifelte etwas an seinen Worten.
"Das Medizinbild hat sich gewandelt in unserer Gesellschaft, die Leute wollen uns so, wie sie sich's vorstellen, effektiv, modern ..."
"Ah, hör auf mit diesem Unsinn aus dem medizinischen Blätterwald. Die Leute wollen uns als gestandene Personen, die ihnen Zeit und Geduld mitbringen. Wir sind nichts anderes als Leitplanken, welche die Menschen brauchen, wenn sie gesundheitlich aus der Bahn geworfen werden. Die Leitplanken verstehe ich auch geistig, mein Junge, und da mußt Du schon kräftig stehen, wenn sie manchmal doch recht heftig an uns anecken ... Und daß Du Dein Handwerk immer auf den neuesten Stand bringst, wie nanntest Du das - modern und effektiv? - Das versteht sich doch wohl von selbst. Stell Dir einmal vor, wenn ich nach meinem Staatsexamen am Anfang der Hitlerei nichts mehr dazugelernt hätte, nichts mehr von Antibiotika, von Cortison, von Hormonen, von Furosemiden, Chemotherapeutika und Immunsuppressiva, dann wäre ich seit spätestens 30 Jahren eine echte Gefahr für meine Mitbürger."
Den alten Doktor kostete es viel, zu erzählen, das merkte ich wohl. Er legte sich ruhig zurück auf sein altes, schon etwas schäbiges Sofa, auf dem er manche Nacht mitsamt Lodenmantel und Jägerkittel verbracht hatte, nur um die restliche Familie im Schlafzimmer zu den jagdlichen Aufstehzeiten nicht wecken zu müssen. Vor ihm lag ein aufgeschlagenes Buch der Neuen Pathophysiologie, in die er sich trotz seines hohen Alters noch hineingearbeitet hatte. Viele Bleistiftnotizen waren am Rand zu sehen, wenn auch die Schrift heute schon sehr unklar war.
"Jetzt mach aber Deine Besuche bei den alten Leuten. Ich habe ihnen heute morgen zum Teil angerufen, daß jemand nach ihnen schaut."
Er legte sich müde zurück und schien bereits einzuschlafen, als er noch einmal die Augen öffnete und meinte:
"Ich hab mir Dein Argument überlegt, das mit der neuen Sicht der Dinge über die Medizin. Ich glaube, daß Du recht hast, daß die Menschen anders geworden sind und vielleicht diesen Medizintyp

wie mich nicht mehr haben wollen oder vielleicht gerade noch die Alten. Vielleicht hast Du doch recht. Sie wollen heute alle möglichst schnell wissen, was ihnen fehlt und dann zügig therapiert werden. Mit-Leid ist heute nicht mehr soviel gefragt. Vielleicht solltest Du doch besser in Deiner geliebten Röntgenologie ein Spezialist werden, etwas lernen, was vielleicht andere nicht können, um den Menschen so zu dienen. Je länger ich's überlege, desto mehr glaube ich, daß Du recht hast. Aber jetzt geh für mich alten Saurier noch einmal die paar Leute besuchen, sie liegen mir mehr am Herzen als Du denkst und da ich nicht mehr selber gehen kann, würdest Du mir persönlich einen großen Gefallen tun ..."

Die Stimme wurde sehr leise und brüchig. Der alte Doktor machte mir große Sorgen, hatte sich doch in den letzten Tagen sein Gesamtzustand deutlich verschlechtert. Und so ließ ich ihn allein und schwang mich in meinen alten Volkswagen, um einen nach dem anderen von den Patienten, die auf seiner Liste standen, abzuarbeiten. Es war Ostersonntag und gleich beim ersten Hof wurde ich freundlich empfangen.

"Sie hier, Herr Doktor, haben Sie niemals Ferien, haben Sie auch am Ostersonntag Dienst?"

Die alte Großmutter in ihrem Bett im zweiten Stock des alten Bauernhofes lag friedlich da, sterbend seit langer Zeit, ich kannte sie seit vielen Monaten. Sie war dankbar für den Besuch. Beim Blutdruckmessen und Abtasten des Bauches und beim Perkutieren kam die Sprache auf den alten Doktor.

"Wie geht's ihm denn, ich habe gehört, daß es ihm gar nicht gut gehen soll."

Es war Ostersonntag und die Zeichen der Auferstehung waren in allen Familien präsent, ein kleiner Jesus mit einer Fahne, ein geschmückter Herrgottswinkel mit frischen Frühlingsblumen oder bunt gefärbte Ostereier, die sich überall verteilt in den Bauernstuben fanden. Bei der ersten Patientin standen die Fenster der niedrigen Schlafstube breit offen und fast hätte man meinen können, daß der tägliche Karfreitag völlig in Vergessenheit geraten war. Aber die Kranke schien trotz ihres schlechten Zustandes deutlich gebessert im Vergleich zu den Kartagen, an denen ich sie besucht hatte.

"Ja ja, der alte Doktor, der hat jetzt seinen Karfreitag. Es geht ihm gar nicht gut, aber ich hoffe, daß er weiterlebt."

“Wissen Sie, er ist für uns bis heute wie ein Teil der Familie, er hat die Großeltern bis zum Tode begleitet, die Kinder und schon wieder deren Kinder auf die Welt gebracht. Er gehört zu uns wie der große Türsturz, auf dem die Jahreszahl steht, ohne ihn wäre das Haus sehr wahrscheinlich ganz leer und traurig. Das Sterben hat er gesehen, genauso wie die Geburt, da war kein Unterschied, es war halt alles Leben für ihn. Wissen Sie, daß er mir gesagt hat, daß er mich bald sehen würde, das letzte Mal vor etwa drei Wochen, als er hier herauf kam? Ich habe gesagt, Doktor, ich kann doch schon seit Wochen nicht mehr laufen und Sie haben doch auch große Beschwerden, hierher zu kommen, wie wird das gehen? Ich weiß nicht, ob er nicht eine andere Welt damit gemeint hat und da freue ich mich auf ihn. Da drüben in der anderen Welt, da sind wir Schwarzwälder sicher genauso linkisch und ungewandt wie hier, da hilft er mir bestimmt, mich an den rechten Ort durchzufragen und stellt mich überall bei den entscheidenden Leuten dann vor. Ich freue mich auf ihn.”
Sie gab mir ihre schwielige, schmale Hand zum Abschied.
“Ich hoffe, Doktor, daß Sie mich auch genauso besuchen wie der alte Chirurg, dem ich so viel zu verdanken habe. Selbstverständlich ist das heute nicht mehr ...”
Der Weg von einem Bauernhof zum nächsten vorgeschriebenen Besuch war steinig und weit, aber auch hier ein ähnliches Bild: Neu erblühende Natur umgab auch diesen Hof mit frischen, grünen Farben und darüber leuchtete ein blauer, mit großen, weißen Wolken getüpfelter Frühlingshimmel. Gleich unten an der Tür empfing mich die junge Bäuerin.
“Dem Opa geht es heute etwas besser, schön daß Sie gekommen sind, auch wenn wir Sie heute gar nicht erwartet haben, heute, am Ostersonntag.”
Der Opa saß in seinem Lehnstuhl in der Bauernstube unter dem geschmückten Herrgottswinkel und freute sich sichtlich, den Ableger des alten Doktors vor sich zu sehen. Aufstehen konnte er schon lange nicht mehr und seine Sprache war kloßig wie immer. Er litt seit langer Zeit unter einer Bulbärparalyse, die sein Leben auf eine Vita minima einengte, trotzdem lachte er über das ganze Gesicht, er nickte und streckte seine Hand zum Gruß aus.
“Einen schönen Gruß vom alten Doktor soll ich Ihnen sagen.”

“Ja, ja ... ja ...”
Eine weitere Kommunikation konnte er mit Worten nicht ausdrükken, aber sein Geist war wach und ich hatte den Eindruck, daß er jedes Wort verstand.
Die Untersuchung ergab nichts Neues und der alte Mann war trotz seiner fürchterlichen Erkrankung fröhlich und nahm am Leben des Hofes teil.
“Einen schönen Ostersonntag wünsche ich Ihnen trotzdem ... Ich meine, trotzdem daß es Ihnen nicht ganz so gut geht” versuchte ich, den Osterwunsch etwas zu modifizieren.

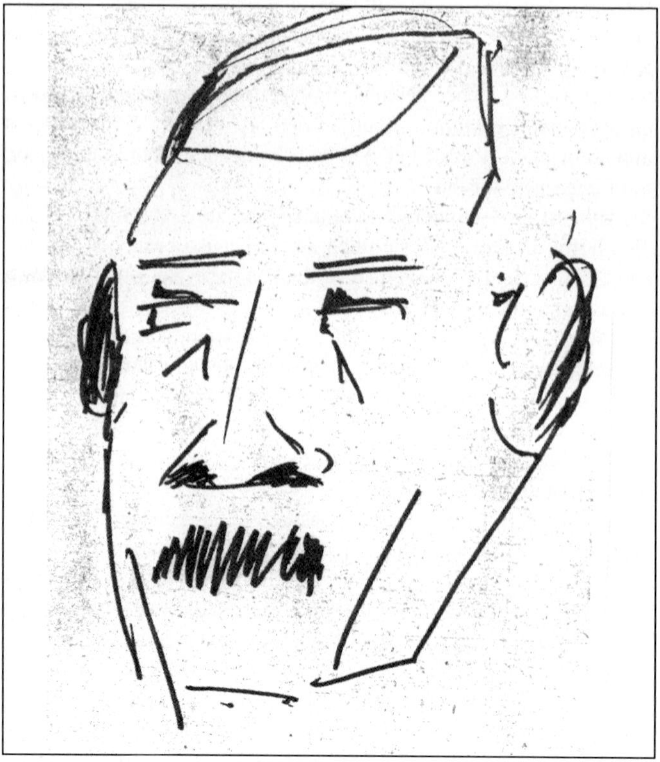

Bild Nr. 49 -
Ludwig, mein alter Freund, als ich ihn am Ostersonntag besuchte.

Filzstiftzeichnung 1979

Im nächsten Haus an der Landstraße lag ein alter, großer Mann mit ausdrucksvollen Gesichtszügen, stahlblauen Augen, großen Händen, auf seinem Sofa.
“Ja Ludwig, was ist Ihnen denn passiert, Sie habe ich doch noch nie besuchen müssen, aber der alte Doktor hat gesagt, ich soll nach Ihnen sehen?”
“Der alte Doktor? Sie sollen zu mir kommen? Ich hab doch gar nicht viel, außer daß ich alt geworden bin, mein Herz nicht mehr richtig will, die Leber ihren Dienst versagt und die Beine nicht mehr wollen. Dafür gibt’s keine Medizin, junger Doktor, aber ich freue mich, daß Sie gekommen sind. Wissen Sie, der alte Doktor war mit mir in halb Europa, wissen Sie, damals mit dem Reisebüro Adolf und überall sind wir zusammen gewesen, er als Chirurg und ich als Operationspfleger. Wie viele Tausende haben wir operieren können, ihnen geholfen, manchmal nur verstümmeln können und wie oft haben wir zwei, der alte Doktor und ich, den Operationstisch wieder freimachen müssen, frei von einem jungen Menschen, der ihm unter den Händen gestorben ist. Davon ahnen Sie gar nichts ...”
“Ja doch, schon, er hat’s mir manchmal erzählt, aber er ist nie damit fertig geworden, es zu erzählen, sondern der Rest der Geschichte ist meist im Schweigen untergegangen ...”
“Ja, genau so war er immer, sein ganzes Leben lang. Und jetzt habe ich gehört, daß es ihm schlecht geht, ist es so?”
Ich nickte und versuchte ihm zu erklären, daß es dem alten Doktor noch viel schlechter ginge als ihm. Ludwig war plötzlich hellwach und er fragte mich unvermutet:
“Bleiben Sie da, Doktor, wenn der alte Chef nicht mehr da ist? Ich glaube, sie würden gut hierher passen in die Landmedizin.”
“Ich weiß nicht, Ludwig, ich bin kein Chirurg geworden, sondern nur ein Landmediziner mit viel Freude an seinem Beruf, aber zu wenig Kenntnis, wenn ich den alten Doktor vergleiche ...”
“Ach was, das gilt nicht, helfen können Sie uns doch in jedem Fall und wenn Sie etwas Chirurgisches haben, dann schicken Sie es eben in die benachbarte Universitätsklinik. Aber” meinte er, sich besinnend, “ich glaube, Sie haben nicht ganz unrecht. Die Menschen sind anders geworden hier in den Tälern, seit es Fernsehen und Radio gibt und man ihnen jeden Abend einhämmert, wie gut

die Medizin da und dort gemacht wird. Sie vergleichen's dann mit dem alten Doktor zu Hause, seinen geringen Mitteln, seinen alten Nadelhaltern, der nicht vorhandenen Anästhesie und bringen die ganze Medizin mit alten Leuten zusammen, so wie ich auch einer bin. Vielleicht ist es doch richtig, daß Sie etwas anderes machen, das hat der alte Doktor auch immer gemeint. Mariele, gib dem Doktor noch ein paar Eier mit und ein Pfund Butter für den alten Doktor. Und pack noch ein Glas Honig mit ein, die Bienen waren dieses Jahr besonders fleißig und ich weiß, daß er so gerne Bienenhonig gegessen hat ..."
"Behüt Sie Gott, Ludwig, und denken Sie ein wenig an den alten Doktor, dem es sehr schlecht geht und ich sage Ihnen bald, ob ich dessen Platz weiter ausfüllen kann oder nicht."
Und wieder stand ich draußen an meinem alten, klapprigen Volkswagen, der Sitz war langsam, aber sicher schon belagert mit Honig, Eiern, Speck und geräucherten Bratwürsten - und mit einem Büchlein voller Besuche, die noch nicht alle abgehakt waren.
Des alten Doktors Lieblingspatientin war noch auf der Liste, das kleine Mariele oben auf dem letzten Hof im Himmelsbach, die Marie vom kleinen Eck, wie sie auch genannt wurde. Still war es am Ostersonntag-Nachmittag auf dem Hof und die Marie saß strickend vor dem Hauseingang und war erstaunt über meinen Besuch. Durch ihre großen, dicken Brillengläser blickte sie mich fragend an.
"Lebt der alte Doktor noch? Ich habe gehört, es ist ihm so schlecht gegangen. Ich habe das Gefühl, daß er nicht mehr am Leben ist. Wissen Sie, junger Doktor, ich bin nur eine arme, einfache Frau, aber für so etwas habe ich ein Gefühl. Wissen Sie, der alte Doktor und ich, wir sind am selben Tag geboren und noch im Krieg in der schlechten Zeit ist er zu mir gekommen, hat mir meine Kinder geboren, die Kinder meiner Kinder und jetzt sind schon wieder die Enkel da, die auch schon flügge sind und bald Kinder bekommen werden. Und alle denken, daß so etwas wie der alte Doktor weiterleben müßte über Generationen. Wissen Sie, Herr Doktor, ich weiß schon, daß es ihm schlecht geht, aber da ist uns nur die Hoffnung, daß genau diese Art vom alten Doktor uns erhalten bleibt ..."
Dabei blickte sie mich listig von der Seite an.
"Werden Sie denn dableiben?"

Ich versuchte auszuweichen, daß ich noch viel lernen müßte, daß mir Fähigkeiten fehlten, die der alte Doktor hatte und daß viele Bauern auch heute schon zu den Fachärzten in die Großstädte gingen.
“Die kommen alle wieder, wenn sie wissen, daß sie hier genauso gut behandelt werden wie in den Großstädten ...”
“Daran wird’s wohl liegen, daß das nicht mehr geht, die Medizin hat sich geändert und wir alle mit. Was würden Eure Töchter und Söhne machen, wenn bei den zukünftigen Geburten eben nicht mehr alles nach neuesten Gesichtspunkten vonstatten geht, so wie sie es gesehen haben im Fernsehen. Da kann unser kleines Krankenhäuschen nicht mehr mithalten. Deshalb weiß ich wirklich nicht, wie’s weitergehen soll, sonst stehe ich mit meinem kleinen Holzstethoskop abgehängt von der übrigen Medizin buchstäblich im Wald.”
Sie wiegte den Kopf und gab mir nach längerem Zögern recht.
Der Ostersonntag neigte sich seinem Ende entgegen und die Schatten in den kleinen Seitentälern wurden immer länger. Noch war ein Besuch zu machen weit hinten in einem versteckten Seitental, ganz oben in den Bergen des Reichenbachs. Auf dem Beifahrersitz lagen neben meinen Untersuchungsutensilien zwischen dem Stethoskop, den Holzspateln und den Ohrenspiegeln schon zwei Schachteln mit Eiern, ein großes Stück Speck, drei Würste und eine Flasche Schnaps - Dankbarkeit dieser lieben, einfachen Menschen für die geleistete Sonntagsarbeit. Der alte Volkswagen quälte sich mühsam auf unbefestigten Wegen hinauf bis zu dem kleinen Leibgedinghaus, das zwischen Wiesen und dem Waldrand fast postkartenähnlich im letzten Tageslicht dalag. Der Besitzer war ein ehemaliger Taglöhner, der in der Elektrofabrik des Tales in den letzten 20 Jahren seine Beschäftigung gefunden hatte und nur noch am Wochenende und abends seinen kleinen Hof in Schuß hielt. Eine Bäuerin hatte er nie gefunden, vielleicht schon deswegen, weil sein kleines Haus allzu abgeschieden von der übrigen Welt war. Niemand erwartete mich, da er ja keinen gerufen hatte. Umso mehr freute sich der alte Simon, daß ich den Weg hierher gefunden hatte. Seine Rheumahände waren bereits so kontrakt, daß er keinem Menschen mehr die Hand geben konnte, aber trotzdem war die Begrüßung herzlich.

“Kommen Sie rein, Herr Doktor. Ich freue mich, daß Sie sogar am Ostersonntag zu mir kommen. Wissen Sie, heut kann eigentlich nicht mehr viel passieren, es geht mir schlecht, die Hände werden immer kribbeliger und ich kann nicht einmal mehr einen Bleistift halten, geschweige denn schreiben oder sonst etwas im Haus tun. Seit der alte Doktor mir vor ein paar Jahren die Gallenblase herausgenommen hat, bin ich nun zu dick geworden und jetzt einfach müde, ich setz mich nur noch vor mein Haus und schaue zu, wie der Brunnen plätschert und die Sonne untergeht.”
Der alte Schwanenbauer war in den letzten Jahren zu einem Philosoph geworden. Seine rheumatoiden Hände schmerzten ihn täglich und er nahm eine hohe Dosis von Antirheumatika aller Art. Dabei war er auch buckliger geworden, sein vornübergeneigter Gang, nur gehalten durch einen grob geschnitzten Holzstecken, schien immer nach vorn zu kippen. In der Stube war es unaufgeräumt wie immer und die aufgeschlagene Bibel auf dem Stubentisch zeigte, was er gerade getan hatte, bevor ich unangemeldet gekommen war.
“Der alte Doktor ist schon im Himmel, habe ich gehört, ich habe gerade ein wenig für ihn gebetet ...”
Ich war äußerst erstaunt.
“Woher wissen Sie das denn, heute nachmittag, als ich ihn verlassen habe, lebte er noch ganz gut.”
Er blickte mich freundlich von der Seite an.
“Sie verstehen viel von der neuen Medizin, lieber Herr Doktor, aber vom Leben haben Sie noch keine große Ahnung. Das müssen Sie alles noch lernen. Wissen Sie, trotzdem daß es mir so schlecht geht, habe ich den alten Doktor in den letzten Wochen mehr bedauert, denn es ging ihm schlechter. Wir haben uns nun schon fast 50 Jahre miteinander unterhalten, als wir beide gerade aus dem Krieg nach Hause kamen, ich mit meiner scheußlichen Verletzung, aber noch jung und tatkräftig und er unverwundet, aber mit herabgerissenen Schulterstücken und Abzeichen, was ihm seine elsässischen Landsleute noch getan haben. Ich weiß nicht, wer von uns beiden schlimmer verletzt war, er an der Seele oder ich am Leib.Und dann haben wir uns 50 Jahre immer wieder gesehen, manches Mal hat er mich operieren müssen und meine vereiterten Halsschmerzen kurieren können. Viel gesprochen haben wir nie mehr mitein-

ander, weil wir das gar nicht brauchten und jedes Mal, wenn er gekommen ist in den letzten 50 Jahren, haben wir uns hier in der Stube im Winter ein wenig an den Kachelofen gesetzt und im Sommer war draußen vor dem Haus der Lieblingsplatz des alten Doktors."

Ich war trotzdem sehr beunruhigt und glaubte, keine Minute länger hier bleiben zu können. Der alte Doktor tot? Und ich hatte Dienst für das ganze Dorf! Ich wollte gerade meine alte Arzttasche wieder packen, um nach Hause zu fahren, da meinte er unvermittelt:

"Kommen Sie, Doktor, ich zeige Ihnen, wo wir die letzten 50 Jahre immer gesessen haben. Es war der Lieblingsplatz des alten Herrn und oft genug ist er zu mir gekommen, wenn die Sonne am Untergehen war, denn das ist der schönste Platz weit und breit."

Dabei war er mit mir vor die Tür gegangen und gerade davor stand eine grob gezimmerte, lange Holzbank, bestehend aus einem halben Baumstamm und unterlegt mit zwei Kerbhölzern. Gerade davor plätscherte ein langer Trogbrunnen, auf der anderen Seite dem Tal entlang waren die roten Dächer von kleineren Leibgedinghäusern zu sehen, die nur mit Mühe zwischen den dichten Tannen- und Laubhölzern hervorsahen.

"Setzen Sie sich nur her, Herr Doktor, ja genau da, wo Sie jetzt sind, haben wir uns fast 50 Jahre jede Woche getroffen."

Die Sonne war gerade zwischen den Baumwipfeln verschwunden und nicht weit weg wurde ein kleines Glöckchen geläutet, das sich oben auf dem Dachspitz in einem Türmchen hin und her bewegte.

Die Situation hatte etwas Unwirkliches.

Der alte Bauer setzte sich neben mich.

"Was der Pfarrer heute morgen erzählt hat über die Auferstehung Jesu ist alles kalter Kaffee. Er hat gemeint, sie habe nicht so stattgefunden, wie wir uns das in den frommen Bildern so ausmalen. Er meinte, daß unser Herr ganz normal gestorben und verwest und später in der Predigt wieder zum Leben erstanden ist. Der dumme Kerl hat gar nicht gemerkt, daß er uns alle furchtbar vor den Kopf gestoßen hat. Wissen Sie, der alte Doktor hat immer gesagt, daß die ganze Klugheit dieser Menschen recht schnell zusammenfallen würde, wenn sie sich nur jeden Tag ein klein bißchen hier vor's Haus des ärmsten Taglöhners im Obertal setzen würden, um hinunterzuschauen, hinaufzuschauen, den Brunnen

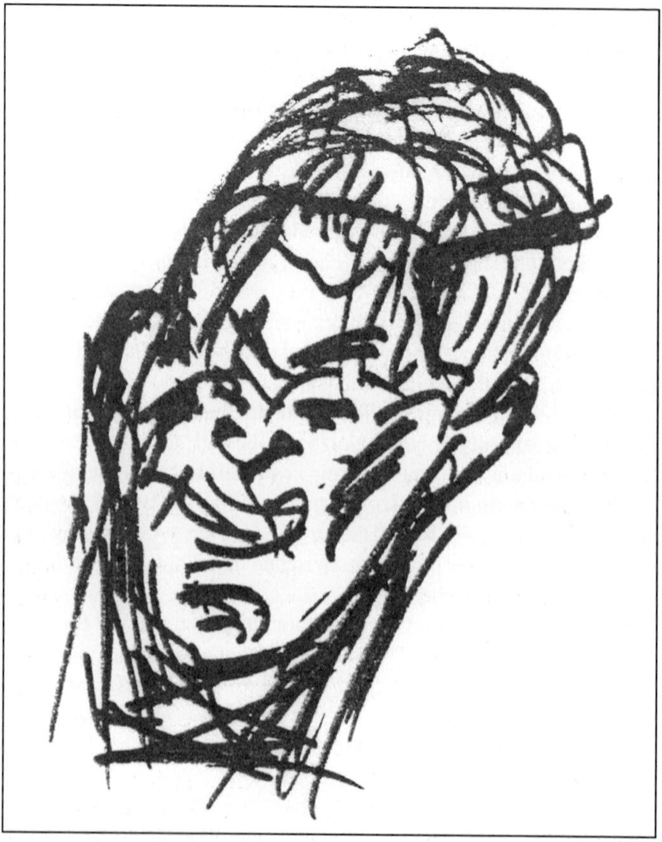

Bild Nr. 50 - Der Schwanenbauer bei meinem letzten Besuch am Ostersonntag, einer der besten Freunde des alten Doktors. Er war freundlich, auch in schwersten Zeiten. Nach dem Tod des alten Doktors saß er noch lange allein auf der gemeinsamen Bank und philosophierte noch wenige Monate, um seinem Vorbild, dem alten Chirurgen, nachzufolgen.

Filzstiftzeichnung 1979

vor sich hinplätschern zu lassen und das kleine Sterbeglöcklein jeden Abend zu hören. Dann, so meinte er immer, würden so viele dumme Sprüche und Irrtümer gar nicht erst aufkommen. Vor kurzem waren wir einmal mit Gästen vor dem Haus gesessen, wie immer, haben wenig gesprochen. Als der alte Doktor gegangen war, haben mich die Feriengäste gefragt, daß dieser alte Herr doch bestimmt bessere Tage gesehen hätte und sie ihm gern die abgetragenen Kleider ihres Großvaters schicken würden. Sehr erstaunt waren sie, als ich ihnen erzählen mußte, daß der alte Doktor doch nicht so arm, aber halt sehr einfach war. Ach ja, vor etlichen Monaten hat er mir mal einen kleinen Stich geschenkt von einem Schwarzwälder Maler, Hans Thoma. Er hat gemeint, daß er sich die ganze Zeit so gefühlt hatte wie dieser alte Bauer vor seinem Haus."

Sprach's, stand mühsam auf und brachte nach längerem Rumoren in seiner Stube ein kleines Bild unter dem Arm mit.

Es zeigte den alten Doktor 120 Jahre früher, auf einer alten Bank sitzend, hinausblickend in die untergehende Abendsonne, vor einem langen Trogbrunnen, vor ihm ein kleiner Hund, der ihn intensiv betrachtete.

"Fast so wie hier, vielleicht ein ganz klein wenig anders und das Ganze vor 120 Jahren. Wissen Sie was? Ich schenke es Ihnen, denn Sie werden's in Zukunft brauchen, wenn Sie wieder in die Großstadt zurückkehren, um dort zu arbeiten. Ich brauch's nicht mehr, denn ich hab's ja jeden Tag vor mir und ich folge dem Doktor sowieso bald nach, dem Doktor meine ich, nicht dem dummen Pfarrer, der heute morgen wieder versucht hat, uns den ganzen Lebensmut zu nehmen."

Wir schieden freundlich voneinander, vielleicht ein wenig schnell, denn die Sicherheit des alten Mannes, mit der er mir den Tod des Doktors angekündigt hatte, war mir fast unheimlich geworden. Der alte Käfer schoß in großer Schnelligkeit über die staubigen Pfade hinunter ins Tal bis zum Praxishaus. Und noch bevor ich alle Ostergastgeschenke in meiner Tasche verstaut hatte, um sie oben in der Küche der Haushälterin zu übergeben und den kleinen Stich unter den Arm klemmen konnte, kam mir Anna, unsere alte MTRA, im Hausflur entgegen.

"Er ist vor einer halben Stunde gestorben. Du sollst Dir übrigens keine Sorgen machen. Er meinte nur noch, daß Du nicht vergessen sollst, beim Sägbauer vorbeizusehen, vielleicht heute abend noch, weil es ihm doch in den letzten Tagen gar nicht gut ging."

Er war mir wieder ein unnahbares Stück vorausgegangen. Ich werde seine Kunst, seine Weisheit und seinen Geist wohl nie erreichen, vielleicht sehr viel später einmal. Aber jetzt war noch der Sägbauer dran ...

Bildlegenden

Bild Nr. 1 - Der erste Blick auf die Universitätsklinik, wenn man durch das große Eingangstor hereinkommt und auf die Chirurgie schaut. Hoch am Giebel des Frieses weisen fünf große Mediziner dieser Fakultät auf die Aufgabe hin, die denen, die hier arbeiten wollen, gut ansteht: "Laßt alle Hoffnungslosigkeit fahren, Ihr die Ihr hier eintretet ..."
Tuschezeichnung 1973

Bild Nr. 2 - Durch den großartigen Garten des Biologischen Institutes findet sich am Ende der allererste Hörsaal der Vorklinik, der große Hörsaal der Biologie, in dem die Lehre vom Leben ganz anders dargestellt wurde, als ich es bisher gehört habe ...
Tuschezeichnung 1973

Bild Nr. 3 - Der Hörsaal der Anatomie, ein fast immer von Studienanfängern umlagertes Gebäude. Es gefiel mir immer am besten abends, wenn es ruhiger wurde im Institutsviertel.
Tuschezeichnung 1973

Bild Nr. 4 - Der Eingang in die schier endlosen Fluchten des Anatomischen Institutes, gesäumt von unzähligen Spinden, Schränken, Kisten und Kasten und alles durchströmt von einem intensiven Geruch nach Formalin.
Tusche-/Filzstiftzeichnung 1973/74

Bild Nr. 5 - Das Chemiehochhaus, gerade eben erst richtig fertiggestellt. Trotz der Leichtigkeit der Bauweise fiel mir dieses Fach sehr schwer, es war genauso mächtig wie seine glitzernde, gläserne Fassade.
Filzstiftzeichnung 1973

Bild Nr. 6
Der Physiologiehörsaal, einer der Tempel des Verstehens von Zusammenhängen, die das Wichtigste in der Vorklinik darstellten.
Tusche-/Filzstiftzeichnung 1973/74

Bild Nr. 7 - Der hölzerne Lehrstuhl, wohl aus den frühen 70er

Jahren, ein Inbegriff der Solidität, Maßgerechtigkeit, Funktionalität und Vorläufigkeit: Professor Fleckenstein und dieses hölzerne Gerippe bildeten eine großartige Einheit.
Tusche-/Filzstiftzeichnung 1974

Bild Nr. 8 - Der leere Hörsaal der Biochemie, kurz nachdem der Dozent gegangen und die Studenten fluchtartig den Saal verlassen hatten, um an ihre Kaffeepause zu kommen: Der Krebszyklus oder der Zitronensäurezyklus hingen noch in der Luft.
Federzeichnung 1974

Bild Nr. 9 - Das große, tönerne Waschbecken am Katheder des Biochemischen Lehrstuhls. Es war häufig in Gebrauch: Wenn die Dozenten ganze Orgiasmen von Kreidebiochemie an die Tafel geschrieben hatten, kam zwischendurch der Vorlesungsassistent mit einem Schwamm und wischte alles weg, obwohl ich noch nicht einen Bruchteil verstanden hatte.
Tuschezeichnung 1974

Bild Nr. 10 - Die große, alte Chirurgie der Universität, von einem meiner Lieblingsbänkchen aus zwischen den Kranken, den Schwänen und Enten, den vielen Schwestern und vorbeihastenden Assistenten gesehen
Tusche-/Filzstiftzeichnung 1975

Bild Nr. 11 - In einer Vitrine der Chirurgie habe ich diese alte Maschine gefunden, ein Transfusionsbesteck aus den 30er Jahren. Eine Rarität, unvorstellbar, mit so etwas heute Blut zu transfundieren. Sie hatte aber einen Namen, Transfusionsbesteck nach Beck, mein alter Vater hatte etwas erfunden, von dem er nur bescheiden als Jugendsünde sprach, ganz selten ...
Tuschezeichnung 1974/75

Bild Nr. 12 - Der Arzt aus der Barockzeit, festgehalten von einem wunderschönen Relief im ersten Stock der Inneren Medizin. Wie wenig vermochte der Arzt in der damaligen Zeit, es gab buchstäblich nichts zu therapieren, sondern vielleicht nur die Hand zu halten ... Ein schönes Symbol, von den feinsinnigen Internisten viel beachtet.
Bleistift-/Tuschezeichnung 1975

Bild Nr. 13 - Der Löwenbrunnen mitten in der Inneren Medizin auf dem Gang: Eine geistige Oase, wenig beachtet und doch für die Patienten ganz wichtig. Ich habe sehr viele Patienten gesehen, die versonnen davor standen und das fließende, vergängliche Wasser tröpfeln sahen.
Tuschezeichnung 1975

Bild Nr. 14 - Der große Magier der Universitätsklinik, der Radiologe Professor Dr. Werner Wenz, so wie ich ihn beim ersten Mal arbeiten gesehen habe. Während der Untersuchungen war er ein Teil seiner Patienten geworden.
Tuschezeichnung 1976

Bild Nr. 15 - Zwei Assistenten bei ihrer täglichen radiologischen Beschäftigung, dem Bilderpräsentieren vor der gesamten chirurgischen Ärzteschaft. Sicherheitshalber fing man für die Vorstellung morgens um 7 einen Tag vorher damit an, um sich ja nicht zu blamieren. Röntgen-Demo-Raum im Untergeschoß der Chirurgie.
Tuschezeichnung 1975

Bild Nr. 16 - Die medizinische Weisheit schien sich hinter diesem Eingang zu verbergen, Roma locuta, causa finita, so entscheidend waren die pathologischen Ergebnisse.
Bleistift-/Tuschezeichnung 1976

Bild Nr. 17 - Kaum durch die äußere Tür hindurchgetreten, empfing uns der Satz über der Tür: Mortui vivos docent - die Toten lehren die Lebenden. Alles andere rund herum war unwichtig.
Bleistiftzeichnung 1976

Bild Nr. 18 -Vor dem eigentlichen Sektionssaal stand eine weitere Schrift, gleich wie ein Tympanon einer gotischen Kathedrale: Hic gaudet mors succurrere vitae - hier triumphiert der Tod, um dem Leben zu Hilfe zu eilen.
Tuschezeichnung 1976/77

Bild Nr. 19 - Ein kleiner Hörsaal schloß sich dem pathologischen Sektionssaal an, auch hier ein einprägsamer Satz oben am Fries,

der alles Tun der Pathologen atenuierte: Media morte in vita sumus - im Leben stehen wir halb im Tod.
Bleistift-/Tuschezeichnung 1976

Bild Nr. 20 - In allen Gängen der Klinik waren große Pin-Wände angebracht, vollgepfropft mit alten und neuen Nachrichten, mit Wichtigem, Lebensnotwendigem und Trivialem. Pin-Wände waren wie Denkmäler, man lief an ihnen vorbei ohne zu wissen, was sie sagen wollen.
Kugelschreiberzeichnung 1973

Bild Nr. 21 - Nach bestandenen Scheinen waren die Namen der Glücklichen oder Unglücklichen in langen Reihen öffentlich in den Instituten ausgehängt. Die Proscriptionen des Sulla konnten nicht schlimmer gewesen sein.
Kugelschreiber-/Bleistiftzeichnung 1977

Bild Nr.22 - Der angstvolle, furchtbare Patient mit dem Dünndarmtumor, dessen Identität ich zunächst nicht kannte. Er konnte niemand in die Augen sehen. Während der Chefvisite kritzelte ich sein Gesicht auf einen Rezeptblock.
Kugelschreiberzeichnung 1977

Bild Nr. 23 - Die Hebamme unseres kleinen Krankenhauses, im weitesten Sinne eine Sage femme - eine weise Frau. Ganze Generationen hingen an ihr und was sie verordnete und meinte, wurde gemacht. Die Meinung eines jungen Assistenzarztes war im Vergleich zur ihr nur Luft.
Filzstiftzeichnung auf Kassenrezept 1977

Bild Nr. 24 - Die Schwester Oberin des kleinen Krankenhauses, mit ihren Augen überall, ruhelos, voll innerer Unruhe für ihre Patienten und den Chef. Eine bemerkenswerte Frau. Das beste, was ich als Oberin je erlebte.
Filzstiftzeichnung auf Rezeptblock 1978

Bild Nr. 25 - Die Oberschwester Berta, stets in sich gekehrt, man meint, einen verbitterten Zug in ihr zu finden, was aber nicht so

war. Das beste, was man an einer alten Operationsschwester mit dem ungeheuer wissenden Blick antrifft.
Kugelschreiberzeichnung auf Rezeptblock 1978

Bild Nr. 26 - Der Wendelinbauer, einer meiner ersten Patienten in der Praxis, als er mir seine Frau vorführte. Ein imposanter, hochgewachsener Schwarzwälder Bauer mit einem Charakterkopf und klugen Augen, die sicher allein ausgereicht hätten, um die Frage des ob und überhaupt zu seiner zukünftigen Ehefrau klären zu können.
Kugelschreiberzeichnung 1978

Bild Nr. 27 - Die Mutter von Klein-Gerda, eine abgehärmte Frau, die in ihrem Leben nie weiter kam als vom Tal zu ihrem Hof hoch im Schwarzwald. Ihr Leben ist Pflicht für ihre mißgebildeten Kinder, Ferien hat sie nie gekannt. Wie selbstverständlich verbessert sie das Mißgeschick der Schöpfung, die ihre Kinder so furchtbar zeichnete. Sie verbesserte die Schöpfungsordnung, und zwar mit der größten Selbstverständlichkeit.
Filzstiftzeichnung 1977

Bild Nr. 28 - Eines der Kinder im Laufstall. Sie waren kleine, zu kleine und nicht ganz lebensfähige Wesen von seltsamer Schönheit, wenn auch der Geist weit weg war.
Kugelschreiber-/Filzstiftzeichnung 1965

Bild Nr. 29 - Ein Blick in das Wartezimmer: Geduldig wartet er, zwei oder drei Stunden wenn es sein muß. Er braucht dazu nicht einmal eine Zeitung zum Zeitvertreib, der alte Knecht von Jakobihof.
Kugelschreiber-/Filzstiftzeichnung 1965

Bild Nr. 30 - Die Depressionen waren schon lange bei ihm bekannt und er kam immer wieder zum Gespräch, seine Frau war längst gestorben und er hatte sonst niemand mehr außer dem alten Landdoktor.
Kugelschreiberzeichnung 1978

Bild Nr. 31 - Frau Schulrätin, sehr verbittert über ihre Migräne, die sie schon seit Jahrzehnten plagt. Ihr Zug um den Mund ist hart geworden und sie hadert mit allem.
Filzstiftzeichnung 1978

Bild Nr. 32 - Der Heilbauer aus dem Vordertal. Einer meiner intelligentesten Patienten. Über seinem ausdrucksvollen Gesicht wölbt sich eine riesige, zerfurchte Stirn, in der mehr Wissen um die Natur vorhanden war als in jedem Biologiebuch.
Filzstiftzeichnung 1979

Bild Nr. 33 - Herr Studienrat, ein fröhlicher Geselle mit einem riesigen Gedächtnis. Keiner konnte mehr als er Goethe's Faust seitenweise auswendig zitieren und wir unterhielten uns viele Stunden faustisch-mephistophelisch ...
Filzstiftzeichnung 1979

Bild Nr. 34 - Ein Junge im Wartezimmer, dem man das hohe Fieber ansah. Trotzdem saß er geduldig mit seinen 14 Jahren zwischen den anderen, fröhlich schwätzenden Patienten und wartete auf Hilfe.
Filzstiftzeichnung 1979

Bild Nr. 35 - Der Rainbauer, wie ich ihn in Erinnerung hatte, nach seiner Cholecystektomie. Er hatte ein ausdrucksvolles, schmales Gesicht mit hoher Stirn und schütteren Haaren. Eine faszinierende Bauernfigur, der nur eines hatte nach wenigen Stunden im Tal: Heimweh nach seinem Hof und seinen Wäldern.
Bleistift-/Tuschezeichnung 1978

Bild Nr. 36 - Der Ganswirt, als er mir zum ersten Mal von seinen schweren Bauchschmerzen berichtete. Es waren aber nicht nur die Bauchschmerzen, sondern seine Augen waren stumpf und er wollte nicht mehr. Er lebte auch nicht mehr lange.
Bleistiftzeichnung 1978

Bild Nr. 37 - Der alte Studienrat, wie er immer ergeben vor mir auf dem Untersuchungsstuhl saß. Ein alter, würdiger Hagestolz mit

einem großen Nietzsche-Schnurrbart, wie er besser nicht zu den knorrigen Schwarzwäldern gepaßt hätte.
Bleistiftzeichnung 1978

Bild Nr. 38 - Er war der Ehemann von Maria, die ich nur noch sterbend angetroffen habe. Er hatte schon drei Ehefrauen und begrub sie, eine nach der anderen. Aus seinen Augen und seiner Haltung waren geschäftige Demut und Fatalismus zu sehen.
Filzstiftzeichnung 1979

Bild Nr. 39 - Maria, wie ich sie kurz vor ihrem Tod mit großen, weiten Augen noch gesehen hatte, als sie alles regeln wollte. Ihr Geist war schon weit drüben in einer anderen Welt, aber ihr Abendkleid, mit dem sie begraben werden sollte, starrte sie noch mit großem, stieren Interesse an.
Kugelschreiberzeichnung 1979

Bild Nr. 40 - Hans, mein großer Freund, der in jungen Jahren sterben mußte. Als er schon nicht mehr richtig sprechen konnte, habe ich versucht, ihn mit Bleistift aufs Papier zu bannen. Er kämpfte und verlor mit der größten Gottergebenheit.
Bleistiftzeichnung 1979

Bild Nr. 41 - Oma Antonia, wie ich sie noch in Erinnerung habe. Ihr Geist war weit weg, manchmal aber wieder ganz verständig. Man konnte sich tiefsinnig mit ihr unterhalten, aber nach außen hin galt sie als verrückt.
Bleistiftzeichnung 1978

Bild Nr. 42 - Andres hatte seit vielen Jahren einen Morbus Korsakow, eine alkoholbedingte Demenz, was aber nicht hieß, daß er nur noch dumm war. Unter einer tiefen Schale blitzte gelegentlich die Intelligenz eines alten Fürstenbergischen Oberjägers samt seiner unübertrefflichen Originalität. "Doktor, gibscht Du mir eine Zigarette? ..."
Filzstiftzeichnung 1978

Bild Nr. 43 - Der Müllerjörgbauer, nicht mehr frei von seinen Zwangsgedanken, die ihm vorschrieben, was er zu tun habe. Ein

armes, getriebenes Tier und die medizinische Hilfe unsererseits bestand darin, ihn noch mehr in die Enge zu treiben.
Filzstiftzeichnung 1978

Bild Nr. 44 - Der Himmelsbachbauer, ein mit sich und der Welt zufriedener Mensch. Ein Mann, der in seinem Leben mehr erdulden mußte, als es gemeinhin vorstellbar ist.
Bleistiftzeichnung 1978

Bild Nr. 45 - Der alte Bachbauer, so wie er mich immer faszinierte, mit seinen toten Augen. Er sah seit langem nichts mehr, aber nur das, was wir gemeinhin als Sehen bezeichnen. Im Inneren war das Licht hell und er erzählte mir immer von einer anderen Welt.
Bleistiftzeichnung 1978

Bild Nr. 46 - Professor Roman Clotten, wie ich ihn in Erinnerung habe. Tiefe Weisheit mit einem kleinen Schuß Misanthropie, großer Humor und ausgeprägte Menschlichkeit kennzeichneten diesen großen Mediziner.
Bleistiftzeichnung 1979

Bild Nr. 47 - Der junge Eichbauer, mißtrauisch gegen alle Arten der Schulmedizin. Nur widerwillig rückte er mit der Wahrheit heraus, und zwar nur dann, wenn es ihm schlecht ging und er bereits alle Wunderheiler erfolglos aufgesucht hatte. Er war das Urbild des Mißtrauens.
Filzstiftzeichnung 1965

Bild Nr. 48 - Der Grundkapfbauer auf dem Totenbett. Der Geist litt weniger als der Körper. Hinter diesem einfachen Mann verbarg sich ein großer Theologe. Er starb eigentlich mit Gelassenheit.
Filzstiftzeichnung 1979

Bild Nr. 49 - Ludwig, mein alter Freund, als ich ihn am Ostersonntag besuchte.
Filzstiftzeichnung 1979

Bild Nr. 50 - Der Schwanenbauer bei meinem letzten Besuch am Ostersonntag, einer der besten Freunde des alten Doktors. Er war freundlich, auch in schwersten Zeiten. Nach dem Tod des alten Doktors saß er noch lange allein auf der gemeinsamen Bank und philosophierte noch wenige Monate, um seinem Vorbild, dem alten Chirurgen, nachzufolgen.
Filzstiftzeichnung 1979

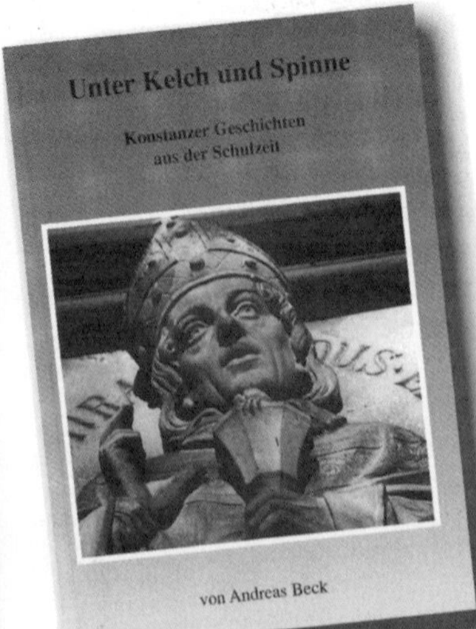
Unter Kelch und Spinne
Konstanzer Geschichten
aus der Schulzeit
von Andreas Beck

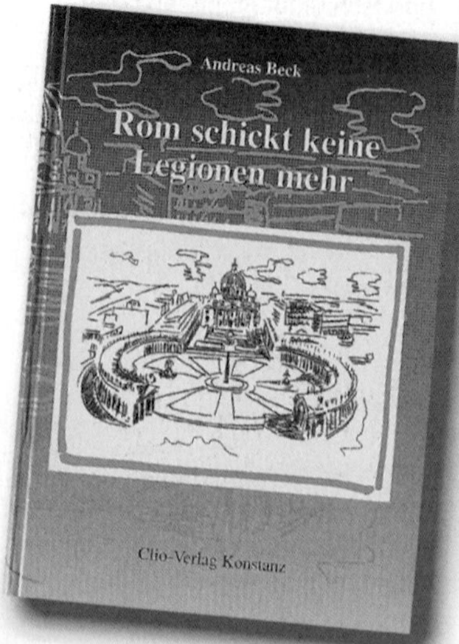
Andreas Beck
Rom schickt keine
Legionen mehr
Clio-Verlag Konstanz

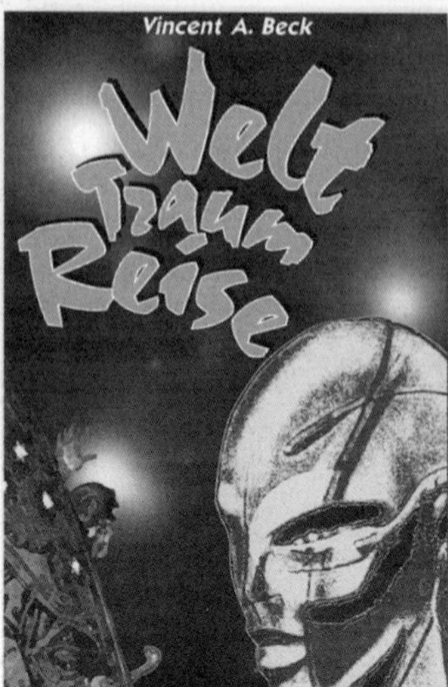
Vincent A. Beck
Welt
Traum
Reise

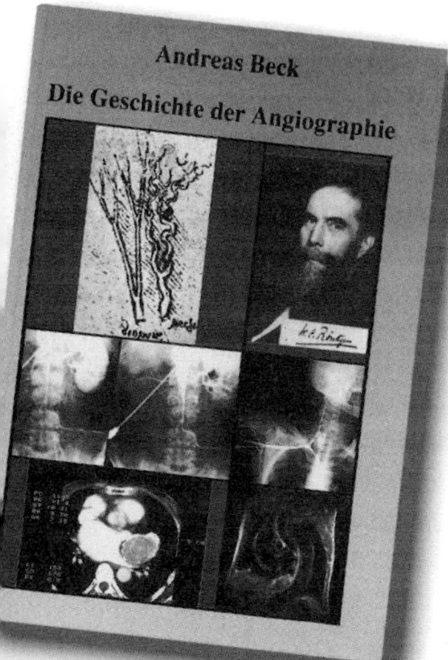
Andreas Beck
Die Geschichte der Angiographie

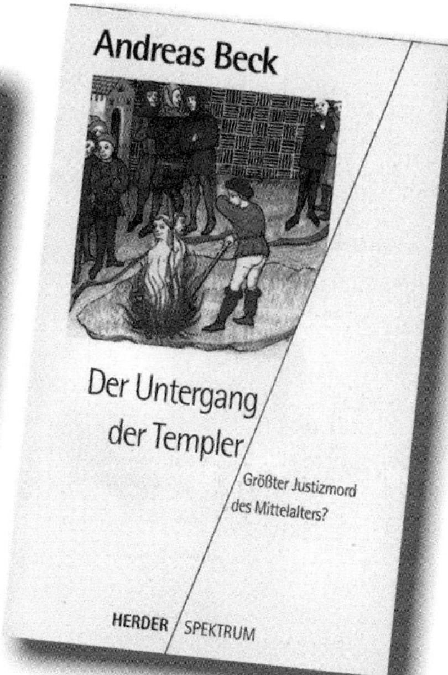
Andreas Beck
Der Untergang
der Templer
Größter Justizmord
des Mittelalters?
HERDER SPEKTRUM

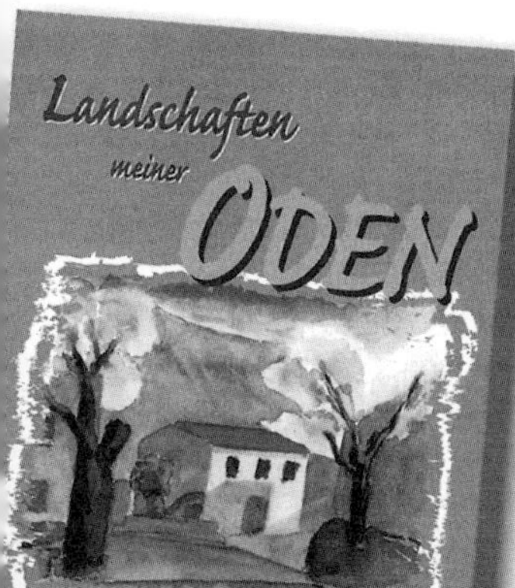
Landschaften
meiner
ODEN
Helmut Hannig

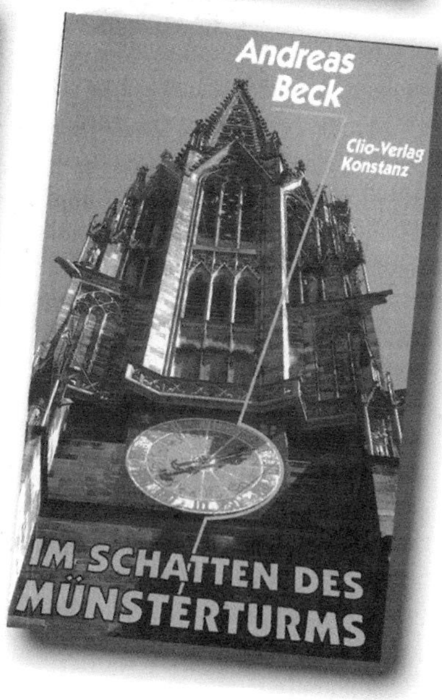
Andreas
Beck
Clio-Verlag
Konstanz
IM SCHATTEN DES
MÜNSTERTURMS

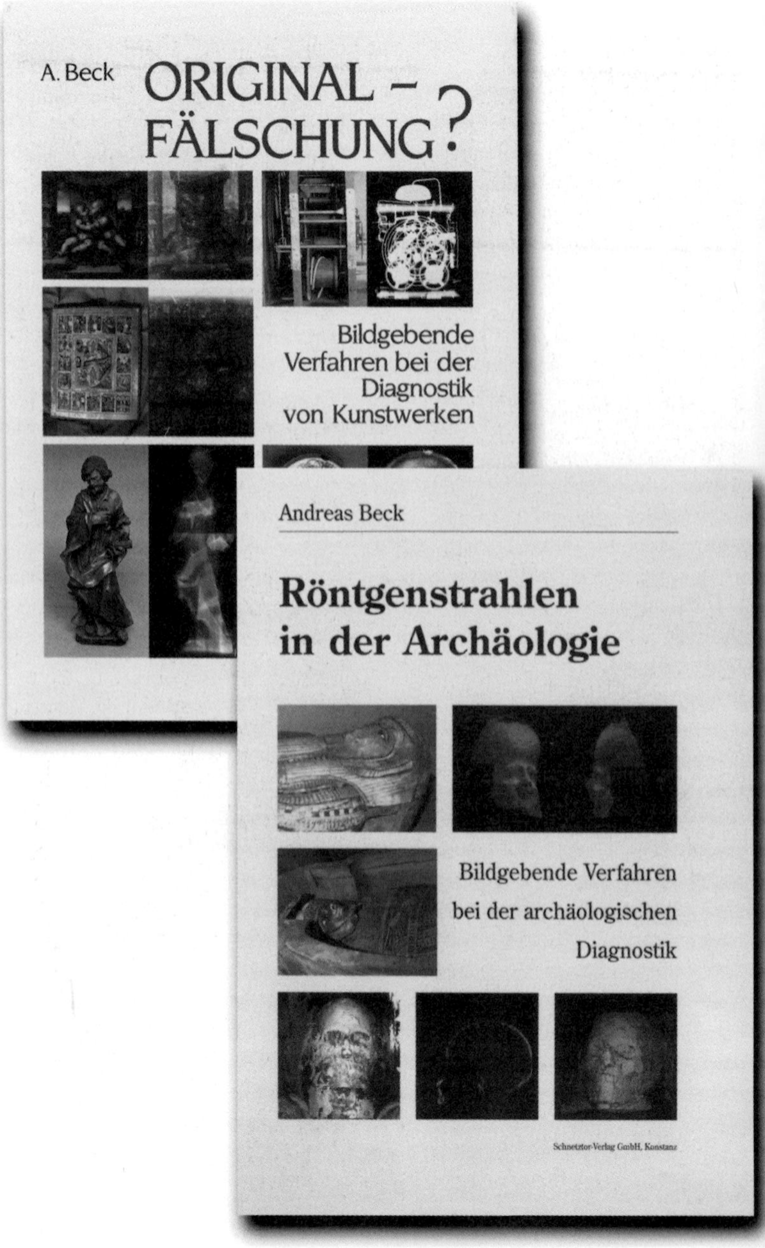
A. Beck
ORIGINAL – FÄLSCHUNG?
Bildgebende Verfahren bei der Diagnostik von Kunstwerken
Andreas Beck
Röntgenstrahlen in der Archäologie
Bildgebende Verfahren bei der archäologischen Diagnostik
Schnetztor-Verlag GmbH, Konstanz

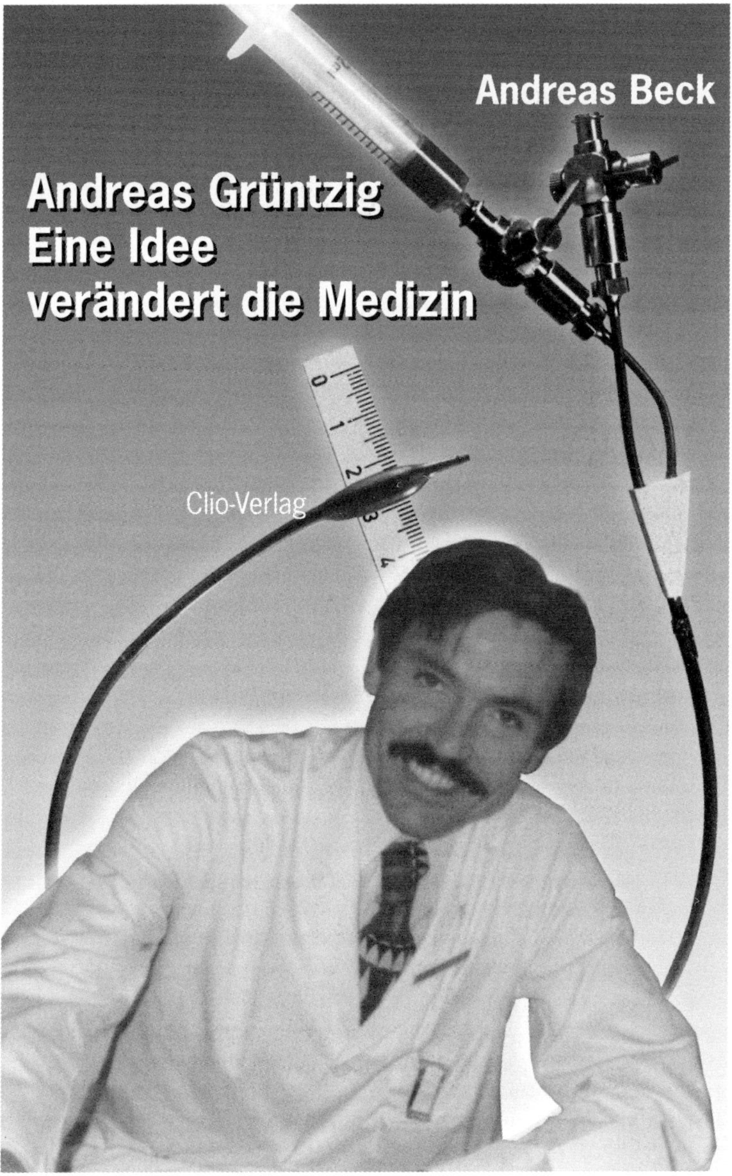
Andreas Beck
Andreas Grüntzig
Eine Idee
verändert die Medizin
Clio-Verlag

Verlagsübersicht
Von demselben Autor bereits erschienen:

1. **Original – Fälschung?**
Bildgebende Verfahren bei der Diagnostik von Kunstwerken
Schnetztor-Verlag, 1990
2. **Der Untergang des Templerordens.**
Größter Justizmord des Mittelalters?
Herder-Verlag Freiburg, Barcelona, Rom, 1992
3. **Die Geschichte der Angiographie.**
Verlag Schwarzwälder Chronik, Hornberg, 1992
4. **Wiederaufbereitung? Untersuchungen zur Wiederverwendung von Kathetern, Führungsdrähten und Angioendoskopen.**
Schnetztor-Verlag Konstanz, 1993
5. **Percutaneous Transluminal Angioscopy.**
Springer-Verlag Berlin, Heidelberg, New York, London, Paris, Tokyo, Hongkong, Barcelona, Budapest, 1993
6. **Potential Reuse?**
Study of the Reuse of Catheters, Guide-wires and Angioscopes.
Schnetztor-Verlag Konstanz, 1994
7. **La Fine dei Templari. Un Feroce sterminio in Nome de la Legalità.**
Piemme Edizioni S.p.A., Turin, 1994
8. **Angiographie der Hand**. Diagnostik und Therapie.
Springer-Verlag Heidelberg, 1994.
9. **El fin de los Templarios.**
Ediciones Peninsula, Barcelona, 1996
10. **Röntgenstrahlen in der Archäologie.**
Schnetztor-Verlag Konstanz, 1996
11. **Unter Kelch und Spinne.**
Konstanzer Geschichten aus der Jugend.
Clio-Verlag Konstanz, 1997
12. Beck, A., Effenberger, F.:
3D-Computertomographie. Lehrbuch der Anwendung von dreidimensionalen Techniken in der Computertomographie.
Clio-Verlag Kosntanz, 1998
13. **Wunder in der Medizin?** Eine wissenschaftliche Untersuchung zu Wunderberichten in der Heilkunde.
Clio-Verlag Konstanz, 1998
14. **Anathema – Irrwege der Theologie.** Einige Therapievorschläge.
Clio-Verlag Konstanz, 1998
15. **Rom schickt keine Legionen mehr.**
Clio-Verlag Konstanz, 1998
16. **Andreas Grüntzig – Eine Idee verändert die Medizin.**
Clio-Verlag Konstanz, 1999